全国中医药高等教育中医儿科学专业规划教材

中医儿科学

主　编

汪受传（南京中医药大学）

丁　樱（河南中医药大学）

全国百佳图书出版单位
中国中医药出版社
·北 京·

图书在版编目（CIP）数据

中医儿科学 / 汪受传，丁樱主编 .—北京：中国中医药出版社，2021.7（2022.6重印）

全国中医药高等教育中医儿科学专业院校教材

ISBN 978 - 7 - 5132 - 6784 - 7

Ⅰ.①中…　Ⅱ.①汪…　②丁…　Ⅲ.①中医儿科学—中医学院—教材

Ⅳ.① R272

中国版本图书馆 CIP 数据核字（2021）第 049816 号

中国中医药出版社出版

北京经济技术开发区科创十三街 31 号院二区 8 号楼

邮政编码　100176

传真　010-64405721

山东百润本色印刷有限公司印刷

各地新华书店经销

开本 889×1194　1/16　印张 21　字数 516 千字

2021 年 7 月第 1 版　2022 年 6 月第 2 次印刷

书号　ISBN 978 - 7 - 5132 - 6784 - 7

定价　63.00 元

网址　www.cptcm.com

服 务 热 线　010-64405510

购 书 热 线　010-89535836

维 权 打 假　010-64405753

微信服务号　zgzyycbs

微商城网址　https：//kdt.im/LIdUGr

官 方 微 博　http：//e.weibo.com/cptcm

天猫旗舰店网址　https：//zgzyycbs.tmall.com

如有印装质量问题请与本社出版部联系（010-64405510）

全国中医药高等教育中医儿科学专业规划教材

编审委员会

主　任

汪受传（南京中医药大学）

副 主 任

丁　樱（河南中医药大学）

熊　磊（云南中医药大学）

马　融（天津中医药大学）

委　　员（以姓氏笔画为序）

王　茹（河北中医学院）

王孟清（湖南中医药大学）

王俊宏（北京中医药大学）

王雪峰（辽宁中医药大学）

艾　军（广西中医药大学）

任献青（河南中医药大学）

许　华（广州中医药大学）

孙丽平（长春中医药大学）

李新民（天津中医药大学）

杨　昆（成都中医药大学）

张　伟（黑龙江中医药大学）

张葆青（山东中医药大学）

赵　霞（南京中医药大学）

尚莉丽（安徽中医药大学）

姜之炎（上海中医药大学）

唐　彦（云南中医药大学）

彭　玉（贵州中医药大学）

翟文生（河南中医药大学）

全国中医药高等教育中医儿科学专业规划教材

《中医儿科学》编委会

前　言

新中国中医药普通高等教育中医学专业自 1956 年以来，已经为中医药行业培养了大批人才。为了适应社会对儿科医生的迫切需求，教育部 2017 年起又陆续批准了一批中医药院校新设中医儿科学本科专业，同时有一些中医药院校自主设置了中医学专业中医儿科学方向。为了新设立中医儿科学专业本科人才培养的需要，2018 年 7 月在南京召开了全国相关中医药院校与中国中医药出版社联席会议，初步统一了中医儿科学专业培养方案。2019 年 3 月在郑州召开了第二次联席会议，就中医儿科学专业的专业课课程设置达成一致意见，确定开设《中医儿科学》《儿童保健学》《小儿推拿学》《儿科学》《儿科急症医学》五门课程，研究决定了教材编写分工，启动了教材编写工作。

中医儿科学专业的培养目标是：培养思想进步，品德优良，事业心强的中医儿科专门人才。系统掌握中西医基础理论、基本知识和基本技能，能应用中医学思维和手段熟练处理儿科临床问题，具有一定的科研、教学工作能力。具备熟练阅读本专业古文、外文资料的能力。具备现代信息技术应用技能。身心健康。

中医儿科学专业的专业课教材具有以下特色：

1. 切合本专业培养目标

教材以中医儿科学专业本科人才培养目标为导向，按照"政府指导，院校联办，出版社协办"的运作机制，结合以往培养中医儿科学各层次人才的经验，要求这一套全新的教材必须面向社会需求、切合中医儿科学本科人才的培养要求。本套教材要区别于中医学专业《中医儿科学》教材，在涵盖其基本学术内容的基础上，设置为五门专业课，扩大与中医儿科学专业相关知识的深度和广度，增强儿科临床动手能力的培养；同时区别于中医儿科学研究生教材，以中医儿科住院医师为要求，侧重打好比较扎实的临床基础。

2. 提高学生的专业素养

中医儿科医师作为一个服务于儿童特殊群体的专业工作者，有着较高的职业素养要求。本专业学生必须具备从事儿科医疗工作需要的中西医基础理论、基本知识和基本技能，还要接受人文、科学、职业素养教育，掌握开展儿科临床工作的基本能力。关注儿童健康成长是全社会的共识，儿科医师要以"幼吾幼，以及人之幼"的仁爱之心，体贴家长、关怀患病儿童。要学习和践行孙思邈"大医精诚"的医师道德、钱乙倾心服务基层儿童的榜样，热心、耐心、细心地做好患病儿童的诊治工作。

3. 打好扎实基础，提高专业技能

为了使中医儿科学专业的学生具有更扎实的专业基础和工作能力，开设了五门专业课程。《中医儿科学》培养学生以中医学思维和方法认识和处理儿科临床问题的能力，《儿童保健学》弘扬"治未病"思想要求学生系统掌握中医、西医儿童保健防病知识，《小儿推拿学》让学生学

习应用具有中医特色的推拿疗法防治儿科疾病，《儿科学》教授现代中医儿科临床医师必须掌握的西医儿科学知识，《儿科急症医学》培养学生初步具备处理儿科急症的能力。

4. 开阔学术视野，培养自学能力

在围绕本专业培养要求开设多门课程的基础上，拓宽学生的儿科知识范围，要求学生熟悉历代中医古籍对于儿科疾病防治的相关论述、了解现代中医儿科学术进展、掌握采用中西医两套手段处理儿科临床问题的能力，开阔学生的学术视野，成为一名适应时代发展需要的儿科临床医师。同时，提出儿科临床问题，培养学生获取和更新知识的意识、自主学习和终身学习的能力，为将来的事业发展打下良好的基础。

中医儿科学专业教材编写以国内中医药院校长期从事中医儿科学教学经验丰富的专家组成团队，得到中西医结合、西医儿科专家的大力协同，历经一年多的砥砺研讨，教材的编写思路日渐成熟、方法不断完善，教材陆续出版，适应了本专业教学的迫切需要。但是，因新专业、新教材编写提出的新问题还需要时间来求得更完满的解决，所以，迫切希望各院校在教材使用过程中继续探索、提出意见，以便使本套教材在修订时质量得到进一步的提升。

全国中医药高等教育中医儿科学专业规划教材编审委员会

2021 年 1 月

编写说明

　　我国现代中医药高等教育体系经过半个多世纪的建设，已经培养了大批适应现代临床需要和学科发展的人才。中医儿科学专业也选拔了在接受中医学本科教育之后的学生进一步深造，培养了一批中医儿科学专业硕士、博士，充实了本专业的骨干队伍。但是，随着社会的发展，人民群众对于儿童卫生保健的要求越来越高，需要有更多的中医儿科医师来提供社会服务。为此，国家批准设立了中医儿科学专业，以期培养更多的本专业本科人才。

　　在中医儿科学专业中，设置了"中医儿科学"课程，这本《中医儿科学》教材就是为培养中医儿科学本科人才需要而组织编写的。作为一本用于新专业的新教材，需要在吸收历版中医学专业《中医儿科学》教材编写经验的基础上，根据本专业的培养目标，增加中医儿科学知识的深度和广度，提高中医儿科专科的临床动手能力，使学生学会应用中医学思维和方法认识和处理儿科临床问题。为了编写好这本教材，我们组织了全国已设中医儿科学专业和专业方向、有长期中医儿科学教学经验的18所中医药院校23位专家组成编委会，于2019年5月24～26日在南京召开了《中医儿科学》教材编写工作会，讨论编写计划，启动编写工作，历时近1年，完成了本教材编写任务。

　　按照国家有关政策和儿科临床的实际需要，《中医儿科学》教材的学术内容涵盖了教育部对五年制本科中医儿科学的培养要求、国家医师资格《中医儿科学》考试大纲的全部要求，并在此基础上扩充了中医儿科学专科的内容。

　　《中医儿科学》教材共分十章63节。第一章"中医儿科学基础"概要介绍了中医儿科学的基本理论、基本知识和基本方法，其中增设了"中医儿科学各家学说"，让学生能了解中医儿科主要学术流派的学术思想，充实理论基础；增加"儿科辨证概要"，介绍了儿科临床辨证的主要方法。第二章至第十章论述了各类儿科常见疾病的概念、病因病机、临床诊断、病证鉴别、辨证论治、其他疗法、预防调护，增加了临床常见病种，强化了对于病因病机、病证鉴别、辨证思路及中医临床治疗方法的内容。目的是指导学生按中医临证医学整体观念、辨证论治的思维去认识儿科常见疾病，使用以辨证汤剂为主、多种疗法配合的方法治疗儿科疾病。对每个病证所选用中成药的儿科剂量来自说明书、临床指南、多中心研究报告等。每节末增写了"临证备要"，按照不同疾病的特点，提炼了本病需要重点掌握的知识点，课程学习的难点、疑点，临床有用的拓展知识，以及还需要深入研究的问题等。书末附录了儿童生长发育监测图、儿科常用方剂和儿科常用中成药，以便查考。

　　作为中医儿科学专业的主干课程之一，《中医儿科学》教材注意了与本专业其他教材间的区别，尽量避免重复。例如：本教材未写《小儿推拿学》的内容；原则上未写《儿童保健学》的有关内容；尽量不写与《儿科学》《儿科急症医学》相同的内容，所以，学生在学习时，必须结合相关课程的内容全面掌握中医儿科专科所必须具备的知识。

我们在教材编写中突出以学生为中心的理念，在介绍中医儿科学基本理论、基本知识、基本方法和反映学科目前发展水平的前提下，体现素质教育、实践能力和创新能力的培养。在教材中加入医德医风教育，紧密结合临床需求，引导学生掌握本学科的学习方法，自主学习，充实、拓展思路，希望将学生培养成思想素质好、临床能力较强、具备自学提高以探索本学科临床问题研究解决方法基础的新型学科专业人才。

本教材编写，凝集了各中医药院校中医儿科学专家集体的经验与智慧。编委会全体同仁意识到承担的教材编写任务，对于中医儿科学专业培养本学科所需人才的重要性，希望本教材不仅可以用于中医儿科学专业本科教学，而且能成为中医学专业毕业从事中医儿科的专科医师必读的临床参考书；并期望本教材在教与学的实践过程中、临床对中医儿科专科医生知识和能力要求的变化中，不断探求教材学术内容的更新、教材质量的提高。欢迎中医儿科同道提出宝贵意见，以使教材逐步完善。

《中医儿科学》编委会

2021 年 1 月

目 录

第一章　中医儿科学基础

第一节　中医儿科学发展简史

中医儿科学，是以中医学理论体系为指导，以中药、针灸、推拿等治疗方法为手段，研究从胎儿至青少年这一时期的生长发育、生理病理、喂养保健，以及各类疾病预防和治疗的一门临床医学学科。

中医儿科学，渊源于中国的传统文化，荟萃了中华民族千百年来小儿养育和疾病防治的丰富经验，形成了独特的理论和实践体系，对于民族的繁衍昌盛做出了突出的贡献，当代学术不断发展，在儿童健康事业中发挥着积极的作用。中医儿科学的发展历史，可以划分为以下四个时期。

一、中医儿科学的萌芽期（远古—南北朝）

中医儿科学源远流长。据考古学家考证，距今 70 万年前中华大地最早的直立人"北京人"平均寿命只有 14 岁，说明我国的原始医学活动相当一部分属于儿科的范畴。有关中医儿科的文字记载，最早见于 3600 年前商代殷墟甲骨文中，刻于龙骨上的"𥫱"描画了婴儿囟门未合的特征，涉及儿科的病名有"龋""蛊"等，直接记载小儿疾病的卜辞有"贞子疾首"，是指商王武丁之子头部生病；"寻娽子疾，不井"，是指武丁娽妃的幼子生病，占卜预断其不死。

在西周至春秋时期的古代文献中，也有与儿科相关的内容。《诗经·大雅·生民》要求妇女做好妊娠期保健，以求胎儿期月而生，健康无疾，"诞弥厥月，先生如达，不拆不副，无菑无害"即指此而言。成书于春秋战国时期的阜阳汉简《万物》中，有以石番治疗"遗溺"的记载。《国礼·大司徒》中将"慈幼"作为"养万民"六事中的首项，说明当时对抚养小儿已极为重视。

我国古代史书最早明确记载的"小儿医"是春秋战国时期的扁鹊，《史记·扁鹊仓公列传》说："扁鹊……来入咸阳，闻秦人爱小儿，即为小儿医。"他以针刺三阳五会（百会）穴治疗虢国太子"尸厥"是儿科急症医学的早期记载。从秦到两汉时期，儿科已经有了最早的医案记载，如西汉名医淳于意（仓公）曾以"下气汤"治婴儿"气鬲病"，东汉名医华佗曾以"四物女宛丸"治 2 岁小儿"下利病"。在成书早于《黄帝内经》的《五十二病方》中，已经有了"婴儿病痫""婴儿瘛"的记述。尤其值得提出的是，战国时期著名思想家孟子在《孟子·梁惠王上》中所说"幼吾幼，以及人之幼。"成为中华民族"爱幼"传统道德观的经典论述。

《黄帝内经》不仅建立了中医学理论体系，同时还有不少关于小儿生理和儿科疾病的病因、病理、诊法、预后和针刺疗法等的专题论述。《灵枢·经脉》对人体生命孕育和形成过程的描述是"人始生，先成精，精成而脑髓生，骨为干，脉为营，筋为刚，肉为墙，皮肤坚而毛发长，谷入于胃，脉道以通，血气乃行"。《素问·上古天真论》对小儿的生长发育过程提出："女子七岁，肾气盛，齿更发长；二七而天癸至，任脉通，太冲脉盛，月事以时下，故有子……丈夫八岁，肾气实，发长齿更；二八肾气盛，天癸至，精气溢泻，阴阳和，故能有子。"《灵枢·逆顺肥瘦》指出婴儿的生理特点是"肉脆，血少，气弱"。《黄帝内经》中还有不少关于儿科疾病诊断、治疗及预后的记载，如《素问·通评虚实论》说："乳子而病热，脉悬小者何如？岐伯曰：手足温则生，寒则死。"《灵枢·逆顺肥瘦》说："黄帝曰：刺婴儿奈何……刺此者，以毫针，浅刺而疾发针，日再可也。"这些经典论述，成为后世儿科学起源的渊薮。

东汉末年，张仲景著《伤寒杂病论》，以六经辨证论治外感病，以脏腑辨证论治杂病，对后世儿科学辨证论治体系的形成产生了重要的影响。

西晋王叔和的《脉经·平脉视人大小长短男女逆顺法第五》论述了小儿脉法，认为"小儿四五岁，脉呼吸八至，细数者，吉"。

南北朝时期，我国已有医学教育。据《唐·六典》记载："元嘉二十年（公元 443 年），太医令秦承祖奏置医学，以广教授。"说明在南朝宋文帝时，已经设置了政府医学教育。始于南北朝的徐氏世医撰写了多部儿科专著，如徐叔响的《疗少小百病杂方》37 卷、《疗少小杂方》《疗少小疹方》，徐之才的《小儿方》及《药对》所载的七方十剂等。

二、中医儿科学的形成期（隋朝—宋朝）

隋代巢元方主持编撰的《诸病源候论》是我国最早的一部病因、证候学专著。书中论小儿杂病诸候共 6 卷 255 候。巢氏将小儿外感病分为伤寒、时气两大类，内伤病以脏腑辨证为主。提出了小儿夜啼、痫证、解颅、滞颐、遗尿、蛔虫、蛲虫、脱肛、胎疸、鹅口、口疮等诸多儿科病证的病名及其病因证候。该书倡导的"小儿……不可暖衣……宜时见风日……常当节适乳哺"等小儿养育观，对于做好儿童保健有重要指导意义。

公元 624 年唐高祖时，太医署内设"医博士"教授医学，其中专设"少小科"，并规定在学习五年后，考试合格者才能做儿科医生。这种医学教育制度为儿科培养了专门人才。

唐代医家孙思邈倡导"生民之道，莫不以养小为大，若无于小，卒不成大"。在其所著《备急千金要方》中，首列妇人方、少小婴孺方于诸病之前。将小儿病证分门别类叙述，计有序例、初生出腹、惊痫、客忤、伤寒、咳嗽、癖结胀满、痈疽瘰疬、杂病等九门。后又著《千金翼方》。两书载儿科方 500 多首。其书理论精明，方法多效，总结了唐代以前的儿科诊疗经验，为儿科病治疗提供了大量有效的方药。王焘的《外台秘要》40 卷，其中 86 门（35～36 卷）专门论述了小儿疾病的防治。

相传至今的我国最早儿科专著是《颅囟经》。现存《颅囟经》是《四库全书》著录本。据《四库全书·提要》载："《颅囟经》2 卷……疑是唐末宋初人所为。"因而一般认为是唐末宋初人托名巫方所作。《颅囟经》分上、下两卷。上卷提出三岁以下小儿体属"纯阳"的观点，论脉候至数之法小儿与成人不同，又论受病之本与治疗之术，尤其是对小儿惊痫癫和疳痢证治的论述皆切中肯綮，要言不烦。下卷论火丹证治 15 种，后论杂病 16 证，皆简明扼要。书中共载 56 方，内服药多采用丸散剂，外治方 28 首，广泛用于小儿内外五官诸种疾病。

两宋时期，科学技术进步，中医儿科学和其他医学学科一样，有了长足发展。在医事制度的组织方面，"太医局"专设"小方脉"为九科之一，三百名学生中，有"小方脉"学生二十人。并规定每三名医生中，必有儿科医生一名。宋淳祐九年（公元1249年）创立慈幼局，主要收养遗弃的幼婴，并置药局以疗贫病，可见当时对于儿童保健医疗的重视。

宋初王怀隐的《太平圣惠方》（公元992年）是医方大成。该书卷一论小儿脉法五岁以下与大人有异，五岁以上与大人相似。卷七十六有关于胎教、养胎、妊娠食忌等论述。卷八十二至九十三262门有方2680首，对小儿初生护理、喂哺等法，以及脐风、解颅、伤寒、急慢惊、痫、疳、痢等疾病的证治有系统论述。卷九十七还有食治小儿诸方11首，提出了饮食疗法。切合临床实用。

北宋钱乙（约公元1032—1113年），字仲阳，山东郓州（今东平）人，是中医儿科学术体系的奠基者，被誉为"儿科之圣"。他3岁前丧母，父亲出游不归，由姑父母收养，跟姑父学医，励志成才。成年后多次外出寻父，迎回后奉养至终，同乡为他赋诗夸赞。他曾两次奉诏入宫为长公主女、皇子治病，因疗效卓著被授翰林医学、太医丞，但他以患周痹为名而辞官回乡，终生为地方百姓子女服务。钱乙学术造诣精湛，弟子阎季忠整理他的学术成就，编写《小儿药证直诀》3卷，刊于公元1119年，比西方最早的儿科著作要早350年。该书概括小儿生理特点为"脏腑柔弱""成而未全……全而未壮"，病理特点为"易虚易实、易寒易热"。在儿科四诊中尤重望诊，特别是"面上证""目内证"。对痘疹类发疹性传染病加以鉴别。阐明了急、慢惊风为阴阳异证，认为急惊风属阳、热、实，治合凉泻；慢惊风属阴、寒、虚，治合温补，成为后世治疗惊风的准则。特别突出的是，钱乙首创了儿科五脏辨证体系，提出"心主惊""肝主风""脾主困""肺主喘""肾主虚"的辨证纲领，各脏证有虚、实、寒、热之分，方有温、清、补、泻之别。论治法从五脏补虚泻实出发，又注意柔润清养，运补兼施。他善于化裁古方、研制新方，创134方，许多方剂至今为临床各科广泛应用。《四库全书·目录提要》说："小儿经方，千古罕见，自乙始别为专门，而其书亦为幼科之鼻祖。"

北宋时期，天花、麻疹等传染病流行，山东名医董汲擅用寒凉法治疗，撰写了《小儿斑疹备急方论》，记录了用白虎汤及青黛、大黄等药物的治疗经验，是为天花、麻疹类专著之始，钱乙为之作序推荐。南宋刘昉等编著《幼幼新书》40卷，627门，许多散佚的宋以前儿科著作被收录其中而得以流传，其中脾胃病占1/4，方剂2000余首，并记载了宋代以前各医家察看小儿虎口三关指纹的方法。该书是当时世界上最完备的儿科学专著。同时期还有不著纂人姓氏的《小儿卫生总微论方》，从初生到年长儿童，各类疾病广泛收录论述，如认为脐风的病因是断脐不慎所致，和成人破伤风为同一病源，提出了烧灸脐带的预防方法等。

南宋陈文中，字文秀，安徽宿州符离（今宿县）人，曾就职于太医局，后长期在江苏涟水行医；1241年著《小儿痘疹方论》，首论痘疹受病之源，次论痘疹治疗之法，后集痘疹经验良方；主张痘疹不可妄投寒凉之剂，创桂、附、丁香等燥热温补之剂治疗痘疹由于阴盛阳虚而出迟倒塌者。他在1254年又著《小儿病源方论》4卷，一卷论养子真诀及小儿变蒸，叙述小儿护养与发育；二卷形证门，列附面部图形、按图论证；三卷分论惊风各证，后附方药；四卷论述痘疮引证和惊风引证。陈文中是儿科温补学派的创始人，与钱乙、董汲主寒凉两种学术思想的争鸣，丰富了中医儿科学学术体系。

三、中医儿科学的发展期（元朝—中华人民共和国成立前）

中国医药学在金元时期百花齐放、百家争鸣，当时名医辈出，学术方面各有所长，促进了中医儿科学的发展。金元四大家对儿科也各有特长。刘完素在《宣明论方·小儿科论》中说："大概小儿病者纯阳，热多冷少也。"并用辛苦寒凉法治疗小儿热性病，对表证而兼内热自制防风通圣散、双解散等表里分消，用凉膈散主治疹痘斑疮诸疾。张从正主张儿科疾病要速祛邪，兼顾脾胃，慎用汗吐下三法。李杲重视调理脾胃，强调升降补泻，治疗小儿杂病善用升阳健运之法。朱震亨倡导小儿"阳常有余，阴常不足"，注重养阴，认为钱氏地黄丸立意极好。

元代名医曾世荣从医60年，编著《活幼心书》3卷、《活幼口议》20卷，详论初生诸疾，是中医新生儿学较早的集中论述。曾氏以调元散、补肾地黄丸治疗胎怯，并对多种儿科疾病证候分类治法做了详尽的论述，如将急惊风归纳为"四证八候"，提出镇惊、截风、退热、化痰治法，立琥珀抱龙丸、镇惊丸等疗惊方；提出了"惊风三发便成痫""瘀血成痫"等创见，都很有临床指导价值。

明代儿科医家鲁伯嗣著《婴童百问》10卷，将儿科病证设为百问，每问一证，究其受病之源，详其治疗之法，列方886首，其中以麻疹、水痘的鉴别与治法尤详。薛铠、薛己父子著《保婴撮要》，论儿科病证221种，列医案1540则。其中论及小儿外、皮肤、骨伤、眼、耳鼻咽喉、口齿、肛肠科病证70多种，脏腑、经络辨证用药，内治、外治、手术兼备，对中医小儿外科学的形成作出了重大贡献。

明代世医万全，字密斋，著作颇丰，仅儿科著作就有《育婴家秘》4卷、《幼科发挥》2卷、《痘疹心法》23卷、《片玉心书》5卷、《片玉痘疹》13卷等。他就儿童养育的不同阶段，倡导"育婴四法"，即"预养以培其元，胎养以保其真，蓐养以防其变，鞠养以慎其疾"，形成了中医儿童保健学的系统观点。他提出了阳常有余，阴常不足，肝常有余，脾常不足，心常有余，肺常不足，肾常不足，即"三有余，四不足"的小儿生理病理学说。他首先提出了惊风的后遗症有"急惊风变成痫者""急惊风成瘫者""惊风后不能言"等。他的处方用药精炼而切合病情，所创"万氏牛黄清心丸"是治疗小儿急惊风的良方。

王肯堂《证治准绳·幼科》荟集诸家论说，并阐明已见，内容广博，是明代集幼科大成的学术著作。王氏认为疳证是虚实兼有的疾病，治疗上有积宜消宜攻，正虚宜补宜养，虚实兼见宜消补兼施。在分类上有五脏疳等六十一种之多，集疳之大成，但也因名目太多有过于繁杂之嫌。张介宾《景岳全书》有"小儿则"等儿科8卷，重视母乳与婴儿之间的关系，"大抵保婴之法……既病则审治婴儿，亦必兼治其母为善"。辨证重在表里寒热虚实，倡导小儿"阳非有余""阴常不足"，治疗上认为"脏气清灵，随拨随应"，用药注重甘温扶阳。

清代夏禹铸在《幼科铁镜·十三不可学》中提出了儿科医生的道德规范，认为残忍之人必不恻怛、驰骛之人必无静气、愚下之人必无慧思、卤莽之人必不思索、犹豫之人必无定见、固执之人必不融通、轻浮之人必多忽略、急遽之人必期速效、急缓之人必多逡巡、宿怨之人借此报复、自是之人必以非为是、悭吝之人必以此居奇、贪婪之人必以此网利，皆属于"不可学"之列。《幼科铁镜·望形色审苗窍从外知内》认为"小儿病于内，必形于外，外者内之著也"，主张"而小儿科，则唯以望为主"。夏氏还提出"热盛生风，风盛生痰，痰盛生惊"为惊风之病因病理，在治疗上"疗惊必先豁痰，豁痰必先祛风，祛风必先解热，解热必先祛邪"。他重视小儿推拿疗法，认为很多情况下推拿可以代药，阐明了自己的经验与见解。

《医宗金鉴·幼科心法要诀》广泛搜集清代以前有关儿科的证治经验，加以分析归纳编纂，立论精当，条理分明，便于记忆，内容丰富，方法多效，既适用于临床，又适用于教学。谢玉琼的《麻科活人全书》是麻疹专著，对于麻疹各期及并发症的辨证与治疗，均做了详细的介绍。他认为麻发于六腑，其证多实热而无寒，麻以透密为佳，以凉血解肌为妙，谢氏在书中引用了汪昂《汤头歌诀·泻白散》的"肺炎喘嗽"病名，认为是"肺热不清所致"，治疗以加味泻白散增损主之，这一病名，为现代儿科临床沿用。王清任《医林改错》记载了小儿尸体解剖学资料，提出"灵机记性不在心在脑"的观点，阐发了活血化瘀法在儿科紫癜风、疳证、小儿痞块等病证中的应用。陈梦雷编辑《医部全录·儿科》上、下两册，共100卷，收录历代儿科医学文献120余种，内容宏富。

陈复正，字飞霞，是清代儿科名家，著《幼幼集成》6卷。撰"赋禀""护胎"，认为胎婴在腹，与母亲的精神、饮食、劳逸等密切相关，所以孕母必须十分注意这些方面的调摄，则胎孕自固。陈氏对于指纹诊法有重要论述，提出"浮沉分表里，红紫辨寒热，淡滞定虚实""风轻、气重、命危"，为后世依循。陈氏理论联系实际，广泛采集诸家学说及民间经验，结合自己的见解加以阐发，切合临床实用。周震的《幼科指南》、叶天士的《幼科要略》、沈金鳌的《幼科释迷》等，在儿科方面也都各有成就。

吴鞠通不仅是温病大家，也是一位儿科专家。他撰《温病条辨·解儿难》，提出了"小儿稚阳未充，稚阴未长者也"的生理特点；易于感触，易于传变的病理特点；稍呆则滞，稍重则伤的用药特点；六气为病、三焦分证、治病求本等观点。论述精当，方药切用，对儿科疾病辨证论治具有指导意义。他创制的大、小定风珠，二甲、三甲复脉汤，用治温病后期阴伤阳亢、邪少虚多的证候，是常用的良方。他创制的银翘散、桑菊饮等方更是被奉为治疗肺系温病的经典方。

明清时期，由于天花、麻疹等时行疾病流行，当时儿科医家十分重视痘疹的防治。相传宋仁宗时（1021—1060年），已有峨眉山神医为丞相王旦的儿子接种人痘。明清时期，应用人痘接种预防天花已广泛传播。《博集稀痘方论》（1577年）载有稀痘方，《三冈识略》（1653年）载有痘衣法。郑望颐《种痘方》等所记载的是采用痘痂贮于瓶内，用时以清水研成糊状蘸棉花塞鼻，称水苗法，并选用递传7次以上，毒性愈来愈小的"熟苗"作种。俞茂鲲《痘科全镜赋集解·卷二》（1727年）说："种痘法起于明隆庆年间（1567—1572年）宁国府太平县，姓氏失考，得之异人丹传之家，由此蔓延天下，至今种花者，宁国人居多。"说明当时人痘接种法已盛行各地。后来，我国的人痘接种法流传到俄罗斯、日本、朝鲜、土耳其、英国及欧洲、非洲北部突尼斯，较爱德华·詹纳（Edward Jenner）发明牛痘接种法（1796年）至少要早200多年，是世界免疫学发展的先驱。

清朝后期，随着西医学传入我国，儿科界也开始有人提出宜中西医合参。何炳元《新纂儿科诊断学》中除传统中医内容外，引入检诊一项，包括检查口腔、温度、阴器等的变化。

民国时期儿科疾病流行，许多医家勤求古训，融会新知。如儿科名医徐小圃擅用温阳药回阳救逆，救治了许多时行病危重变证患儿；奚晓岚以擅用寒凉药治疗温热病见长。他们都名闻遐迩，其治则治法至今被广泛学习应用。

四、中医儿科学的新时期（中华人民共和国成立后）

1949 年中华人民共和国成立后，政府十分重视儿童健康，在发展我国传统医学的政策支持下，在现代科学技术日新月异的学术氛围中，中医儿科学也进入了快速发展的新时期。

20 世纪 50 年代开始了现代中医高等教育，1978 年开始中医儿科学硕士生教育，1987 年开始中医儿科学博士生教育，2005 年起有中医儿科学博士后，2017 年又建立了中医儿科学本科专业，中医儿科学完整的院校教育体系已经形成。在此同时，中医传统的师承教育方式在现代继续采用。以院校教育和师承教育两种形式相结合，培养了一大批中医儿科学术继承人。从 20 世纪 50 年代起，编写出版了适用于中医学专业中专、大专、本科、研究生、继续教育各层次教学的多版中医儿科学教材，2019 年组织编写了中医儿科学专业教材。这些中医儿科学教材的编写出版，比较系统、完整地同步反映了学科学术进展，适用于现代中医儿科学教育。大批专门人才的培养，使中医儿科队伍素质不断提高，成为学科发展的有力保证。

在中医儿科学基础研究方面，引入现代科学技术方法丰富、发展了诊断学、辨证学。儿科诊法研究：红外热像仪、光电血流容积面诊仪等用于面部望诊，从微量元素、免疫物质含量研究舌诊，用血液流变学方法等研究指纹诊，以放射学、超声显像学、同位素核医学、计算机断层扫描（CT）、核磁共振（MRI）、内窥镜等手段，观察体内的各种病理变化，都丰富了望诊的内容，为望诊客观化积累了资料。在闻诊声音分析，嗅诊气味分析，脉象仪的信号检测、信号预处理和信号分析等方面也做了不少工作。辨证学研究的重点在传统宏观辨证的基础上，运用现代医学影像学检查、实验室检查、病理组织检查、基因检测、代谢组学等技术，旨在从器官、细胞、亚细胞、分子、基因、代谢物水平等方面提供微观辨证依据，使之与宏观辨证相结合，在儿科证候诊断客观化、规范化方面逐步取得进展。

儿童体质特点的研究受到重视，研究儿童体质分类，对不同偏颇体质儿童的生活调护、食物调养、药物调理，为发挥中医学调整不均衡体质"治未病"的优势建立了基础。中国儿童保健的传统经验，许多均在现代被证实了其科学性，得到重新认识和推广应用。自《史记》《列女传》开始记载的胎养胎教学说的科学内涵在现代被逐一证实，宣传推广我国古代养胎护胎的宝贵经验，对促进优生发挥了积极作用。孙思邈、万全等提出的小儿养育观，对于今天我们做好儿童保健工作仍然有着重要的指导应用价值。我国千万年来的传统做法"母婴同室""早期开乳""按需喂给"等在现代获得普遍认同和推广应用。保健食品、保健药品、保健用品的开发应用，为中医儿童保健学的现代应用开辟了广阔的前景。

中医儿科学预防医学的应用范围不断扩大。通过孕妇妊娠期服药预防新生儿疾病，取得了不少有创新意义的成果。对于胎萎不长治疗的研究，降低了胎怯的发病率；通过孕妇妊娠期服用中药预防，显著降低了新生儿溶血症的发病率和死亡率。发挥中医药扶正固本、调整机体的优势，增强体质，降低发病率，已在临床得到越来越广泛的应用。对于反复呼吸道感染儿童，调补肺脾肾，改善体质、提高免疫力，减少了呼吸道感染的发病；对于反复发生脾胃病的儿童，平时健运脾胃，恢复脾胃功能，减少了脾胃病的发病；支气管哮喘、肾病综合征等疾病的缓解期，通过调整脏腑气血阴阳的失调，扶助正气，延长了缓解期，减少、减轻了发作。中医学无病防病、有病防变、病后防复的预防医学思想，适应现代儿科临床需要，研究和应用越来越广泛。

　　中医儿科学临证医学研究成果大量产生，将传统的临床经验用现代科学方法加以总结验证、比较甄别、提高创新，使临床诊疗水平大为提高。对现代临床新出现的疾病，如厌食、反复呼吸道感染、手足口病、皮肤黏膜淋巴结综合征、抽动障碍、注意缺陷多动障碍、性早熟等，应用中医理论分析其病因病机，采用中医药方法辨证治疗，取得良好的疗效，扩大了中医儿科应用范围，提高了相关疾病的治疗水平。中医药治疗小儿流行性感冒、肺炎、肠炎、病毒性肝炎、百日咳、传染性单核细胞增多症等感染性疾病，在临床有效的同时，通过药效学研究表明，不少中药不仅具有抗病毒、抗菌作用，还能调整机体免疫、改善器官功能及组织代谢、减轻病理反应，以及对症处理等多靶点效应，说明中医治法的特色在于辨证方药的整体调节。在与矿物元素、维生素等营养物质缺乏有关的疾病，如厌食、缺铁性贫血、维生素 D 缺乏性佝偻病、疳证等，中医药治疗显示了自己的优势，不仅不少中药中含有一定量的矿物元素和维生素等营养成分，增加了摄入量，更重要的是中药的调脾助运作用，促进了机体对各种营养物质的吸收和利用。一批传统方剂的现代制剂、中药新药的发明和剂型改革，都方便了儿科用药，扩大了临床应用。随着现代中医儿科临床、实验研究工作的广泛开展，一批儿科常见病已经产生或正在研究优化的临床治疗方案，形成了循证中医儿科常见病诊疗指南，促进了中医儿科临床诊疗方法的规范和疗效的提高。

　　中医儿科学术发展的战略目标是现代化。中医儿科学现代化，必须是对现有水平的超越，产生在传统中医儿科学术基础上质的飞跃，形成与现代自然科学、社会科学融会贯通，同步协调发展的新格局。实现这一战略目标，必须以人才培养为基础、科学研究为动力、继承传统为先导、思维创新为途径，加速引进和应用现代科学技术，加快学科学术进步的步伐。可以相信，经过长期的努力，中医儿科学的现代化，将会随着整个中医学的现代化而逐步实现。

表 1-1　历代中医儿科重要著作简表

书名	年代	作者	书名	年代	作者
颅囟经	约唐末宋初	佚名	幼科折衷	1641	秦昌遇
小儿斑疹备急方论	1093	董汲	幼科指南	1661	周震
小儿药证直诀	1119	钱乙（阎季忠编集）	幼科铁镜	1695	夏禹铸
幼幼新书	1150	刘昉	种痘新书	1741	张琰
小儿卫生总微论方	约 1150	佚名	医宗金鉴·幼科心法	1742	吴谦等
小儿痘疹方论	1241	陈文中	麻科活人全书	1748	谢玉琼
小儿病源方论	1254	陈文中	幼幼集成	1750	陈复正
活幼心书	1294	曾世荣	幼科要略	1764	叶天士
全幼心鉴	1468	寇平	幼科释谜	1773	沈金鳌
婴童百问	1506	鲁伯嗣	温病条辨·解儿难	1811	吴鞠通
保婴撮要	1555	薛铠、薛己	医原·儿科论	1861	石寿棠
博集稀痘方论	1577	郭子章	保赤新书	1936	恽铁樵
万氏家藏育婴秘诀	1579	万全	中医儿科学	1984	王伯岳、江育仁等
幼科发挥	1579	万全	儿科医籍辑要丛书	1990	张奇文等
小儿按摩经	1604	四明陈氏	实用中医儿科学	1995、2005	江育仁、张奇文等
证治准绳·幼科	1607	王肯堂	中医药学高级丛书·中医儿科学	1998、2011	汪受传等
景岳全书·小儿则	1624	张介宾			

第二节　中医儿科各家学说

儿科各家学说是随着整个中医学术的发展，逐渐形成的具有丰富内容的临床专科学说，是中医各家学说的重要组成部分，整理和研究了在中医儿科学术发展史上，对儿科理论和临床实践作出卓越贡献的医家的独特而自成体系的学术思想。其内涵有广义、狭义之分。广义是指历代医家在儿科医学理论及治疗经验、文献整理等方面有一定影响者；狭义是指自成体系、独树一帜的学术理论及医疗成就，有其中心的研究课题，有著名人物及名著传世，并产生一定的历史影响者。

自北宋钱乙《小儿药证直诀》创立了中医儿科学学术体系以来，历代儿科学家结合自己的经验，各自发挥见解，相继成为一家之说，如陈文中主温补、万全主脾胃、秦昌遇主折衷、夏鼎重望诊、庄一夔倡灯火、石寿堂从燥湿二气理论诊治儿科病、恽铁樵倡中西汇通等等。各家之间通过学术的相互传承和不断发扬光大，又形成了具有儿科特色的多种学说，其中包括胎养胎教学说、胎毒学说、变蒸学说、护养学说、纯阳学说、稚阴稚阳学说、少阳学说、体质学说、五脏有余不足学说、易虚易实易寒易热学说、寒温补泻及折衷学说、婴病治母学说、惊风学说、疳病学说等等。众多学说的形成和发展，极大地丰富了中医儿科学术内涵。本节仅就儿科主要的几家学说进行阐述。

一、寒凉学说

寒凉学说是强调小儿体禀纯阳，患病后易从阳化热，所见阳证、热证较多，治疗多用寒凉法的学术观点，是中医儿科各家学说的重要内容之一。

（一）历史沿革

唐·孙思邈指出小儿用药与成人不同之处在于药量稍轻与药性偏凉，善用苦寒泻下的大黄治疗新生儿的实热证，如用龙胆汤"治婴儿出腹，血脉盛实，寒热温壮，四肢惊掣，发热大吐哯者"等。唐末宋初的儿科专著《颅囟经》指出三岁以下的小儿为"纯阳"之体。钱乙在《小儿药证直诀》五脏辨证中详于五脏热证，略于五脏寒证，治疗儿科外感内伤各种疾病多用甘寒柔润养阴。如泻肺之泻白散、清心之导赤散、凉肝之泻青丸等，但慎用苦寒之黄芩、黄连；他立补肾主方地黄丸，以金匮肾气丸去桂附之温燥，存六味之润养，专补小儿肾阴；用生犀散等寒凉之剂治疗小儿多种出疹性热病；用大青膏治疗小儿伤风发搐；热病神昏惊搐用凉惊丸、抱龙丸；《小儿药证直诀·附篇》"阎氏小儿方论"中的至宝丹、紫雪丹更成为热病神昏抽搐的常用方，这为清代温病学说的温热之邪陷入心包营分而采用芳香开窍法开了先河。钱乙认为热病愈后勿温补，否则热必随生。故有"小儿纯阳，无烦益火"之论。由此认为钱乙是寒凉学说的创始人。

北宋时期由于天花、麻疹等发疹性传染病流行，与钱乙同时期的儿科医家董汲善用寒凉，反对妄施温热，认为"小儿斑疹，本以胎中积热，及将养温浓，偶胃中热，故乘时而作。"善用青黛、大黄、白虎汤等寒凉之品。宋金元时期外感热病与火热病盛行，经方、局方难以奏效，刘完素在继承总结前人的理论与经验的基础上，发现六气之中，火居其二，《黄帝内经》病机十九条中火热居其七，认为火与热是导致人体多种疾病的重要因素，提出六气皆从火化之说，倡导苦寒泻火，成为中医学中寒凉学派的代表医家，突破了《伤寒论》温药发表、先表后里的成规，把解表法从辛温转向寒凉，进而影响到儿科学术的发展及温病学说的形成。清代叶天士对小儿四时外感杂病，如伏气、风温、夏热、厥逆、痧、疹、惊等病症，认为"褓襁小儿，体属纯阳，所患热病最多……"主张清热解毒，寒凉撤热；吴鞠通所拟桑菊饮、银翘散、清营汤、清宫汤是小儿外感热病常用的良方。近代寒凉学说的代表人物是上海（原籍江苏武进）名医奚晓岚，认为仲景六气之中重视寒之一气，其余五气论述较简，其间所论之风亦多寒中之风，所论之温亦寒中之温，小儿体属纯阳，适用辛凉者多、辛温者少。提出治疗小儿疾病，留得一份津液，便有一份生机，立法重在清热保津，药多寒凉滋润。

（二）基本内容

寒凉学说认为小儿处于生长发育过程中，其蓬勃生机表现阳常有余、心常有余、肝常有余之象。小儿体禀纯阳，六淫之邪不论从皮毛而入或从口鼻而受，均易火化，发热惊厥、乳蛾口疮、肺炎喘嗽、便秘肛裂、痢疾泄泻、疖肿疮疡等病，以实证、热证居多，即使是寒证，也易于热化，治疗主张清凉解表，苦寒清里，柔润育阴。外感热病当用寒凉药清解邪热，内伤杂病要注重使用甘凉药养阴生津。慎用或不用辛温燥热、劫津伤阴之剂，或在辛温之中兼以寒凉、温燥之中伍以滋润。

（三）临床指导意义

小儿生机旺盛，生长发育迅速，阳气时常有余，发病易于化火化热，热证较多，热者寒之是基本的正治法则，因此，寒凉学说丰富了儿科基础理论的内容，并广泛用于临床治疗。特别是体质壮实、病程尚短、实热证候明显的病证，应用寒凉学说指导治疗能够取得显著的疗效，有着普遍应用价值。由于小儿易寒易热，凉之易生寒，寒之易损阳，滋阴易恋邪，故用药治疗时也必须分辨小儿体质阴阳之偏胜。偏于火者病温病热，火热之病则凉之寒之；偏于水者病凉病寒，寒水之病则温之热之。各救其偏，以冀于平。因此，寒凉清热护阴的治疗方法也要在辨证论治的前提下使用。

二、温补学说

温补学说是认为小儿系稚阴稚阳之体，力倡固养小儿元阳，擅用温阳扶正的学术观点。强调阳气在人体的重要地位，尤其是小儿处于生长发育时期，更赖阳气之温煦，必须时时处处注意固护。是中医儿科各家学说的重要组成部分。

（一）历史沿革

早在《素问·生气通天论》中就说："阳气者，若天与日，失其所则折寿而不彰，故天运当以日光明。"以及"阴阳之要，阳密乃固"之论。后世认为人有阳，如天之有日，日不明则天昏地暗；阳不固则人寿夭折；阳气固秘，阴精才能内守。儿科领域的温补学派，由南宋陈文中领衔倡导，当时由于痘疹等传染病流行，严重威胁小儿生命。陈文中对钱乙用寒凉药治疗痘疹提出异议，认为天地万物遇春而生发，至夏而长成，痘疹之病，脏腑调和则血气充实，自然易生易靥，若妄投寒凉之剂，恐冷气内攻，湿损脾胃，以致腹胀喘闷、寒战咬牙而难治。在用药的性味上，认为药性既温则固养元阳，凉则败伤真气。故秉承《太平惠民和剂局方》之论，创桂枝、附子、丁香等燥热之方剂，治疗痘疹由于阴盛阳虚而出迟倒塌者。同时，他在论治儿科内伤杂病时亦重视扶助阳气，如钱乙治肾虚去金匮肾气丸之附桂而为地黄丸，陈氏复其原貌成八味地黄丸以温壮元阳。

嗣后，各家论述范围不断扩展，涉及儿科外感疾病及内伤杂病诸多方面。如明·薛铠、薛己主张温补小儿脾肾，以治本为第一要义而慎用寒凉。《保婴撮要·脾脏》为脾病立方，寒水侮土用益黄散，脾土虚寒用干姜理中汤，脾土虚弱用人参理中汤，脾肺气虚用五味异功散加防风、升麻等。常用补中益气汤与地黄丸合用治疗小儿病，脾肾并重，重视甘温。万全在《片玉心书·小儿治法》说："小儿纯阳之体，阴阳不可偏伤。"张介宾提出小儿"阳非有余，真阴不足"之说，提出"培补方是保赤之主。"清·夏禹铸倡灯火疗法治疗小儿脐风；陈复正《幼幼集成·初生护持》指出："斯能补救当代赤子元气于后天，便亦培植后代赤子元气于先天，而寿世于无疆矣。"其治疗百晬嗽用大剂人参，"半岁乳子，而用六两之参，起沉于万难之日。"处处顾护小儿元气。庄一夔专论慢惊用温补，认为其病机系"脾肾虚寒，孤阳外越，元气无根，阴寒至极，风之所由动也、水之所动也。"治宜先用辛热，再加温补，用参术以救胃气，姜桂杞等药以救肾气，方用逐寒荡惊汤冲开寒痰，再用加味理中地黄汤温补气血脾肾。吴鞠通《温病条辨·解儿难》说："儿科用苦寒，最伐生生之气。""小儿之火，惟壮火可减，若少火则所赖以生者，何可恣用苦寒以清之哉！"近代温补学派的代表人物是民国上海儿科名医徐小圃，提出扶阳抑阴、燥湿固中的治疗方法，以扶正祛邪，使阳气得以固守而危重之证得以转危为安。如夏季热这样的热证，他创立温下清上汤，黄连与附子并用，可见其注重温补之一斑。现代则将温补法广泛应用于多种儿科疾病，无论外感之风寒、内伤之虚寒，均采用温热方药治疗。

（二）基本内容

小儿时期阴阳之气均较稚嫩，尤以肺脾肾三脏最为突出，而阳气是人身之大宝，无阳则阴无以生。徐小圃认为："小儿阴为体，阳为用，阳气在生理状态下是全身的动力，在病理状态下又是抗病的主力，而在儿科尤为重要。"因此必须时时处处加以固护。一旦受损，外邪易袭，饮食易伤。外感时疫疾病的病程，正是阳气奋起抗邪的过程，治疗重在扶助阳气以祛除邪毒，若恣用寒凉、妄加消导，正气易伤，阳气易损。只有固护阳气，抗邪外出，使气血、营卫调和，则客邪易散正气易复。尤其是在素体阳虚，胎元之气屡弱，生命活力低下，病情迁延失治误治，阳气耗损，甚至急性热病阳气虚衰之际，早用温补药物救治尤为重要。

（三）临床指导意义

外感初起，风寒郁于肌表，虽身壮热，但无汗泄，此时正气尚盛，多用辛温之剂开宣肺卫腠理，使邪气从汗而泄，正气乃复。若正气不支，邪陷肺闭心阳虚衰，需用温振心阳以扶正驱邪。久泻婴儿脾伤及肾，气阳不足，命火式微，当温补脾肾，助火生土，可用干姜、桂枝、附子、肉豆蔻、人参、黄芪。若正气将溃，生命垂危之重证以及各种坏证病例，运用温补学说的理法方药更可以力挽危急。如用温振心阳法治疗麻疹肺炎喘嗽合并心力衰竭，温运脾阳、温脾燥湿法治疗脾阳不振、虚寒泄泻，温阳建中治胃炎，温壮元阳治胎怯，温阳固脬治尿频，温卫和营治反复呼吸道感染，温阳化湿治久热等等，足见温补学说应用之广泛。

三、折衷学说

折衷学说将儿科的寒温、补泻学说兼收并蓄，折中其间的医学观点。儿科领域里有些医家主张寒凉，也有些医家主张温补。由于钱乙强调了小儿易虚易实、易寒易热之病理特点，认为小儿"脾虚不受寒温，服寒则生冷，服温则生热。"故儿科范围内的寒温补泻学说，不如他科之偏执，而在明清时期逐渐形成了折衷学说。

（一）历史沿革

元·朱震亨是折衷学说的先驱，他对钱乙用抱龙丸、百祥丸、生犀散等寒凉之品治疗痘疹，以及陈文中用桂枝、附子、丁香等温燥之品治疗痘疹，折中期间，用解毒、发表、和中三者兼用，创立了治痘之另一法门。嗣后，明·万全《幼科发挥·小儿正诀指南赋》认为"大抵小儿易为虚实，调理但取其平，补泻无过其剂。"用药较为平和。清·秦昌遇《幼科折衷·凡例》因虑"幼科诸书，非偏寒偏热之误，便喜补喜泻之殊，予故僭而折衷之。"遂以"幼科折衷"名书，可谓儿科折衷学说中具有代表性的医家之一。清·沈金鳌《幼科释谜·凡例》说："古人治幼儿，或专攻、或专补，或专凉、或专热，皆有偏处。是书宗旨一以中和当病为归，不敢偏于攻补凉热。"主张折中其间。

（二）基本内容

小儿为稚阴稚阳之体，阴阳二气均较稚弱，患病之后虚实寒热的变化较成人为快，法当攻不伤正，补不留邪，热不动火，寒不损阳。万全《幼科发挥·小儿正诀指南赋》说："辛热走气以耗阴，苦寒败阳而损胃。"《万氏秘传片玉心书·胎毒门》说："小儿月内，肠胃甚脆，气血未充，若有微疾，不可妄施补泻，恐脏腑一伤，将贻患终身，或至夭命矣，可不戒哉！如不得已而用汤丸，毋伐天和，中病即止，又不可过剂也。"

（三）临床指导意义

折衷学说指导临床中一定要把握小儿易虚易实、易寒易热的体质特点，治疗时寒、热、补、泻不宜偏颇，要做到补不壅滞，泻不伤正，温不生火，寒不伤阳。用药要慎之又慎，尤其是药性猛烈之品更要小心谨慎，不可偏颇。这种既能兼收并蓄，采众家之长，又能扬长避短，切合小儿生理病理特点的学说，对儿科来说更为平正和实用。

四、脾胃学说

脾胃学说是研究脾胃的生理病理特点，注重脾胃功能的健全，强调固护小儿脾胃在防治疾病中作用的医学理论。是中医学中脏腑病机理论的重要组成部分。脾胃提供了小儿生长发育的物质基础，脾胃健全与否，是儿童五脏安和、疾病预防、病后康复的关键，因而在临床当时时注重调理脾胃。儿科学上的脾胃学说正是围绕这个"后天之本"展开的。

（一）历史沿革

脾胃学说源于《黄帝内经》，后《难经》《伤寒论》《金匮要略》等均有发展，但大多以成人立论。而钱乙则承上启下，将《黄帝内经》及宋以前的脾胃学说，首先运用于儿科，对小儿脾胃的生理、病理以及辨证论治的选用等方面，有许多精辟的论述及独到的见解，对后世儿科学的发展及李东垣的脾胃学说理论启示甚大。钱乙在《小儿药证直诀·五脏所主》中说："脾主困。实则困睡，身热，饮水；虚则吐泻，生风。"《小儿药证直诀·腹中有癖》中指出："脾胃虚衰，四肢不举，诸邪遂生。"认为脾胃失调是导致小儿多种疾病的重要原因，不但把虚羸、积、疳、伤食、吐泻、腹胀、慢惊、虫症等病都从脾胃论治，而且认为疮疹、咳嗽、黄疸、肿病、夜啼等病也与脾胃相关，也可以从脾胃论治。如诸疳"皆脾胃病，亡津液之所作也。"腹胀由"脾胃虚，气攻作也。"咳嗽若"痰盛者，先实脾。"肿病是"脾胃虚而不能制肾"等等。钱乙往往采用先调治其脾胃，使中气恢复后再治其本病；或先攻下后再补脾；或补脾以益肺、滋肾等。如"小儿虚不能食，当补脾，候饮食如故，即泻肺经，病必愈矣。"又如"实食在内，乃可下之，毕，补脾必愈"等。钱乙注重调治小儿脾胃的学术思想，对后世李东垣的脾胃学说有深刻的影响。

明·万全明确提出小儿"脾常不足"之说，特别重视饮食调节对脾胃的重要性，提出节戒饮食也是小儿防病的重要手段，《幼科发挥·原病论》中指出："胃者主纳受，脾者主运化，脾胃壮实，四肢安宁，脾胃虚弱，百病蜂起。故调理脾胃者，医中之王道也；节戒饮食者，却病之良方也。"并指出："如五脏有病，或补或泻，慎勿犯胃气。"治疗"首重保护胃气。"因为小儿脾胃薄弱易于伤积，乳食伤胃则为呕吐、乳食伤脾则为泄泻，其病机皆为"脾主困"，所以治疗上"重在助运，贵在中和"，偏寒偏热之剂不可多服，以免妄伐后天之本。

李中梓《医宗必读·肾为先天本脾为后天本论》从小儿脾胃特点出发，阐述了"脾为后天之本"的著名论点："盖婴儿既生，一日不再食则饥，七日不食则胃肠涸绝而死。经云：'安谷则昌，绝谷则亡'，犹兵家之饷道也，饷道一绝，万众立散，胃气一败，百药难施。一有此身，必资谷气，谷入于胃，洒陈于六腑而气至，和调于五脏而血生，而人资之以为生者也，故曰：后天之本在脾。"

清·叶天士在《脾胃论》的基础上，进一步阐发了脾胃升降并创立了胃阴学说，既重视脾升，又重视胃降，善用甘平或甘凉濡润以养胃阴，适用于脾阴不足、胃有燥火之证，使脾胃分治之说更为彰明。现代江育仁则在钱乙"脾主困"的学术思想基础上提出了"脾健不在补贵在运"的观点。运脾的作用在于解除脾困，舒展脾气，恢复脾运，达到脾升胃降，脾健胃纳，生化正常的目的。

（二）基本内容

脾胃学说强调人以胃气为本，有胃气则生，无胃气则死。脾胃是人体气血生化之源。元气的充沛，脏腑的健壮与脾胃功能是否健全息息相关。《金匮要略·脏腑经络先后病脉证并治第一》指出"四季脾旺不受邪"，脾胃之气既伤，则元气不能充，疾病之由生。钱乙在《小儿药证直诀·诸疳》中提出"诸疳……皆脾胃病，亡津液之所作也。"可见脾胃失调则百病丛生。脾胃健全与否在儿科发病学及治疗学上至关重要。因此，重视和善于调治小儿脾胃，是脾胃学说的特色所在，而这种学说的形成又与脾胃在小儿时期重要的生理作用以及脾胃病在儿科临床上有较高的发病率密切相关。

（三）临床指导意义

小儿生机旺盛，发育迅速，但脏腑柔嫩，气血虚弱，脾胃的运化功能尚未健全，形成了与营养需求大而消化负担重之间的矛盾，加之小儿饮食不能自节，生活不能自理，一旦冷热饥饱失度，则脾胃纳运之功能更易紊乱而出现纳呆、吐泻，导致消化不良、营养吸收障碍的积滞、厌食、疳证、泄泻、虫证等脾胃病，所以小儿脾胃疾病尤多。调治小儿脾胃病时力求攻不伤正，补不碍邪，冷去不热，热去不冷，采用消补兼施、寒热并投、以通为补、力求柔润，以及补脾、运脾的多种治法，以适应小儿脾胃的虚实寒热之变化。脾胃健旺，肺气得养，心血得滋，肾水得制，肝阳得御，五脏得安，则不治咳而咳自愈，不治喘而喘自平，不治肿而水自利，不安神而神自宁。

儿科各家学说内容丰富，在小儿生理病理、保健、诊治中均有体现。掌握中医儿科各家学说认识疾病的观点和防治方法，撷取其中精华，综合各家之长，不拘一家之言，应用于现代儿科临床，对于推动中医儿科学术创新与发展发挥了积极作用。同时，更好地通过理论探讨、临床实践和科学研究，对于古代的儿科各家学说去粗取精，明确其学术精华，阐述其科学本质，确认其现代临床适用范畴，并进而提出新的学说，是今后对于中医儿科各家学说研究的重要任务。

第三节　小儿生长发育

儿童生命活动的开始，起于阴阳两精相合而形成的胚胎，如《灵枢·本神》说："故生之来谓之精，两精相搏谓之神。"新的生命产生之后，不断生长发育，直至成年。儿童与成人的年龄界限，现代一般按《灵枢·卫气失常》所说："十八已上为少，六岁已上为小。"将18岁以内作为儿童范围，与联合国世界卫生组织2013年年龄划分标准中"0至17岁为未成年人"一致。掌握小儿生长发育的规律，是从事儿科临床工作的基础。

一、儿童年龄分期

儿童时期处于不断生长发育变化的过程中。在不同时期，小儿的形体精神、生理病理、养育保健、疾病防治等都有着不同的特点。为了儿科的实际需要，能更有针对性地做好儿童保健和治疗工作，有必要对儿童阶段再按年龄分为若干时期。小儿的年龄分期，现代一般划分为以下几个阶段。

胎儿期：从男女生殖之精相合而受孕直至分娩断脐，属于胎儿期。胎儿孕育在母体子宫内，约280天（从孕妇末次月经第1天算起胎龄为40周，若从受精算起约为38周），以4周为1个妊娠月，即"怀胎十月"。

新生儿期：自出生后脐带结扎起至生后28天，称为新生儿期。其中胎龄满28周至出生后7天这段时期又称为围生期。

婴儿期：出生28天后至1周岁为婴儿期，又称乳儿期。

幼儿期：1周岁后至3周岁为幼儿期。

学龄前期：3周岁后至入小学前（6～7岁）为学龄前期。

学龄期：自进入小学（6～7岁）起，到青春期开始前（一般为女11岁、男13岁），称学龄期。

青春期：青春期的个体差异较大，一般女孩自11～12岁到17～18岁，男孩自13～14岁到18～20岁。

二、生长发育特点

天地阴阳，化生万物，男女媾精，结成胚胎。胚胎生成，一个新的生命也就开始了。我国历来将胎儿期作为人生的初始阶段，人体的生长发育，也就是从胚胎生成开始的。关于胎儿期的发育，《备急千金要方·妇人方》引北齐医家徐之才的"逐月养胎法"有比较详细的论述："妊娠一月名始胚……妊娠二月名胎膏……是谓胎始结……妊娠三月名始胎……为定形……妊娠四月始受水精，以成血脉……妊娠五月始受火精，以成其气……胎动无常处……妊娠六月始受金精，以成其筋……妊娠七月始受木精，以成其骨……妊娠八月始受土精，以成肤革……儿九窍皆成……妊娠九月始受石精，以成皮毛，六腑百节，莫不毕备……儿脉续缕皆成……妊娠十月五脏俱备，六腑齐通，纳天地气于丹田，故使关节人神皆备，但俟时而生。"这些认识与现代对胚胎发育的认识是大体一致的。现代观察到妊娠第 1 月是受精卵裂变至体节生成期；第 2 月是胚胎完成期，前 2 月统称"胚"；2 月以后称胎儿，第 3 月出现胎毛、性别已可辨别；第 4 月末母体感到胎动，指甲和指纹出现，颜面已成人形；第 5 月胎毛布满全身，头部出毛发，胎动较明显；第 6 月胎儿成婴儿形，肺部已发达；第 7 月皮肤皱纹显著，呼吸、吞咽、体温调节等中枢已完备；第 8 月皮下脂肪丰满，各器官组织进一步发育；第 9 月皮肤由暗红色转变为粉红色，并变光滑，已开始有味觉和嗅觉；第 10 月胎儿足月，体形丰满，头发较长，鼻及耳软骨发育完善，头骨已骨化，各脏器发育基本形成。

从出生后到婴幼儿期的生长发育规律，我国古代医家主要是用变蒸学说来阐释的。变蒸之名最早见于西晋王叔和的《脉经》，以后在《诸病源候论》《备急千金要方》《小儿药证直诀》《幼幼新书》等著作中，对"变蒸"均有专门论述。小儿生长发育旺盛，其形体、神智都在不断地变异，蒸蒸日上，逐渐向健全方面发展。变者，变其情智，发其聪明；蒸者，蒸其血脉，长其百骸。《备急千金要方·少小婴孺方·序例第一》说："小儿所以变蒸者，是荣其血脉，改其五脏，故一变竟辄觉情态有异。"可见变蒸是关于小儿形体生长和智能发育规律的学说。关于变蒸周期，多数医籍记载均认为从初生起，32 日一变，64 日再变，变且蒸，10 变 5 小蒸，历 320 日小蒸完毕；小蒸以后是大蒸，大蒸共 3 次，第 1、2 次各 64 日，第 3 次为 128 日。合计 576 日，变蒸完毕。藏象学说认为，小儿变蒸时，机体脏腑功能逐步健全完善，反映为表现于外的形、神同步协调发育。《小儿药证直诀·变蒸》指出："小儿在母腹中，乃生骨气，五脏六腑成而未全。自生之后，即长骨脉、五脏六腑之神智也。变者易也。又生变蒸者，自内而长，自下而上，又身热，故以生之日后，三十二日一变。变每毕，即情性有异于前。何者？长生腑脏智意故也。"书中以一变生肾志、二变生膀胱、三变生心喜、四变生小肠、五变生肝哭、六变生胆、七变生肺声、八变生大肠、九变生脾智、十变生胃，这样的十变脏腑次第相生说来阐释婴儿生理功能的进步。《幼幼新书·变蒸第一》进一步说明：一蒸令目瞳子光明、二蒸能令嚏嗽、三蒸令儿能语笑、四蒸令儿举动任意、五蒸令儿骨髓气通流、六蒸儿能立、七蒸儿举脚行、八蒸令儿呼吸有数血脉通流。具体描述了当年婴幼儿生长发育的主要功能形成时间，与当今观察到的儿童发育情况相似。

2 岁以后的儿童则进入了一个持续、稳定的生长发育时期，其具体表现为生长发育速率降低而均衡，如直到青春期之前每年体重约增加 2kg、身高约增加 5cm，智能发育包括感知发育、运动发育、语言发育、性格发育在前阶段的基础上也不断进步。至 6 岁时儿童智能发育已经基本完成，可以进入学校接受正规的文化教育，以后则主要按照儿童自身的努力与家庭、学校、社会环境的影响而发展。中医学认为：肾主生长，为先天之本；脾主运化，为后天之本。出生后的生长发育主要与肾脾两脏相关。其中脾主运化是后天生长的物质基础，肾主生长是后天发育的源泉动力。《素问·上古天真论》说："女子七岁，肾气盛，齿更发长；二七而天癸至，任脉通，太冲脉盛，月事以时下。""丈夫八岁，肾气实，发长齿更；二八肾气盛，天癸至，精气溢泻，阴阳和，故能有子。"表明女孩的生长发育周期快于男孩，生长发育的动力来自肾气的充盛。儿童生长发育的成熟是以"天癸至"的性发育为特征的。现代由于营养、教育、社会环境等多种因素的影响，《素问》所提出的这一儿童生长发育主要时间节点有提前的趋势，近年来青春期的来临，已经比"二七""二八"普遍提早 2～3 岁。

三、主要生长指标

为了临床儿童保健、预防、治疗、康复的实际需要，作为儿科医师，必须掌握儿童生长发育的常数，以知常达变，恰当处理好临床相关问题。生长主要指体格的增长，发育主要指智能的发育。儿童生长发育的规律及影响因素，《儿童保健学》将会详加阐述。本节仅就儿童生长的主要指标介绍于下。

（一）体重

体重的测定是检测小儿体格生长发育的重要指标。体重是小儿机体量的总和。体重测量应在空腹、排空大小便、仅穿单衣的情况下进行。

新生儿体重均值男约 3.3kg，女约 3.2kg。出生后头 3 个月增长约 1 倍，平均每月增长约 1kg；前半年平均每月增长约 0.7kg，后半年平均每月增长约 0.5kg；1 周岁后至青春期前，平均每年增加约 2kg。中国 2～18 岁男、女童体重百分位数曲线图见"附录"。

体重测定可以反映小儿体格发育和衡量小儿营养状况，作为相关疾病的诊断和疗效评价指标。体重增长过快常见于肥胖症、巨人症；体重低于均值两个标准差以上者为营养不良（疳证）。

临床常用以下公式约算小儿体重正常均值（kg）：

1～6 个月：3＋0.7×月龄

7～12 个月：7＋0.5×（月龄 −6）

1 岁以上：8＋2×年龄

（二）身长（高）

身长（高）是指从头顶至足底的垂直长度。一般 3 岁以下小儿量卧位时身长；3 岁以上小儿测量立位身高。测量身高时，应脱鞋、去袜、摘帽，取立正姿势，两眼正视前方，两臂自然下垂，胸部挺直，枕、背、臀、足跟均紧贴测量尺。

新生儿身长均值为男 50.4cm，女 49.7cm。1 周岁内第一个 3 个月平均每月增长 3.5cm，第二个 3 个月平均每月增长 2cm，后半年平均每月增长 1～1.5cm，1 周岁时身长为 75cm。第 2 年全年增长约 10～11cm，2 周岁时身长约为 85cm。与出生身长相比，1 岁时约 1.5 倍，4 岁时约 2 倍，13～14 岁约 3 倍。中国 2～18 岁男、女童身高百分位数曲线图见"附录"。

身高主要反映机体骨骼增长状况。身高低于均值 2 个标准差以上者，应考虑侏儒症、克汀病或营养不良等。

临床常用以下公式来约算小儿身长、身高的正常均值（cm）：

1～6 个月：50＋2.5×月龄

7～12 个月：65＋1.5×（月龄 − 6）

2 周岁以上：80＋5×年龄

此外，还有上部量和下部量的测定。以耻骨联合为分界线，将人体的身高分为上、下两部分。从头顶至耻骨联合上缘的长度为上部量；自耻骨联合上缘至足底的长度为下部量。上部量

NOTE

与脊柱增长关系密切，下部量与下肢长骨的生长关系密切。上、下部量的比例随着儿童年龄增长而减小。出生时上部量大于下部量，两者比例约为 1.6 ∶ 1；12 岁时上部量约等于下部量，两者比例约为 1 ∶ 1；12 岁以后下部量大于上部量。

（三）头围

头围的大小与脑的发育有关。测量头围时让被测者取立位、坐位或仰卧位，测量者立于或坐于被测者前方或后方，用左手拇指将软尺零点固定于头部右侧齐眉弓上缘处，软尺从头部右侧绕过枕骨粗隆最高处而回至原点，读取测量值。测量时儿童应脱帽，长发者应将头发在软尺经过处上下分开，软尺应紧贴皮肤，左右对称，松紧适中。

新生儿头围约为 34cm。前半年生长最快，增长约 9cm，后半年增长约 2cm，1 周岁时头围约为 45cm。第 2 年增长约 2cm。5 周岁时增长至 50cm 左右。15 周岁时发育接近于成人，为 54 ～ 58cm。

（四）囟门

囟门有前囟和后囟之分。前囟是额骨和顶骨之间形成的菱形间隙；后囟是顶骨和枕骨之间形成的三角形间隙。其测量方法为取对边中点连线。不用对角之间的距离，因为某些小儿额缝开得较长，不易表示。

大约有 25% 儿童初生时后囟已经闭合，其余也应在生后 2 ～ 4 个月时闭合。前囟出生时对边距离约为 2.5cm，12 ～ 18 个月内闭合。

小儿囟门发育反映颅骨间隙闭合情况。囟门早闭并头围明显小于正常者，为头小畸形；囟门迟闭及头围大于正常者，为脑积水、佝偻病等。囟门凹陷多见于失水，囟门凸出为颅内压增高的体征，可见于脑炎、脑膜炎等。

（五）胸围

胸围的大小与肺和胸廓的发育有关。测量胸围时，3 岁以下小儿可取卧位或立位，3 岁以上取立位。被测者处于安静状态，两手自然下垂或平放（卧位时），两眼平视，测量者立于被测者右侧或前方，用软尺由乳头向背后绕肩胛下角下缘 1 周，取呼气和吸气时的平均值。测量时软尺应松紧适中，前后左右对称。

新生儿胸围约 32cm，小于头围。出生后第 1 年增长约 12cm，此时胸围与头围相近。1 周岁后，胸围逐渐超过头围。一般营养不良小儿，由于胸部肌肉和脂肪的发育较差，胸围超过头围的时间较晚；反之，营养状况好的小儿，胸围超过头围的时间则提前。

（六）牙齿

新生儿一般无牙。小儿出生后 4 ～ 10 个月开始萌出乳牙。出牙顺序是先下颌后上颌，自前向后顺序出齐，唯尖牙例外，大约在 2 ～ 2.5 岁时出齐 20 颗乳牙。出牙时间推迟或出牙顺序混乱，常见于佝偻病、呆小症、营养不良等。

小儿一般于 6 岁左右开始更换恒牙，并长出第一磨牙。大约于 12 岁左右长出第二磨牙。第三磨牙又名智齿，一般到 17 ～ 30 岁才长出，也有终生不萌出者。

（七）呼吸、脉搏、血压

小儿生机旺盛，年龄越小，呼吸、脉搏越快。而血压则随着年龄的增加而上升。小儿呼吸、脉搏、血压易受发热、运动、哭闹等影响。测量小儿呼吸、脉搏、血压应在安静状态下进行。

小儿呼吸频率：新生儿平均 40 ～ 45 次 / 分，1 岁以内 30 ～ 40 次 / 分，1⁺ ～ 3 岁 25 ～ 30

次／分，3^+～7岁20～25次／分，7^+～14岁接近于成人为18～20次／分。

小儿脉率：新生儿平均约120～140次／分，1岁以内110～130次／分，1^+～3岁100～120次／分，3^+～7岁80～100次／分，7^+～14岁接近于成人为70～90次／分。

小儿呼吸频率与脉率之比由新生儿时约1∶3逐步过渡到7～8岁时接近于成人的1∶4。

小儿血压：不同年龄小儿血压正常值可用以下公式推算：

收缩压（mmHg）＝80＋2×年龄

舒张压＝收缩压×2/3

第四节　小儿生理病因病理特点

小儿自出生到成人，始终处于不断生长发育的过程中，年龄越小，生长发育越快。小儿时期无论是在形体结构、生理功能方面，还是在病因、病理、疾病种类、病情演变等方面，都与成人有着显著的不同，因此，不能简单地将小儿视为成人的缩影，这是儿科学独立成为一门专科的理论基础。

有关小儿的生理病理特点，从《黄帝内经》开始历代医家均有论述，古人用"纯阳""稚阴稚阳""易虚易实""易寒易热"等来概括。现代则归纳为：在生理方面主要表现为脏腑娇嫩、形气未充，生机蓬勃，发育迅速；病理方面主要表现为发病容易、传变迅速，脏气清灵、易趋康复。掌握小儿不同于成人的生理、病理特点，不仅能指导临床诊疗用药、疾病预防，而且对小儿保育工作有着极其重要的意义。

一、生理特点

小儿如同初生的嫩芽，无论在形体结构、还是生理功能方面，无论在阴阳、还是五脏方面都具有与成人显著不同之处。这些特点主要表现在两个方面：其一，儿童处于不断生长发育的过程之中，而成人则没有这种现象；其二，小儿的生理机能发育尚不完善，五脏六腑成而未全、全而未壮，需要达到成年才能发育成熟。

（一）脏腑娇嫩，形气未充

脏腑即为五脏六腑、奇恒之腑；娇嫩系指发育不成熟、不完善；形是指机体的形体结构，如脏腑经络、四肢百骸、精血津液等有形物质；气是指人体的各种生理功能，如肺气、脾气、肾气等；充指充实、完善。小儿时期机体各器官的形质和生理功能都是不成熟、不完善的。有关记载首见于《灵枢·逆顺肥瘦》："婴儿者，其肉脆、血少、气弱。"之后，《颅囟经·病证》："孩子气脉未调，脏腑脆薄，腠理开疏。"《小儿药证直诀·原序》中有：小儿"脏腑柔弱""骨气未成，形声未正，悲啼喜笑，变态不常。"《小儿药证直诀·脉证治法·变蒸》有：小儿"五脏六腑，成而未全……全而未壮。"《万氏家藏育婴秘诀·幼科发微赋》有：小儿"肠胃脆弱""精神怯弱"等论述。这些古代医籍充分说明了小儿出生后，机体赖以生存的物质基础虽已形成，但尚未充实和坚固；机体的各种生理功能虽已运转，但尚未完善和成熟。

小儿五脏的形态结构和各种生理功能都处于稚弱阶段，要随着小儿年龄的增长，其形态与功能才会不断充盛、完善和成熟。小儿时期五脏和六腑的形和气都相对的不足，尤以肺、脾、

NOTE

肾三脏更为突出。如小儿生后肺气始用、娇嫩尤甚，其主气、司呼吸功能稚弱，表现在呼吸不匀、息数较促，年龄愈小呼吸频率愈快；或其卫外功能不足、不固，若是调护失宜易患感冒、咳喘。脾主运化功能稚弱，易饥易饱、大便不调，饮食稍有不当，易患呕吐、泄泻、积滞。肾气未盛，其骨骼未坚、生殖之精未成，如生后 5 ～ 10 个月方萌乳牙，6 岁左右方换恒齿，12 ～ 18 个月囟门方闭，女子"二七"、男子"二八"天癸方至。不仅肺、脾、肾三脏如此，小儿心、肝两脏同样未曾充实、完善。肝主疏泄、主风，小儿肝气未实、经筋刚柔未济，表现在易亢奋、升逆、动风，易发惊惕、抽风等症，又易抑郁滞涩而中满腹胀。心脏娇嫩，心主血脉功能亦稚弱，突出的表现在脉搏至数上，年龄愈小脉搏至数愈快；心主神明功能稚嫩、心神怯弱未定，表现在智力、语言未发育完善，易受惊吓，思维、行为的约束能力及二便的自控能力较差等。

　　处于生长过程中的小儿五脏，其发育的起点、速度、峰值不尽相同，表现在五脏强弱不均衡，即小儿五脏除形气未充外，又有强弱不均。钱乙、朱震亨、万全等医家从五脏强弱不均衡性最为明显的小儿时期入手，总结、阐述了"四不足、三有余"（肾常虚、脾常不足、肺常不足、阴常不足，肝常有余、心常有余、阳常有余）学说，并运用于临床实践，促进了儿科学的发展。对某些五脏状态、病理、病证的深入揭示和认识，有着重大的理论和临床实践意义，丰富了中医儿科学基础理论。其中五脏中之不足指：脾常不足，"脾司土气，儿之初生，所饮食者乳耳，水谷未入，脾未用事，其气尚弱，故曰不足。不足者，乃谷气之自然不足也"（《万氏家藏育婴秘诀·五脏证治总论》）；肺常不足，"肺为娇脏，难调而易伤也"（《万氏家藏育婴秘诀·五脏证治总论》）；肾常虚，"肾主虚者，此父母有生之后，禀气不足之谓也"（《万氏家藏育婴秘诀·五脏证治总论》）、"肾主虚，无实也。"（《小儿药证直诀·五脏所主》）。五脏中之有余指小儿心常有余、肝常有余，"有余者，乃阳自然有余也"（《万氏家藏育婴秘诀·五脏证治总论》）。《万氏家藏育婴秘诀·五脏证治总论》中提出："五脏之中肝有余，脾常不足，肾常虚……人皆曰肝常有余……予亦曰心常有余……此所谓有余不足者，非经云虚实之谓也。"认为"三不足、二有余"是小儿五脏相对而言的生理现象。如《幼科发挥·五脏虚实补泻之法》曰："肝常有余，脾常不足者，此却是本脏之气也。盖肝乃少阳之气，儿之初生，如木方萌，乃少阳生长之气，以渐而壮，故有余也。"就是从小儿的生理特点出发，阐述脾常不足是脾脏本身发育未全常不能适应机体生长发育的需要，而肝气生发是其生机旺盛推动生长发育的动力。

　　形气未充，还表现在五脏关联脆弱、异常等方面。由于五脏娇嫩、形气未充的基本特点及五脏强弱的相对不均衡性，小儿五脏关联是很脆弱的、不稳定的，某一脏腑的轻微变化，很容易引起相关脏腑，甚至五脏关系的失常，导致病证的发生。以肝肾关系为例，肝肾关联常表现为精血关系，即"精血同源"。若小儿肾精不足，易致肝血不足；若小儿肝血不足，则易导致肾精不足，引起生长发育障碍。肝肾关联脆弱，又表现在阴阳盈亏方面，如小儿肾精不足、真水未旺，则肝阴不足、肝阳偏旺，故常有多动、情绪易激动。小儿五脏关联的特殊性，又表现在承制关系的异常上，即五脏生克乘侮的偏向性。由于小儿五脏本身就存在"三不足、二有余"，一般情况下，较易呈现脾虚肝旺、肾虚肝旺、肺虚肝旺、肾虚心（火）旺及肝克（乘）脾、肝侮肺、心侮肾。然而这种克、乘、侮，既有以强凌弱，又有自虚受乘侮。如小儿的肝脾，不仅由于肝常有余而克制脾土太过，又有由于脾常不足而成脾虚肝乘，从而小儿多有脾虚肝旺之象。他脏关联类此。这种小儿五脏关联的偏向性，出现了由于"三不足、二有余"而形成的常见病理状况。

吴鞠通运用阴阳理论，对小儿的生理特点加以概括，《温病条辨·解儿难·俗传儿科为纯阳辨》说："小儿稚阳未充、稚阴未长者也。"明确提出了"稚阴稚阳"学说。阴是指人体的精、血、津液及脏腑、筋骨、脑髓、血脉等有形之物质，阳是指人体各种生理功能活动，稚是指幼嫩而未曾成熟。小儿稚阴未长，如形体短小嫩弱，躯干、四肢细小，囟门未闭，骨软筋弱，肌肤空疏，肉脆、血少等。小儿稚阳未充，如呼吸次数、脉搏至数均快，脏腑之气软弱，神识未开等。"稚阴稚阳"说明了小儿时期，无论在属阴的形、质方面，还是在属阳的各种生理功能方面，都是稚弱的、未臻成熟、未曾完善的，正说明了"脏腑娇嫩、形气未充"这一生理特点。

（二）生机蓬勃，发育迅速

小儿的机体无论是在形体结构方面，还是在生理功能方面，都在不断地、迅速地向成熟、完善的方向发展，而且年龄越小，这种发育的速度越快，显示出小儿不同于成人的蓬勃生机。这种生机促进了机体形态增长、功能完善，亦是与邪气斗争、促进疾病康复的正气。

古人将小儿这种蓬勃生机归纳为与成人相比"阳常有余"，进而提出了"纯阳"学说。所谓"纯阳"是指生机旺盛，好比旭日之初升、草木之方萌、蒸蒸日上、欣欣向荣。正是这种蓬勃的生机促进了小儿迅速生长发育。《颅囟经·脉法》最早提出"凡孩子三岁以下，呼为纯阳，元气未散。"此后，历代医家就"纯阳"学说产生了多种理解与阐释。如《医学正传·小儿科》说："夫小儿八岁以前曰纯阳，盖其真水未旺，心火已炎。"《幼科要略·总论》说："襁褓小儿，体属纯阳，所患热病最多。"上述医籍从小儿生理反应性的角度对"纯阳"学说作了阐述。而《小儿药证直诀·四库全书提要·呈词》有："乙以为小儿纯阳，无烦益火。"《医学源流论·幼科论》亦有："盖小儿纯阳之体，最宜清凉"等，则进一步由此引申用于指导临床治疗。

综合历代医家的学术观点，归纳"纯阳"学说的含义有以下三方面：①小儿禀受于先天的元气未曾耗散，其阳气纯净。②"纯阳"学说反映了小儿生长发育迅速的特点，小儿的生长发育全赖阳气的生发，即在不完善、不成熟的阴阳中，又是以"阳"生为主导趋势来带动"阴"长的不断成熟与完善。③"纯阳"学说揭示了小儿生理反应性，小儿阳气对于某些致病因子的刺激具有潜在的反应强烈、泛化、阳热征象的特点。由于小儿正气幼稚，对于病因的分辨能力较差，其对疾病的反应往往过强，正邪交争激烈，因而易于从阳化热。也就是说，"纯阳"体现了小儿生理特点的另一个侧面，来自先天的阳气纯真，平时是促进小儿迅速生长发育的动力，若是在外来病因攻击的情况下，阳气也是奋起与病邪抗争的主力。

二、病因特点

小儿发病的病因与成人多数相同但也有区别，由于小儿具有自身的生理特点，因而小儿对不同病因的易感程度与成人有明显的差异。小儿病因以外感、食伤、脏气不平和先天因素居多，情志、意外因素及医源性伤害亦不能忽视。此外，不同年龄小儿对不同病因的易感程度也不相同，如年龄越小对外感邪气的易感程度越高，因乳食所伤患病的情况越多，先天因素致病则常产生在胎儿期。准确理解和把握小儿发病因素，对做好儿童保健和儿科疾病的诊断治疗具有重要意义。

（一）外感因素

小儿外感病证多见，是由于脏腑娇嫩、形气未充及阴阳脏腑的强弱不均，因而易为外邪所伤而致病。常见外感因素有六淫之邪、疫疠之邪、寄生虫，及感邪后易于化热化火，而使小儿外感病证多发，变证多见。了解小儿外感因素的致病特点，有助于临证审证求因、审因论治，对儿科疾病的预防也有重要的价值。

六淫邪气是风、寒、暑、湿、燥、火六种外感病邪的统称。风、寒、暑、湿、燥、火在正常情况下称为"六气"，从致病因素来看，六气对阴阳平秘、脏腑强实之成人则不病，而对于脏腑娇嫩、形气未充之小儿则可病。如春季伤风易致小儿感冒、鼻衄，夏季之暑湿易致小儿泄泻、疰夏，冒受暑气可致夏季热，秋燥使小儿更易咳嗽等。当六气太过或不及时，或者非其时而有其气，便成为导致人体患病的原因，称为"六淫"。小儿为稚阴稚阳之体，脏腑娇嫩，又寒温不知自调，家长常有护养不周，因而六淫外邪更多犯于小儿而致病。

外感六淫诸邪因客犯部位不同而所患病证不同。如风寒风热之邪客犯肺卫则病感冒、乳蛾、喉痹，客犯肺系气道则病咳嗽，客犯于肺则病肺炎喘嗽，客犯于胃、胃气上逆则病呕吐，客犯肠胃脾则病泄泻。

疫疠之邪是一类具有强烈传染性的病邪，其性峻烈、迅猛，具有较强的传染性并可造成流行，其发病常有明显的季节性，多从鼻、口、肌肤而入。其证发病急骤、进展迅速、症状相似，即某种疫疠之邪会专门侵犯某脏腑经络或某一部位而发生某病，某一种疫疠之邪只能引起某一种疫病，其病如痄腮、暑温、顿咳、疫毒痢、风温、湿温、春温及麻疹等发疹性疫病。

六淫之邪、疫疠之邪在发病之后可以转性，由于小儿阳常有余，外邪客犯多易化热、化火，这一特点是小儿外感诸邪发病后导致新的病机环节的突出、明显的特点，即"小儿病在纯阳，热多冷少也"（《宣明论方·小儿门》）。某些具有热性性质的外邪，客犯阳常有余之小儿，其病热当然；某些非热性性质的外邪，客犯阳常有余之小儿亦可化热而转为热证。某些外邪客犯发病后，邪气鸱张，则可化毒，从而除原邪为患外，又加原邪所化之毒，从而使病情更加重笃，如疫毒痢、风温化毒入血发斑等。

（二）乳食因素

由于小儿脏腑娇嫩、形气未充，在形体结构上脾胃脆薄，在功能上脾常不足而虚弱。小儿处于迅速生长发育过程中，生机旺盛，水谷精微需求相对较大，脾胃负担较重。加之小儿智识未开，饮食不知自节，家长常有喂养不当；因此，乳食因素易伤小儿。如《幼科发挥·脾所生病·呕吐》有"初生小儿，胃小而脆，容乳不多。"《圣济总录·卷第一百七十五·小儿宿食不消》有"小儿肠胃嫩弱，饮食易伤，若将养失宜，乳哺不节，致脾胃不能传化水谷之气。"《幼科发挥·脾所生病·疳》有"儿太饱则伤胃，太饥则伤脾"等记载。小儿由乳食所伤直接或间接造成的病证很常见，乳食因素包括乳食不节、乳食不洁等，在小儿病因中占有重要地位。

乳食因素的致病机理：①乳食不节：喂养不当，乳食失于节制，饮食质与量的过度，均可伤及脾胃，引起脾胃受损，使腐熟、运化、泌别、传导功能失健或失司，发为积滞、呕吐、腹痛、伤食泻、厌食、疳证、肥胖等病证。②乳食不足：由于乳食量少、质次等引起水谷精微摄入量不足，使脏腑失养，造成阴阳、脏腑、气血虚弱，发为疳证、血虚、厌食等病证。③饮食失衡：由于小儿幼稚不能自调饮食，挑食、偏食、嗜食，造成营养成分不均衡，致使阴阳、脏腑、气血失衡，或偏盛、或虚弱，使原就比成人强弱不均的阴阳、脏腑、气血更加强弱不均，是造成小儿体质不平和、某些病证好发的内在基础及条件。如过寒伤阳、过热伤阴、过辛伤肺、甘腻伤脾等，发为厌食、泄泻、肥胖、哮喘、湿疹等病证。④饮食不洁：小儿神识未开、缺乏卫生知识，若乳食被邪气污染，则病邪随乳食而入，感染小儿，发生呕吐、腹痛、湿热泻、痢疾、肠道虫症等病证。

（三）先天因素

先天因素即胎产因素，指小儿出生前已形成的病因。上代双亲的身体状况对子代有着重要影响，特别是妊母的健康与否，对胎儿的影响更为突出，包括禀赋因素、体质相传、病证相传、先天发育畸形等，或父系遗传性疾病基因，或者妊娠期间母病、体弱气血不充，或孕母患病治疗用药不当、起居失常、精神失摄等。①父精母血不足：妊娠时及孕期胎儿禀受精血不足，致胎儿宫内发育不良，因先天禀赋薄弱，造成胎怯、五迟、五软等病证。②家族疾病遗传：如父系或母系有遗传性疾病基因，可传于小儿，发生五迟、痴呆及体内外各种先天性畸形等疾病。或造成小儿特异性体质，易于发生奶癣、哮喘、癫痫等疾病。③母病传于子女：孕妇多种感染性疾病可造成胎儿宫内受损，出生后小儿发生胎黄、胎毒、胎惊、畸形等病证。④孕妇调摄失宜：孕妇饮食失调、起居失常、精神失摄、伤于药毒等各种因素，可造成新生儿胎怯、胎肥、胎惊、胎痫、侏儒、痴呆、畸形等病证。

（四）情志因素

由于小儿对周围环境的认识角度不同于成人，因而导致小儿为病的情志因素与成人有着一定的区别。一般七情为病，小儿少于成人。但由于神志发育逐渐完善，五志已全，七情皆有，而心神怯弱，亦可因情志过极而致病。家长对孩子的过于溺爱，以及期望值过高、教育不得法、责打凌辱，或环境改变，均可引起情志不畅而成疾。七情中，婴幼儿因惊致病最为多见，可形成夜啼、心悸、惊惕、惊风等病证，威胁小儿的身心健康。所欲不遂，或食时责骂，思虑伤脾是小儿情志致病的又一常见形式，其发病有厌食、积滞、腹痛、腹胀、胁痛、头晕等。家长对子女的期望值过高，或学习负担过重，都易于引发精神行为障碍类疾病。

（五）意外因素

由于小儿智识未开，活动范围增大，且缺乏生活经验和自理能力，对外界一切危险事物和潜在的危险因素缺乏识别和防范，加之生性好奇，以及保育人员的一时失误，意外因素致病的可能性则大为增加。诸如惊吓、中毒、误入异物、外伤、溺水、触电、毒虫毒蛇咬伤等意外，轻则给小儿带来痛苦，重者可造成伤残，甚至死亡。

在分娩过程中，如产程过长或胎吸、产钳等工具使用不当，可致头颅血肿、斜颈、窒息、五迟五软等病证；在断脐及脐带结扎过程中，护理不当，则可发生脐部疾患、脐风、赤游丹等病证。

（六）其他因素

环境污染、食品污染或农药残留激素含量超标等，已成为当前社会普遍关心的致病因素。放射性物质损伤，包括对胎儿和儿童的伤害，已引起广泛关注。医源性损害，包括诊断失误、用药不当、药品不良反应、手术损伤、护理不当、院内感染等，有逐年增多的趋势，需引起儿科工作者的重视。

三、病理特点

小儿有不同于成人的生理特点，小儿疾病发生发展过程中，病性、病位、病势、邪正消长关系及预后转归等方面亦与成人有别。正确而全面地理解小儿的病理特点，有助于准确认识小儿疾病的辨证论治，正确把握小儿疾病的转归和预后，提高中医儿科临证诊疗水平。

（一）发病容易，传变迅速

小儿发病容易、传变迅速的病理特点是由其生理特点所决定的。由于脏腑、阴阳稚弱，形气未充，"脏腑薄，藩篱疏，易于传变；肌肤嫩，神气怯，易于感触"（《温病条辨·解儿难·儿科总论》），以及与成人显著不同的是小儿处于迅速生长发育过程中，不能或不能完好地独立生活，需要保育调护。一旦调护失宜，则易引起正气亏虚、阴阳失调，抵御外邪及其他各种致病因素的能力下降，易于为外感、饮食、情志、药物等所伤，较成人容易发病，且一旦发病之后，较成人病情多变而传变迅速。如《医学三字经·小儿第二十四》："稚阳体，邪易干。"《小儿药证直诀·原序》："易虚易实、易寒易热"之论。所以，小儿需要加倍精心保育调护，增强体质，方能减少疾病发生。

小儿易发疾病，除先天禀赋及与胎产护理有关的病证外，常见病、多发病突出表现在肺、脾、肾系疾病和时行疾病等方面。

肺为娇脏，主一身之气、开窍于鼻、司呼吸、外合皮毛。小儿肺脏娇嫩不足、卫外功能未固，对环境气候变化的适应能力及被外感邪毒侵袭后的抗御能力均较差，加之小儿寒暖不能自调、家长护养常有不当，故外感诸因，不论从鼻口而入或从皮毛而入，均可客犯肺系而发病，如感冒、喉痹、乳蛾、失声、咳嗽、顿咳、肺炎喘嗽等，使肺系疾病成为儿科发病率最高的一类疾病。

小儿脾常不足，脾胃发育未臻完善，其脾胃之体成而未全、脾胃之气全而未壮，加之小儿饮食不知自节，某些家长缺乏育儿知识喂养不当，冷暖不能调节、疾病及用药不当，易于伤及脾胃，造成受纳、腐熟、泌别、精微化生传输方面的异常，产生脾系疾病，如呕吐、腹痛、腹胀、泄泻、厌食、积滞、疳证等，并进而造成其他脏腑的濡养、温煦不足，衍生出多种相关疾病或使原有疾病发作、加重。脾系疾病是目前儿科临床上发病率占第二的一类疾病。

小儿"肾常虚"，是针对小儿"气血未充，肾气未固"而言。肾藏精，主骨，为先天之本。肾的这种生理功能对于处在不断生长发育之中的小儿尤为重要，他直接关系到小儿骨骼、脑、发、耳、齿的形态发育及功能成熟。因而，在临床上小儿肾精失充、骨骼改变的疾病，如五迟、五软、解颅、遗尿、尿频、水肿等也属常见。

小儿形气未充，抗御外邪的能力低下，故易为疫疠之邪侵袭而发病。邪从鼻而入，袭于肺卫，发为时疫感冒、麻疹、风疹、水痘、痄腮、丹痧、顿咳、手足口病等时行疾病。邪从口入，脾胃受邪，导致时疫泄泻、痢疾、肝炎等疾病。具有传染病性的时行疾病一旦发生，很容易在儿童中相互传播，造成流行。

小儿心肝发育未臻成熟，心怯神弱、肝气未盛，外邪一旦侵袭，易于鸱张入里，化毒化火，犯肝而生风、动风，犯心而生惊、心火易炽，故易发生心肝病证，如壮热、昏迷、抽搐之惊风、疫毒痢、暑温、感冒夹惊等。此即病理状态下的所谓小儿"肝常有余""心常有余"。

小儿脏腑娇嫩、形气未充，故邪气易于枭张，因正气幼稚而一触即发；很多外感疾病、时行病证及内伤病证，较成人发病容易。而小儿疾病发生之后又有传变迅速的病理特点，主要表现在寒热、虚实等病性的迅速转化、演变与夹杂较成人突出，也即"易虚易实""易寒易热"。

由于小儿阴阳、脏腑、气血娇嫩稚弱，形气未充，邪气客犯易于鸱张而炽盛；又由于小儿体属"纯阳"、生机旺盛、活力充沛、反应敏捷，对于病因能做出迅速反应，全力与邪气抗争，则形成邪正交争之实证。由于小儿脏腑、气血娇嫩稚弱，形气未充，起病后又易出现邪盛伤正，致正气耗伤，而呈虚证，如诸热证之灼津、伤阴、耗气、损阳均比成人容易出现。

由于小儿"阳常有余"，病则易于化热；又由于小儿"稚阴未长"，邪热又易伤阴津，故易见邪热炽盛之实热证与阴虚阳亢之虚热证，一为稚阴易伤而生热，一为阳强而化热。由于小儿"稚阳未充"，阳气稚弱又易遭损伤，故易见外感寒邪、内伤生冷之寒实证，或者阳气亏虚之虚寒证。在邪正交争的过程中，又易见寒证邪炽化热、热证伤阳转寒，或者寒热夹杂、虚实夹杂演变转化的复杂证候。例如，小儿外感风寒易于化热，表现为表实证，发病后易于传变入里，由感冒而发展为肺炎喘嗽，表现为痰热闭肺之里实证，若是患儿原本阳气不足，加之邪气伤阳，则又可迅速并发心阳虚衰之变证，继而经及时救治，回阳救逆，又可以再由虚转实，重回痰热闭肺证，就是儿科临床常见的寒热、虚实转化的实例。

小儿疾病传变迅速除具体表现为病性转化迅速外，还表现在病位的扩大与传变等方面，表现为一脏而及他脏、一经而及他经，于脏腑经络之间迅速传变。例如：感受风邪，病感冒而发于肺卫，但常可及于大肠而致泄泻，亦可迅速传及肝心出现神昏抽搐；痄腮病发于少阳经，造成腮部漫肿疼痛，又易于传至厥阴经，产生睾丸肿痛、少腹疼痛的变证；水痘、痄腮等时行病证邪盛易内陷心肝发生急惊风；丹痧疫疠之邪可传变于心脉、肾脏、经络，发为心悸、水肿、痹证等疾病。

（二）脏气清灵，易趋康复

与成人相比，小儿生机蓬勃、体属纯阳，虽然小儿为病具有较成人发病容易、传变迅速的特点，但其病情好转的速度亦常较成人为快、疾病治愈的可能性也较成人要大。除病因单纯，病中少七情影响外，小儿病证易于康复的主要原因是生机旺盛、活力充沛、脏气清灵、较少陈年痼疾，发病之后表现出较强的生命力和恢复能力，被邪气、病证耗伤之形气能迅速康复，对药物等治疗的反应也比较敏捷。正如《景岳全书·小儿则·总论》所说："其脏气清灵，随拨随应，但能确得其本而撮取之，则一药可愈，非若男妇损伤、积痼痴顽者之比。"所以，小儿病证一般比成人易趋康复。

总之，对于儿科病证，既要掌握小儿易于发病、病后易于传变的规律，也要了解其脏气清灵、易趋康复的特点，做到准确诊断、及时治疗，对于儿科的轻病、浅证固然要有信心，即使是重病顽证也不要轻易气馁，要充分应用各种治疗手段，全力以赴地积极救治，充分调动小儿机体自身的抗病康复功能，去争取最佳的治疗效果。

第五节　儿科诊法概要

小儿疾病的诊断方法，与临床其他各科一样，均要用望、闻、问、切四种诊查手段搜集疾病的各种表现。临床运用时要将四诊有机地结合起来，才能全面系统地了解病情，做出正确的诊断和辨证。由于小儿处于迅速生长发育中，生理、病理和病情反应与成人有所不同，因而小儿在诊法运用、诊法种类、诊察内容、诊查指标、诊法价值等方面皆有其特点。

由于较小乳婴儿不会说话，较大儿童虽已会说话，往往也不能正确叙述自己的病情，易造成儿科问诊不全。《景岳全书·小儿则·总论》说："古人谓之哑科，以其言语不能通，病情不易测。"《片玉心书·活幼指南赋》说:"口不能言,脉无可施,惟形色以为凭。"小儿脏腑娇嫩、形气未充,"脉息未辨"、气血未充、经脉未盛,小儿寸口短小,加之就诊时常啼哭动扰、声色俱变,故小儿难分三部九候、二十八脉,因而脉诊不全,造成诊断上的困难。如《小儿药证直诀·原序》所说:"小儿脉微难见,医为持脉,又多惊啼,而不得其审。"《小儿病源方论·形证门·辨三关手纹诀》说:"夫小儿三岁以前,血气未定,呼吸至数太过,难以准候。"钱乙认为小儿"盖脉难以消息求,证不可言语取者。"(《董氏小儿斑疹备急方论·钱乙后序》)。所以,历代儿科医家对于小儿诊法,既主张四诊合参,又特别重视望诊,诚如《幼科铁镜·望形色审苗窍从外知内》所说:"望、闻、问、切,固医家之不可少一者也,在大方脉则然,而小儿科,则惟以望为主,问继之,闻则次,而切则无矣。"《小儿推拿秘旨·总论》云:"为儿医者,临证之际,宜察色、观形……更验虎口三关之脉,小儿病斯过半矣。"同时,现代科学技术方法应用于医学诊断学,如光、声、电等物理学检查和各种化学检测方法日益广泛应用于临床,扩大了传统的诊察范围,现代正在加强研究,以期将其所获得的体内微观变化信息资料充实四诊宏观诊查的内容,宏观与微观相结合,为更准确地诊断和辨证服务。

一、望诊

小儿肌肤柔嫩,反应灵敏,凡外感六淫,内伤乳食,以及脏腑功能失调,或气血阴阳的偏盛偏衰,皆易从体表及苗窍形诸于外,不易受到病儿主观因素的影响,其反映病情的真实性较成人更为明显。临证在望诊察病时,首先应对患儿作总体望诊,然后根据病情再有目的、有次序地分部望诊,这样才能发现对辨病、辨证、治疗有价值的症状和体征。儿科望诊内容主要包括总体望诊(望神色、望形态)和分部望诊(审苗窍、辨斑疹、察二便、察指纹)两个方面。

(一)望神色

望神色包括望神、望色两个方面。神指小儿的精神状态,色指面部气色。通过对小儿目光、神态、表情、反应等方面的综合观察,可了解小儿五脏精气盛衰和病情轻重及预后。《医门法律·望色论》有"察色之妙,全在察神"。主要辨得神与失神,《素问·移精变气论》有"得神者昌,失神者亡"之论。凡精神振作,二目有神,表情活泼,面色红润,呼吸调匀,反应敏捷,均为气血调和、神气充沛的表现,是健康或病情轻浅之象;反之,若精神委顿,二目无神,面色晦暗,表情呆滞,呼吸不匀,反应迟钝,均为体弱有病或病情较重之象。

面部望诊是小儿望神色中的重要组成部分。《灵枢·邪气藏府病形》说:"十二经脉,三百六十五络,其血气皆上于面而走空窍。"望面色可以了解脏腑气血的盛衰,以及邪气之所在。中国小儿正常的面色是色微黄、透红润、显光泽,因禀赋及其他因素影响,正常面色亦有差异,或稍白、或稍黄、或稍黑。常用的面部望诊方法有五色主病、五部配五脏,其中五色主病是望神察色诊病的主要方法。

1.五色主病 又称五色诊,即按面色白、红、黄、青、黑五种不同颜色表现来诊察疾病。五色主病与成人基本相同,但青主惊为儿科的特点。

面呈白色,多为虚证、寒证。若外感表证面白,常为冒受风寒;面白少华,唇色淡白,多为血虚;面白浮肿,多为阳虚水泛,常见于阴水;面色惨白,四肢厥冷,多为滑泄吐利、阳气暴脱,可见于脱证。

面呈红色,多为热证,有实热、虚热之分。若面红目赤,咽红,脉浮为外感风热;午后颧红潮热，口唇红赤为阴虚内热；若两颧艳红如妆，面白肢厥，冷汗淋漓为虚阳上越，是阳气欲脱的危重证候；而新生儿面色嫩红，或小儿面色白里透红，为正常肤色。

面呈黄色，多属脾虚或有湿浊。若面色萎黄，形体消瘦为脾胃虚弱运化失职，常见于疳证；面黄无华，脐周阵痛，夜间磨牙多为肠道虫症；面目色黄而鲜明，为湿热内蕴之阳黄；面目黄而晦暗，为寒湿阻滞之阴黄。

面呈青色，主寒证、痛证、惊证、瘀证。若面色白中带青，表情愁苦皱眉，多为里寒腹痛；面青而晦暗，神昏抽搐，常见于惊风、癫痫发作之时；唇指青紫，呼吸急促，为肺气闭塞或心阳虚衰、气血瘀阻。但凡小儿面呈青色，病情一般较重，应注意多加观察。

面呈黑色，主寒证、痛证，或内有水湿停饮。若面色青黑，手足逆冷多为阴寒里证；面色黑而晦暗，兼有腹痛、呕吐者，可为药物或食物中毒；面色青黑晦暗为肾气衰竭之证，不论新病久病，皆属危重。若小儿肤色红黑润泽，身体强健，为先天肾气充足之象。

2. 五部配五脏 根据小儿面部不同部位出现的各种色泽变化，结合所属脏腑来推断病变的部位与性质、病情，就是五部配五脏的望诊方法。五部指左腮、右腮、额上、鼻部、颏部。小儿五部与五脏的关系及主病，最早见于《小儿药证直诀·脉证治法·面上证》："左腮为肝，右腮为肺，额上为心，鼻为脾，颏为肾。"古代儿科医家对于五部配五脏的论述，一方面出自五行理论，另一方面也是临床观察、经验积累的结果。五色在面部不同部位出现，可结合五脏所配，为诊查不同病证提供参考。

（二）望形态

形指形体，态指动态。望形态就是观察患儿体形强弱胖瘦、体表肌肤毛发和动静姿态，初步推断五脏、阴阳的盛衰。小儿某些局部形体与姿态和成人不同，必须在排除先天畸形及不良习惯后，方可定为病态。

1. 望形体 形体望诊，包括头囟、躯体、四肢、肌肤、筋骨、指趾、毛发等。从小儿外形的壮弱，可以测知五脏的盛衰，分析疾病的发生发展及预后。凡发育正常、筋骨强健、肌丰肤润、毛发黑泽、姿态活泼者，是胎禀充足，营养良好，属健康表现；若生长迟缓、筋骨软弱、肌瘦形瘠、皮肤干枯、毛发萎黄、囟门逾期不合、姿态呆滞者，为胎禀不足，营养不良，先后天不足的表现，属于病态。如头方发稀，囟门宽大，当闭不闭，可见于五迟、佝偻病；头颅增大，前囟宽大，头缝开解，目睛下垂，见于解颅；前囟及眼窝凹陷，皮肤干燥，可见于婴幼儿泄泻阴伤液脱；胸骨高耸形如鸡胸，可见于佝偻病、哮喘病；肌肉松弛，皮色萎黄，多见于厌食、泄泻脾虚、反复呼吸道感染；腹部膨大，肢体瘦弱，头发稀黄，额上青筋显现，多属疳积；毛发枯黄，或发竖稀疏，或容易脱落，均为气血虚亏的表现。

2. 望动态 由于某些疾病有特殊姿态，所以通过动态观察，可以分析不同姿态显示的疾病，供临证参考。如小儿身体蜷缩，紧依母怀，欲近衣被，常为恶寒之表寒证；喜伏卧者，为乳食内积；喜蜷卧者，多为腹痛；颈项强直，手指开合，四肢拘急抽搐，角弓反张，是为惊风；若翻滚不安，呼叫哭吵，烦闹不安，两手捧腹，起卧颠倒，多为盘肠气痛、腹痛；婴幼儿抱头而哭或双手击头，常为头痛；端坐喘鸣，张口抬肩，摇身撷肚，是为哮喘；咳逆鼻扇，胁肋凹陷如坑，呼吸急促，多为肺炎喘嗽。另外，将患儿具有的动作能力与该年龄组儿童应具备的动作能力相对照，可及早发现五迟之类发育迟缓病证。同时，观察小儿动态亦有助于了解脏腑阴阳的平衡状态，如多动少静为阴亏阳盛或阳亢的表现，多静少动为阴盛阳虚的表现。

（三）审苗窍

苗窍是指口、舌、目、鼻、耳及前后二阴等五官九窍。苗窍与脏腑关系密切，舌为心之苗，肝开窍于目，肺开窍于鼻，脾开窍于口，肾开窍于耳及前后二阴。脏腑有病，能在苗窍上有所反映，《幼科铁镜·望形色审苗窍从外知内》说："五脏不可望，惟望五脏之苗与窍。"故审苗窍是儿科望诊中的重要内容。审苗窍除察舌外，察目、鼻、口、耳、二阴亦有重要意义，除能诊察局部病变外，更能察知全身疾病，而且察鼻、耳、二阴亦能反映肺、肾疾患。

1. 察舌　包括观察舌体、舌质和舌苔三个方面。正常小儿舌体柔软、淡红润泽、伸缩自如，舌面有干湿适中的薄苔。小儿舌质较成人红嫩。初生儿舌红无苔和哺乳婴儿的乳白苔，均属正常舌象。观察舌体、舌质、舌苔三方面的变化，综合分析，能给临证辨病辨证提供重要的依据。注意必须在小儿伸舌姿势正确的情况下方能进行观察，才能反映舌象的本质。

舌体：舌体胖嫩，舌边齿痕显著，多为脾肾气虚，或有水饮痰湿内停；舌体肿大，色泽青紫，可见于气血瘀滞；舌体强硬，多为热盛伤津；急性热病中出现舌体短缩，舌干绛者，为热甚津伤，经脉失养；舌体肿大，板硬麻木，转动不灵，甚则肿塞满口，称为木舌，由心脾积热，火热循经上行所致；舌下红肿突起，形如小舌，称为重舌，属心脾火炽，上冲舌本所致；舌体转动伸缩不灵，不能完全伸出唇外，张口时舌尖不能抵达上颚，称为连舌，因舌系带过短、牵连舌尖所致；舌吐唇外，掉弄如蛇，称为弄舌，多为大病之后，心气不足或惊风之先兆；舌吐唇外，缓缓收回，称吐舌，常为心经有热所致，吐舌不收，心气将绝；若舌常吐于口外，伴见眼距增宽，表情愚钝者，为智力低下之表现。

舌质：正常舌质淡红。舌质淡白为气血虚弱，兼唇白者多为血虚；舌质红绛在杂病中多为阴虚火旺，在温热病中提示邪热入营入血；舌质紫黯或紫红，多为气血瘀滞；舌起粗大红刺，状如草莓者，常见于丹痧、皮肤黏膜淋巴结综合征。

舌苔：苔薄白为正常或寒证；苔黄为热证；苔白腻为寒湿内滞或有寒痰食积；苔黄腻为湿热内蕴，或乳食积滞化热。舌苔花剥，边缘清楚，状如地图，时消时现，经久不愈，称为地图舌（花剥苔），多为胃之气阴不足所致；热性病见剥苔，多为阴伤津亏。若舌苔厚腻垢浊不化，称为霉酱苔，伴便秘腹胀者，为宿食内积，中焦气机阻滞。临床上尚有染苔现象，当出现异常苔色时，还要注意是否系染苔所致，应询问是否吃过某种有颜色的食物或药品，如吃橄榄、乌梅、铁剂等可使苔色染黑，服青黛可使苔色染青，喝牛奶、豆浆可使苔色染白，吃橘子、橙汁、蛋黄、中药汤剂可使苔色染黄，吃有色糖果或药物也可染成相应颜色，染苔颜色比较鲜艳而浮浅不均，与因疾病造成的舌苔变化不同，要注意鉴别。

2. 察目　黑睛等圆，目珠灵活，目光有神，开阖自如，是肝肾气血充沛之象。目神及瞳仁形态改变是危重病证的重要指征之一，如瞳仁缩小或不等或散大，对光无反应，常属病情危殆。白睛黄染多为黄疸、胎黄。脾轮（睑结膜）色淡与血虚有关。目窠肿多为水肿；目眶凹陷，啼哭无泪，是阴津大伤；目赤肿痛，是风热上攻；目赤畏光、泪水汪汪，须防麻疹；眼睑开阖无力，是元气虚惫；寐时眼睑张开而不能完全闭合，是脾虚气弱之露睛；上眼睑下垂不能提起，是气血亏虚之睑废；两目呆滞，转动迟钝，是肾精不足，或为惊风之先兆；两目直视，睛瞪不活，是肝风内动。

3. 察鼻　主要观察鼻内分泌物和鼻形的变化。鼻塞流清涕，为风寒外感；鼻塞流黄浊涕，为风热客肺；长期鼻流浊涕，气味腥臭，多为肺经郁热之鼻渊；晨起或冒风则鼻流清涕、喷嚏连作，为风痰蕴肺之鼻鼽；鼻孔干燥，为肺经燥热伤阴；鼻衄鲜红，为肺热迫血妄行；鼻翼扇动，伴气急喘促，为肺气郁闭；频繁搐鼻，伴眨眼、咧嘴等症，为肝经风甚。乳婴儿鼻塞不乳，若无其他症状，多为风束肺窍。

4. 察口 主要观察口唇、口腔、齿龈、咽喉的颜色、润燥及外形变化。如唇色淡白为气血不足；唇色淡青为风寒束表；唇色红赤为外感热证或脾胃积热；唇色红紫为瘀热互结。唇色樱红，为暴泻伤阴；面颊潮红，唯口唇周围苍白，是丹痧征象；环口发青为惊风先兆；唇部肿胀、痒疼，日久破裂流水或脱屑蜕皮，或有嘴唇不时瞤动，或时时用舌舐唇者，称为唇风，多因脾经阴虚伏热生风，或脾胃湿热上蒸所致。

口腔黏膜色淡白为虚为寒，色红为实为热。口腔黏膜破溃糜烂，为心脾积热或风热乘脾之口疮；口内白屑成片，状如凝乳，为鹅口疮。两颊黏膜有针头大小的白色小点，周围红晕，为麻疹黏膜斑。上下白齿间腮腺管口红肿如粟粒，按摩肿胀腮部无脓水流出者为痄腮、有脓水流出者为发颐。

齿为骨之余，龈为胃之络。牙齿萌出延迟，为肾气不足；齿衄龈痛，为胃火上炎；牙龈红肿，为胃热熏蒸。新生儿牙龈上有白色斑点斑块，称为马牙，不属病态。

咽喉为肺胃之门户。咽红，恶风发热是外感风热之象；咽红，乳蛾肿痛为外感风热或肺胃之火上炎；乳蛾溢脓，是热壅肉腐；乳蛾大而不红，是为肥大，多为瘀热未尽，或脾虚痰阻。咽痛微红，有灰白色伪膜附着而不易拭去、强拭创面出血者，为白喉之症；咽部红赤甚或腐烂，软腭处可见点状红疹或出血点，称为黏膜内疹，常见于丹痧；咽弓处见疱疹，常见于疱疹性咽峡炎、手足口病。

5. 察耳 小儿耳壳丰厚，颜色红润，是先天肾气充沛的表现；耳壳薄软，耳舟不清，是先天肾气未充的证候；耳内疼痛流脓，为肝胆火盛之证；耳背脉络隐现，耳尖发凉，伴身热多泪、目红畏光，可为麻疹先兆；以耳垂为中心的腮部漫肿疼痛，是痄腮之表现。

6. 察二阴 男孩阴囊不紧不松，稍有色素沉着，是肾气充沛的表现。若阴囊松弛，多为体虚或发热；阴囊中睾丸肿大透亮不红，为水疝；阴囊中有物下坠，时大时小，上下可移，为小肠下坠之狐疝；阴囊水肿，常见于阳虚阴水。女孩前阴部潮红灼热，常见于湿热下注，亦需注意是否有蛲虫病。

婴儿肛门周围潮湿，肤红发疹，多因尿布浸渍，称为红臀。肛口弛而不张，为元气不足；肛门脱出肛外，为中气下陷之脱肛；肛门开裂出血，多因燥热便秘、热迫大肠。夜间肛门瘙痒，常为蛲虫病。

（四）辨斑疹

斑和疹是小儿疾病的常见体征。按其形态、肤色有斑与疹的区别。凡点大成片，形态大小不一，色红或紫，不高出皮面，压之不褪色，即所谓"有触目之色，无碍手之质"者谓之斑，常见于温热病、疫疹，或杂病紫癜。凡点小量多，状似针尖，高出皮面，压之褪色，抚之有碍手感，谓之疹，常见于麻疹、奶麻、风疹、丹痧、水痘等发疹性疾病。辨斑疹时应注意观察斑疹出现的时间和顺序，斑疹的形态和颜色以及分布部位等，对于临床辨病辨证具有重要的意义。

斑色红艳，摸之不碍手，压之不褪色，多为热毒炽盛，病在营血；斑色淡紫，面色苍白，肢冷脉细，为气不摄血、血溢脉外所致。疹形细小状如麻粒，潮热3～4天出疹，口腔颊黏膜出现麻疹黏膜斑者为麻疹；皮疹细小，呈浅红色，身热不甚，常见于风痧；肤红如锦，稠布疹点，身热，舌绛如草莓，常见于丹痧；斑疹、丘疹、疱疹、结痂并见，疱疹内有水液，色清，见于水痘；疱疹于手掌、足跖、咽部并见者，常为手足口病；斑丘疹大小不一，如云出没，瘙痒难忍，见于荨麻疹。

（五）察二便

察二便主要观察大小便的次数、性状、颜色以及量的多少。正常小儿大便一般为黄色而干湿适中，日行 1～2 次。新生儿初生 1～2 天内首次大便，呈黏稠糊状、墨绿色、无臭气，日行 2～3 次，是为胎粪。婴儿母乳喂养者大便呈金黄色，偶带绿色，稠糊状，稍有酸臭气，日行 3 次左右；人工喂养者大便呈淡黄白色、质稍干，有臭气，日行 1～2 次。当小儿饮食过渡到与成人接近时，大便亦与成人相似。

大便性状变稀，次数、数量、容积增加，是为泄泻。观察大便的情况，亦可作为痢疾、积滞、肠结等病证的重要诊断依据，如大便赤白黏冻，为湿热积滞，常见于痢疾；婴幼儿大便呈果酱样，伴阵阵哭闹多为肠套叠；大便稀薄，夹有白色凝块，为内伤乳食；大便色泽灰白不黄，多系胆道阻滞；大便不下，伴呕吐、腹痛，腹内扪及包块，常为肠梗阻。观察大便的情况，还可以协助寒热虚实辨证：大便色淡黄，干硬燥结，为内有实热或燥热伤津；大便稀薄夹泡沫，臭气不甚，为风寒犯肠；大便稀薄，色黄秽臭，为肠腑湿热；大便清稀无臭，为脾气虚而阳失温运；下利清谷，洞泄不止，为脾肾阳虚。

观察小便的次数（包括昼夜）、数量、色泽、清浊，是否带血等，既可作为尿血、淋证、尿频、黄疸、水肿等诊病的重要指标，亦可作为寒热虚实辨证的依据。如小便清澈量多为寒；小便色黄量少为热；尿色深黄为湿热内蕴；黄褐如浓茶，多为湿热黄疸；小便混浊如米泔水，为乳食积滞、或脾胃虚弱，常见于积滞、疳证，或为乳糜尿；尿色鲜红或暗红如洗肉水，或镜检红细胞增多者为尿血，大体鲜红色为血热妄行、淡红色为气不摄血、红褐色为瘀热内结、暗红色为阴虚内热。

（六）察指纹

小儿诊法与成人相似，但由于诊察婴幼儿困难较多，如问诊、切诊、闻诊不全，因而古人在诊鱼际络脉法的基础上创立了望、切相结合的指纹诊法，充实了儿科诊法内容。

指纹诊法是指诊察小儿食指桡侧脉络的一种诊察方法。其渊源于《黄帝内经》诊鱼际络脉法，并以经络学说为指导，首创于唐贞观年间的王超《仙人水镜图诀》，推广于宋，发展于明清，概括、总结于《幼幼集成》。指纹分风、气、命三关，又称指纹三关，食指自虎口向指端，近虎口处的第一节为风关、第二节为气关、第三节为命关。临床诊察指纹时要在自然光线下，将小儿抱于光亮处，医者用左手食指、中指固定患儿腕关节，拇指固定其食指末端，另一手用手指从小儿食指的远心端向近心端推切，轻轻推几次，使指纹显露，观察推移前后指纹脉络变化情况，注意其延伸到哪一部位。指纹脉络系手阳明大肠经之正脉、又系手太阴肺经之旁枝，二经之脉气相通，交通营卫，故而诊察指纹与诊太渊寸口脉同义。

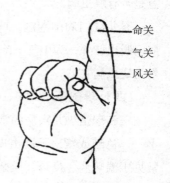

图 3-1　指纹三关图

小儿正常指纹应该是淡紫隐隐而不显于风关以上；若生疾病，尤其是危重病证，指纹的浮沉、色泽、部位等可随之发生变化。因而，察指纹对疾病的诊断辨证有一定的参考价值，能提示脏腑气血盛衰及病证之虚实、寒热、深浅、轻重、转归。指纹诊法的辨证纲要，《幼幼集成》归纳为"浮沉分表里，红紫辨寒热，淡滞定虚实，三关测轻重"。浮指指纹浮现，显露于外，主病邪在表；沉指指纹沉伏，深而不显，主病邪在里。纹色鲜红浮露，多为外感风寒；纹色紫红，多为邪热郁滞；纹色淡红，多为内有虚寒；纹色青紫，多为瘀热内结；纹色深紫，多为瘀滞络闭，病情深重。指纹色淡，不论何种颜色，均主气血亏虚；指纹色紫，推之滞涩，复盈缓慢，主实邪内滞，如瘀热、痰湿、积滞等。纹在风关，示病邪初入，病情轻浅；纹达气关，示病邪入里，病情较重；纹进命关，示病邪深入，病情加重；纹达指尖，称透关射甲，若非一向如此，则提示病情重危。

指纹诊法是儿科的一种特殊诊法，适用于 3 岁以下小儿，补脉诊之不足。察指纹时，应结合患儿无病时的指纹状况，以及患病后的证候表现，全面分析。当指纹与病证不符时，当"舍纹从证"。病情轻者指纹的变化一般不著，故也可"舍纹从证"，不必拘泥。

二、闻诊

闻诊是医生运用听觉和嗅觉来辅助诊断疾病的方法。儿科听声音主要包括听小儿的啼哭、呼吸、咳嗽、语言等声音的高低强弱；嗅气味包括闻小儿口中之气味及大小便、痰液、呕吐物、汗液等的气味。

（一）听声音

1. 啼哭声　闻啼哭声是儿科特有的内容。啼哭是婴儿的语言和运动，是新生儿的一种本能。初生儿刚出母体时的啼哭，引发肺脏舒张收缩而开始呼吸，若是初生不啼，便需要立即抢救。婴儿的啼哭也可以是其表达需求的方法，此类啼哭表现为声调一致，哭声洪亮而长，有泪。若是喂养不当，护理不善，婴儿常因饥饿、过饱、困睡、口渴、针刺、虫咬、尿布浸湿等原因而啼哭。因饥饿引起的啼哭多绵长无力，口作吮乳之状，哺乳后啼哭即止；因其他不适引起的非病态性啼哭，在仔细观察、解除其不适后，如饮水或更换潮湿尿布衣着后，抱起亲昵走动，顺其心意，啼哭均可停止。因疾病痛苦引起的啼哭常见如下表现：头痛引起者哭声尖厉，急促刺耳；腹痛引起者哭声尖锐，忽缓忽急，时作时止；肠套叠引起的啼哭声音尖锐阵作，伴呕吐及果酱样或血样大便；哭声嘶哑与语声嘶哑、咳声嘶哑如犬吠，常见于白喉、急喉瘖；夜卧啼哭，睡眠不安，白天如常者为夜啼。一般说来，小儿啼哭以洪亮为实证；哭声微细而弱为虚证；哭声清亮和顺为正常或病轻；哭声尖锐或细弱无力为病重。

2. 呼吸声　正常小儿的呼吸均匀调和。乳儿呼吸稍促，用口呼吸者，常因鼻塞肺窍不利所致；呼吸气粗有力，多为肺蕴痰热，外感实证；呼吸喘促，喉间哮鸣者，为痰壅气道、气道挛急，是为哮喘；呼吸急迫，甚则鼻扇，咳嗽频作者，是为肺气闭郁；呼吸窘迫，面青不咳或呛咳不已，常为异物堵塞气道；若呼吸微弱及吸气如哭泣样，为肺气欲绝之状。

3. 咳嗽声　咳嗽是肺系疾病的主症之一，可从咳嗽的久短、深浅、松紧、咳声的轻扬重浊、咳嗽的姿势、咳嗽的时间以及其他兼症来加以辨识；咳痰的识辨，应注意分辨痰的色、量、质的变化和咯出的易否、味感等，来鉴别病证的寒热虚实性质。就病程而言，咳嗽病程短、急，多属实证、表证，如外感六淫、饮食停滞、肝火犯肺等致肺气宣肃失司，多咳嗽急起；咳嗽久者，多虚证、里证，如肺脾肾虚弱、痰湿阻滞等致肺失宣降，则咳嗽缠绵。就咳之深浅而言，咳声浅者，多初起邪在卫，致肺失宣降，多兼肺卫表证；咳声深者，则多病在肺，致肺气郁闭，多伴抬肩作咳。就咳之声音而言，咳嗽频急，声音重浊，多为外感风寒或痰湿咳嗽，多系外邪或痰浊停聚于肺，肺失宣降；咳嗽频，声音清亮，多为外感风热或痰热咳嗽，多因热邪犯肺。就咳之时间而言，晨起咳嗽，阵阵加剧，或食生冷后咳嗽加重，多为痰湿咳嗽；午后或傍晚咳嗽，声音清轻短促，多为阴虚咳嗽；夜间睡卧咳嗽加重，声音喘促少气，多为虚寒咳嗽；夜间或清晨咳嗽，伴口臭、手足心热、苔腻或垢浊不化，为食积咳嗽。如痰色白，属风寒或湿；痰色黄，属热。痰质清稀，属寒或湿；痰质黏稠，属热或燥；痰清稀多沫，属湿或脾、肾虚。痰中带血，属燥、热或阴虚；咯吐血痰，多为肺热或阴虚；痰血相兼，为痰热瘀结之候。咳而少痰、不易咯出者，多属燥热、阴虚；咳痰量多、白滑易于咳出，多属痰湿。有热腥味为痰热；味甜淡者为痰湿；味咸者属肾虚。如干咳无痰或痰少黏稠、不易咯出，多为燥邪犯肺，或肺阴受损；咳声清高，鼻塞声重，多为外感；咳嗽频频，痰稠难咯、不易咯出，喉中痰鸣，多为肺蕴痰热，或肺气郁闭。咳声嘶哑如犬吠状者，常见于白喉、急喉瘖。阵作痉咳，以夜咳为主，咳而呕吐，伴鸡鸣样回声者为顿咳。

4. 语言声　小儿语言以清晰响亮为佳。语声低弱，多为气虚的表现；呻吟不休，多为身体不适；突然语声嘶哑、呼吸不利，多为毒结咽喉；高声尖叫惊呼，多为剧痛、惊风；谵语妄言，声高有力，兼神识不清，为热闭心包；语声謇涩，多为温病伤津，或痰湿蒙闭心包；喃喃独语，多为心气亏虚。

（二）嗅气味

1. 口中气味　口气臭秽者多属肺胃积热郁蒸、伤食积滞、浊气上蒸；口气血腥，多见于齿龈、肺胃出血；口气腐臭，兼咯吐脓痰带血，常为肺热肉腐，多属肺痈。

2. 大小便气味　大便酸腐，多因伤食；臭味不著，下利清谷，完谷不化，多为脾肾阳虚。小便气味臊臭者属实热，多因湿热下注；小便清长如水，多属脾肾阳虚。

3. 呕吐物气味　吐物酸腐，多因食滞化热；吐物臭秽如粪，多因肠结气阻，秽粪上逆。

三、问诊

问诊是收集病史、了解病情的重要方法。由于婴幼儿不会说话，较大儿童也难以用语言正确表达自己的病情，因此，除年长儿可由自己陈述外，儿科问诊的对象为患儿亲属或保育人员，一般情况非患儿本人。小儿问诊内容与成人基本相同，如问一般情况、问病情等，但要注意问年龄、个人史与成人不同，要围绕主诉，结合儿科病的发病特点进行询问。

由于小儿有其病情反应的特点，所以儿科的问诊方法与成人有异，特别对于患儿自觉症状的询问方法与成人有显著的不同，有时需从其他诊法中测知，如小儿恶寒可从姿势中测知，可见紧依母怀、蜷缩而卧、肤起鸡皮疙瘩；小儿腹痛、头痛可从闻诊之闻啼哭声、望诊之望形态中来了解。儿科的问诊内容与成人有异。儿科问诊常常依靠父母及保育人员陈述病情为主，小儿自身往往诉说不清、甚至随意表达或隐瞒病情，故小儿回答的情况只能作为参考。

（一）问年龄

年龄对疾病诊断有一定价值，不同年龄有不同的常见病、多发病，详细询问患儿的实足年龄对于判断其生长发育状况，诊断病证，计算用药量，以及预防保健都具有重要意义。

问年龄要询问实足年龄，新生儿应问明出生天数，2岁以内的小儿应问明实足月龄，2岁以上的小儿应问明实足岁数及月数。

1周内新生儿易患脐风、胎黄、脐湿、脐疮等；新生儿和乳婴儿易患鹅口疮、脐突、夜啼；婴幼儿易患泄泻；6个月以后的小儿易患麻疹；学龄前小儿易患水痘等时行疾病；12岁以后疾病谱已基本上接近成人。

（二）问病情

问病情包括询问疾病的症状及持续时间，病程中的病情变化，发病的可能原因，治疗用药等，应围绕主症进行询问。着重询问以下内容。

1. 问寒热　主要问寒热的微甚进退，发作时辰与持续时间。如通过患儿头额、胸腹、四肢、手足心等部位的触摸，或哺乳时的感觉，呼吸时鼻气温度，以及面色来测知小儿是否发热；通过观察其姿态，如依偎母怀，蜷缩而卧，喜暖避冷，测知有无恶寒之存在。体温高低可以用体温计准确测量。

小儿恶寒发热无汗，多为外感风寒；发热有汗，多为外感风热；寒热往来，多为邪郁少阳；但热不寒为里热，但寒不热为里寒；大热、大汗、口渴不已为阳明热盛；壮热、日晡热甚，伴腹满便秘，系热结肠腑、阳明腑实之证；发热持续、热势鸱张、面黄苔厚为湿热蕴滞；热势朝轻暮重，伴胸腹灼热、舌质红绛，系热入营分；夏季高热，持续不退，伴少汗或无汗、口渴、多尿，秋凉后自平，常为夏季热。午后或傍晚低热，伴盗汗者，为阴虚燥热。夜间发热，腹壁、手足心热，胸满不食者，多为内伤食积、积热内蕴。

2. 问出汗　小儿肌肤嫩薄，腠理疏松，清阳发越，较之成人易于出汗。常见入睡之时，头额汗出，若汗出不多，又无他症者，不属病态。若因天气炎热、室温过高、穿衣盖被过厚、快速进热食、剧烈运动后汗出较多，亦属正常生理现象。问汗主要询问汗出的多少、部位、时间、性质、颜色等，对于辨别汗出的性质具有一定价值。若在白天汗出较多，稍动尤甚，不发热者，为肺气虚卫外不固的自汗；入睡则汗出淋漓，醒后汗止，为阴虚或气阴两虚的盗汗。热病中汗出热不解者，为表邪入里；若口渴、烦躁、脉洪、大汗者，为里热实证；若大汗淋漓，伴呼吸喘促，肢冷脉伏者，为阳气将绝、元气欲脱之危象。一般头部汗出者多表虚、里热，或阳热上蒸；上半身汗出者较全身出汗病证为轻，全身出汗者病证较重。前半夜出汗者多营不内守；后半夜出汗者多阴虚阳浮。

3. 问头身　较大儿童能诉说头痛、头晕及身体其他部位的疼痛和不适，较小儿童可从望形态、闻啼哭声中了解。头痛而兼恶寒发热为外感风寒；头痛呕吐，高热抽搐，为邪热入营，属急惊风；头晕而兼发热多因外感；头晕而兼面白乏力，多为气血不足；肢体酸痛而兼发热，多为外感，或邪阻经络。关节疼痛，屈伸不利，常为痹证。肢体瘫痪不用、强直不能屈伸为硬瘫（痉挛性瘫痪），多为风痰入络，血瘀气滞；痿软松弛、屈伸不能为软瘫（弛缓性瘫痪），多因肝肾亏虚，筋骨失养。

4. 问二便　患儿大小便的数量、性状、颜色及排便时的感觉，有些可从望诊中获悉，有些可通过问诊了解。若大便溏薄不化，或先干后溏，次数较多，或食后欲便者，多为脾虚运化失职；若便泻日久，形瘦脱肛者，多为中气下陷；若水便分离，多为大肠传导功能失职；若便时哭闹不安，多为腹痛或里急后重。小便刺痛，滴沥不尽，或见尿血鲜红，或排出砂石者，为湿热下注或湿热熬结成石，灼伤血络；小便清长，夜间遗尿量多色清者，为肾气不足、下元虚冷、心肾不固。

5. 问饮食　不思饮食，或进食量少，兼见面白神疲，为脾胃虚弱；若腹部胀满，纳食不下，或兼呕恶，为乳食积滞；嗜食异物，多为疳证、虫证。热病时渴饮为津伤；渴而不欲饮，或饮而不多，多为湿热内蕴。

6.问睡眠　小儿睡眠总以安静为佳。年龄越小，睡眠时间越长。睡眠不宁，辗转反侧，喜俯卧者，多为气血失和、胃弱食积；寐而不宁，肛门瘙痒，多为蛲虫；入夜心怀恐惧而难寐，多为心经失养，心神不宁；寐不安宁，啼哭叫扰，多为心火内亢，心神不安；睡中惊惕，梦中呓语，多为肝旺扰神，或胃不和而卧不安；睡中露睛，多为久病脾虚；睡中龂齿，多为胃气不和、肝火内盛，或因虫积内扰；睡眠不安，多汗惊惕，常见于佝偻病脾虚肝旺证。

（三）问个人史

问个人史中的生产史、喂养史、生长发育史、预防接种史，以及家族史、疾病史，均为儿科问诊中的重要内容。

1.胎产史　要问清胎次、产次，是否足月，顺产或难产，分娩方式、出生地点、出生体重和身长、出生时状况，以及孕期母亲的营养和健康情况等。

2.喂养史　包括喂养方式和辅助食品添加情况，是否已经断奶和断奶的状况，断奶后的饮食情况。对年长儿还应询问平时饮食习惯，现在的食欲、食量及食物种类等。

3.生长发育史　询问体格、智能发育方面的各项指标，如坐、立、行、语、齿等出现的时间；囟门闭合的时间；体重、身长增长情况；对已入学小儿还应了解心理、行为、学习的情况。

4.预防接种史　预防接种情况，包括乙肝疫苗、卡介苗、脊灰减毒活疫苗、百白破疫苗、麻疹疫苗、麻腮风联合疫苗、A群流脑疫苗、A+C群流脑疫苗、乙脑减毒活疫苗、甲肝减毒活疫苗等。记录接种年龄、接种时间，以及接种后的反应等。

5.家族史　家族成员直系血亲中有无遗传性疾病史、过敏性疾病史，以及目前健康状况等。

6.疾病史　包括现病史、既往史。现病史围绕主诉询问主要证候表现，发病时间及经过，可能的病因、诱因，以及治疗用药、治疗后反应情况等。既往史询问曾患何种疾病、发作次数、治疗情况及效果，是否有过药品不良反应等。

四、切诊

小儿切诊包括脉诊和按诊，是诊断儿科疾病的重要手段。

（一）脉诊

小儿脉诊与成人有所不同。小儿正常脉象较成人软而稍数，年龄越小，脉搏越快。诊查小儿脉象，必须在患儿安静时进行，注意因恐惧、活动、啼哭等因素影响脉象的情况。

由于小儿脏腑娇嫩、形气未充、气血未充、经脉未盛，"脉息未辨"，及处于生长发育过程中，决定了小儿脉象从未成熟向成熟方向发展，从而导致了小儿脉诊的特点。

脉率变化：不同年龄的健康小儿，脉息的至数是不相同的，如按成人正常呼吸定息计算：一般初生婴儿7～8至/息，1岁为6～7至/息，4岁为6至/息，8岁为5至/息，14岁与成人相同。

脉象变化：小儿脉象种类由少到多。年幼儿病理脉象主要有浮、沉、迟、数、有力、无力六种，用以辨别表、里、寒、热、实、虚，同时应注意结、代、细、弦、滑、不整脉等病脉。如浮为病在表，沉为病在里；迟为寒，数为热；有力为实，无力为虚。结脉为心气伤；代脉为脏气损；细脉为阴虚；弦脉为肝旺或为痛为惊；滑脉为痰食中阻。脉律不整，时缓时数，为心之气血失和。年长儿脉象表现增多，可参考成人二十八脉。《小儿药证直诀·小儿脉法》说："脉乱不治，气不和弦急，伤食沉缓，虚惊促急，风浮，冷沉细。"是为小儿脉法之纲领，可供临床参考。

诊脉方法：随年龄而异，新生儿、婴儿可用寸口、人迎、趺阳诊法。成人用三个指头按诊，有寸关尺之分。小年龄儿童寸口脉短，切脉时则可采用"一指定三关"的方法，医师用食指或拇指同时按压寸、关、尺三部，再根据指力轻、中、重的不同，取浮、中、沉，来体会小儿脉象的变化。年长儿诊脉方法与成人相同，可用寸口三部九候法。切脉时间需 1 分钟以上，最好在小儿安静或入睡时进行。

小儿除脉象未成熟、"脉息未辨"、寸口短小外，小儿就诊时恐惧啼哭躁扰，常使脉象失常、失真，故而小儿脉诊可信度较成人低，正如《小儿药证直诀·原序》云："小儿脉微难见，医为持脉，又多惊啼，而不得其审。"所以，不可单凭脉诊诊病，应注重四诊合参。

（二）按诊

通过对颅囟、颈腋、四肢、皮肤、胸腹等部位的按压或触摸，察其冷、热、软、硬，以及有无癥瘕痞块等情况，从而协助诊断。诊察时必须耐心、细心，克服干扰，从无痛处开始，反复对照，观察患儿表情反应，得出诊断印象。

1. 按头囟　按察小儿头囟的大小、凹凸、闭合的情况，头颅的坚硬程度等。囟门隆凸，按之紧张，为囟填，多为风火痰热上攻，肝火上亢，热盛生风；囟门凹陷，为囟陷，常因阴津大伤，若兼头颅骨软者为气阴虚损，精亏骨弱；颅骨按之不坚而有弹性感，常为佝偻病。

2. 按颈腋　正常小儿在颈项、腋下部位可触及少数绿豆大小之臀核，活动自如，不痛，不为病态。若臀核增大，按之疼痛，或肿大灼热，为痰热毒结；若仅见增大，按之不痛，质坚，相连成串，则为瘰疬。

3. 按胸腹　左侧前胸心尖冲动处称为"虚里"，是宗气会聚之所。若搏动太强，节律不匀，为宗气内虚外泄；若搏动过速，伴喘促，是宗气不继之证。胸骨高耸如鸡之胸、胸脊后凸如龟之背是为骨疳；肋骨串珠亦为虚羸之证。按察腹部，右上腹胁肋下触及痞块，或按之疼痛，为肝大；左上腹胁肋下触及有痞块，为脾大，均多为气滞血瘀之征。剑突下疼痛多属胃脘痛；脐周按之痛，可触及团块、推之可散者，多为虫证。大凡腹痛喜按多为虚；腹痛拒按多为实；腹部胀满，叩之如鼓者为气胀；叩之音浊，侧身则浊音移动者，多有腹水；右下腹按之疼痛，兼发热，右下肢拘急者多属肠痈。

4. 按四肢　高热时四肢厥冷为热深厥甚；平时肢末不温为阳气虚弱；手足心发热多为积热内蕴，或阴虚内热。四肢肌肉结实者体壮、松弛软弱者脾气虚弱。

5. 按皮肤　肤冷汗多为阳气不足；肤热无汗为热闭于内；肤热汗出，为热迫津泄；皮肤干燥失去弹性，为吐泻阴液大伤之证。肌肤肿胀，按之随手而起，属阳水水肿；肌肤肿胀，按之凹陷难起，属阴水水肿。

第六节　儿科辨证概要

辨证是在中医学理论及中医临床思维方法的指导下，从整体出发，对四诊所获得的症状和体征，用八纲、脏腑、六经、卫气营血、气血津液、三焦、病因等多种辨证方法周密细致地分析和归纳，概括其所属证候的方法。辨证的内容，包含疾病发展过程中的证候群与发病原因、病机转化、发病部位、疾病性质，以及邪正消长、疾病动态变化情况等。

正处于生长发育期的小儿，具有与成人不同的生理、病理、病情反应特点，疾病的表现及转归与成人均有差异，因此儿科在具体应用这些辨证方法时仍有不同特点。

一、儿科临床辨证特点

儿科辨证的方法及内容与成人一致，但根据小儿的生理、病理特点，除注重辨别寒热、虚实、脏腑盛衰外，儿科辨证常与辨病相结合，强调辨证的及时准确，注意主症的同时还要辨识兼夹证等，强调患儿个体的特异性。

1. 全面搜集四诊信息辨证　全面收集符合实际的"四诊"资料，是取得正确诊断和辨证的客观先决条件。儿科诊法虽与成人基本相同，但在具体运用四诊时，既要四诊合参，详尽地占有资料，又要注意小儿诊法特点，即重视望诊资料的同时，仍以望、闻、问、切四诊所收集的全部资料作为辨证的依据，现代还应利用各种理化检查的结果来协助辨证辨病。

2. 通过症状分析辨识证候　症状是辨证与辨病的重要依据，有时还成为病变中诊疗措施变化的重要指标。症状的出现是疾病本质的外现，要辨证、识病，就必须从症入手，通过综合分析症状来进行辨证，这是中医师的基本技能。学会识症，即对儿科临床症状的认识与体悟，这是辨证的前提，否则就辨而不清、辨而不准。首先是通过对临床症状的细致观察来认识症状，然后才是根据症状的表现来辨证。比如患儿以咳嗽为主诉，要辨清咳嗽的情势紧迫与舒缓，是单声咳，还是呛咳或连咳不已；是咳声紧闷重浊不舒，还是咳声轻扬高亢；咳声是发于上部，还是发自深部；咳嗽是新发，还是宿疾；咳嗽好发于夜间，还是清晨，或无分昼夜。以及咳嗽的程度轻重、咳时姿态等，并需结合伴随症状，全面分析，综合判断，才能抓住疾病的本质属性，作出正确的诊断、辨证。

3. 强调儿科辨证准确及时　小儿生理病理上具有脏腑娇嫩、形气未充、体属"稚阴稚阳"，患病后传变迅速、"易虚易实""易寒易热"的特点，"邪之来也，势如奔马，其传变也，急如掣电。"（《温病条辨·解儿难·小儿痉病瘛疭病共有九大纲论》）。因此，必须根据患儿的临床表现，及时准确辨证，以便审证求因、辨证论治，及时采取有效措施，控制病情的发展变化。

4. 重视疾病演变动态辨证　由于小儿的体质特点、疾病性质不同，内外环境的变化、用药治疗的影响，小儿患病后的病位、病性、病机也在不断发生变化，证候的转化、兼夹、合并等各种情况也会随时发生。因此，儿科临证时必须用动态的眼光去观察和分析病情，了解疾病证候的演变转化规律，追踪治疗后的反应，尤其注意邪正消长盛衰的动态变化，根据病情的发展变化，动态辨证，及时修改或调整治疗方案。

5. 八纲辨证重视寒热辨识　阴阳、表里、寒热、虚实"八纲"辨证是临床辨证的总纲，在儿科疾病辨证中，需要特别注重识别"寒热"二证。因儿科常见病证中，表里各有寒热、虚实亦各有寒热，外感疾病分寒热、内伤杂病亦分寒热，所以儿科在具体运用八纲辨证时，必须首先重视寒热二证的辨识，在此基础上再分表里、辨虚实、认阴阳。外感疾病多实证，初期分表寒、表热，中期分里寒、里热；内伤杂病多虚证，阳虚生内寒，阴虚生内热；儿科疾病证候演变快、变化多，寒热夹杂者也不少见。儿科疾病"易寒易热"，以寒热辨证为切入点，再区分表里、虚实、阴阳，是易于从表象分析其证候本质的方法。

6.脏腑辨证注重肺脾证候　小儿肺脏娇嫩，外感六淫与疫疠之邪易于从鼻及肌肤犯入，即所谓"温邪上受，首先犯肺"，所以小儿肺系疾病在临床最为多见。小儿脾常不足，易为乳食所伤，外感病因中的湿邪及其他诸邪也可以犯脾，使脾运胃纳功能失常，发生脾胃疾病，或者在其他疾病中兼有脾胃证候。所以，在五脏辨证之中，应注重肺脾两脏证候的辨别。当然，心、肝、肾诸脏疾病的辨证也值得注意，并且，从中医学整体观念出发，更要注意五脏之间的关联。尤其是外感肺系疾病对其他四脏的影响，如肺病及脾、肺病及心、肺病及肝、肺病及肾均属常见；而脾为后天之本，脾气一旦受困，则五脏六腑皆失其养而产生种种变端。

7.规范准确使用证候名称　儿科辨证的过程，就是应用中医理论，辨证思维、技巧和方法，观察、分析、认识疾病，着重辨病名、辨病因、辨病位、辨病性、辨病势、辨病机、确立证名等环节。通过辨证，在对当前证候的成因、病性、病位、病势等本质有深刻认识的基础上，就这些本质作出概括，进而提出完整而规范的证名诊断。一般规范的证名都应包含病位、病性、邪正盛衰以及病机等内容，其用词应精炼、全面，具有一定的概括性。证名所用的词，应符合中医理论特色，既能反映疾病现阶段的本质，又是规范的中医术语，不可生造。具体可参考国家标准《中医临床诊疗术语—证候部分》。

二、儿科常用辨证方法

中医儿科常用的辨证方法有脏腑辨证、八纲辨证、病因辨证、气血津液辨证、六经辨证、卫气营血辨证、三焦辨证等。这些辨证方法，是中医长期与疾病斗争中，和中医内科、中医儿科学等理论一起产生、形成和发展的，并且经过长期反复临床验证，证明是行之有效的。这些辨证方法各具特色，各有其适应范围及不足之处，临床应根据不同疾病的特点选用。

（一）八纲辨证

八纲就是表、里、寒、热、虚、实、阴、阳八个辨证的纲领。八纲辨证起源于《黄帝内经》，其后张仲景在《伤寒杂病论》中有较为详细的论述。张介宾在《景岳全书·小儿则·总论》明确提出八纲辨证是儿科疾病辨证的基本方法："小儿之病……然辨之之法，亦不过辨其表里寒热虚实。"病位不外表里，病性可分寒热，邪正盛衰可归虚实，阴阳为总纲。同是一种疾病，由于患儿体质的区别、受邪的浅深、患病的久暂，以及致病因素的转化不同，八纲辨证的结果也不尽相同，在治疗上也有所差异。当然，运用八纲辨证，对疾病的归类，并不是决然分割的，而是互相有着密切的联系。如表证有表寒、表热、表虚、表实，里证有里寒、里热、里虚、里实，也有表寒里热、表热里寒、表虚里实、表实里虚，或表里俱虚、表里俱热、表里俱寒、表里俱实，这就说明表里与寒热虚实、寒热与表里虚实、虚实与表里寒热，都有着错综复杂的联系。至于阴阳也是如此，阴中有阳、阳中有阴，从阴转阳、由阳转阴，阴阳消长、阴阳互结等。更有八纲在疾病发生发展过程中的演变与转化。因而，运用八纲辨证，不可胶柱鼓瑟、一成不变。

儿科八纲辨证是从各种辨证方法的个性中概括出来的共性，是一种定性辨证，用以明确疾病的病位、病性，是各种辨证的纲领，在儿科中广泛应用。但由于小儿病理上易虚易实、易寒易热，证情往往错综复杂，不易分辨，再加上儿科"问诊"不全，供辨识的症状不多，故在运用八纲辨证时一般首先分清寒热，危急重症当辨识虚实。由于小儿病变属性错杂互见，少有单一典型证候，且小儿实证多、热证多，尤以外感病证较著，杂病亦然，临证时要及时、动态审慎辨别。

（二）病因辨证

病因辨证对四诊收集到的资料，进行综合分析、判断，以确定疾病病因的辨证方法。巢元方《诸病源候论·小儿杂病诸候》中有关儿科疾病的论述达255候，特别是陈言《三因极一病证方论》的问世，对儿科病因辨证的发展影响较大，张介宾在《景岳全书·小儿则·总论》说："盖小儿之病，非外感风寒，则内伤饮食，以至惊风吐泻，及寒热疳痫之类，不过数种。"明清时期由于麻疹、天花等时行疾病的流行，十分重视病因辨证。现代儿科临床在病因辨证的基础上又常结合理化检查方法探究疾病的起因。病因是导致疾病发生的原因，病因辨证除外感六淫、疫疠之邪、内伤饮食、七情所伤外，内生性病理产物、脏气不平亦是儿科常见的致病因素。此外，如哮喘、癫痫、阴水、抽动障碍、紫癜、反复呼吸道感染等一些内伤病证，辨证过程中也要注意辨识诱发疾病的原因，祛除诱因对此类疾病的防治亦具有重要的意义。

疾病是在致病因素作用下，患儿机体所产生的病理反应。病因辨证是辨别疾病当前证候的原因。中医学历来就有"辨证求因""审证求因"之论，这是中医学独特的病因说。不同的病因致病往往各有其不同的起病、发展变化、转归预后的规律。病因往往决定疾病的性质，也直接关系到治疗方法的确定。病因辨证在儿科中应用广泛。

（三）卫气营血辨证、三焦辨证

卫气营血及三焦辨证主要用于具有传染性的时行疾病、热性病证，如麻疹、风痧、暑温、丹痧等，以及一些非传染性的出血性病证，如鼻衄、紫癜、发斑等。小儿的温热性疾病和时行疾病甚多，故"卫气营血"辨证及"三焦"辨证的方法在儿科临床上的运用极为普遍。"卫气营血"辨证，既是温热性疾病四类不同证候的归类，又是代表温热疾病发展过程中深浅不同的四个阶段，用于认识病变的类型、病证性质，以确定病变浅深、轻重，并以之作为治疗依据。"三焦"辨证将温病发展过程按上焦、中焦、下焦分成初、中、末三个阶段，对于病发于表的温病，一般可用以确定病变阶段、病变部位、病证性质及治疗原则。

（四）六经辨证

六经辨证是《伤寒论》用于辨别外感疾病发展过程中所出现的各种证候群的分类方法，通过综合分析，归纳其病变部位、寒热趋向、邪正盛衰，而区分为太阳、阳明、少阳、太阴、少阴、厥阴六经病。是对于外感疾病结合经络、脏腑、八纲等各种理论的一种综合性辨证方法。由于小儿脏腑娇嫩、形气未充，故发病容易、传变迅速，易见"合病""并病"或"传经（循经传、越经传）"等复杂情况。又由于小儿不会语言或表达不准确，所以年龄愈小，运用六经辨证的机会就愈少。

（五）脏腑辨证

五脏辨证，始于《黄帝内经》，倡于张仲景，儿科则起于钱乙，盛于万全、王肯堂。《小儿药证直诀·五脏所主》中首次将五脏辨证系统应用于儿科，开创了五脏论治的先例，提出了"心主惊""肝主风""脾主困""肺主喘""肾主虚"五脏辨证纲领，并对五脏与四诊的联系、五脏盛衰与季节时辰的关系、五脏补泻方剂及治疗原则等进行了系统论述，建立了儿科病五脏辨证体系。钱乙以证候为准绳，用"惊、风、困、喘、虚"来归纳五脏主要证候特点，用虚实寒热来判断脏腑的病理变化。中医辨证方法虽多，且各有其应用范围和特点，但论病位及病理变化多数还是落实在脏腑上。如《小儿药证直诀·脉证治法·五脏病》云："肝病，哭叫，目直，呵欠，顿闷，项急。心病，多叫哭，惊悸，手足动摇，发热饮水。脾病，困睡，泄泻，不思饮食。肺病，闷乱哽气，长出气，气短喘息。肾病，无精光，畏明，体骨重。""八纲"辨证主要辨别疾病的类别、部位、性质和正邪盛衰，"卫气营血"辨证和"六经"辨证主要辨别外感疾病传变的所在阶段，而要了解各种疾病的病位和病理变化，则均可以运用"脏腑"辨证的方法解决。例如"八纲"辨证的阴虚、阳虚，究竟虚在何处则要用"脏腑"辨证才能确定，阴虚有心、肺、肝、脾、肾之不同，阳虚有心、脾、肾之区别。因此，脏腑辨证在儿科应用十分广泛。

1. 肺（与大肠）病辨证 《小儿药证直诀·脉证治法·五脏所主》云："肺主喘。实则闷乱喘促，有饮水者，有不饮水者；虚则哽气，长出气。"肺位于胸中，上通喉咙，开窍于鼻，主气，司呼吸，主宣发肃降，外合皮毛，通调水道，朝百脉，与手阳明大肠经互为表里，对人体水道通调及百脉运行起着十分重要的作用。肺与大肠的病变，主要表现在呼吸功能活动障碍或减退、肺气宣肃不利、通调水道失职、大肠传导失司，以及卫外机能失职等方面，出现喷嚏、鼻塞、流涕、咳嗽、喘促、哽气、长出气、气短、气粗、气紧、气急、痰嘶、哮鸣、声瘖、鼻衄、面肿、便秘、泄泻、脱肛等症状。常见肺病证候有肺卫的腠理闭塞、表虚不固、营卫不和，气道的邪客气道、痰阻气道、气道挛急，肺的肺气郁闭、气阴亏虚等。凡见气及水调节失常的病变、外感疾病、咽喉鼻部疾患及部分肠道疾患，均可归入肺病证候。由于小儿肺娇尤甚，肺系病证多而且易于传变，致危重症多或缠绵难愈，同时由于小儿体属稚阴稚阳，故临床上小儿肺系病证表现为热证多、夹证多、兼证多、变证多等特点，以及比成人更易出现伤津、伤气、伤阳证候。

2. 脾（与胃）病辨证 《小儿药证直诀·脉证治法·五脏所主》云："脾主困。实则困睡，身热，饮水；虚则吐泻，生风。"脾与胃位于中焦，互为表里，为后天之本、气血生化之源，人体气机升降之枢纽，脾主运化，主统血，主肌肉及四肢，开窍于口，其华在唇。脾主运化，胃主受纳，小肠主受盛和化物；脾主升清，胃主降浊，小肠主泌别清浊；脾喜燥恶湿，胃喜润恶燥。脾胃二者经脉互相络属，共同完成水谷的受纳、腐熟、运化、输布、泌别、传导。脾胃肠病变，主要表现在燥湿不济、纳运失调、升降失司、泌别失常、传导失职等方面，出现厌食、恶心呕吐、嗳气、流涎、腹痛、泄泻、腹胀、水肿、痰涎壅盛、乳食积滞、便秘、便血、唇红、唇裂、唇肿、口疮、牙龈赤肿糜烂等症状。常见脾病证候有脾的运化失调、肝脾不和、脾胃湿热、脾气虚、脾血虚、脾阴虚、脾阳虚，胃的胃气上逆、食滞胃脘，肠的小肠实热、肠道湿热、肠热腑实、大肠津亏等。凡见食物受纳、消化、吸收障碍的病证，人体气机升降失常的病变，诸湿肿满、出血、气血不足诸证，以及肌肉、四肢、口唇的病变均可归属脾病证候。脾与胃在生理上，是纳运结合、升降相宜、燥湿相济，且小儿本身具有脾常不足、胃小且弱、容物不多的特点，脾胃病证多见，而且兼证多、夹证多。

3. 心（与小肠）病辨证 《小儿药证直诀·脉证治法·五脏所主》云："心主惊。实则叫哭发热，饮水而搐；虚则卧而悸动不安。"心为君主之官，属阳主火，具有推动血液在全身脉道中运行及主管人的精神意识思维活动的功能，古人概括为"心主血脉""心藏神"两个主要方面。心的病变主要反映在心脏本身、血脉运行障碍及神志精神活动障碍等方面，出现心悸怔忡、心烦易惊、夜啼多汗、小便赤涩、口疮、吐舌、弄舌、唇舌爪甲青紫、神昏、谵语、多梦、惊惕、精神行为异常等症状。常见心病证候有心脉痹阻、心脉瘀阻、心脉失养、心气阴虚、心阳虚衰、心火上炎、痰火扰心、心神不振，还有心窍闭塞、心神失聪。凡见血脉运行异常的病变、神志异常的病变、舌部疾患、小便的变化等，均可归属心病证候。小儿外感时邪后邪易内陷心包而出现心经病证。心与小肠病辨证，以虚实为纲，虚在气、血、阴、阳，实在痰、火、瘀，亦多虚实夹杂，临证时需注意辨其兼夹证候。

4. 肝（与胆）病辨证　《小儿药证直诀·脉证治法·五脏所主》云："肝主风。实则目直，大叫，呵欠，项急，顿闷；虚则咬牙，多欠气，热则外生气，湿则内生气。"肝居于胁里，藏血，主疏泄，主筋，开窍于目，其华在爪，与胆相表里。肝的生理功能，古人将其概括为"肝主疏泄"与"肝藏血"两个主要方面，而且肝的特性为将军之官，其性刚强，主动、主升。肝胆病变，主要表现在疏泄功能失常、肝不藏血、筋脉失养、内风扰动等方面，出现动风抽搐、黄疸、口苦吞酸、头晕目眩、目赤、直视、窜视、强直、角弓反张、口眼㖞斜、急躁易怒、胁痛、肢体痿痹等症状。常见肝病证候有热极生风、肝亢生风、阴虚风动、阳虚生风、肝胆湿热、肝胆实热、肝火上炎、肝虚等。凡见风气内动、头目筋脉的病变及气滞、肝郁等情志失常的病变等，均可归属肝病证候。小儿肝常有余，肝的病变具有肝阳易亢、肝阴易亏、肝风易动的倾向，肝病的证候有虚、实、本虚标实之分。

5. 肾（与膀胱）病辨证　《小儿药证直诀·脉证治法·五脏所主》云："肾主虚，无实也。惟疮疹，肾实则变黑陷。"肾为先天之本，水火之脏，元阴元阳寓于其中，主藏精、生髓、主骨、主水、纳气，开窍于耳及前后二阴，其华在发，与膀胱相表里，对儿童生长发育、水液代谢均起着关键的作用。肾与膀胱病变，主要表现在藏精、纳气、蒸化、开阖失职等功能失常，致使水液代谢潴留、生长发育障碍、脏腑失于濡养温煦等方面，出现解颅、鸡胸、龟背、水肿、小便淋沥、遗尿、小便短少、久喘、生长障碍、发育迟缓等症状。常见肾病证候有肾虚、膀胱湿热等。凡见生长发育、生殖功能、水液代谢、大小便异常等病变，均可归属肾病证候。小儿肾病证候以虚为主，亦有虚实夹杂者，膀胱病变则以实证为主。

这些临床常用的辨证方法都有各自不同的特点和内容，但在临床上又是相互联系、相互补充的，在具体应用时不可将抽象的原则看作是僵硬的、一成不变的，在实践中不能对号入座、生搬硬套，必须注意变通和细化、灵活应用。其中经络辨证、六经辨证、三焦辨证、卫气营血辨证均属辨病位的方法；病因辨证、病机辨证、气血津液辨证均属辨病性的方法；八纲辨证、脏腑辨证属于既辨病位、又辨病性的方法。临床上要善于根据不同病证合理运用这些辨证方法，并重视邪正消长盛衰的过程，使辨证更准确、完备、详细，为立法遣药组方奠定基础。如江育仁教授在20世纪60年代对小儿暑温病提出"卫气营血"与"热痰风"相结合的辨证思路，认为卫气阶段以热证为主，气营和营血阶段以痰证、风证多见；正虚邪恋和后遗症的症状也可用热、痰、风来概括。余热未尽由于营不内守、卫不外护，常有不规则的低热，低热属热证；痰蒙清窍由于痰浊内蒙心包或痰火内扰心肝，以意识障碍和精神异常为主，意识障碍和精神异常多属痰证；内风扰动由于风窜络脉或阴伤水不涵木，以肌力和肌张力异常为主，肌力和肌张力异常多属风证。江育仁教授将这两种辨证方法结合起来，用来辨别小儿暑温之暑邪的消长盛衰，以明确其发生、发展、转归情况，使治疗更有针对性、灵活性。

第七节　儿科治法概要

治法，是在辨清证候，审明病机之后，有针对性地采取的治疗法则。中医学治法的内容，可归纳为四个层次。第一层次是治疗一切疾病时必须遵循的法则，如扶正祛邪、调整阴阳、三因制宜等；第二层次是具有一定概括性的、针对某一类共性病机所确立的治法，称为治疗大法，如汗、吐、下、和、清、温、消、补等法；第三层次是针对具体证候所确定的治疗方法，如辛温解表、健脾利湿、益气养阴等法；第四层次是针对病证所确立的具体技术、方式与途径，即治疗措施，如中药内服或外用、针灸、推拿等。儿科疾病的治法基本与成人一致，但由于小儿处于不断的生长发育过程中，其生理、病理、病因、证候学特点与成人有异，故在治疗方法、剂量、给药途径上也有其特点，临证应灵活选用。

一、儿科治疗特点

（一）治疗原则和特点

1. 治疗必须及时正确　小儿脏腑娇嫩、形气未充、体属稚阴稚阳，患病后传变迅速，易虚易实、易寒易热。因此必须及时诊断、正确治疗、用药适当、剂量准确，若是失治误治，极易造成轻病转重、重病转危。

2. 选药处方审慎灵活　儿科用药，一定要注意小儿的体质特点，洞悉病情发展变化规律，勿留邪，不损正，固护正气，维护生机。小儿脏气清灵，随拨随应，处方应轻巧灵活，不宜呆滞，不可重浊，不得妄加攻伐。对大苦、大寒、大辛、大热，特别是有毒之药物、有损伤之治法，一定要审慎应用，即便"有是证而用是药"，也应中病即止，如《素问·六元正纪大论》"衰其大半而止""以平为期而不可过"。《温病条辨·解儿难》指出了儿科用药的难点和注意点："其用药也，稍呆则滞，稍重则伤，稍不对证，则莫知其乡，捉风捕影，转救转剧，转去转远。"

3. 时时注重顾护脾胃　小儿的生长发育依赖后天脾胃化生的精微之气以充养，疾病的恢复依赖脾胃的健运生化，先天不足的小儿也要靠后天来调补。因此，在疾病治疗过程中，应慎用大苦、大寒及峻下攻伐之品，以免损伤脾胃；在疾病后期，应注重调理脾胃，以利疾病恢复。

4. 不可妄投补益之剂　补益之剂对体质虚弱的小儿有增强机体功能，助长发育的作用。由于药物每多偏性，有偏性即有偏胜，故补益之品不可滥用。正如《格致余论·病邪虽实胃气伤者勿使攻击论》所说："虽参芪之辈，为性亦偏。"《医述·幼科集要》说："小儿勿轻服药，药性偏，易损萌芽之冲和；小儿勿多服药，多服耗散真气。"应"以中和为贵。"小儿生机蓬勃，只要乳哺得当，护养适宜，自可正常生长发育。长期用补益可能导致壅滞脾胃、妨碍运化功能，甚至产生性早熟等疾病。或小儿偶受外邪，或痰湿食滞，若用补益之剂，则是闭门留寇，恋邪助邪。即使确有虚证，也要明确虚的性质、部位、程度，分辨五脏六腑、气血阴阳，并顾及小儿脾胃的运化能力，合理应用各种补益之法，切不可滥用。

5. 整体治疗调适情志　虽然小儿病因特点以外感、饮食损伤和先天因素居多，但随着儿童心理疾病的发生率日益增高，情志因素在小儿疾病调护中的重要作用日益显著。小儿心神怯弱，心理承受能力差，更应注重整体治疗，即身心两方面的治疗。在疾病治疗过程中，应给予更多的耐心和爱心，促使小儿心性平和。

（二）合理选用治法

中药内服是儿科应用最多的治法，其中汤剂因吸收迅速、生物利用度高、药物加减运用灵活等优点而最为常用；中药颗粒剂易于贮存携带，口感改善，服用方便，在儿科受到欢迎；中成药有固体制剂如丸、散、片、胶囊等，液体制剂如合剂、口服液、糖浆、膏剂等。小龄儿首选液体制剂，若是用固体制剂也要掰开、研碎、水调后服用。药物外治使用简便，用于辅治或主治部分病症有良好的效果。推拿疗法、艾灸疗法不受条件限制，无痛苦无损伤，易为患儿及家属接受。针刺疗法用于儿科，应选用适合小儿的针刺手法。

（三）常用给药方法

1. 口服法　应根据年龄、病情选用合适剂型。婴幼儿用汤剂、中药颗粒剂、散剂、冲剂、水剂、糖浆等较适合；年长儿可选用片剂或丸剂。小儿口服药物易引起恶心、呕吐，应注意喂药方式和方法。

2. 注射法　常用肌肉注射、静脉注射和静脉滴注。静脉给药有直接进入体内、作用迅速的优点，但也要注意观察其可能出现的不良反应。肌肉注射对小儿刺激大，注射次数过多可造成臀部肌肉挛缩，影响下肢功能，故小儿非病情必需时不宜采用。

3. 其他途径　尚有雾化吸入法、鼻饲法、直肠给药和外用药等。雾化吸入法常用于咽喉、口鼻、呼吸道疾病；昏迷患儿可用胃管鼻饲法灌入；直肠给药常用于发热、某些肠道疾病和肾脏疾病的治疗；外用药以膏剂为多，也可用水剂、混悬剂、粉剂等。

（四）中药汤剂用法

小儿用药剂量常随年龄大小、个体差异、病情轻重、方剂组合、药味多少、医者经验、季节气候、地域而异。一般新生儿用成人量的 1/6，乳婴儿为成人量的 1/3，幼儿为成人量的 1/2，学龄儿童为成人量的 2/3 或成人量。

小儿汤剂的煎服方法，先煎、后下、包煎、烊化等药物的处理与成人相同。汤剂煎煮放水不要太多，一般以浸透后水能略高于药物为适宜。煎出的药液总量，要根据年龄大小来掌握，一般新生儿 10～30mL，婴儿 60～100mL，幼儿及学龄前儿童 120～240mL，学龄儿童 240～300mL，每日服药次数按照患儿每次服药量和病情特点灵活掌握，可分 2～4 次不等。

服药方法也要符合小儿特点与病情需要。正确的喂药方法是：固定小儿头手，用小匙将药汁送至舌根部，将小匙竖起，使之自然吞下。也可用市售喂药器吸取药液后，伸入小儿口内舌根部推入，切勿捏鼻强灌，以防呛入气管。在病情允许的情况下，可在药液内加适量冰糖或饴糖矫味。对年龄较大小儿，最好讲清道理，争取患儿主动配合服药。

二、内治法

儿科常用内治法有以下几种。

（一）疏风解表法

主要适用于外感风邪所致的表卫诸证。由于风邪郁于肌表，开阖失司，可用疏散风邪之汗法，使邪毒从肌腠外透而解。因小儿腠理疏松，发散解表须有度，不可过用，否则有汗多亡阳之虞。疏风散寒解表法代表方有荆防败毒散、葱豉汤、麻黄汤等；疏风清热解表法代表方有银翘散、桑菊饮等；祛暑解表法代表方有香薷饮、新加香薷饮等；透疹解表法代表方有宣毒发表汤等。

（二）清热解毒法

主要适用于邪热炽盛的实热证，如温病、湿热病、斑疹、痢疾、血证等。按邪热之在表、在里，属气、属血，入脏、入腑之不同，合理选用甘凉、辛寒、苦寒、苦泄、咸寒等方剂。表邪由表入里而表邪未尽者，可用栀子豉汤、葛根黄芩黄连汤等；证属阳明里热者，可用白虎汤；湿热化火或湿热留恋，可用白头翁汤、茵陈蒿汤、甘露消毒丹等；温热之邪入于营血，可用清营汤、犀角地黄汤、神犀丹等；出现丹毒、疔疮、痈疡等火热实证者，可用五味消毒饮、黄连解毒汤、泻心汤等；肝胆火旺者，可用龙胆泻肝汤等。清肺热有泻白散、桑白皮汤等；清肝热有泻青丸、龙胆泻肝汤等；清心热有导赤散、泻心导赤散等；清脾热有泻黄散、清热泻脾散等。此法用药多为寒凉之品，易伤小儿脾阳，应用时须掌握好时机、法度及配伍，不宜久用。

（三）止咳平喘法

主要适用于邪郁于肺，痰阻肺络所致的咳喘诸证。本法以宣肃肺气为基础，按证候配以清肺、温肺、润肺、化痰、平喘、止咳、解表诸法。止咳代表方如杏苏散、桑菊饮、桑杏汤等；平喘代表方有小青龙汤、定喘汤、麻黄杏仁甘草石膏汤、葶苈大枣泻肺汤等；若久咳，每由肺及肾，出现肾虚证候，可温肾纳气，如参蛤散。

（四）消食导滞法

主要适用于小儿饮食不节，乳食内滞之证，如积滞、呕吐、伤食泻、腹痛、疳证等。小儿脾胃薄弱，若饮食不节，则停滞中焦，导致脾胃运化、受纳功能失职，升清降浊功能失司。食滞内积常用消食化积法，如消乳丸、保和丸；食积不消用导滞下积法，如枳实导滞丸、调胃承气汤等。临证还可选择侧重点不同的消积导滞药，如麦芽消乳积，山楂消肉食积，六神曲善化谷食积，莱菔子擅消麦面之积，可随证选用并重用。

（五）健脾助运法

主要适用于小儿脾胃虚弱、运化失职之证。如厌食、疳证、泄泻、呕吐、腹痛等。健脾法有补脾气、养脾血、滋脾阴、温脾阳四法。补脾气方如四君子汤、参苓白术散；养脾血方如四物汤、当归补血汤；滋脾阴方如益胃汤、沙参麦冬汤；温脾阳方如甘草干姜汤、理中丸。儿科使用补脾法时，要注意适当佐以运脾之品，以免碍滞脾运，如脾虚湿阻与芳香化湿法配合，方如七味白术散、不换金正气散；脾虚气滞与理气药配伍，方如异功散、香砂六君子丸；脾虚食积与消食导滞药配伍，方如枳术丸、健脾丸等。

（六）通腑泻下法

主要适用于小儿积滞、实热及水饮等证。按其适应证不同，可分为导滞泻下法，用于里实积滞、便秘及水饮，常用枳实导滞丸、调胃承气汤等；祛痰泻下法，用于痰饮壅盛之哮喘、肺炎喘嗽、急喉喑等证，方如礞石滚痰丸等；逐水泻下法，用于水湿停积之水肿、悬饮等，方如舟车丸、十枣汤等；解毒泻下法，用于邪热炽盛之肺炎喘嗽、乳蛾、暑温等，方如泻心汤、凉膈散等；驱虫泻下法，用于蛔虫病、蛲虫病、姜片虫病等，方如万应丸等。

（七）培元补肾法

主要适用于小儿胎禀不足，肾气虚弱及肾不纳气之证，如五迟、五软、遗尿、解颅、哮喘等。按其证候不同，又分为补肾益阴法，方如六味地黄丸；补肾填精法，方如河车大造丸；温补肾阳法，方如右归丸；阴阳并补法，方如金匮肾气丸。

（八）安蛔驱虫法

主要适用于小儿肠道虫证，如蛔虫病、蛲虫病、姜片虫病等。其中尤以蛔虫病变化多端，可合并蛔厥（胆道蛔虫症）、虫瘕（蛔虫性肠梗阻）等，当先安蛔缓痛为主，方用乌梅丸等，待病势缓和后，再予驱虫。常用使君子散、追虫丸、下虫丸等。驱蛔虫有效中药有使君子、苦楝皮等；驱姜片虫有槟榔、榧子等；驱蛲虫有大黄与使君子同用，配合百部煎剂灌肠等法。

（九）凉血止血法

主要适用于血溢脉外而出现的各种不同部位、不同性质的出血，如咯血、吐血、鼻衄、齿衄、紫癜、尿血、便血等病证。血热妄行常用清热凉血法，方如犀角地黄汤、玉女煎、小蓟饮子、槐花散等；脾不摄血常用益气摄血法，方如归脾汤、黄土汤；阴虚火旺常用养阴凉血法，方如大补阴丸。常用成药如云南白药、三七等。

（十）活血化瘀法

主要适用于各种血瘀之证，以及各种久病痼疾、疑难重症，如癥瘕、紫癜、肾病、哮喘、肺炎喘嗽等。基本方为桃红四物汤，另可按不同部位分别选用通窍活血汤、血府逐瘀汤、膈下逐瘀汤、少腹逐瘀汤、桃仁承气汤等。基于"气为血之帅，气行则血行"的理论，活血化瘀方中常辅以行气之品。

（十一）镇惊开窍法

主要适用于小儿惊风、癫痫等证。小儿暴受惊恐，神志不安，可用朱砂安神丸、磁朱丸等安神镇惊；热极生风，项强抽搐，可用羚角钩藤汤等镇惊息风；热入营血而神昏、惊厥，可用安宫牛黄丸、至宝丹、紫雪丹等镇惊开窍，清热解毒；痰浊蒙窍，惊风抽搐，可用苏合香丸等豁痰开窍；感受时邪秽浊之气而吐泻昏厥，可用行军散、玉枢丹等辟秽开窍。

（十二）利水消肿法

主要适用于水湿停聚，小便短少而水肿的患儿。若为湿邪内蕴，脾失健运，水湿泛于肌肤者，则为阳水；若脾肾阳虚，不能化气行水，水湿内聚为肿，则为阴水。阳水可用麻黄连翘赤小豆汤、五苓散、五皮饮、越婢加术汤等；阴水可用防己黄芪汤、实脾饮、真武汤等。此外，车前子、荠菜花、陈葫芦、玉米须等，也有消肿利尿作用。

（十三）回阳救逆法

主要适用于小儿元阳虚衰欲脱之危重证候。代表方有四逆汤、参附汤、参附龙牡救逆汤等。

（十四）祛风息风法

主要适用于小儿肝风内动、风痰内扰、脾弱肝旺证。如暑温、惊风、癫痫、脐风、抽动障碍等。平肝息风常用羚角钩藤汤、钩藤饮等；镇肝息风常用镇肝息风汤、牛黄散等；凉肝息风常用牛黄散等；清肝息风常用龙胆泻肝汤、加味丹栀汤等；补脾息风常用缓肝理脾汤等；温阳息风常用固真汤、逐寒荡惊汤等；滋阴息风常用大定风珠、小定风珠、阿胶鸡子黄汤等；柔肝息风常用涵木养营汤等；豁痰息风常用半夏白术天麻汤、定痫丸、清心涤痰汤等。

（十五）收敛固涩法

主要适用于小儿脏腑虚弱、正气不足之久咳、久泻、自汗盗汗、遗尿等。若邪气未尽，不可过早使用本法，以免邪气留连不去，加重病情，有闭门留寇之嫌。固表敛汗常用牡蛎散、玉屏风散、当归六黄汤等；敛肺止咳常用九仙散；涩肠固脱常用真人养脏汤、四神丸等；固肾缩尿常用缩泉丸等。

三、外治法

药物外治法是运用各种不同的方法将药物置于小儿皮肤、孔窍、腧穴等部位以发挥治疗作用的方法。

（一）外治法的优点

小儿大多不愿服药、害怕打针，特别是婴幼儿，给药尤为困难。而小儿肌肤柔嫩，脏气清灵，外治之法，作用迅速，可直达病所，且使用安全、毒副作用相对较小、适应证广、易于推广，是对药物内治法的重要补充，故有"良医不废外治"之说。

外治诸法，其理与内治法相通，外治法通常按经络腧穴选择施治部位，亦需在辨证论治理论指导下选用。《理瀹骈文·略言》说："外治之理，即内治之理；外治之药，亦即内治之药，所异者法耳。"

（二）外治法的种类

儿科临床常用外治法，主要有敷、贴、熏、洗、吹、点、灌、嗅等。

1. 熏洗法　是将药物煎成药液，熏蒸、浸泡、洗涤、沐浴患者局部或全身的外治法。熏洗疗法可用于局部和全身的多种疾病。利用煮沸的药液蒸气熏蒸皮肤的方法是熏蒸法，常用具疏风散寒、解肌清热、发表透疹、辟秽的药物，用于麻疹、感冒，预防呼吸道感染等，如麻黄、浮萍、芫荽煎煮熏蒸麻疹患儿，可助透疹。煎煮的药液温度降为温热后，浸泡、洗涤局部的方法是浸洗法，常使用具有疏风通络、舒筋活血、驱寒温阳、祛风止痒功效的药物，用于痹证、痿证、外伤、泄泻、脱肛及多种皮肤病。又常与熏法同用，先熏后洗，如石榴皮、五倍子、明矾煎汤先熏后洗肛门治疗脱肛。

药浴法是用药液沐浴全身的方法，常使用具有发汗祛风、解表清热、透疹解毒、活络蠲痹、祛风止痒功效的药物，用于感冒、麻疹、痹证及荨麻疹、湿疹等皮肤病。如苦参、菊花、蛇床子、金银花、白芷、黄柏、地肤子、石菖蒲煎汤，温浴，可治疗全身瘙痒症。

2. 涂敷法　是将新鲜的中草药制成药液，或调制成药糊、药泥等，涂抹、湿敷于体表局部或穴位的治疗方法。涂敷疗法常用具有清热解毒、温中止泻、活血消肿、止咳平喘、利尿摄尿、燥湿收敛等功效的药物，治疗发热、痄腮、哮喘、泄泻、腹痛、遗尿、暑疖、湿疹、烧伤等疾病。如用鲜马齿苋、鲜蒲公英、青黛散、紫金锭等，任选一种，调敷于腮部，治疗痄腮；用复方湿疹液（马齿苋、连翘、百部、苦参、五倍子、生甘草、白芷，煎液）涂敷患处，治疗奶癣；用白芥子、胡椒、细辛研末，生姜汁调糊，涂敷肺俞穴，治寒喘；用吴茱萸粉涂敷于足底涌泉穴，治疗滞颐等。

3. 罨包法　是将药物置于皮肤局部，并加以包扎的一种外治法，多用于汗证、积滞等病证。如用皮硝包扎于脐部治疗积滞；用五倍子粉加食醋罨包脐部治疗盗汗等。

4. 热熨法　是将药物或适当的辅料（盐、姜、葱），经加热处理后，进行局部熨敷的治疗方法。可借助热力，使药物直达病所，有温中散寒、畅通气机、通阳利尿、镇痛消肿等作用，用于腹痛、泄泻、积滞、癃闭、痹证、痿证、哮喘等疾病。如食盐炒热熨腹部，治疗中寒腹痛；生葱、食盐炒热，熨脐周围及少腹，治疗癃闭等。

5. 敷贴法　是将药物熬制成膏药、油膏、药饼，或用自然薄型药源、人工加工制作得到的药膜，贴敷在施治部位的治疗方法。此法不仅可使药力直达病所，而且可使药力由表及里以调

NOTE

节阴阳、脏腑、气血，拔毒外出、活血解毒以达到预防与治疗作用，多用于感冒、哮喘、肺炎、泄泻、腹痛、遗尿、暑疖、湿疹、烧伤等疾病。如用丁香、肉桂等药粉，撒于普通膏药上贴敷于脐部，治疗寒证泄泻；用炒白芥子、面粉等份研末，水调，以纱布包裹，敷贴于背部第3、4胸椎处，用于肺炎喘嗽；蟾皮药膜贴局部用于痄腮、疖肿初起等。

6. 擦拭法　是用药液或药末擦拭局部的一种外治法，主要用于小儿口腔、鼻腔及皮肤，有活血止痛、祛风止痒等治疗作用。如用冰硼散、西瓜霜擦拭口腔，或用淡盐水、银花甘草水拭洗口腔，治疗鹅口疮、口疮；用紫草油治疗小儿红臀等。

7. 药袋法　是将药物研末，装袋，制成香囊佩挂于小儿胸前，或做成药枕当枕头，或做成肚兜系于腹部，或做成背心穿戴，用以防治小儿疾病的方法。常用具辟秽免疫、祛风燥湿功效的药物，如用山柰、苍术、冰片、白芷、藁本、甘松、丁香、砂仁等做成香囊，经常佩戴，具有辟秽解毒、增进食欲的作用；用具宣肺通窍、疏风散寒、清热祛暑功效的药物做成药枕，治疗鼻渊、感冒、疰夏、头痛等疾病；用具温脾散寒、理气止痛、消食除胀、止吐止泻功效的药物如茴香、艾叶、甘松、山柰、肉桂、丁香等制成的暖脐肚兜，可治疗脾胃虚寒性腹痛腹泻等。

四、其他治法

（一）推拿疗法

推拿疗法是用推拿手法防治疾病的方法。有促进气血运行、经络通畅、神气安定、脏腑调和的作用，儿科临床常用于泄泻、呕吐、腹痛、疳证、厌食、感冒、哮喘、遗尿、肌性斜颈、痿证等病证。小儿推拿疗法有儿科特定的穴位。操作手法要求轻快柔和、平稳着实而不飘浮，常用手法有按法、摩法、推法、拿法、掐法、揉法、搓法等。急性出血性疾病、急性外伤、急腹症，以及局部有皮肤病者，不宜推拿。

捏脊是小儿推拿疗法中常用的一种方法，通过对督脉和膀胱经的捏拿，达到调整阴阳、通理经络、调和气血、恢复脏腑功能的目的。常用于疳证、泄泻、遗尿及脾胃虚弱的患儿。操作方法：患儿俯卧，医生两手半握拳，两食指抵于背脊之上，自尾椎两旁开始，以两手拇指伸向食指前方，合力夹住肌肉提起，而后食指向前，拇指向后退，作翻卷动作，两手同时向前移动，自长强穴起，一直捏到大椎穴。如此反复5次，从第3次起，每捏3把，将皮肤提起1次。每日1次，连续6天为疗程，休息1天，再作第2疗程。对脊背皮肤感染、出血的患儿禁用此法。

（二）针灸疗法

针灸疗法包括多种针法和灸法。小儿针灸疗法常用于治疗遗尿、哮喘、泄泻、痢疾、痿证、痹证等病证。小儿针灸疗法所用经穴基本与成人相同，但小儿接受针刺的依从性较差，故一般采用浅刺、速刺的方法，不常深刺和留针；小儿灸治常用艾条间接灸法，与皮肤有适当距离，以皮肤微热微红为宜。

小儿针法除体针外，还常用头针、腕踝针、耳针，这些针法以经络学说、神经学说为理论指导，分别于头部、腕踝、耳朵取穴，施针便利，不受限制。

刺四缝疗法是小儿针法中常用的一种。四缝是经外奇穴，位于食指、中指、无名指、小指四指中节正中点，是手三阴经所过之处。针刺

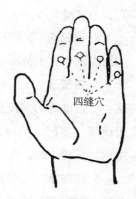
四缝穴

图1-2　四缝穴位图

四缝有解热除烦、通畅百脉、调和脏腑的功效，常用于治疗疳证、厌食。操作方法：皮肤局部消毒后，用三棱针或粗毫针针刺约 1 分深，刺后用手挤出黄白色黏液少许，每周 2 次。

揿针是目前在儿科使用较多的一种针法，是一种形似图钉状的针，针柄扁平状，针体约一至二分长，直径 0.3 ～ 0.9mm 不等，一般多用于皮内针或耳针，在穴位上埋针，通过穴位刺激，起到减轻疼痛、行气活血、疏通经络的作用。根据病情需要，埋针相应的穴位。用时可将针体揿入皮下，埋针 3 ～ 5 天不等。

（三）拔罐疗法

拔罐疗法有促进气血流畅、营卫运行及祛风、散寒、止痛的功效，常用于肺炎喘嗽、哮喘、腹痛、遗尿等病证。儿科拔罐疗法常用口径较小的竹罐或玻璃罐等，留罐时间短。若是高热抽风、水肿、出血、严重消瘦、皮肤过敏、皮肤感染者，不宜采用此法。

（四）割治疗法

割治疗法有调和气血、促进脾胃运化功能等功效，常用于疳证、哮喘等病证。儿科常取两手大鱼际处割治。操作方法：将两手掌局部消毒后，用大拇指揿住刀口旁约 1cm 处，用 0.4cm 宽的平口手术刀直戳割治部位，创口长约 0.5cm，然后挤出赤豆大小黄白色脂状物，并迅速剪去，再用消毒纱布覆盖其上，绷带包扎，5 天后可解除包扎。术中、术后注意防止感染。

（五）饮食疗法

本法又称"食疗"，是在中医理论指导下，将食物或药食同源的中药制成膳食或药膳，利用食物的寒热温凉偏性和不同功能，达到防治疾病、养生健体的目的。食疗侧重调节机体功能、促进病体康复。食疗古方有溯源汤、阳春白雪膏、茯苓饼等。现代用山楂糕、鸡内金粥治积滞，茯苓粥、怀山药粥治脾虚，甘蔗汁治热病后期伤阴等。随着民众健康素养的提高，食疗越来越受到重视和青睐。

第二章　肺系疾病

第一节　感　冒

感冒是小儿时期最常见的疾病之一，有广义和狭义之分。《幼科释谜·感冒》说："感者触也，冒其罩乎，触则必犯，犯则内趋，罩则必蒙，蒙则里瘀，当其感冒。"此为触冒外邪所引起的广义感冒。狭义感冒则专指外感风邪，邪犯卫表而致的感冒，又称伤风，如《幼科金针·伤风》所说："伤风者，感冒之症也。"

本节所述感冒为狭义感冒，其临床表现以发热、恶寒、鼻塞、流涕、喷嚏、咳嗽、全身不适等为特征。四季皆可发生，尤以冬春季及气候骤变时发病率较高。任何年龄小儿都可发病。因小儿肺脏娇嫩，脾常不足，神气怯弱，肝气未充，感受风邪之后，容易出现"夹惊""夹滞""夹痰"等兼夹证。本病若及时治疗，预后良好，若病情加重，表邪入里、邪毒内传，则可发展为咳嗽、肺炎喘嗽，甚至水肿、心悸等变证。现代所称普通感冒（伤风）、流行性感冒（时疫感冒）及其他上呼吸道感染而表现感冒特征者，皆可参照本节内容辨证论治。

感冒病名主症首见于宋·杨仁斋《仁斋直指方·诸风》："感冒风邪，发热头痛，咳嗽声重，涕唾黏稠。"《小儿药证直诀·脉证治法》治疗"伤风后发搐"用大青膏是治疗小儿感冒用大青的最早记载。《婴童百问·第五十二问》指出小儿"伤寒"与成人的不同之处在于兼惊、夹食。《幼科释谜·感冒》说："当其感冒，浅在肌肤，表之则散，发之则袪，病斯痊矣。"明确小儿感冒的治疗主法应当是发散解表。《幼幼集成·伤风证治》认为本病除主症在肺外，可兼脾证、肝证、心证、肾证，体现了病在肺而可涉及五脏的整体观点。

【病因病机】

感冒发生的内因责之为正气不足，外因以感受风邪为主，且常兼夹寒、热、暑、湿、燥及感受时行疫毒等致病。气候变化、调护失宜等常为发病诱因。小儿肌肤薄，藩篱疏，冷暖不知自调，易受外邪侵袭，发为感冒，如《幼科释谜·感冒》云："感冒之原，由卫气虚，元府不闭，腠理常疏，虚邪贼风，卫阳受摅。"

感冒的病位主要在肺卫。病机关键为卫表不和，肺气失宣。肺为华盖，其位最高，又为娇脏，不耐寒热，开窍于鼻，外邪自口鼻而入，则肺气失宣；肺合皮毛，司腠理开阖，外邪自皮毛而入，致卫表失司，腠理开阖失常。邪气客于肺卫，从而出现恶风、恶寒、发热、鼻塞流涕、喷嚏、咳嗽等感冒见证。

1. 感受风寒　风寒之邪，由皮毛而入，束于肌表，郁于腠理。寒主收引，致肌肤闭郁，卫阳不得宣发，导致恶寒、发热、无汗；寒邪束肺，肺气失宣，则致鼻塞、流涕、咳嗽；寒邪郁滞太阳经脉，经脉拘急收引，气血流行不畅，则致头痛、身痛、肢节酸痛等症。

2. 感受风热　风热之邪由口鼻而入，侵犯肺卫，袭于咽喉。肺气失宣，卫气不畅，则致发热较重、恶风、微有汗出；风热之邪上扰，清窍不利则头痛；热邪客肺，肺气失宣，则致鼻塞、流涕、喷嚏、咳嗽；咽喉为肺之门户，风热上乘咽喉，则致咽喉肿痛等症。小儿稚阴稚阳，患病易寒易热，感邪之后易于传变，即使是外感风寒，正邪相争，寒易化热，或表寒未解，里热已炽，形成寒热夹杂之证。

3. 感受暑湿　夏季暑湿之邪当令，腻滞重浊，束表困脾，而致暑邪感冒。暑邪外袭，卫表失宣，则致发热、无汗；暑邪郁遏，清阳不升，则致头晕头痛；湿邪遏于肌表，则身重困倦；湿邪困于中焦，阻碍气机，脾胃升降失司，则致胸闷、泛恶、食欲不振，甚至呕吐、泄泻。

4. 感受时邪　外感时行疫邪，犯于肺脾二经。疫毒性烈，易于传变，故起病急，病情重。邪犯肺卫，郁于肌表，则发热、恶寒、肌肉酸痛；毒热上炎，则目赤咽红；邪毒犯脾，升降失司，则见纳呆、恶心、呕吐、泄泻等症。

小儿肺脏娇嫩，感邪之后，失于宣肃，气机不利，津液不得敷布而内生痰液，痰壅气道，则出现咳嗽加剧、喉间痰鸣，发为感冒夹痰证；小儿脾常不足，感受外邪后，中焦气机运化不利，致乳食停滞，积于中焦，出现脘腹胀满、不思乳食，或伴呕吐、泄泻，发为感冒夹滞证；小儿神气怯弱，肝气未充，筋脉未盛，感邪之后，热扰心肝，易致心烦不宁、惊惕不安，甚至一时神昏、抽搐，发为感冒夹惊证。

此外，体禀不足、卫外功能不固之小儿，稍有不慎则感受外邪，久之肺脾气虚、营卫不和，或肺阴不足，更易反复感冒，是为虚证感冒。

感冒发热不退、咳嗽加重者，要注意病位由表入里的转化，尤其是风热感冒证，若不能及时清解，易于转化为咳嗽，甚至肺炎喘嗽。某些感冒患儿病邪由肺而影响及心、肾或其他脏腑经络，可以发生心悸、水肿、痹证等变证。

【临床诊断】

1. 病史　气候骤变，冷暖失调，或与感冒病人接触，有感受外邪病史。

2. 临床表现　发热，恶风寒，鼻塞流涕，喷嚏，咳嗽，头痛，身痛等。

3. 兼夹证　可兼咳嗽加剧，喉间痰鸣的夹痰证；脘腹胀满，不思饮食，呕吐酸腐，大便失调的夹滞证；睡卧不宁，惊惕抽风的夹惊证。

4. 实验室检查

（1）血常规　病毒感染者，白细胞总数正常或偏低；合并细菌感染者，白细胞总数及中性粒细胞增高。

（2）病原学检查　鼻咽部分泌物呼吸道病毒抗原、抗体检测或病毒分离，可作病毒学诊断。咽拭子培养可有病原菌生长；链球菌感染者，血中抗链球菌溶血素"O"（ASO）滴度增高。

【病证鉴别】

1. 疾病鉴别

（1）与疫病早期鉴别　多种疫病早期都有类似感冒的症状，如麻疹、奶麻、风疹、丹痧、水痘、手足口病等，可根据流行病学史、临床表现、实验室检查及其演变特点等加以鉴别。如出现发热、抽搐者，应注意与中枢神经系统感染性疾病鉴别。

（2）与急喉喑（急性感染性喉炎）鉴别　急喉喑初起仅表现为发热、微咳，当患儿哭叫时可闻声音嘶哑，病情较重时可闻及犬吠样咳嗽及吸气性喉鸣。

2. 证候鉴别　风寒、风热感冒的鉴别在于表证寒热轻重及咽部是否红赤；暑邪感冒必发于夏季；时疫感冒有明显流行特点。兼夹证分别兼有痰浊、食滞、惊风证候。虚证感冒则必有虚实夹杂的证候表现。风寒感冒一般为时较短，可较快痊愈，或者转化为风热证、表寒里热证。

【辨证论治】

1. 辨证要点　本病辨证，重在辨六淫或时行疫毒，以及表里、虚实。根据发病季节及流行特点，冬春两季多风寒、风热感冒；夏季多为暑邪感冒；病情重，发病急，发病呈流行性者多为时疫感冒。根据全身及局部症状，凡恶寒重，发热轻，无汗，流清涕，咽不红，舌淡，苔薄白，脉浮紧，指纹红为风寒之证；若发热重，恶风，有汗，鼻塞流浊涕，咽红，舌苔薄黄，脉浮数，指纹紫为风热之证。暑邪感冒发热较高，无汗或少汗，口渴心烦为暑热偏盛之证；若胸闷，泛恶，身重困倦，食少纳呆，舌苔腻为暑湿偏盛之证。时疫感冒起病急，发热，恶寒，无汗或少汗，烦躁不安，头痛，肢体酸痛，多为表证；若恶心，呕吐，腹胀，腹痛，大便稀溏，面红目赤，多为里证。若反复感冒，体质虚弱，汗多，畏寒，多为虚实夹杂证。

2. 治疗原则　本病治疗以疏风解表为基本原则。根据不同证型分别采用辛温解表、辛凉解表、清暑解表、清瘟解表等治法。兼证的治疗应在解表基础上，分别佐以化痰、消积、镇惊之法。治疗用药应注意需发汗方能解表退热，但发汗又不宜太过，防止耗液伤津，以微汗为佳。小儿感冒易于从寒化热，或热为寒闭，形成寒热夹杂证，单用辛凉药汗出不透，单用辛温药助热化火，故常以辛凉辛温药并用而各有侧重。体质虚弱者可采用扶正解表法，益气、养阴以助正气驱邪外泄。除内服汤药外，还常使用中成药、针灸、推拿、刮痧等方法治疗。

3. 证治分类

（1）主要证型

①风寒感冒

证候　恶寒，发热，无汗，头痛，身痛，鼻塞，流清涕，喷嚏，咳嗽，咯痰清稀，口不渴，咽痒，舌淡红，苔薄白，脉浮紧，指纹浮红。

辨证　本证由风寒外袭而致。以恶寒，无汗，鼻塞，流清涕，咽痒，脉浮紧或指纹浮红为特征。表寒重者恶寒无汗，咳声重浊，头痛，肢体酸痛。若患儿素蕴积热，复感风寒之邪，或外寒内热夹杂之证，则可见恶寒、头痛、身痛、流清涕、面赤唇红、口干渴、咽红、舌质红、苔薄黄等外寒里热之证。小儿感受风寒，邪盛正实者，正邪交争激烈，易于从阳化热，演变转化为热证。

治法　辛温解表散寒。

方药　荆防败毒散加减。常用药：荆芥、防风、羌活、紫苏叶、葱白解表散寒；桔梗宣肺利咽；甘草调和诸药。

恶寒无汗者，加桂枝、麻黄解表散寒；咳甚者，加白前、杏仁、前胡宣肺止咳；痰多者，加半夏、莱菔子、陈皮燥湿化痰；呕吐者，加生姜、陈皮降逆止呕；头痛明显者，加白芷、葛根散寒止痛；纳呆、舌苔白腻者，加藿香、草果化湿和胃。外寒里热证加黄芩、石膏清热泻火。

②风热感冒

证候　发热重，恶风，有汗或少汗，面红，头痛，鼻塞流浊涕，喷嚏，咳嗽，咳痰黏稠色黄，咽红或肿痛，口干渴，烦躁不宁或哭闹不安，小便色黄，舌质红，苔薄黄，脉浮数，指纹浮紫。

辨证 本证由感受风热外邪引起，也可由风寒感冒转化而来。以发热重，鼻塞流浊涕，咳嗽痰黏稠，咽红，舌质红，苔薄黄，脉浮数，指纹浮紫为特征。表热重者高热，咳嗽重，痰稠色黄，咽红肿痛。鼻塞流浊涕、咽红肿、舌红苔黄，为本证与风寒感冒的鉴别要点。

治法 辛凉解表清热。

方药 银翘散加减。常用药：金银花、连翘解表清热；薄荷、牛蒡子、桔梗、大青叶疏散风热，宣肺利咽；荆芥、淡豆豉辛温透表，助辛凉药散表达邪；芦根、竹叶清热生津除烦。

高热者，加栀子、贯众、黄芩清热解毒；咳甚痰黄者，加桑叶、前胡、浙贝母、黛蛤散清肺祛痰；咽红肿甚者，加蒲公英、玄参、板蓝根清热利咽；大便秘结者，加大黄、枳实通腑泻热。

③暑邪感冒

证候 发热，无汗或汗出不畅，面红，头晕，头痛，鼻塞，身重困倦，胸闷泛恶，口渴心烦，咽红肿痛，食欲不振，或有呕吐、泄泻，小便短赤，舌质红，苔黄腻，脉滑数，指纹紫滞。

辨证 本证发于夏季，由感受暑湿之邪而致。以发热，头痛，身重困倦，食欲不振，舌质红，苔黄腻为特征。偏热重者高热，头晕，头痛，口渴心烦，小便短黄；偏湿重者身热不扬，有汗或汗出不解，身重困倦，胸闷泛恶，食欲不振，或呕吐、泄泻。

治法 清暑解表化湿。

方药 新加香薷饮加减。常用药：香薷发汗解表化湿；金银花、连翘清热解暑；厚朴行气化湿；白豆蔻、扁豆花健脾和中，化湿解暑。

偏热重者，加黄连、淡豆豉、栀子清热泻火除烦；偏湿重者，加佩兰、藿香祛暑化湿；呕吐者，加竹茹、半夏降逆止呕；泄泻者，加黄芩、葛根、苍术清热燥湿；身重困倦者，加荷叶、西瓜翠衣祛暑利湿。

④时疫感冒

证候 起病急骤，全身症状重，高热，恶寒，无汗或汗出热不解，头痛，心烦，面红目赤，咽红肿痛，肌肉酸痛，腹痛，或有恶心、呕吐、大便稀薄，舌质红或红绛，舌苔黄腻或黄燥，脉洪数，指纹紫滞。

辨证 本证以感受时疫邪毒而发病，一方受之，症状相似。以起病急骤，全身症状重，发热恶寒，无汗或汗出热不解，目赤咽红，全身肌肉酸痛，舌红苔黄为特征。表证重者高热，无汗或汗出热不解，头痛，肌肉酸痛；里证重者目赤，腹痛，或恶心、呕吐、大便稀溏。

治法 解表清热解毒。

方药 银翘散合普济消毒饮加减。常用药：金银花、连翘清热解毒；荆芥、羌活解表祛邪；栀子、黄芩清肺泻热；薄荷、僵蚕辛凉疏散风热；板蓝根、桔梗、牛蒡子宣肺利咽；柴胡疏散风热，寓"火郁发之"之意。

高热者，加石膏、贯众泄热；恶心呕吐者，加竹茹、黄连降逆止呕；肌肉酸痛者，加白芷、葛根解肌清热；泄泻者，加葛根、黄连清热燥湿。如症见高热恶寒，脘痞恶心、头痛纳呆，苔如积粉，为时邪夹秽浊疫气，侵于募原，治宜透达募原，辟秽化浊，方选达原饮加味。

⑤虚证感冒

证候 肺卫不固者可见面色少华，自汗出，恶风怕冷，鼻塞流涕，发热不甚，反复感邪，舌质淡，舌苔薄白，脉缓弱，指纹淡。营卫不和者可见平素汗多，面色㿠白，肌肉松弛，肢凉畏寒，舌质淡红，苔薄白，脉无力，指纹淡。肺阴不足者可见面色潮红，形体消瘦，潮热盗汗，口渴咽干，手足心热，舌红少津，苔少或花剥，脉细，指纹淡红。

辨证　本证以反复感冒，缠绵难愈为特征，主要见于体弱之小儿。其肺气亏虚、卫表不固证以常自汗出、易冒风邪为特点；卫阳不足、营阴失守证以汗多不温、肢凉畏寒为特点；肺阴不足、内生虚热证以潮热盗汗、舌红少津为特点。

治法　肺卫不固者益气固表；营卫不和者调和营卫；肺阴不足者滋阴润肺。

方药　肺卫不固者，玉屏风散加味。常用药：黄芪温阳益气；白术健脾益气；防风解表祛风；紫苏叶疏风解表。鼻塞流涕者加川芎、辛夷；汗出较甚者加牡蛎、龙骨、糯稻根固表止汗；气虚明显者加党参、茯苓健脾益气；食欲不振者加陈皮、焦山楂运脾开胃。

营卫不和者，黄芪桂枝五物汤加味。常用药：黄芪、桂枝、白芍、炙甘草、生姜、大枣补肺温卫和营。低热者加白薇、银柴胡清其虚热；出汗过多加浮小麦、麻黄根固表止汗。

肺阴不足者，百合固金汤加减。常用药：百合、麦冬、玄参、生地黄、白芍、五味子、桔梗、甘草润肺养阴清热。咽干干咳加天花粉、川贝母润肺止咳；潮热盗汗加地骨皮、五味子清热敛阴；寐少便干加酸枣仁、柏子仁安神润肠。

（2）兼夹证型

①夹痰

证候　感冒兼见咳嗽较剧，咳声重浊，喉中痰鸣，舌苔滑腻，脉浮数而滑，指纹浮紫。

辨证　本证以咳嗽加剧，痰多，喉间痰鸣为特征。属风寒夹痰者痰白清稀或泡沫痰，恶寒，无汗，或有发热，头痛，舌淡红，苔薄白，脉浮紧，指纹浮红；属风热夹痰者痰稠色白或色黄，发热，恶风，微汗出，口渴，舌质红，苔薄黄，脉浮数，指纹浮紫。

治法　辛温解表，宣肺化痰；辛凉解表，清肺化痰。

方药　在疏风解表的基础上，风寒夹痰证加用二陈汤、三拗汤，常加用炙麻黄、杏仁、半夏、陈皮等宣肺化痰；风热夹痰证加用桑菊饮加减，常加用桑叶、菊花疏风清热，黛蛤散、浙贝母、瓜蒌皮清肺化痰。

②夹滞

证候　感冒兼见脘腹胀满，不思饮食，恶心呕吐酸腐，口气臭秽，大便酸臭，或腹痛泄泻，或大便秘结，小便短黄，舌苔厚腻，脉滑，指纹紫滞。

辨证　本证以脘腹胀满，不思饮食，大便秘结，小便短黄，舌苔厚腻，脉滑为特征。食滞中焦则脘腹胀满，不思饮食，呕吐或泄泻；食积化腐，浊气上升则口气秽浊，大便酸臭。

治法　疏风解表，消食导滞。

方药　在疏风解表基础上，加用保和丸加减。常用药：焦山楂、鸡内金、麦芽、焦六神曲消食化积；莱菔子、枳壳、槟榔导滞消积。若大便秘结，小便短黄，加大黄、枳实通腑泄热，表里双解。

③夹惊

证候　感冒兼见惊惕，惊叫，哭闹不安、睡卧不宁，甚则骤然抽搐，舌质红，苔薄白或薄黄，脉浮弦，指纹紫滞。

辨证　本证以惊惕哭闹，睡卧不宁，甚至抽搐为特征。心肝热重者舌质红、脉弦数。

治法　解表清热，镇惊息风。

方药　在疏风解表基础上，加用镇惊丸加减。常用药：钩藤、蝉蜕、僵蚕清热息风；煅龙骨、煅牡蛎、珍珠母镇惊安神。另服小儿回春丹或羚珠散。

【其他疗法】

1. 中药成药

（1）午时茶颗粒　每袋6g。每服＜3岁3g，1日1～2次；≥3岁3g，1日2次。用于风寒感冒夹滞证。

（2）小儿感冒舒颗粒　每袋6g。每服1～3岁3g，1日4次；4～7岁6g，1日3次；8～14岁6g，1日4次。用于风热感冒证。

（3）小儿柴桂退热颗粒　每袋4g。每服＜1岁2g、1～3岁4g、4～6岁6g、7～14岁8g，1日4次。用于风热感冒证。

（4）小儿豉翘清热颗粒　每袋2g。每服6个月～1岁1～2g、1～3岁2～3g、4～6岁3～4g、7～9岁4～5g、＞10岁6g，1日3次。用于风热感冒证、风热夹滞证。

（5）藿香正气口服液　每支10mL。每服＜3岁5mL、≥3岁10mL，1日2次。用于暑邪感冒证。

（6）清开灵颗粒　每袋3g。每服＜1岁1.5g、1～3岁3g、3～6岁4.5g、6～13岁6g，1日2～3次。用于时疫感冒证、感冒夹惊证。

（7）羚珠散　每支0.6g。每服6月～1岁0.3g，8小时1次；1～3岁0.6g，12小时1次；＞3岁0.6g，8小时1次。连服2天。用于有感冒夹惊史者，感冒发热初起即服。

2. 药浴疗法

（1）羌活30g，独活30g，防风30g，紫苏叶30g，白芷30g，葱白30g，淡豆豉30g，桂枝20g，细辛15g。煎水3000mL。候温沐浴，1日1～2次。用于风寒感冒证。

（2）金银花30g，连翘30g，柴胡30g，桑叶30g，大青叶30g，蝉蜕30g，栀子30g，薄荷20g，鸡苏散50g，石膏50g，板蓝根50g。煎水3000mL。候温沐浴，1日1～2次。用于风热感冒证。

（3）香薷30g，柴胡30g，厚朴30g，扁豆花30g，防风30g，金银花50g，连翘50g，淡豆豉50g，鸡苏散50g，石膏50g，板蓝根50g。煎水3000mL。候温沐浴。1日1～2次。用于暑邪感冒证。

3. 灌肠疗法　主要用于风热感冒，尤其是小儿汤剂难以服入时。常用药：柴胡、大黄、薄荷、荆芥、防风、金银花、连翘、石膏、黄柏、黄芩等。外寒里热证可加桂枝、细辛；夹湿证可加藿香、佩兰、苍术；夹滞证可加枳实；夹惊证可加钩藤、蝉蜕。药物按小儿口服量，加水浓煎至所需量（30～100mL/次），做保留灌肠，保留20～30分钟。1日1～2次。

4. 针灸疗法

（1）针法　风池、合谷、大椎、风门、肺俞，中等刺激，不留针，用于风寒感冒证。大椎、曲池、鱼际、外关、少商，中等刺激，不留针，用于风热感冒证。人中、合谷、太冲、大椎，强刺激，留针，用于风热夹惊证。头痛加太阳，咽喉痛加少商。均1日1次。

（2）灸法　取大椎、风门、肺俞。用艾炷1～2壮，依次灸治，每穴5～10分钟，以表面皮肤温热为宜，1日1～2次。用于风寒感冒证。

【预防调护】

1. 预防

（1）注意体格锻炼，多做户外活动，增强体质。

（2）注意随气候变化增减衣服，尤其气温骤变时。勿长期衣被过暖。

（3）冬春感冒流行时，少去公共场所，避免感染。

2. 护理

（1）患病期间多饮开水，给予易消化食物。

（2）高热患儿及时降温。做好口腔护理。

（3）注意观察病情变化，及时处理。

【临证备要】

1. 辨清病邪性质用药　感冒治疗，总需疏风解表，但应遵寒者热之、热者寒之的法则，分别采用辛温、辛凉之品为主。风寒之证误用辛凉，汗不易出，病邪难以外达，反致不能速解，甚或发生变证；风热之证误用辛温，则有助热燥液动血之弊，或引起传变。但使用辛凉解表剂时常少量配用辛温之品，以借其温散之力助开泄腠理而发汗解表。除虚体感冒兼扶正补虚外，一般均忌用滋补、收敛之品，以免留邪。

2. 辨证用药既病防变　感冒轻证，或初起偏寒偏热俱不明显，仅稍有恶风、微热、鼻塞者，可予辛平轻剂，疏风解表，药用桑叶、菊花、薄荷、防风、荆芥等微辛轻清透邪。咽痒咳嗽者，酌配前胡、桔梗、牛蒡子、蝉蜕、甘草等清宣肺气。若风寒外感，表尚未解，内郁化热，或肺有蕴热、复感风寒之证，可取温清并施，辛温与辛凉合用之法，解表清里，宣肺清热，并需根据寒热的主次及其演变，适当配伍，如麻黄杏仁甘草石膏汤、大青龙汤即属此类方剂。此外，病程之长短与感邪的轻重和正气强弱有关。风寒易随汗解；风热得汗，未必即愈，须热清方解；暑湿感冒较为缠绵，清暑需兼化湿；体虚感冒常病程迁延或易于复感，祛邪莫忘扶正。

一般而言，感冒属轻浅之疾，只要能及时而恰当地治疗，可以很快痊愈。但婴幼、体弱之小儿及时疫感冒重症患者，必须加以重视，防止发生传变，或合并其他疾病。既往有感冒夹惊病史者，再有感冒发热时，要及早使用解热镇惊药物，有预防惊风发生的作用。感冒发展为咳嗽、肺炎喘嗽，或者引发心悸、水肿、痹证等变证时，要按照这些疾病处理。

3. 恰当选用其他疗法　感冒治疗一般以使用汤剂见效较快，但也常使用各种其他疗法。病情较轻者可以只用中成药治疗；高热者配用药浴法可增强疗效，必要时可加用解热镇痛西药；有感冒夹惊史者宜在发热开始早加解热镇惊中成药，正在惊厥发作时应使用针刺疗法、西药治疗及时控制发作；服药困难者可改用灌肠疗法；针灸疗法、推拿疗法均可配合使用。需要注意的是，采用各种中医其他疗法，都必须遵照辨证施治的原则，以及年龄、病情、依从性等情况，并注意不要同时使用过多治疗措施，避免过汗耗气伤津。

第二节　鼻　鼽

鼻鼽是指以反复发作性的鼻塞、鼻痒、喷嚏、流清涕等为主要特征的鼻部疾病。本病为儿科常见病之一，可常年发病，也可呈季节性发作，以春季、秋季等气候多变时易于发病，年幼儿童发病率高于年长儿童，城镇儿童比农村儿童更易罹患。西医学疾病中的变应性鼻炎、血管运动性鼻炎、嗜酸性粒细胞增多性非变应性鼻炎等可参考本病辨证施治。

鼻鼽尚有鼽嚏、鼽鼻、鼽水等别称。最早记载见于《礼记·月令》："季秋行夏令……民多鼽嚏。"《素问·脉解篇》提出"鼻鼽"名称："所谓客孙脉，则头痛、鼻鼽、腹肿者，阳明并于上，上者则其孙络太阴也，故头痛、鼻鼽、腹肿也。"《素问玄机原病式·六气为病》说："鼽者，鼻出清涕也……嚏，鼻中因痒而气喷作于声也。"明确了本病主症。古人论本病病因以寒证居多，如《景岳全书·鼻证》认为感受风寒："凡由风寒而鼻塞者，以寒闭腠理，则经络壅塞而多鼽嚏。"《辨证录·卷三》所言肺气虚寒："人有鼻流清涕，经年不愈，是肺气虚寒。"也有论及肺热，如《素问玄机原病式·六气为病》曰："鼽者……肺热甚则出涕。"或者脾虚、肾虚，如《素问·宣明五气篇》："肾为欠为嚏。"并提出了辛散宣窍、温阳散寒、清宣利窍的多种治法方药，至今为临床应用。

【病因病机】

本病病因既有外因，也有内因。内因与特禀体质及肺、脾、肾三脏功能不足相关；外因责之于感受外邪，尤以风邪为主。其病变脏腑主要在肺，涉及脾、肾。病机关键为肺气不宣，鼻窍失利。肺开窍于鼻，在液为涕，小儿肺常不足，或脾失所养，或阳失温煦，或先天禀赋不足，均易导致卫表不固，若复受外邪侵袭，肺气失于宣发，鼻窍为之不利则发病。部分患儿亦可由肺经郁热或风寒化热，鼻窍不利而发病。

1.肺气虚寒 小儿肺常不足，若先天不足、后天失养，导致肺气虚弱，卫阳不固，腠理疏松，风寒外邪乘虚而入，犯及鼻窍，邪正相搏，肺气不得通调，津液停聚，鼻窍壅塞，可致反复喷嚏、鼻塞、鼻痒、流清涕。

2.脾气虚弱 小儿脾常不足，若喂养不当，或久病伤脾，脾胃虚弱，运化无权，失升清降浊之职，肺失所养，复为外邪侵袭，乃至鼻塞、喷嚏、流清涕等反复发作。

3.肾阳不足 小儿肾常虚，若小儿先天禀赋不足，肾阳亏虚，蒸腾气化无权，则温煦卫外之功不足，易为外邪所乘；子病及母，肺肾同病，虚寒内生，肺气不利，鼻窍失养，可导致反复发作性的鼻塞、喷嚏、流清涕等。

4.肺经郁热 若因热病肺经素有蕴热，或加外感风热、风寒化热，邪热郁于肺经，鼻窍不利，灼液为涕，亦可发为鼻鼽，见鼻塞、鼻痒、喷嚏、流黄脓涕等症。

【临床诊断】

1.病史 具有反复发作的病史。部分患儿有湿疹、哮喘等过敏性疾病史或家族史。

2.临床表现 反复发作性的鼻痒、阵发性喷嚏、清水样涕、鼻塞为主要临床表现，可伴有眼痒、咽痒等症状，病程较长、反复发作。

发作期常见鼻黏膜苍白、灰白或浅蓝色，水肿，少数鼻黏膜充血，鼻甲肿胀，鼻腔水样分泌物，在间歇期以上特征不明显；部分患儿可见变应性黑眼圈、变应性敬礼动作。

3.合并症 可合并过敏性结膜炎、哮喘等疾病。

4.实验室检查

（1）血常规 白细胞总数正常，嗜酸性粒细胞可增高。

（2）过敏原皮肤点刺试验、血清总IgE检测、血清特异性IgE检测等有助于诊断。

NOTE

【病证鉴别】

1.疾病鉴别

（1）与伤风鼻塞鉴别　伤风鼻塞指因感受风邪所致以鼻塞、流涕、打喷嚏为主要特征的外感疾病，常伴有发热、恶寒、头痛、咳嗽等全身症状，急性起病，病程较短，一般数日可愈，发病前多有着凉或疲劳史。而鼻鼽主要为鼻部症状，少有周身症状，具有发作突然，反复发作，病程较长的特点。

（2）与鼻渊鉴别　鼻渊是指鼻流浊涕，如泉下渗，量多不止为主要特征的鼻病，常伴头痛、鼻塞、嗅觉减退，鼻窦区疼痛等症状。鼻鼽以反复发作性的鼻塞、鼻痒、喷嚏、流清涕等为主要特征，多伴有个人过敏史或家族史。

2.证候鉴别　鼻鼽临床具有反复发作，病程较长的特点，多因特禀体质、脏腑虚弱、外邪侵袭所致，或为肺经郁热，上犯鼻窍而发。临证重在辨肺、脾、肾三脏，而以肺为主。若为肺气虚寒证多伴有面色苍白，畏风怕冷，自汗，易于感冒等症；脾气虚弱多伴有形体消瘦，面色萎黄、少华，食少纳差，腹胀便溏，倦怠乏力，少气懒言等症；肾阳不足证多伴有面色苍白，形寒肢冷，腰膝酸软，小便清长，或遗尿等症；若为肺经郁热则伴见鼻流浊涕，面红唇赤，皮肤蒸热，烦躁口渴，或咳嗽等症。

【辨证论治】

1.辨证要点　本病以脏腑辨证为主，重在辨别寒热虚实。虚证多起病缓，病程长，反复发作，并以肺脾气虚、阳气亏虚为主，临症见鼻塞、喷嚏、流清水涕，鼻腔黏膜淡红或苍白，同时伴有肺气虚寒、脾气虚弱、肾阳不足见证。实证则多起病较急，亦可反复发作，其起于外感风寒引发之初者，原有本病病史，着凉后鼻塞、鼻痒、清涕横流、喷嚏连作；或见于肺经郁热者，症见鼻腔黏膜偏红、鼻甲肿胀外，伴有鼻流黄浊涕、面红唇赤、烦躁口渴等里实热证。

2.治疗原则　本病治疗，以扶正培本，宣通肺窍为主。虚证以扶正补虚为主，兼以祛风利窍，若肺气虚寒者以补肺固表、祛风散寒为主；若脾气虚弱者以健脾益气、升清化湿为主；若肾阳虚弱者以温补肾阳、通利鼻窍为主。实证当以祛邪为主，初起外感风寒者疏风通窍、温肺散寒；肺经郁热者清宣肺气、通利鼻窍。若虚实夹杂、寒热并存者，当予兼顾。本病为慢性反复发作性疾病，应注意坚持较长疗程，随证施治。

3.证治分类

（1）肺气虚寒

证候　鼻痒，喷嚏频频突发，流清涕，鼻塞，嗅觉减退，平素畏风怕冷，自汗，咳嗽痰稀，气短，面色苍白，或见咳嗽痰稀，鼻黏膜淡红或苍白，下鼻甲肿大，鼻道水样分泌物，舌质淡，苔薄白，脉虚弱。

辨证　本证以鼻痒，喷嚏频发，流清涕，或鼻腔分泌物清稀，鼻黏膜淡红或苍白，伴面色苍白、畏风怕冷、自汗出、易感冒、舌质淡、苔薄白、脉虚弱为特点。

治法　温肺散寒，益气固表。

方药　温肺止流丹加减。常用药：党参、黄芪、五味子补肺敛气；荆芥、细辛、苍耳子、辛夷疏风散寒，宣通鼻窍；桔梗开宣肺气，兼载药上行。

冒受风寒起病加麻黄、防风疏风散寒；畏风怕冷加桂枝、干姜温经散寒；鼻痒甚加蝉蜕、蒺藜祛风通络；流清涕多加藿香、苍术、白芷辛温燥湿；多汗加煅龙骨、煅牡蛎收敛止汗。

（2）脾气虚弱

证候　鼻痒，喷嚏频频突发，流清涕，鼻塞，嗅觉减退，面色萎黄，食少纳呆，消瘦，腹胀，大便溏薄，四肢倦怠乏力，鼻黏膜淡红或苍白，下鼻甲肿大，鼻道水样分泌物，舌质淡，舌体胖，苔薄白，脉弱。

辨证　本证以反复发作鼻痒、喷嚏频发、流清涕、鼻黏膜淡红或苍白，伴面色萎黄、倦怠乏力、纳呆便溏、舌质淡、舌体胖、苔薄白为特点。

治法　益气健脾，升阳通窍。

方药　补中益气汤加减。常用药：党参、炙黄芪、白术、炙甘草健脾益气；升麻、柴胡升举清阳；陈皮、当归理气和营。

喷嚏，清涕如水、量多加辛夷、苍耳子、苍术通利鼻窍、消风化湿；纳呆、大便溏薄加藿香、干姜、白芷温中燥湿；脘腹胀满加砂仁、木香理气除胀；食欲不振加焦山楂、焦六神曲、炒麦芽健脾消食。

（3）肾阳不足

证候　鼻痒，喷嚏频频突发，流清涕，鼻塞，嗅觉减退，面色苍白，形寒肢冷，腰膝酸软，神疲倦怠，小便清长，鼻黏膜苍白，鼻道水样分泌物，舌质淡，苔薄白，脉沉细。

辨证　本证多见于病程较长的患儿，部分小儿可有早产等先天不足病史。以鼻痒，喷嚏频发、流清涕、鼻黏膜苍白，伴面色苍白、形寒肢冷、小便清长、舌质淡、苔薄白为特征。

治法　温补肾阳，通利鼻窍。

方药　真武汤加减。常用药：制附子、细辛、生姜温肾助阳，以化气蠲饮；炒白术、茯苓健脾利湿；白芍酸敛止嚏。

小便清长或遗尿加益智仁、乌药温肾缩尿；清涕长流加桂枝、苍术温阳除湿；鼻痒多嚏加炙麻黄、五味子消风滋肾；畏风、易外感加炙黄芪、防风补肺固表。

（4）肺经伏热

证候　鼻痒，喷嚏频频突发，流清涕或黄浊涕，鼻塞，嗅觉减退，可伴有面红唇赤，口渴烦热，咳嗽，咽红、咽痒，或见鼻衄，鼻黏膜偏红，鼻甲肿胀，鼻腔干燥，舌质红，舌苔黄，脉数。

辨证　本证以鼻痒，喷嚏频发，鼻流清涕或黄浊涕，鼻黏膜偏红、鼻甲肿胀、鼻腔干燥，伴面红唇赤、口渴烦热、咽痒，或见鼻衄，舌质红、舌苔黄、脉数为特征。

治法　清宣肺气，通利鼻窍。

方药　辛夷清肺饮加减。常用药：石膏、知母、黄芩、栀子清泻肺经伏热；辛夷、苍耳子开宣肺气，通利鼻窍；麦门冬、百合养阴润肺。

咽红肿痛加金银花、连翘清热解毒；鼻流浊涕加薄荷、鱼脑石、龙胆疏风清热；咳嗽有痰加桑白皮、前胡、桔梗清肺化痰止咳。

【其他疗法】

1. 中药成药

（1）辛芩颗粒　每袋5g。每服1～3岁2.5g、>3岁5g，1日2～3次。用于肺气虚寒证。

（2）玉屏风颗粒　每袋5g。每服1～3岁1/3袋、3⁺～7岁1/2袋、>7岁1袋，1日3次。用于肺脾气虚证。

（3）鼻渊通窍颗粒　每袋15g。每服＜10岁半袋、≥10岁1袋，1日3次。用于肺经伏热证。

2. 针灸疗法　选迎香、印堂、风池等为主穴，以足三里、肺俞、三阴交等为配穴。每次主穴、配穴各选1～2穴。针刺，用补法，留针20分钟，1日1次。肺气虚寒证可加灸。

3. 穴位敷贴　选用白芥子、细辛、辛夷、甘遂、冰片等药物研粉。生姜汁调成膏状，敷贴于大椎、迎香、肺俞等穴位。

【预防调护】

1. 预防

（1）提倡患儿积极锻炼身体，增强体质。

（2）平时注意保暖，避免感受风邪。

（3）在寒冷、扬花季节出门戴口罩，减少和避免各种花粉、粉尘的刺激。

（4）注意室内卫生，经常除尘去霉，勤晒被褥，避免接触或进食易引起机体过敏之发物，忌辛辣刺激食物。

（5）积极寻找诱发因素，尽量避免。

2. 调护

（1）积极防治邻近器官的病变，如慢性鼻窦炎、慢性扁桃体炎、慢性咽炎等。

（2）掌握正确的擤鼻方法。有鼻涕时不可强行擤鼻，以免邪毒入里窜耳，引起鼻窦炎、中耳炎等。

【临证备要】

1. 病机正虚为本，治重扶正消风　小儿脏腑娇嫩，形气未充，肺常不足，卫外不固则外邪易于入侵，外邪犯肺，肺失宣肃，清窍失养，反复发作则罹患本病，若缠绵不愈，日久则由肺累及脾肾。本病病程较长，常年或季节性屡发，临证以虚证、寒证为主，而风束肺窍则贯穿于本病始终，故治疗以扶正补虚为主，或益肺、或健脾、或温肾，但均当辅以宣通肺窍、消风御风，或兼顾散寒、化湿、清热等法。在本病早期重在补肺固表、消散外风、平息伏风；后期则以温补肺脾肾、扶正御风为主，俾使其正气存内，特禀体质改善，则鼻鼽可以获得缓解。

2. 对策防治并重，慎防诱发因素　本病易于反复发作，病程较长，故预防发病尤为重要。本病的间歇期在调理个体肺脾肾不足的同时，需因时、因地制宜制订预防方案，尤其寒冷或季节交替之际，当慎避虚邪贼风，特别是冷空气、花粉的刺激。同时，居住环境应清洁卫生，尽量避免接触过敏原，均为预防要点。

第三节　乳　蛾

乳蛾是指咽部喉核（腭扁桃体）肿大或伴红肿疼痛甚至溃烂化脓为主症的肺系疾病。因喉核肿大，状如乳头或蚕蛾，故名乳蛾，又称喉蛾。该病在春、秋两季及气温变化时容易发生。可发生在任何年龄，多见于学龄前期和学龄期儿童。乳蛾有急性慢性之分，急性乳蛾溃烂化脓者，名烂乳蛾。急性反复发作迁延，可致慢性乳蛾。乳蛾可导致齉核、鼻渊、颈痈等并发症，偶因未及时或未彻底治愈亦可导致水肿、心悸、痹证等病证；长期反复不愈可致反复呼吸道感染。本病一般预后良好。

中医古代文献中有关于乳蛾病名、病因及症状的明确记载。《小儿卫生总微论方·咽喉总论》指出："小儿咽喉生病者，由风毒湿热搏于气血，随其经络虚处所著，则生其病，若发于咽喉者，或为喉痹、或为缠喉风、或为乳蛾。"《疡科心得集·辨喉蛾喉痈论》说："夫风温客热首先犯肺，化火循经上逆入络，结聚咽喉，肿如蚕蛾，故名喉蛾。"《咽喉脉证通论·乳蛾》曰："或一年一发，或半年一发，或一二月数发，根留于中，不能尽去，一时难愈。"描述了本病频发和反复的特点。本病相当于西医学的急、慢性扁桃体炎。

【病因病机】

小儿乳蛾的病因主要与感受风热邪毒有关，或素体肺胃热毒炽盛，复感外邪所致。咽喉为肺胃之门户，外邪入侵，咽喉首当其冲而受邪。本病病位在肺胃，病机为热毒壅结咽喉。初起以实证为主；病久邪热伤阴耗气，多为虚证；反复发作者，余邪滞留，气机不畅，致血瘀痰凝，热痰瘀互结乳蛾，出现虚实夹杂证候。

1. **风热搏结** 风热邪毒从口鼻而入，咽喉首当其冲。热毒搏结于咽喉，气血壅滞，脉络受阻，肌膜受灼，乳蛾红肿疼痛。

2. **热毒炽盛** 邪热入里，或素体肺胃热盛，或平素嗜食辛辣煎炸肥甘之品，致食滞胃肠，积而化热，复感外邪，循经上攻，搏结喉核，热毒炽盛，乳蛾肿大，血败肉腐成脓。如《灵枢·痈疽》所言："大热不止，热胜则肉腐，肉腐则为脓。"

3. **肺胃阴虚** 小儿稚阴未长，热病伤阴，或素体阴虚，均可致肺胃阴虚，虚火上炎，灼结乳蛾，则乳蛾肿大，日久不消。

4. **邪毒留伏** 急乳蛾反复发作，或失治误治，致热毒结于乳蛾，未能廓清，气机不畅，痰浊内生，积久必瘀，热痰瘀互结乳蛾，致乳蛾肥大甚至肿硬，梗阻于咽喉，形成慢乳蛾。邪毒久羁，则耗气伤阴。

【临床诊断】

1. **病史** 常有外感病史、饮食不当，或咽痛反复发作史。

2. **临床表现** 乳蛾肿大，或伴色红、咽痛、脓腐，甚者吞咽困难，或咽干、咽痒不适、咽部有异物感。急乳蛾多伴发热，慢乳蛾色淡红或紫暗、质硬。

咽部检查可见黏膜呈弥漫性充血，以扁桃体及两侧腭弓最为严重，腭扁桃体肿大，扁桃体表面可见黄白色脓点，或在隐窝口处有黄白色或灰白色豆渣样渗出物。反复发作者，扁桃体表面不平、有陷窝，有瘢痕及表面角化物。

3. **并发症** 少数患儿可并发水肿（急性肾小球肾炎）、痹证（风湿热）、心悸（心肌炎）。

4. **实验室检查**

（1）血常规 白细胞总数及中性粒细胞增高，C反应蛋白增高者，提示细菌感染；白细胞总数及中性粒细胞不高，C反应蛋白不高，提示病毒感染。

（2）咽拭子 可做病原学检测。

【病证鉴别】

1. **疾病鉴别** 与传染性单核细胞增多症鉴别：传染性单核细胞增多症也有发热、咽峡炎、扁桃体肿大等症状，但其颈部淋巴结肿大更为明显，全身浅表淋巴结均可累及，常伴肝脾肿大，血常规提示白细胞总数增高，以淋巴细胞及单核细胞增加明显，异型淋巴细胞超过10%，EB病毒抗体检查呈阳性。

2. 证候鉴别　乳蛾有急性和慢性之分，急性乳蛾有轻症和重症，风热搏结证属于轻症，多为发病初期，症见发热，咽喉疼痛，乳蛾赤肿，但尚未化脓，可伴有风热表证。而热毒炽盛为本病极期，热势高，甚至壮热不退，乳蛾赤肿明显，常致溃烂化脓，吞咽困难，伴里热证表现。而肺胃阴虚证多见于慢乳蛾，表现为乳蛾肿大，色暗红，咽干喉燥，咽部异物感，日久不愈，舌质红，苔少。

【辨证论治】

1. 辨证要点　本病辨证，以八纲及脏腑辨证为纲。主要辨病情的轻重、病邪的性质。若起病之初，乳蛾赤肿不甚，无溃烂化脓，发热不甚，全身症状不明显，病势较轻，有表证者为风热搏结；若起病急骤，壮热不退，乳蛾赤肿甚，有溃烂化脓，全身症状较重，舌红苔黄，脉数有力，多为热毒炽盛；病程较长，或反复发作，乳蛾赤肿不甚，咽干咽痒，舌红少苔，脉细，为肺胃阴虚；若咽红，乳蛾色红肥大，甚至肿硬，舌质红绛，苔腻，为热痰瘀互结于咽喉；若咽部不痛，喉有物阻，乳蛾肥大而不红，神倦乏力，食少便溏，舌质暗淡夹瘀斑，为气虚血瘀。

2. 治疗原则　以清热解毒，利咽消肿为基本治则。急性期风热搏结者，治以疏风清热，利咽消肿；热毒炽盛者，治以清热泻火解毒；肠腑燥结者，则宜通腑泻火；乳蛾肉腐成脓者，治以泻火解毒合并凉血消痈排脓；慢性期治以养阴或益气，佐以凉血散瘀、软坚散结。本病在内服药物治疗的同时，可配合局部外喷药物等治疗。

3. 证治分类

（1）风热搏结

证候　咽喉疼痛，咽痒不适有异物感，吞咽不利，乳蛾赤肿，尚未化脓，发热，微恶寒，可伴鼻塞流涕，头痛身痛，舌质红，苔薄白或黄，脉浮数，指纹浮紫。

辨证　以乳蛾赤肿疼痛，咽痒不适，吞咽不利为主，伴见发热、恶寒、鼻塞等风热表证。

治法　疏风清热，解毒利咽。

方药　银翘马勃散加减。常用药：金银花、连翘疏风清热利咽；马勃、射干、牛蒡子清热解毒，利咽消肿；大青叶清热凉血；薄荷、蝉蜕、芦根宣透郁热利咽。

乳蛾赤肿甚者加山豆根、板蓝根、赤芍利咽消肿；发热甚者加石膏、黄芩清肺解热；声音嘶哑加青果、木蝴蝶消肿生津；咳甚痰多加桔梗、瓜蒌、浙贝母止咳化痰。

（2）热毒炽盛

证候　乳蛾赤肿明显，甚至溃烂化脓，吞咽困难，壮热不退，口干口臭，大便干燥，小便黄少，舌质红，苔黄厚，脉数，指纹紫。

辨证　乳蛾赤肿明显，可见脓点，伴见里热证如壮热不退、口干口臭、大便干燥、小便黄少为辨证要点。

治法　清热解毒，消痈排脓。

方药　牛蒡甘桔汤加减。常用药：牛蒡子、射干、桔梗清热解毒、利咽止痛；蒲公英、败酱草、连翘、皂角刺清热解毒，消痈排脓；黄芩、黄连清泄肺胃。

壮热烦渴加石膏、知母清气解热；大便干燥加虎杖、大黄通腑泄热；溃烂化脓明显者加白芷、金银花、败酱草解毒消痈；颈部瘰核肿大加夏枯草、浙贝母化痰散结；口渴声嘶加天花粉、芦根利咽生津；乳蛾和舌质暗红者，加赤芍、牡丹皮凉血化瘀。

（3）肺胃阴虚

证候 乳蛾肿大、色暗红，咽干喉燥，日久不愈，干咳少痰，大便干燥，小便黄少，舌质红，舌苔少，脉细数，指纹青紫。

辨证 症见乳蛾肿大，其色暗红。肺胃阴不足则咽喉干燥或咽痒不适，干咳少痰，大便干燥；另有气虚者可见乳蛾淡白，多汗，易罹外感，舌质淡，苔薄白。

治法 养阴清肺，利咽散结。

方药 养阴清肺汤加减。常用药：生地黄、玄参滋阴清热，凉血消肿；麦冬、石斛养阴清肺；牡丹皮、白芍清热凉血；川贝母、僵蚕清热化痰散结；薄荷辛凉透热，清热利咽；生甘草清热，解毒利咽。

乳蛾肿大甚者加夏枯草、昆布、蒲公英消肿散结；乳蛾肿硬者加丹参、莪术活血消肿；干咳者加桑白皮、沙参、百合润肺止咳；声音嘶哑加青果、蝉蜕利咽生津；低热不退加青蒿、地骨皮清退虚热。

如见乳蛾淡白、倦怠乏力、纳差、多汗易感、舌质淡、舌苔薄白、脉细数等，为肺脾气虚证。治以补肺固表，健脾益气，用玉屏风散合异功散加减。常用药：黄芪、白术、防风、党参、茯苓、黄精、煅牡蛎、僵蚕、陈皮、焦六神曲等。

【其他疗法】

1. 中药成药

（1）儿童清咽解热口服液 每支 10mL。1～3 岁 5mL、4～7 岁 10mL、>7 岁 15mL，1 日 3 次。用于风热搏结证。

（2）蒲地蓝消炎口服液 每支 10mL。每服<1 岁 1/3 支、1～3 岁 1/2 支、3+～5 岁 2/3 支、>5 岁 1 支，1 日 3 次。用于风热搏结证和热毒炽盛证。

（3）喉咽清口服液 每支 10mL。每服 1～3 岁 10mL，1 日 2 次；3～14 岁 10mL，1 日 3 次；>14 岁 10～20mL、1 日 3 次。用于风热搏结证和热毒炽盛证。

（4）养阴清肺口服液 每支 10mL。每服<3 岁 2.5mL、3～5 岁 3.5mL、5～10 岁 5mL、>10 岁 10mL，1 日 2～3 次。用于肺胃阴虚证。

（5）冰硼散、锡类散、西瓜霜喷剂、开喉剑喷雾剂 任选一种吹咽部扁桃体上，每次适量，1 日 2～3 次。用于风热搏结证和热毒炽盛证。

2. 针灸疗法

（1）实热乳蛾 针刺主穴合谷、内庭、少商，配穴天突、少泽、鱼际，少商点刺出血。高热配合谷、曲池。每次选 2～3 穴，中强刺激，1 日 1 次。

（2）虚火乳蛾 针刺主穴大杼、风门、百劳、身柱、肝俞，配穴合谷、曲池、足三里、颊车。每次选 2～3 穴，中度刺激，1 日 1 次。

【预防调护】

1. 预防

（1）积极锻炼身体，多做户外活动，增强体质。

（2）调摄冷暖，避免感受外邪。

（3）注意口腔卫生，避免食用辛辣香燥之品。

2. 调护

（1）注意休息，保持室内空气流通、新鲜。

（2）饮食宜清淡，以流质为主，多饮开水，加强营养，保持大便通畅。

【临证备要】

1. 望诊首重咽喉　咽喉望诊是乳蛾辨证的关键。乳蛾红为热；红赤肿甚为热毒蕴结；化脓溃烂为热毒壅滞、肉腐血败；若红赤不著，或微红、或嫩红，发病初期为外感。慢性期，如咽红、扁桃体肿大，暗红，为瘀热；咽微红，扁桃体肿大，色淡红，为气虚血瘀；扁桃体肥大，硬肿，表面凹凸不平，色暗红，为痰瘀互结。临证时可结合咽喉望诊与全身症状辨证分析。

2. 分期辨证治疗　《外科正宗·咽喉治法》说："初起肿痛，寒热交作，头眩拘急者，邪在表也，宜发散。初起肿痛发热，脉有力而便秘者，邪在内也，宜下之。肿痛寒热，口干作渴，脉洪大而有力者，宜发表攻里。"乳蛾要分发作期和慢性期治疗。发作期，疾病初起有发热、咽痛、咽肿，兼有表证者，以解表为先，祛邪外出，治疗应疏风散热、解毒利咽为主。若壮热烦躁、尿黄便秘，邪热在里者，应清热解毒、泻火通腑，加大黄、虎杖等清热泻下之品以釜底抽薪。乳蛾除咽痛、咽部不适，主要表现为乳蛾肿大，故既要清热解毒，又要将消肿散结贯穿治疗始终，酌情选用连翘、蒲公英、紫花地丁、野菊花、夏枯草、黄连、马勃、蚤休、山豆根等药物。咽峡及扁桃体充血明显，提示热入血络，酌加凉血活血之品如牡丹皮、赤芍等。如若出现化脓，则宜再配伍皂角刺、白芷、冬瓜子、败酱草、天花粉等散结排脓。慢性期由于反复发作，常热痰瘀互结咽喉，当清热化痰散瘀以消肿散结，常以玄参、生地黄、牡丹皮、赤芍、浙贝母、山豆根等随证加入。若长期慢性肿大，可适当加用海藻、昆布、牡蛎以软坚散结。日久可出现阴虚、气虚，阴虚者宜滋阴清热、利咽化瘀如生地黄、玄参、天花粉、白芍、牡丹皮等品，不可早用滋腻，以免邪恋深入；气虚佐以益气之品如黄芪、白术、党参、防风等，有助扶正御邪，托邪外出。

3. 急症火郁发之　急性乳蛾常发病急骤，表现为高热，咽喉疼痛，乳蛾充血肿大明显，或伴有黄白脓点等。提示其素有蕴热，或为胃肠积热，或为湿热蕴结，外邪诱发，内外合邪，热化迅速，故起病即见里证，呈现火热炽盛之象。由于内有蕴热伏火，故治疗切忌一派苦寒之品，恐冰伏热邪，不利于邪气外达。应遵"火郁发之"立法处方，透邪外出，宣散伏火。可在清热解毒基础上，酌加升麻、白芷、羌活等升散伏火，或合升降散加减化裁。

4. 寒凝可用温散　乳蛾虽然以发热、咽痛症状多见，但临床上并非完全是热证，发病初期偶尔可见风寒证，慢性乳蛾亦有寒结痰凝表现，故在临证时需要详加分辨。即使需用寒药，也应酌加温热药有助散结，如当归、川芎、白芷、法半夏等，以寒温并用，气血运行遇寒则凝、得温则散。

第四节　咳　嗽

咳嗽是小儿常见的一种以咳嗽症状为主症的肺系疾病。本病相当于西医学所称之气管炎、支气管炎。本病一年四季均可发生，以冬春二季发病率高。任何年龄小儿皆可发病，以婴幼儿为多见。小儿咳嗽有外感和内伤之分，其中外感咳嗽多于内伤咳嗽。本病一般预后良好，部分可反复发作，日久不愈，或者病情加重，发展为肺炎喘嗽。

有关小儿咳嗽的记载，首见于《诸病源候论·小儿杂病诸候·嗽候》："嗽者，由风寒伤于肺也。肺主气，候皮毛，而俞在于背。小儿解脱，风寒伤皮毛，故因从肺俞入伤肺，肺感微寒，即嗽也。"历代儿科专著如《小儿药证直诀》《活幼口议》《万氏家传育婴秘诀》对咳嗽皆有诸多论述。《小儿卫生总微论方·咳嗽论》说："治嗽大法：盛则下之，久则补之，风则散之，更量大小虚实，意以施治。"为本病辨证论治确立了基本法则。《幼幼集成·咳嗽证治》将咳与嗽进行了区分，指出："凡有声无痰谓之咳，肺气伤也；有痰无声谓之嗽，脾湿动也；有声有痰谓之咳嗽，初伤于肺，继动脾湿也。"并提出了风寒、痰火、食伤、阴虚等分证及立法选方。

【病因病机】

小儿咳嗽的病因，有外感、内伤之别。小儿肌肤柔嫩，藩篱疏薄，卫外不固，易为外邪所侵，故小儿咳嗽以外感多见，其中又以感受风邪为主。《活幼心书·咳嗽》指出："咳嗽者，固有数类，但分寒热虚实，随证疏解，初中时未有不因感冒而伤于肺。"指出了咳嗽的病因多由外感引起。此外，肺脾虚弱则是儿童易于发生本病的主要内因。

咳嗽的病变部位主要在肺，常涉及于脾，病理机制为肺失宣肃。外邪从口鼻或皮毛而入，邪侵于肺，肺气不宣，清肃失职而发生咳嗽。小儿脾常不足，脾虚生痰，上贮于肺。咳嗽日久，耗伤正气，可转为内伤咳嗽。

1. 感受外邪　主要为感受风邪。风邪致病，首犯肺卫，肺为邪侵，壅阻肺络，气机不宣，清肃失司，则致咳嗽。风为百病之长，其他外邪又多随风而侵袭人体。若风夹寒邪，风寒束肺，肺气失宣，则见咳嗽频作，咽痒声重，痰白清稀；若风夹热邪，风热犯肺，肺失清宣，则致咳嗽不爽，痰黄黏稠。外邪感肺者经治疗多可迅速向愈，但亦有因邪毒较重或特禀体质者常病程迁延，转为邪毒留恋、虚实夹杂或气阴亏虚证候。

2. 痰热蕴肺　若外感之后，邪热稽留，易入内侵于肺脏。肺气失宣，水湿凝聚成痰；或脾弱气不化津，痰湿内生；或素有食积内热、心肝火旺。痰热相结，阻于气道，肺失清肃，则致咳嗽痰多，痰稠色黄，不易咯出。

3. 痰湿蕴肺　小儿脾常不足，易为乳食、生冷所伤，致使脾失健运，水湿不能化生津液、水谷不能化生精微，酿为痰浊，上贮于肺。肺脏娇嫩，不能敷布津液，亦可凝聚成痰。痰阻气道，肺失宣降，气机不畅，则致咳嗽痰多，痰液色白而稀。

4. 肺脾气虚　小儿禀赋不足，肺脾素虚，或久咳不愈耗伤正气，致使肺脾气虚，肺虚气不布津，脾虚运化失司，痰液内生，蕴于肺络，致久咳不止，咳嗽无力，痰白清稀。

5. 肺阴亏虚　小儿肺脏嫩弱，若咳嗽日久不愈，正虚邪恋，热灼肺津，阴津受损，阴虚生内热，或阴虚生燥，损伤肺络，而致久咳不止，干咳无痰，声音嘶哑。

【临床诊断】

1. 病史　病前多有感冒病史。

2. 临床表现　好发于冬春两季，气候变化较大时易于发病。咳嗽为主要临床症状。肺部听诊两肺呼吸音粗糙，可闻及干啰音或不固定的粗湿啰音。

3. 辅助检查

（1）血常规　病毒感染者血白细胞总数正常或偏低，中性粒细胞减少，淋巴细胞计数相对增高，CRP 正常；细菌感染者血白细胞总数、中性粒细胞及 CRP 均增高。

（2）病原学检查　痰培养可发现致病菌。鼻咽部分泌物拭子可一次性检测 5～7 种常见呼吸道病毒。血清特异性 IgM 抗体检测中颗粒凝集法，IgM ≥ 1∶160 对肺炎支原体（MP）近期感染或急性病毒感染的诊断有价值。急性期和恢复期双份血清 IgG 抗体检测，有助于支原体及多种病毒感染的诊断。

（3）X 线检查　X 线胸片显示正常，或肺纹理增粗、肺门阴影增深。

【病证鉴别】

1. 疾病鉴别

（1）感冒　恶寒发热、鼻塞流涕、头痛身痛等症状明显，咳嗽轻微，一般无痰。肺部无异常体征。胸部 X 线检查正常。

（2）支气管异物　有异物吸入史，突然出现刺激性呛咳，胸部 X 线检查可见纵隔摆动，或因支气管阻塞而致肺气肿或肺不张，纤维支气管镜检查可确定诊断。

2. 证候鉴别

（1）风寒证与风热证的鉴别　风寒咳嗽和风热咳嗽区别在于伴随症状。风寒咳嗽患儿往往恶寒发热无汗，咽痒，但通常无明显的咽红、咽痛或咽干症状，舌质淡，苔薄白；风热咳嗽患儿常常发热恶风，微汗，在咳嗽同时红肿疼痛明显，或有明显的咽干、口干、饮水症状，舌质红，苔薄黄。

（2）痰湿证与痰热证的鉴别　痰湿咳嗽痰较清稀，或以白色的黏痰为主，痰易咯出；痰热咳嗽痰更黏稠，有时有明显的黄色、黄稠或黄绿色的痰液，部分患者出现痰中带血丝，同时有咽痛等明显的肺热表现。

（3）气虚证与阴虚证的鉴别　气虚咳嗽咳而无力，痰白清稀，常伴自汗易感；阴虚咳嗽干咳无痰，或痰少而黏，常伴舌红少苔。

【辨证论治】

1. 辨证要点　咳嗽病位以肺为主，辨证以八纲辨证为纲。首先辨别外感、内伤。外感咳嗽，发病较急，咳声高扬，病程短，伴有表证；内伤咳嗽，发病较缓，咳声低沉，病程较长。其次辨虚实，外感咳嗽多属实证；内伤咳嗽因有不同程度的里证，也有兼外感未除者，常呈由实转虚或虚中夹实的证候变化。再次辨寒热，咳嗽痰白清稀，咽不红，舌质淡红，苔薄白或白腻，多属寒证；咳嗽痰黄黏稠，咽红，舌质红，苔黄腻，多属热证。

2. 治疗原则　咳嗽治疗，以宣肃肺气为基本法则。外感咳嗽以疏散外邪，宣发肺气为要，根据寒、热证候不同治以宣肺散寒、宣肺解热。外感咳嗽一般邪气盛而正气未虚，治疗时不宜过早使用滋腻、收涩、镇咳之药，以免留邪。内伤咳嗽应辨别病位、病性，随证施治。痰盛者，按痰热、痰湿不同，分别治以清肺化痰、燥湿化痰。气阴虚者，按气虚、阴虚之不同，分别治以健脾补肺、益气化痰，养阴润肺、兼清余邪之法。本病除内服汤药外，还常使用中成药等法治疗，轻症亦有良好的疗效。

3. 证治分类

（1）外感咳嗽

①风寒咳嗽

证候　咳嗽频作、声重，咽痒，痰白清稀，鼻塞流涕，恶寒无汗，发热头痛，全身酸痛，咽部色淡，舌苔薄白，脉浮紧，指纹浮红。

辨证　本证以起病急，咳嗽频作、声重，咽痒，痰白清稀为特征。小儿风寒咳嗽容易转化为热证，若风寒夹热，症见声音嘶哑，恶寒发热，鼻塞，口渴，咽红；若转风热证，则咳嗽痰黄，口渴咽痛，鼻流浊涕。

治法 疏风散寒，宣肺止咳。

方药 金沸草散加减。常用药：金沸草祛风化痰止咳；荆芥、白前、前胡疏风散寒止咳；细辛温经散寒祛风；生姜、半夏散寒燥湿化痰。

寒邪较重者，加炙麻黄辛温宣肺；咳重者，加杏仁、桔梗、远志宣肺止咳；痰多者，加陈皮、茯苓化痰理气。伴鼻塞、鼻痒、喷嚏、流清涕者，加辛夷、苍耳子、防风温通肺窍。风寒夹热证，方用杏苏散加大青叶、黄芩清肺热。

②风热咳嗽

证候 咳嗽不爽，痰黄黏稠，不易咯出，口渴咽痛，鼻流浊涕，伴有发热恶风，头痛，微汗出，舌质红，苔薄黄，脉浮数，指纹浮紫。

辨证 本证以外感风热证见咳嗽不爽，痰黄黏稠为特征。肺热重者痰黄黏稠，不易咯出，口渴咽痛；风热束表，症见发热头痛，恶风微汗出；风热表证重者发热，鼻流浊涕，舌质红，苔薄黄，脉浮数或指纹浮紫；若风热夹湿，症见咳嗽痰多，胸闷汗出，舌苔黄腻，脉濡数。

治法 疏风解热，宣肺止咳。

方药 桑菊饮加减。常用药：桑叶、菊花疏散风热；薄荷、连翘、大青叶辛凉透邪，清热解表；杏仁、前胡、桔梗宣肺止咳；芦根清热生津；甘草调和诸药。

肺热重者，加金银花、黄芩清宣肺热；咽红肿痛者，加土牛膝、玄参、蒲公英利咽消肿；咳重者，加枇杷叶、桑白皮清肺止咳；痰多者，加浙贝母、瓜蒌皮化痰止咳。风热夹湿证，加薏苡仁、半夏、茯苓宣肺燥湿。

（2）内伤咳嗽

①痰热咳嗽

证候 咳嗽痰多，色黄黏稠，难以咯出，甚则喉间痰鸣，发热口渴，烦躁不宁，尿少色黄，大便干结，舌质红，苔黄腻，脉滑数，指纹紫。

辨证 本证以咳痰多，色黄黏稠，难以咯出为特征。热重者发热口渴，烦躁不宁，尿少色黄，大便干结；痰重者喉间痰鸣，舌苔腻，脉滑数。

治法 清肺化痰止咳。

方药 清金化痰汤加减。常用药：桑白皮、前胡、款冬花肃肺止咳；黄芩、栀子、鱼腥草清泄肺热；桔梗、浙贝母、天竺黄止咳化痰；麦冬、甘草润肺止咳。

痰多色黄，黏稠难咯者，加瓜蒌皮、胆南星、葶苈子清肺化痰；咳重，胸胁疼痛者，加郁金、枳壳理气通络；心烦口渴者，加淡豆豉、淡竹叶清心除烦；大便秘结者，加瓜蒌子、制大黄通便泄热。

②痰湿咳嗽

证候 咳嗽重浊，痰多壅盛，色白而稀，喉间痰声辘辘，胸闷纳呆，神乏困倦，舌淡红，苔白腻，脉滑，指纹滞。

辨证 本证以痰多壅盛、色白而稀为特征。湿盛者胸闷，神乏困倦；湿浊困脾重者纳食呆滞。

治法 燥湿化痰止咳。

方药 三拗汤合二陈汤加减。常用药：炙麻黄、杏仁、白前、远志宣肺止咳；陈皮、半夏、茯苓燥湿化痰；甘草和中。

痰涎壅盛者，加苏子、莱菔子利气化痰；湿盛者，加苍术、厚朴燥湿健脾，宽胸行气；咳嗽重者，加款冬花、百部、枇杷叶肃肺止咳；纳呆者，加焦六神曲、炒麦芽、焦山楂消食运脾。

③气虚咳嗽

证候　咳而无力，痰白清稀，面色苍白，气短懒言，语声低微，自汗恶风，舌淡嫩，边有齿痕，脉细无力，指纹淡。

辨证　本证常为久咳，尤多见于痰湿咳嗽转化而成，以咳嗽无力，痰白清稀为特征。偏肺气虚者气短懒言，语声低微，自汗恶风；偏脾气虚者面色苍白，痰多清稀，食少纳呆，舌边齿痕。

治法　健脾补肺，益气化痰。

方药　六君子汤加味。常用药：党参健脾益气；白术、茯苓健脾化湿；陈皮、半夏燥湿化痰；百部、紫菀肃肺止咳；甘草调和诸药。

气虚重者，加黄芪、黄精益气补虚；咳重痰多者，加杏仁、川贝母、枇杷叶化痰止咳；食少纳呆者，加焦山楂、焦六神曲和胃消食。

④阴虚咳嗽

证候　干咳无痰，或痰少而黏，或痰中带血，不易咯出，口渴咽干，喉痒，声音嘶哑，午后潮热或手足心热，舌质红，舌苔少，脉细数，指纹紫。

辨证　本证以干咳无痰，喉痒声嘶为特征，常由痰热咳嗽转化而来。阴虚重者午后潮热，手足心热，舌质红，脉细数；热伤肺络者咯痰带血；阴津耗伤，无以上承者口渴咽干。

治法　养阴润肺，兼清余热。

方药　沙参麦冬汤加减。常用药：南沙参、麦冬、百部、百合养阴润肺止咳；生地黄、玉竹、甘草生津保肺；桑白皮、款冬花、枇杷叶宣肃肺气；黄芩、贯众清解肺热。

阴虚重者，加地骨皮、石斛、阿胶养阴清热；咳嗽重者，加紫菀、川贝母润肺止咳；咳重痰中带血者，加仙鹤草、藕节炭、白茅根清肺止血。

近年临床上常见有一些咳嗽每于冒受风寒则发作，晨起和夜间加重，干咳少痰，反复发病，缠绵难愈，且常伴有鼻衄、哮喘等疾病者，与患儿特禀体质有关，称之为"风咳"。证候多属阴虚肺热、风束肺络。可用三拗汤合沙参麦冬汤加减，药选蜜炙麻黄、杏仁、紫菀、麦冬、天冬、百合、桑白皮、玉竹、天花粉、五味子、黄芩、炙甘草等。

【其他疗法】

1. 中药成药

（1）清宣止咳颗粒　每袋 10g。每服 1～3 岁 1／2 袋、4～6 岁 3／4 袋、7～14 岁 1 袋，1 日 3 次。用于风热咳嗽证。

（2）小儿宣肺止咳颗粒　每袋 8g。每服 <1 岁 1／3 袋、1～3 岁 2／3 袋、4～7 岁 1 袋、8～14 岁 1.5 袋，1 日 3 次。用于风寒外束，痰热郁肺证。

（3）小儿肺热咳喘口服液　每支 10mL。每服 1～3 岁 10mL，1 日 3 次；4～7 岁 10mL，1 日 4 次；8～12 岁 20mL，1 日 3 次。用于痰热咳嗽证。

（4）蛇胆川贝液　每支 10mL。每服 5～10mL，1 日 2 次。用于痰热咳嗽证。

（5）二陈丸　每袋 6g。每服 6～9g，1 日 2 次。用于痰湿咳嗽证。

（6）黄龙止咳颗粒　每袋 3g。每服 ≤ 3 岁 3g、4 ～ 7 岁 6g、8 ～ 14 岁 9g，1 日 3 次。用于痰热郁肺，肺肾气虚证。

（7）罗汉果止咳糖浆　每瓶 150mL。每服 5 ～ 10mL，1 日 2 ～ 3 次。用于阴虚咳嗽证。

2. 针灸疗法　针刺取穴：①天突、内关、曲池、丰隆。②肺俞、尺泽、太白、太冲。每日取 1 组，两组交替使用，1 日 1 次，10 ～ 15 次为 1 疗程，中等刺激，或针后加灸。用于气虚咳嗽证。

【预防调护】

1. 预防

（1）积极参加户外活动，加强体格锻炼，增强小儿抗病能力。

（2）避免感受风邪，预防感冒。

（3）避免与煤气、烟尘等接触，减少不良刺激。

2. 调护

（1）保持居室空气新鲜、流通，温度、湿度适宜。

（2）注意休息，保持室内安静，保证充足的睡眠。

（3）经常变换体位及拍打背部，以促进痰液的排出。

（4）饮食应给予易消化、富营养之食品。婴幼儿尽量不改变原有的喂养方法，咳嗽时应停止喂哺或进食，以防食物呛入气管。年长儿饮食宜清淡，不给辛辣、煎炒、油腻食物，少给生冷、过甜、过咸食品。

【临证备要】

1. "五脏六腑皆令人咳，非独肺也。" 《素问·咳论》言："五脏六腑皆令人咳，非独肺也。"对咳嗽以五脏命名，分为肺咳、心咳、肝咳、脾咳、肾咳等，揭示了咳嗽虽然为肺之病变，但其他脏腑病变也会影响肺而引起咳嗽，故咳嗽在辨证论治的过程中要有整体观点，拓展思路。一般而言，外感咳嗽，病在肺，邪实为主，重在祛邪利肺；内伤咳嗽是五脏六腑气血阴阳功能失调累及肺所致，按治病求本的原则，需扶正祛邪，临证时在宣肺、肃肺、清肺、润肺、敛肺的基础上，可根据证候配合使用健脾化痰、清肝肃肺、清心宁肺、补肾降火等治法。

2. 咳嗽病因多，宜审因而治　小儿的生理特点为五脏六腑，成而未全，全而未壮，肺脾常虚，且腠理疏松，肌肤薄嫩，易感受外邪，导致肺气失于宣肃，或内伤乳食，脾运失健，痰湿内生而发为咳嗽。常见病因有风寒、风热、食积、痰湿等，故治疗有散寒宣肺、疏风清热、消积止咳、燥湿化痰等不同的方法，当辨清病因，结合审因施治。

3. 病位重肺脾，辨证用"化痰"　小儿脾常不足，易酿生痰浊而上贮于肺；肺脏娇嫩，津液失于输布，则易聚湿生痰，肺失宣降而致咳嗽痰多。此即"脾为生痰之源，肺为贮痰之器"之理。咳嗽的病理过程中，"痰"为重要因素，根据病因和病情的演变，可有温肺化痰、清热化痰、健脾化痰、燥湿化痰、养阴祛痰等治法，当辨证灵活应用。

4. 辨病辨证结合论治　咳嗽是一个病证，以咳嗽为主要症状的疾病皆可按照咳嗽病来辨证论治。一般而言，急性支气管炎可按外感咳嗽来辨治；慢性咳嗽包括咳嗽变异性哮喘、感染后咳嗽、上气道咳嗽综合征、胃食管反流性咳嗽等病，可根据四诊及理化检查判断病因病机证候，按内伤咳嗽辨病辨证结合施治。

第五节　哮　喘

　　哮喘是儿童时期常见的一种反复发作的哮鸣气喘性肺系疾病。临床以发作时喘促气急，胸闷咳嗽，喉间哮鸣有声，呼气延长，严重时不能平卧、呼吸困难、张口抬肩、摇身撷肚、口唇青紫、烦躁不安为特征。本病发作有明显的季节性，冬春二季及气候骤变时易作，常于清晨或夜间发作或加剧。初发年龄以 1～6 岁多见，多在 3 岁以内起病，有明显的家族遗传倾向。儿童期男孩患病率两倍于女孩，青春期无性别差异。多数患儿可经治疗缓解或自行缓解，随年龄的增长，大都可以临床治愈或控制。但若失于防治，反复发作，也可延及成年，甚至遗患终生。本病包括西医学支气管哮喘、喘息性支气管炎等。

　　古代医籍对哮喘记载甚多，金元之前，多列入喘门。《丹溪心法·喘论》首先命名为"哮喘"，提出"哮喘专主于痰"，并说"哮证已发攻邪为主，未发则以扶正为要。"论述了分期与治疗原则。《幼科发挥·喘嗽》说："或有喘疾，遭寒冷而发，发则连绵不已，发过如常，有时复发，此为宿疾，不可除也。"提出本病有反复发作、难以根治的临床特点。《万氏秘传片玉心书·哮喘》说："哮喘之症有二，不离痰火……轻则用五虎汤一帖，重则葶苈丸治之，此皆一时急解之法。若要断根，常服五圣丹，外用灸法。"示例了有效方药。

【病因病机】

　　本病病因有内外之分。内因责之于先天禀赋有异，素体肺、脾、肾三脏之不足，痰饮留伏，为哮喘之夙根。外因责之于感受外邪，接触异物、异气以及饮食不慎、情志失调、劳倦过度等，其中以感受外邪诱发最为多见。

（一）内因

　　1.肺脾肾虚，痰饮留伏　小儿肺脏娇嫩，加之脾常不足、肾常虚的生理特点，兼有气血阴阳未充，因先后天各种病理因素，重者则形成肺脾气虚、脾肾阳虚、肺肾阴虚等不同体质。肺气宣降、脾气转输、肾气温煦，才能维持人体正常的水液代谢。肺、脾、肾三脏不足、功能失调，则导致人体水液敷布、排泄失常。如外邪犯肺，或肺气虚衰，则治节无权，水津失于输布，凝液为痰；脾虚运化失司，水湿不化，凝聚为痰，上贮于肺；肾气虚衰，不能蒸化水液，水湿上泛为痰，聚液成饮。即所谓痰之本水也，源于肾；痰之动湿也，主于脾；痰之末肺也，贮于肺。哮喘小儿常有家族史，素禀肺脾肾不足体质，是酿生哮喘伏痰、反复发病的基础。《幼科释谜·痰涎》曰："脾肺母子也。二脏俱虚，则生顽涎，顽涎者脾肺所出也。涎则流溢在于咽喉，如水鸡之声，喘嗽烦闷，宜抱龙丸、夺命散。"

　　2.禀赋有异，遇感引触　小儿哮喘与先天禀赋异常、遗传因素密切相关，常有家族过敏性疾病史，既往常有奶癣、瘾疹、鼻鼽病史。小儿禀赋有异，素体肺脾肾不足，表现为反复咳嗽，皮肤脆薄，毛发不生等肺气损耗之象，也可使肺通调水道的功能减弱，津液凝聚为痰，痰饮内伏，遇感引触，发为哮喘。

（二）外因

　　1.感受外邪　哮喘的发作，常因外邪引动体内伏痰而发。感受外邪，以六淫为主，六淫之邪，以风寒、风热为多。邪入肺经，肺失宣肃，肺气不利，引动伏痰，痰气交阻于气道，痰随气升，气因痰阻，相互搏击，气机升降不利，以致呼吸困难，气息喘促，喉间痰吼哮鸣，发为哮喘。《活幼心书·明本论》云："齁齁一症……节令变迁，风寒暑湿侵袭；或坠水中，水入口鼻，传之于肺，故痰母发动，而风随之，风痰潮紧，气促而喘，乃成痼疾。"

2. 接触异物 吸入花粉、油漆等异常气味，接触尘螨、绒毛等异物，刺激机体，触动伏痰，阻于气道，影响肺气的宣降功能，导致肺气上逆而诱发哮喘。

3. 饮食不慎 嗜食海鲜鱼虾、咸酸厚味等发物，常致肺脾受损，或刺激机体，或积热生痰，肺气壅塞、诱发哮喘。如《婴童百问·喘急》中所云："有因食盐，咸卤伤肺气，发虚痰作喘者；有食热物毒物，冒触三焦，积热熏蒸清道，肺肝气逆作喘者。"

4. 情志失调 小儿情志过激，暴受惊吓，过度悲伤，或所欲不遂，肝气郁滞，而致气机不畅，升降失常，气逆于上，引动伏痰，发为哮喘。正如《婴童百问·喘急》中云："小儿有因惊暴触心肺，气虚发喘者。"

5. 劳倦所伤 哮喘常于过度劳累及出游过后而发。劳累过度，或汗出当风，素有肺脾气虚，卫外不固，故而伏痰易被引动而发本病。

哮喘的病位主要在肺。发作时痰随气升，气因痰阻，相互搏结，壅塞气道，宣降失常，如《证治汇补·哮病》所言"内有壅塞之气，外有非时之感，膈有胶固之痰，三者相合，闭拒气道，搏击有声，发为哮病。"若是外感风寒，内伤生冷，或素体阳虚、寒痰内伏者，发为寒性哮喘；若是外感风热，或风寒化热，或素体阴虚、痰热内伏者，发为热性哮喘。若是外寒未解，内热已起，可见外寒内热、寒热错杂之证。若小儿哮喘持续发作，咳喘减而未平，动则气喘，发作迁延，乃正虚邪恋、虚实夹杂之证，因风痰壅肺未消，兼有肺脾肾气阴阳不足，又有气虚痰恋、肾虚痰恋之别。哮喘患儿，本为肺、脾、肾三脏不足，痰饮留伏之体质，反复发作，又常导致肺之气阴耗伤、脾之气阳受损、肾之阴阳亏虚，因而形成缓解期肺脾气虚、脾肾阳虚、肺肾阴虚的病机特点。

内因不解，外因屡犯，所谓风有动静、痰有鼓息，导致哮喘时发时止、反复发作，缠绵难以根除。

【临床诊断】

1. 病史 可有奶癣、鼻衄等过敏性疾病史，以及家族哮喘史。有反复发作哮喘的病史，发作多与某些诱发因素有关，如气候骤变、感受外邪、接触或进食某些过敏物质等。

2. 临床表现 常突然发作，发作前可有鼻塞，鼻喉作痒，喷嚏，咳嗽，胸闷，呼吸不畅等先兆症状。发作时喉间哮鸣，喘促气急，咳嗽阵作，胸闷气短，张口抬肩，摇身撷肚，呼吸困难，甚至不能平卧、烦躁不安、额出冷汗、口唇青紫、喘促不已。

肺部听诊：发作时双肺可闻及散在或弥漫性、以呼气相为主的哮鸣音，呼气相延长。若有继发感染，可闻及湿啰音。重症病例，因气道广泛堵塞，哮鸣音反而消失，呼吸音可减弱或消失。可见桶状胸、三凹征及心率增快。

3. 辅助检查

（1）血常规 白细胞总数正常，嗜酸性粒细胞可增高；伴细菌感染时，白细胞总数和中性粒细胞可增多。

（2）皮肤点刺试验或血清过敏原测试 可疑变应原皮肤试验常呈阳性，血清特异性抗体增高。

（3）肺功能检查　证实存在可逆性气流受限、支气管激发试验阳性或支气管舒张试验阳性。

【病证鉴别】

1. 疾病鉴别　本病要与咳嗽鉴别。咳嗽病以咳嗽为主症，有痰或无痰，除偶尔因咳嗽剧烈后气喘外，无哮鸣气喘表现。哮喘则以哮鸣、气喘为主症，有反复发作、每次发作时症状相似的特点，咳嗽可轻可重、可有可无。

2. 证候鉴别　哮喘证候首先鉴别发作期、迁延期和缓解期。发作期哮鸣、气喘症状显著，是为实证；迁延期哮喘减而未平，肺脾肾虚象已现，为虚实夹杂证；缓解期哮喘已平，肺脾肾、气阴阳虚象显露，是为虚证。各期内要再辨寒、热、虚、实。

（1）发作期有寒性哮喘、热性哮喘和外寒内热证之别。寒性哮喘除咳嗽哮鸣的主症外，尚有痰液清稀或带沫，形寒肢冷，流清涕，恶寒无汗，舌质淡，苔白滑，脉浮，指纹红等风寒束肺之象；热性哮喘以咳嗽喘急，声高息涌，咯痰稠黄，身热咽红，舌质红，舌苔黄等痰热内盛之象为特征；外寒内热证以恶寒面白，头痛身重，喷嚏，鼻塞流清涕之外感风寒，加之热势较高、口渴引饮、咯痰黏稠色黄、便秘等内热明显的复杂征象。

（2）迁延期有气虚痰恋、肾虚痰恋之别。前者咳喘减而未平，静时不发，活动则喘鸣发作，以及易汗、喷嚏、流涕、神疲纳呆、便溏等肺脾气虚之象显著；后者显气喘、哮鸣久作未止、动则喘甚、痰多质稀、色白易咯、畏寒肢冷、小便清长等肾阳不足之象。

（3）缓解期有肺脾气虚、脾肾阳虚、肺肾阴虚之分。肺脾气虚以面白少华，气短自汗，咳嗽无力，神疲懒言，形瘦纳差，大便溏薄，易于感冒为主；脾肾阳虚以面色苍白，形寒肢冷，动则喘促咳嗽，气短心悸，脚软无力，腹胀纳差，大便溏泄为特征；肺肾阴虚以面色潮红，盗汗，手足心热，时作干咳，喘促乏力，舌质红，苔花剥，脉细数为主要表现。

【辨证论治】

1. 辨证要点　本病临床分发作期、迁延期、缓解期，辨证主要从寒热虚实和肺脾肾三脏入手。发作期以邪实为主，重点辨寒热：咳喘痰黄，身热面赤，口干舌红为热证；咳喘畏寒，痰多清稀，苔白滑为寒证。迁延期虚实夹杂，当辨虚实、脏腑之偏重：咳喘减而未平，静时不发，平素易感、易出汗，面色少华，大便稀溏，为气虚痰恋证；气喘、喉间哮鸣久作未止，动则喘甚，畏寒肢冷，小便清长，为肾虚痰恋证。缓解期以正虚为主，以肺脾肾脏腑辨证结合气阴阳辨证：气短多汗，易于感冒多为肺脾气虚证；形寒肢冷面白，动则心悸为脾肾阳虚证；消瘦盗汗，面色潮红为肺肾阴虚证。

2. 治疗原则　本病应分期施治：发作期当攻邪以治其标，治肺为主，分辨寒热而随证施治；迁延期当标本兼治，以消风扶正、化痰平喘、补肺健脾益肾为治则；缓解期当扶正以治其本，以补肺固表，补脾益肾为主，调其肺脾肾等脏腑功能，消除伏痰夙根。哮喘属于顽疾，宜采用多种疗法综合治疗，敷贴、西药等均可供选择应用。

3. 证治分类

（1）发作期

①寒性哮喘

证候　咳嗽气喘，喉间哮鸣，呼气延长，痰稀色白、多泡沫，喷嚏，鼻流清涕，形寒肢凉，恶寒无汗，面色淡白，口不渴，咽不红，舌质淡红，苔薄白或白滑，脉浮紧，指纹红。

辨证　本证除喘咳气促、喉间哮鸣痰吼等哮喘发作的表现之外，尚有风寒束表之象，见恶寒无汗、鼻流清涕、脉浮紧等；内有痰湿阻肺，阳气不能宣畅，见面色淡白、痰稀多沫、舌淡苔白等症。本证亦有表证不著者，以寒饮伤肺证候为主。

治法 温肺散寒，化痰定喘。

方药 小青龙汤合三子养亲汤加减。常用药：麻黄、桂枝宣肺散寒；细辛、干姜、半夏温肺化饮；白芥子、苏子、莱菔子涤痰降气；五味子、白芍敛肺平喘。

咳嗽甚加紫菀、款冬花、旋覆花化痰止咳；哮吼甚加射干、僵蚕、地龙祛痰解痉；喘促甚加代赭石降逆平喘。若表寒不甚，寒饮阻肺者，可用射干麻黄汤加减。

②热性哮喘

证候 咳喘哮鸣，呼气延长，声高息涌，咯痰黄稠，胸膈满闷，神烦面赤，口干咽红，或有发热，夜寐不宁，大便干结，小便黄，舌质红，苔薄黄或黄腻，脉浮数或滑数，指纹紫。

辨证 本证以咳嗽喘急、声高息涌、咯痰稠黄、身热咽红、舌红苔黄为特征。痰热内盛是本证辨证的关键，外感风热之象，可轻可重。本证与寒性哮喘，从有无热象可加以鉴别。

治法 清肺涤痰，止咳平喘。

方药 麻黄杏仁甘草石膏汤合苏葶丸加减。常用药：炙麻黄、杏仁、前胡宣肺止咳；石膏、黄芩、重楼清肺解热；葶苈子、苏子、桑白皮泻肺平喘；射干、瓜蒌皮、枳壳降气化痰。

喘急者加地龙、僵蚕清热解痉，涤痰平喘；痰多者加胆南星、竹沥豁痰降气；咳甚者加炙百部、炙款冬花宣肺止咳；热重者选加栀子、虎杖、鱼腥草清热解毒；咽喉红肿者选加板蓝根、山豆根解毒利咽；便秘者，加瓜蒌子、枳实、大黄降逆通腑。若表证不著，喘息咳嗽，痰鸣，痰色微黄，可选用定喘汤加减，方中银杏与麻黄相伍可敛肺平喘。

③外寒内热

证候 喘促气急，咳嗽哮鸣，痰稠色黄，鼻塞喷嚏，流清涕，或恶寒发热，咽红口渴，大便干结，小便黄，舌质红，苔薄白或薄黄，脉浮紧或滑数，指纹浮红或沉紫。

辨证 本证以外有风寒束表之表证，内有痰热蕴肺之里证为特点。外寒重者见恶寒面白、头痛身重、喷嚏、鼻塞流清涕；内热重者见热势较高、口渴引饮、咯痰黏稠色黄、便秘等症。本证常见于寒性哮喘未解，入里化热，而成寒热夹杂者。

治法 解表清里，定喘止咳。

方药 大青龙汤加减。常用药：炙麻黄、桂枝、白芍散寒解表和营；细辛、五味子、半夏、生姜蠲饮平喘；石膏、黄芩清泄肺热；葶苈子、苏子、射干化痰平喘；甘草和中。

热重者加栀子、鱼腥草、虎杖清其肺热；咳嗽重者加桑白皮、前胡、紫菀肃肺止咳；喘促甚者加桑白皮、地龙、细辛泻肺平喘；痰热重者，加黛蛤散、竹沥清化痰热。

（2）迁延期

①气虚痰恋

证候 咳喘减而未平，静时不发，活动则喘鸣发作，面色少华，形体偏瘦，易于出汗，易罹外感，晨起及受风易作喷嚏、流涕，神疲纳呆，大便稀溏，舌质淡，苔薄白或白腻，脉弱，指纹淡滞。

辨证 本证常见于素体肺脾不足、咳喘迁延的患儿，表现为正虚邪恋，虚实夹杂。风痰恋肺，则哮喘发作虽有减轻而未能平息，静时气息平和、活动则喘鸣发作；肺脾气虚为本，则汗多易感、纳呆便溏。

治法　消风化痰，补益肺脾。

方药　射干麻黄汤合人参五味子汤加减。常用药：炙麻黄、射干、紫苏子肃肺消风平喘；党参、五味子益气敛肺；茯苓、法半夏、橘红、炙甘草益气健脾化痰。

喘鸣时作，加葶苈子、胆南星涤痰定喘；喷嚏频作者，加紫苏叶、辛夷、苍耳子祛风宣窍；痰多色黄者，加浙贝母、胆南星、黄芩、虎杖清肺化痰；汗多者，加炙黄芪、牡蛎、碧桃干、浮小麦敛肺止汗；纳呆者，加焦山楂、焦六神曲、鸡内金消食助运；便溏者，加炒白扁豆、山药、芡实健脾化湿。

②肾虚痰恋

证候　气喘、喉间哮鸣久作未止，动则喘甚，咳嗽胸满，痰多质稀、色白，易咯，面色欠华，畏寒肢冷，神疲纳呆，小便清长，舌质淡，苔薄白或白腻，脉细弱或沉迟，指纹淡滞。

辨证　本证多见于禀赋不足及哮喘迁延日久不愈，表现为正虚邪恋、上盛下虚。上盛肺实，可见喘促胸满、咳嗽痰鸣；下虚肾亏，则喘息无力、动则尤甚、畏寒肢冷、纳呆神疲。

治法　泻肺祛痰，补肾纳气。

方药　偏于上实者用苏子降气汤加减；偏于下虚者用都气丸合射干麻黄汤加减。偏于上实者常用紫苏子、杏仁、前胡、法半夏降气化痰；陈皮、厚朴理气燥湿；肉桂温肾纳气；丹参活血调营；紫菀、款冬花温润化痰平喘；党参、五味子益气敛肺。偏于下虚者常用山茱萸、熟地黄、补骨脂益肾培元；怀山药、茯苓健脾益气；款冬花、紫菀温润化痰；法半夏、细辛、五味子温肺化饮；炙麻黄、射干肃肺祛痰平喘。

偏于上实，痰液不多者，可用人参易党参，与五味子配伍益气敛肺。偏于下虚，动则气短难续者，选加胡桃肉、诃子、紫石英、蛤蚧补肾纳气；畏寒肢冷者，加炮附片、淫羊藿温肾散寒；畏寒腹满者，加厚朴、炮姜温中除满；痰多色白、咯吐不绝者，加白果、芡实补肾健脾化痰；发热咯痰黄稠者，加黄芩、冬瓜子、虎杖清泻肺热。

（3）缓解期

①肺脾气虚

证候　易于感冒，气短自汗，咳嗽痰稀，神疲懒言，倦怠乏力，面白少华或萎黄，形瘦纳差，肌肉松软，大便溏，舌质淡胖，苔薄白，脉细软，指纹淡。

辨证　本证以肺脾两脏气虚诸症为辨证要点：肺气虚则多汗，易于感冒，气短，咳嗽无力；脾气虚则纳差，便溏，形瘦。

治法　健脾益气，补肺固表。

方药　人参五味子汤合玉屏风散加减。常用药：人参、五味子补气敛肺；茯苓、白术健脾补气；炙黄芪、防风益气固表；半夏、橘红化痰止咳。

汗出甚加煅龙骨、煅牡蛎固涩止汗；喷嚏频作加辛夷、蝉蜕祛风宣窍；痰多加僵蚕、远志化痰止咳；腹胀加枳壳、槟榔、莱菔子理气降气；纳谷不香加焦六神曲、炒谷芽、焦山楂消食助运；便溏加炒山药、炒扁豆健脾化湿。

②脾肾阳虚

证候　喘促乏力，动则气喘，咳嗽无力，气短心悸，面色虚浮少华，畏寒肢冷，脚软无力，腰膝酸软，腹胀纳差，大便溏，夜尿多，发育迟缓，舌质淡，苔薄白，脉细弱，指纹淡。

辨证　本证病程较长，证属脾肾两脏阳气虚衰。偏肾阳虚者动则喘息、面色苍白、形寒肢冷；偏脾阳虚者腹胀纳差、大便溏薄。较大儿童可询及腰酸膝软、四肢欠温、夜尿多等肾气不足的表现。

治法　健脾温肾，固摄纳气。

方药　金匮肾气丸加减。常用药：制附子、肉桂、鹿角片温补肾阳；山茱萸、熟地黄、淫羊藿补益肝肾；怀山药、茯苓、白术健脾益气；胡桃肉、五味子、银杏敛气固摄。

虚喘明显加蛤蚧、冬虫夏草补肾纳气；咳嗽加款冬花、紫菀止咳化痰；夜尿多者，加益智仁、菟丝子、补骨脂补肾固摄。

③肺肾阴虚

证候　喘促乏力，动则气喘，时作干咳，面色潮红，夜间盗汗，形体消瘦，腰膝酸软，口干咽燥，手足心热，便秘，舌红少津，苔花剥，脉细数，指纹淡红。

辨证　本证以肺肾两脏阴虚为特点。偏肺阴虚者，可见干咳少痰、喘促乏力；偏肾阴虚者，可见消瘦气短；部分患儿阴虚生内热，则见面色潮红、夜间盗汗、手足心热等症。

治法　养阴清热，补益肺肾。

方药　麦味地黄丸加减。常用药：麦冬、北沙参、百合润养肺阴；五味子益肾敛肺；山茱萸、熟地黄、枸杞子、怀山药、紫河车补益肾阴；牡丹皮清热。

盗汗甚加知母、黄柏育阴清热；呛咳不爽加百部、款冬花润肺止咳；潮热加鳖甲、地骨皮清其虚热。

【其他疗法】

1. 中药成药

（1）小青龙颗粒　每袋9g。每服＜3岁3g、3～6岁6g，1日3次；＞6岁9g，1日2～3次。温开水冲服。用于寒性哮喘证。

（2）哮喘宁颗粒　每袋10g。每服＜5岁5g、5～10岁10g、10～14岁20g，1日2次。温开水冲服。用于热性哮喘证。

（3）小儿清肺化痰口服液　每支10mL。每服＜1岁3mL、1～5岁10mL、＞5岁15～20mL，1日2～3次。用于热性哮喘证。

（4）小儿宣肺止咳颗粒　每袋8g。每服＜1岁1/3袋、1～3岁2/3袋、4～7岁1袋、8～14岁1.5袋，1日3次。用于外寒内热证。

（5）止喘灵口服液　每支10mL。每服1～3岁3mL、4～9岁6mL、＞10岁10mL，1日3次。用于外寒内热证。

（6）玉屏风颗粒　每袋5g。每服1～3岁1/3袋、3⁺～7岁1/2袋、＞7岁1袋，1日3次。用于肺脾气虚证。

（7）槐杞黄颗粒　每袋10g。每服1～3岁1/2袋、3～12岁1袋，1日2次。温开水冲服。用于肺肾阴虚证。

2. 外治疗法　白芥子21g，延胡索21g，甘遂12g，细辛12g。共研细末，分成3份，每隔10日使用1份。用时取药末1份，加生姜汁调稠如1分硬币大，分别贴在肺俞、心俞、膈俞、膻中穴，贴1～2h揭去。若贴后皮肤发红，局部出现小疱疹，可提前揭去。贴药时间为每年夏季的初伏、中伏、末伏3次，连用3年。

3. 针灸疗法

（1）发作期　取定喘、天突、内关。咳嗽痰多者，加膻中、丰隆。针刺，1日1次。

（2）缓解期　取大椎、肺俞、足三里、肾俞、关元、脾俞。每次取3～4穴，轻刺加灸，隔日1次。在好发季节前作预防性治疗。

【预防调护】

1. 预防

（1）积极治疗和清除感染病灶，避免各种诱发因素如烟味、漆味、尘螨、花粉、海鲜发物、冰冷饮料等。

（2）注意气候，防寒保暖。气温多变或感冒流行时，要预防感冒。

（3）发病季节避免剧烈运动、劳累过度和情绪刺激，防其诱发哮喘。

（4）鼓励患儿积极参加日常活动和体育锻炼，增强体质。

（5）加强自我管理教育，将防治知识教给患儿及家属，调动他们的抗病积极性，配合长期治疗。

2. 调护

（1）居室宜空气流通，阳光充足。冬季要保暖，夏季要凉爽通风。避免接触特殊气味。

（2）饮食宜清淡而富有营养，忌进生冷油腻、辛咸酸甜以及海鲜鱼虾、热带水果等可能引起过敏的食物。

（3）注意呼吸、心率、脉象变化，防止哮喘持续状态。

（4）注意心理护理，关心、安慰患儿，减少心理压力及恐惧感，增强战胜疾病的信心。

【临证备要】

1. 素体难调、痰饮留伏、外邪难防是哮喘难以根治的原因　小儿哮喘病因复杂多变，病情反复发作，缠绵难愈。患儿特禀体质，素体肺、脾、肾不足功能失调，痰饮留伏，成为哮喘反复发作的夙根。素体难调，伏痰难去，正所谓"哮易止，根难除"。"伏痰"遇感引触，外邪、异气、异物防不胜防，故哮喘反复发作难以根治。

2. 明确证候演变特点是掌握哮喘辨治规律的关键　哮喘为一种反复发作性的肺系疾病，证候演变遵循分期明显、邪正虚实的演变规律。发作期属邪实，又有寒性哮喘、热性哮喘及外寒内热之不同。病情迁延，邪气渐祛、正气乃伤，演变为虚实夹杂之迁延期，临证可见气虚痰恋证及肾虚痰恋证之别，其中以气虚痰恋多见。病情迁延日久，邪气祛除，正虚显现，证候演变为正虚之缓解期，临证有肺脾气虚、脾肾阳虚及肺肾阴虚，此外常有气阴两虚等证。明确哮喘的上述证候演变特点及辨证规律，可较准确地辨证论治和未病防病、既病防变，发挥中医"治未病"的优势。

3. 分期施治是本病治则，注重未发时固本以防哮　哮喘的治疗，发时以攻邪治肺为主，迁延期则标本兼治，缓解期当以扶正固本、培补肺脾肾为要。"治哮必防哮，防哮必固本。"未发时应区别肺、脾、肾虚的主次，气、阴、阳虚的偏重。在抓住重点的基础上，适当兼顾扶正的同时，可佐降气化痰之品，以消伏痰夙根。

4. 哮喘持续状态，应联合西医救治　哮喘急性发作经合理应用支气管舒张剂和糖皮质激素等哮喘缓解药物治疗后，仍有严重或进行性呼吸困难加重者，称为哮喘持续状态。应联合西医进行救治，如吸氧、吸入β2受体激动剂、全身应用糖皮质激素等治疗。经合理联合治疗，但症状持续加重，出现呼吸衰竭者，应及时给予辅助机械通气治疗。

第六节　肺炎喘嗽

肺炎喘嗽是以气喘、咳嗽、咯痰、痰鸣、发热为主症的肺系疾病。相当于西医学中的小儿肺炎。本病一年四季都可发生，以冬春两季为多。好发于婴幼儿，年龄越小，发病率越高，病情重者越多。本病若治疗及时得当，一般预后良好，若是发生变证者则病情危重，原有先天性心脏病等疾病者易患本病且病情较重。

唐宋之前，医家多将本病归于"喘鸣""肺热病""肺胀""上气"等病证中，如《素问·通评虚实论》中载："乳子中风热……喘鸣肩息者，脉实大也，缓则生，急则死。"描述婴儿外感风热后出现喘憋、痰鸣、肩摇等症状，若是脉象和缓者预后良好、过速者预后不良。宋·钱乙《小儿药证直诀·脉证并治》有"肺主喘，实则闷乱喘促，有饮水者，有不饮水者……胸满短气，气急咳嗽上气"等相关记载。肺炎喘嗽的病名首见于清·汪昂《汤头歌诀·泻白散》："泻白桑皮地骨皮，甘草粳米四般宜，参茯知芩皆可入，肺炎喘嗽此方施。"其后谢玉琼《麻科活人全书·气促发喘鼻扇胸高第五十一》有"气促之症，多缘肺热不清所致……如肺炎喘嗽，以加味泻白散去人参甘草主之。"在儿科麻疹专著中首先提出肺炎喘嗽并发证。关于肺炎喘嗽的治疗方药，除泻白散外，尚有《伤寒论·辨太阳病脉证并治法》麻黄杏仁甘草石膏汤、《金匮要略·肺痿肺痈咳嗽上气篇》葶苈大枣泻肺汤、《证治汇补·卷五》五虎汤、《古今医鉴·卷十三》一捻金等多个古方的应用记载。

【病因病机】

小儿肺炎喘嗽发生的原因，有外因和内因两大类。外因责之于感受风邪，小儿寒温失调，风邪夹热或夹寒外袭而为病，其中以风热为多见，也可由其他疾病如麻疹、水痘等合并发病。内因责之于小儿肺气虚弱，卫外不固，如先天禀赋不足，或后天喂养失宜，久病不愈或反复患病，病后失调，则致正气虚弱，腠理不密，易为外邪所感而发病。

肺炎喘嗽的主要病位在肺，病机关键为肺气郁闭，痰热是其病理产物。外感风邪由口鼻或皮毛而入，侵犯肺卫，致宣降失司，清肃之令不行，气郁不宣，化热灼津，炼液成痰，阻于气道，肃降无权，从而出现咳嗽、气促、痰壅、鼻扇、发热等肺气郁闭的证候，发为肺炎喘嗽。本病病变常累及于脾，重者可内犯心肝，出现心阳虚衰和邪陷厥阴的变证。

1. 风邪郁肺　肺主皮毛，开窍于鼻，风热、风寒之邪自口鼻、皮毛外侵，郁于肌腠，产生表证。犯于肺窍，邪热或寒邪化热，热蒸肺络，灼津炼液为痰，阻于气道，郁遏肺气，宣肃失司，则咳嗽加剧，痰鸣气促。

2. 痰热闭肺　邪热炽盛，由表入里，蕴蒸于肺，熏灼肺津，炼液为痰，阻于肺络，气滞血行不畅化瘀。热、郁、痰、瘀相互交结，痰热壅盛，肺气闭阻，宣发肃降失职，则产生喘、咳、痰、热的典型证候。若邪气炽盛，毒热化火，闭阻肺气，阴津受灼，则致高热持续、咳喘剧烈、烦渴不宁的毒热闭肺重症。

痰热闭肺之证若邪毒鸱张，加之正气不足，则易于发生变证。感邪之后，肺气不利，气郁则血滞，心血运行不畅，心失所养，加之心气不足，则易于发生心阳虚衰之变证。若邪毒化热化火，内陷心包，引动肝风，则形成邪陷厥阴之变证。

3.正虚邪恋　小儿肺脏娇嫩，邪热伤肺，最易耗损阴津，余邪留恋不去，后期则转成阴虚肺热之证。体弱气虚小儿或伴有其他疾病者，感受外邪后进一步损伤肺脾之气，易致本病迁延，形成肺脾气虚之证候。

【临床诊断】

1.病史　起病前常有感冒、咳嗽，或麻疹、水痘等病史。

2.临床表现　起病较急，常见气喘、咳嗽、痰鸣咯痰、发热等症。新生儿患肺炎时，常以不乳、精神萎靡、口吐白沫等症状为主，而无上述典型表现。

肺部听诊：可闻及较固定的中细湿啰音，常伴干性啰音，如病灶融合，可闻及管状呼吸音。

3.并发症　病情严重者，可并发面色苍白、发绀、四肢不温、右胁下癥块增大、脉细弱疾数的心阳虚衰变证；或见昏迷、抽风的邪陷厥阴变证。

4.辅助检查

（1）X线检查　肺部见小片状、斑片状阴影，也可出现不均匀的大片状阴影，或表现为肺纹理增多、紊乱，肺部透亮度增强或降低。

（2）血常规　细菌性肺炎白细胞总数可升高，中性粒细胞增多。病毒性肺炎白细胞总数正常或偏低。

（3）病原学检查　细菌培养、病毒学检查、肺炎支原体及衣原体抗体检测等，可获得相应的病原学诊断，病原特异性抗原、抗体检测有诊断价值。

【病证鉴别】

1.疾病鉴别

（1）与咳嗽鉴别　咳嗽病以咳嗽为主症，有痰或无痰，可见发热，但无气喘、鼻扇，两肺呼吸音粗糙，或可闻及不固定的干啰音。本病临床以喘、咳、痰、热为主症，肺部可闻及较固定的中细湿啰音，X线检查常可见炎性阴影。

（2）与哮喘鉴别　哮喘多为突发突止，发作期典型症状为哮鸣喘急，双肺听诊以哮鸣音为主，X线检查可正常，或有肺气肿、肺不张表现。肺炎喘嗽以咳嗽、气喘、痰壅为重，多数伴有发热，两肺听诊以中细湿啰音为主，X线检查可见小片状、斑片状阴影，或大片状阴影。

2.证候鉴别

（1）风寒郁肺证与风热郁肺证　皆有咳嗽、气喘，风寒郁肺证恶寒重、发热轻，鼻流清涕，咯痰清稀，咽部不红，舌苔薄白；风热郁肺证恶寒轻或无、发热重，鼻流浊涕，痰黄稠难咯，咽部红肿，舌苔薄白或黄。本病初起以风热郁肺证居多，风寒郁肺证出现为时较短，易转而化热。

（2）痰热闭肺证与毒热闭肺证　均有肺热壅盛，肺气闭郁的证候，区别在于热毒、痰浊轻重。痰热闭肺证具有本病喘、咳、痰、热的典型证候，痰鸣气喘症状显著，无明显伤阴证候。毒热闭肺证则常见壮热不退，咳嗽频作，气急喘憋，胸高胁满，唇指发绀，以及口渴引饮、舌质干红等伤阴表现，患儿烦躁不宁或昏睡不语，证情严重。

（3）阴虚肺热证与肺脾气虚证　两证均见于恢复期。阴虚肺热证可见低热盗汗，干咳无痰甚至咯痰带血，口干欲饮，舌红少津等阴伤而肺热不清表现。肺脾气虚证则多见于气虚体质患儿，病久迁延，神疲乏力，纳差便溏，多汗易感，常因复感外邪而病情反复。

【辨证论治】

1. 辨证要点 本病病位以肺为主，可涉及脾、心、肝，主要从八纲辨证。初起外感风邪郁肺，辨证应分清风热或是风寒。继而外邪由表入里，肺气闭郁，应辨清热重还是痰重。后期邪减而正虚，要辨别阴虚或气虚。重症患儿需及早观察变证端倪，若面白肢凉，唇指青紫，呼吸浅促，脉搏细数，为心阳虚衰表现；若高热不退，躁扰不宁，神识不清，肢体惊惕，可能进而发生邪陷厥阴变证。

2. 治疗原则 本病以开肺化痰，止咳平喘为主要治法。初期应解表宣郁，分寒、热给予疏解。中期清热开闭，宣肃肺气。痰多壅盛者，治以降气涤痰；喘憋严重者，治以平喘利气；气滞血瘀者，配以活血化瘀；肺与大肠相表里，壮热炽盛时可通腑泄热。出现变证者，或温补心阳、或平肝息风，随证施治。疾病后期肺脾气虚者，宜补肺健脾益气为主；若是阴虚肺燥，余邪留恋，则当养阴润肺，兼清余邪。同时，本病还常结合其他治法，如中药成药、雾化吸入等。对于重症、变证，必要时需中西医结合治疗。

3. 证治分类

（1）常证

①风寒郁肺

证候 恶寒发热，头身痛，无汗，鼻塞流清涕，喷嚏，咳嗽，气喘鼻扇，痰稀白易咯，可见泡沫样痰，或闻喉间痰鸣，咽不红，口不渴，面色淡白，纳呆，小便清，舌淡红，苔薄白，脉浮紧，指纹浮红。

辨证 本证起病之初，常在寒冷季节发生，由风寒之邪外袭而致咳喘。多有恶寒、发热、无汗之表寒证，鼻流清涕，有痰色白清稀，口和不渴，咽不红，舌淡红，苔薄白，脉浮紧，指纹浮红为风寒辨证依据。

治法 辛温宣肺，止咳平喘。

方药 华盖散加减。常用药：麻黄、杏仁散寒宣肺；荆芥、防风解表散寒；桔梗、白前宣肺止咳；紫苏子、陈皮化痰平喘。

恶寒身痛重者，加桂枝、白芷温散表寒；痰多稀白，舌苔白腻者，加法半夏、陈皮、生姜、莱菔子化痰止咳；胸闷纳呆，恶心呕吐，舌苔白腻者，加姜半夏、藿香、苍术、厚朴燥湿化痰。如寒邪外束，内有郁热，症见呛咳痰白，发热口渴，面赤心烦，苔白，脉数者，则宜加石膏、黄芩，如大青龙汤表里双解。

②风热郁肺

证候 发热恶风，头痛有汗，鼻流黄涕，咳嗽，气喘，咯黄痰，或闻喉间痰鸣，鼻翼扇动，口渴，便秘，小便黄少。面色红赤，烦躁不安，咽部红肿，舌质红，苔薄黄，脉浮数，指纹浮紫。

辨证 本证可因风热犯肺而发病，也可由外感风寒之证化热而来。多见发热转重，恶风，咽红口渴，舌红苔黄等。轻者发热咳嗽，气急痰多；重者则见高热烦躁，咳嗽剧烈，气促鼻扇等。重症易于发展为痰热闭肺证。

治法 辛凉宣肺，清热化痰。

方药 银翘散合麻黄杏仁甘草石膏汤加减。常用药：金银花、连翘、薄荷解表清热；桑叶、桔梗、前胡宣肺止咳；炙麻黄、杏仁、石膏、甘草宣肺清热。

NOTE

发热、头痛、咽痛者，加牛蒡子、蝉蜕、板蓝根、芦根清热利咽；咳嗽剧烈，气喘痰多者，加瓜蒌皮、葶苈子、浙贝母、天竺黄清化痰热；热重者，加黄芩、栀子、贯众清肺泄热。

③痰热闭肺

证候　发热，有汗，咳嗽，咯痰黄稠或喉间痰鸣，气急喘促，鼻翼扇动，声高息涌，胸高胁满，张口抬肩，口唇发绀，烦躁不安，面色红，口渴欲饮，纳呆，便秘，小便黄少，舌质红，苔黄腻，脉滑数，指纹紫滞。

辨证　本证多见于肺炎喘嗽的中期，痰热俱甚，郁闭于肺，而见上述诸症。临床以发热、气喘、咳嗽、痰壅为辨证依据。严重者肺闭痰瘀阻络，见口唇发绀，胸高气急，痰壅如潮，闷乱烦躁。

治法　清热涤痰，开肺定喘。

方药　五虎汤合葶苈大枣泻肺汤加减。常用药：炙麻黄、杏仁、前胡宣肺止咳；石膏、黄芩、鱼腥草、甘草清肺泄热；桑白皮、葶苈子、苏子泻肺涤痰；细茶肃肺化痰。

热甚者，加栀子、虎杖清泄肺热；热盛便秘、痰壅喘急，加生大黄或礞石滚痰丸涤痰泻火；痰盛者，加天竺黄、鲜竹沥、浙贝母、猴枣散清化痰热；喘促而面唇青紫者，加丹参、虎杖解毒化瘀。

④毒热闭肺

证候　壮热不退，咳嗽剧烈，痰黄稠难咯或痰中带血，气急喘憋，鼻翼扇动，胸高胁满，张口抬肩，鼻孔干燥，面色红赤，口唇发绀，涕泪俱无，烦躁不宁，口渴引饮，便秘，小便黄少，舌红少津，舌苔黄燥，脉洪数，指纹紫滞。

辨证　本证邪势炽盛，毒热内闭肺气。以高热不退，咳嗽剧烈，气急喘憋，甚则涕泪俱无，鼻孔干燥为辨证要点。本证病情重笃，容易发生变证，若邪热化火内陷或正虚心阳不支，则迅速转为邪陷厥阴、心阳虚衰之危证。

治法　清热解毒，泻肺开闭。

方药　黄连解毒汤合麻黄杏仁甘草石膏汤加减。常用药：炙麻黄、杏仁、枳壳宣肺开闭；黄连、黄芩、栀子清热解毒；石膏、知母、甘草清解肺热。

热毒重者，加虎杖、蒲公英、败酱草清热解毒；便秘腹胀者，加大黄、玄明粉通腑泄热；口干鼻燥，涕泪俱无者，加生地黄、玄参、麦冬润肺生津；咳重者，加前胡、款冬花宣肺止咳；烦躁不宁者，加白芍、钩藤清心宁神。

⑤阴虚肺热

证候　病程较长，低热盗汗，干咳无痰，甚至咯痰带血，面色潮红，手足心热，口干欲饮，盗汗，小便黄少，舌质红乏津，舌苔少或花剥，脉细数，指纹淡红。

辨证　本证多见于病程迁延，阴津耗伤、肺热减而未清者。常由痰热闭肺证或毒热闭肺证经治疗后转化而成。以病程较长、干咳无痰、舌红少津为主要表现。轻者咳嗽声作、干咳无痰；重者口干舌燥、干咳咯血，伴全身症状。

治法　养阴清热，润肺止咳。

方药　沙参麦冬汤加减。常用药：南沙参、麦冬、玉竹、天花粉养阴清肺；桑白皮、百合、炙款冬花肃肺润燥止咳；扁豆、甘草益气和胃。

余邪留恋，低热反复者，选加地骨皮、知母、黄芩、鳖甲滋阴退热；久咳者，加百部、炙紫菀、枇杷叶、五味子敛肺止咳；汗多者，加煅龙骨、煅牡蛎、酸枣仁敛阴止汗。

⑥肺脾气虚

证候 久咳无力，痰稀白易咯，气短，低热起伏，面白少华，神疲乏力，自汗，纳差，口不渴，大便溏，易于感冒，舌质淡红，舌体胖嫩，苔薄白，脉细弱无力，指纹淡。

辨证 本症见于肺炎喘嗽恢复期，或素体虚弱的患儿，病程迁延。临证以咳嗽无力，气短自汗为主要证候。偏肺气虚者面白少华、反复感冒；偏脾气虚者纳差便溏、神疲乏力。

治法 补肺益气，健脾化痰。

方药 人参五味子汤加减。常用药：党参（或人参）、茯苓、炒白术、炙甘草益气健脾，培土生金；五味子敛肺止咳；百部、法半夏、橘红止咳化痰。

咳重多痰者，去五味子，加远志、白前、莱菔子化痰止咳；虚汗多者，加炙黄芪、煅龙骨、煅牡蛎固表止汗；若汗出不温者，加桂枝、白芍温卫和营；大便不实者，加怀山药、炒扁豆健脾益气；纳差者，加焦山楂、焦六神曲和胃消食。

（2）变证

①心阳虚衰

证候 面色苍白，唇指发绀，呼吸浅促、困难，额汗不温，四肢厥冷，虚烦不安或神萎淡漠，右胁下出现癥块并渐增大，心悸动数，舌质淡紫，苔薄白，脉细弱而数，指纹紫滞。

辨证 本证常见于病重之婴幼儿，或素体虚弱而患肺炎喘嗽者。临床以突然出现面色苍白、发绀、四肢不温或厥冷、右胁下癥块增大、脉细弱疾数为辨证要点。

治法 温补心阳，救逆固脱。

方药 参附龙牡救逆汤加减。常用药：人参大补元气；制附子回阳救逆；煅龙骨、煅牡蛎潜阳敛阴；白芍、甘草和营护阴。

气阳虚衰者亦可用独参汤或参附汤少量频服以救急。若气阴两竭，可加用西洋参、麦冬、五味子，以益气养阴救逆；若出现面色苍白而青，唇舌发紫，右胁下癥块等血瘀较著者，可加红花、丹参等活血化瘀；呼吸不整或叹息样呼吸者，加炙黄芪、炙麻黄、坎脐、熟地黄、山茱萸等益肺顺气。

②邪陷厥阴

证候 壮热不退，口唇发绀，气促，喉间痰鸣，烦躁不安，谵语狂躁，神识昏迷，口噤项强，角弓反张，四肢抽搐，舌质红绛，脉细数，指纹紫。

辨证 本证由于邪热炽盛，内陷手厥阴心包经和足厥阴肝经而致。临证以病情突然加重，壮热、烦躁、神昏、四肢抽搐、口噤项强等为辨证要点。

治法 清心开窍，平肝息风。

方药 羚角钩藤汤加减合牛黄清心丸。常用药：羚羊角、钩藤、僵蚕平肝息风；郁金、石菖蒲解郁开窍；白芍、生地黄、甘草滋阴而缓急解痉；黄连、黄芩、栀子清热泻火解毒。另服牛黄清心丸。

昏迷痰多者，加胆南星、鲜竹沥、猴枣散等豁痰开窍；高热神昏抽搐，选加紫雪、安宫牛黄丸等成药。

【其他疗法】

1. 中药成药

（1）通宣理肺口服液　每支 10mL。每服 3～7 岁 7mL、＞7 岁 10mL，1 日 2～3 次。用于风寒郁肺证。

（2）小儿麻甘颗粒　每袋 10g。每服＜1 岁 1g、1～3 岁 3g、4～7 岁 5g、8～12 岁 8g，1 日 3 次。用于风热郁肺证。

（3）儿童清肺口服液　每支 10mL。每服＜6 岁 10mL、＞6 岁 20mL，1 日 3 次。用于痰热闭肺证。

（4）小儿清肺化痰口服液　每支 10mL。每服＜1 岁 3mL、1～5 岁 10mL、＞5 岁 15～20mL，1 日 2～3 次。用于痰热闭肺证。

（5）玄麦甘桔颗粒　每袋 10g。每服 1～3 岁 3g、4～7 岁 5g、8～14 岁 10g，1 日 3 次。用于阴虚肺热证。

（6）玉屏风颗粒　每袋 5g。每服＜1 岁 2g、1～5 岁 2.5～5g、6～14 岁 5g，1 日 3 次。用于肺脾气虚证。

（7）痰热清注射液　每支 10mL。儿童按体重 0.3～0.5mL/kg，最高剂量不超过 20mL，加入 5% 葡萄糖注射液或 0.9% 氯化钠注射液 100～200mL，静脉滴注，控制滴速每分钟 30～60 滴，1 日 1 次，或遵医嘱。24 个月以下婴幼儿禁用。用于风热郁肺证、痰热闭肺证。

（8）喜炎平注射液　每支 2mL（50mg）或 5mL（125mg）。儿童按 5～10mg/kg·d 或 0.2～0.4mL/kg·d，最高剂量不超过 250mg，加入 5% 葡萄糖注射液或 0.9% 氯化钠注射液 100～250mL 稀释后静脉滴注。2 岁以下婴幼儿慎用。用于风热郁肺证、痰热闭肺证。

2. 药物外治　肉桂 12g，丁香 16g，制川乌 15g，制草乌 15g，乳香 15g，没药 15g，当归 30g，红花 30g，赤芍 30g，川芎 30g，透骨草 30g。制成 10% 油膏。每用适量，敷于背部湿性啰音显著处。1 日 1 次，5～7 日为 1 疗程。用于辅助治疗肺部湿性啰音。

3. 针刺疗法　主穴：尺泽、孔最、列缺、合谷、肺俞、足三里。配穴：少商、丰隆、曲池、中脘，用于痰热闭肺证；气海、关元、百会，用于心阳虚衰证。

4. 拔罐疗法　取肩胛双侧下部，拔火罐。每次 5～10 分钟，1 日 1 次，5 日为 1 疗程。用于辅助治疗肺部湿性啰音。

【预防调护】

1. 预防

（1）冬春季节带儿童外出时防止着凉。气候冷暖骤变时，及时增减衣服，防止感受外邪。

（2）反复呼吸道感染患者给予调治，感冒、咳嗽、麻疹等患儿及时治疗。

2. 调护

（1）病室空气新鲜，保持安静。

（2）呼吸急促时，应保持气道通畅，随时吸痰。

（3）对于重症肺炎患儿要加强巡视，密切观察病情变化，及早发现变证。

【临证备要】

1. 分期辨证施治　初期证有风寒、风热之分，治有辛温、辛凉之别。但风寒郁肺证较少，且易于转变为风热郁肺证、外寒内热证，所以处方不能过剂，需及时调整方药改用或加用清宣肺热之品；风热郁肺证则既有风热表证，又有热郁肺气之象，应辛凉解表与清宣肺热同用，因而取银翘散合麻黄杏仁甘草石膏汤加减。中期以痰热闭肺证多见，用药应当分痰重、热重斟酌化痰、清热之多少；而毒热闭肺证关键在于热毒深重，当重用清热解毒之品。后期阴虚肺热证往往无痰且兼有余热未清，治疗在养阴同时莫忘兼清余热；肺脾气虚证则以气虚兼有痰浊不清为主，需补肺益气固表而兼以化痰，慎防复感。

2. 变证证治要领　变证是肺炎喘嗽邪毒炽盛、正虚衰败所产生的危证。邪毒炽盛者易产生邪陷心肝变证，证候以壮热、烦躁、神昏、抽搐为主，需及早转予清热解毒、清心开窍、平肝息风治疗。正气不支而衰败者常见为心阳虚衰证，其证候如《素问·通评虚实论》所载："喘鸣肩息者，脉实大也，缓则生，急则死。"脉搏过于疾数者病情危重，当及早发现端倪，施以温壮心阳救逆固脱，取人参、制附子以救急，待阳气挽回后方可按常证继续治疗。

3. 中西医结合治疗　肺炎喘嗽是儿科肺系疾病中较重的病症，临床需视病情轻重缓急、致病病原体、有无并发症，必要时采用中西医结合治疗。

第七节　反复呼吸道感染

反复呼吸道感染是指 1 年或至少半年内发生上、下呼吸道感染的次数超过一定范围的肺系疾病。上呼吸道感染主要指感冒，包括鼻炎、咽炎、扁桃体炎；下呼吸道感染包括支气管炎、肺炎等疾病。反复呼吸道感染是小儿时期的常见病，多见于 6 个月～6 岁的小儿，3～6 岁常见，学龄期前后感染次数明显减少。一年四季均可发病，冬春季为著，夏季趋于缓解。本病具有多种肺系疾病反复发作、迁延难愈的特点，易发展为慢性肺系疾病，也可引起哮喘、水肿、痹证等病证，严重影响小儿的生长发育与身心健康。本病急性感染期当按照所发疾病、结合患儿体质特点治疗，本节主要论述缓解期的辨证论治。反复呼吸道感染缓解期的中医药治疗能够扶助正气、改善体质，有效减少、减轻小儿呼吸道感染的发病。

中医古代文献没有与本病相应的病名，但在"虚人感冒""咳嗽""伤风""自汗"等病证中有不少关于本病的论述。如《幼幼集成·诸汗证治》说："肺虚自汗，面白唇白，六脉无力，盖因久嗽脾虚，故令自汗。"《景岳全书·伤风》说："感冒虚风不正之气，随感随发，凡禀弱而不慎起居多劳倦者多犯之。"等等，对于我们认识和防治本病都有一定的指导价值。

【病因病机】

本病病因主要是正气不足、卫外不固，正如《灵枢·五变》所云："肉不坚，腠理疏，则善病风。"《温病条辨·解儿难》言："脏腑薄，藩篱疏，易于传变；肌肤嫩，神气怯，易于感触。"由于正虚难以御邪，屡罹外感，邪未廓清，邪毒久羁，既可耗伤气阴，又可致气机壅滞，痰瘀阻络，疾病缠绵难愈，往复不已。本病的发病既可见虚证，又可表现为虚实夹杂证。虚证主要责之于肺、脾、肾之三脏亏损。虚实夹杂证则为屡次感邪、邪气留恋，或喂养调护失宜等所致，可伴见胃肠积热、瘀热内郁等。

1. 禀赋不足，体质柔弱　父母体弱多病或母亲妊娠时罹患各种疾病，或早产、多胎，胎气孱弱，生后脏腑柔弱，肌骨嫩怯，腠理疏松，不耐四时邪气，每逢感邪便易于发病。

2. 喂养不当，脾胃受损　人工喂养或母乳不足、过早断乳、辅食添加不当，或偏食、厌食，恣食生冷油腻、煎炸炙煿之品，伤其脾胃，脾胃运化不足，土不生金，肺脾气虚，或酿成胃肠积热，易遭外邪侵袭。

3. 调护失宜，不耐寒热   患儿户外活动过少，日照不足，筋骨不坚，肌肤柔弱，卫外不固，不耐寒热，一旦气候突变，感冒随即发生。此外，未能根据天气变化或季节交替，及时添减衣被，衣被过薄或夜寐蹬被，均可致外邪袭表。

4. 正虚邪伏，遇感而发   外邪侵袭后，由于正气受损，邪毒往往不能肃清，留伏于里，一旦受凉或疲劳后，新感易受，伏邪内发，旧病复燃，诸证又现。

5. 用药不当，损伤正气   感冒之后过服发汗药品，损伤卫阳，以致表卫气虚，营卫不和，营阴不能内守而汗多，卫阳不能外御而易感。或表证、上焦疾患过用寒凉，未能宣透达邪，反而损伤正气，致邪气深入羁留。

【临床诊断】

1. 病史   有反复发生感冒、咳嗽、肺炎喘嗽等疾病病史。

2. 临床表现   本病主要以每年（或半年）时间内发生上、下呼吸道感染的次数作为诊断依据。

（1）按不同年龄每年呼吸道感染的次数诊断

表 2-1   按每年呼吸道感染的次数诊断表（次/年）

年龄（岁）	上呼吸道感染	下呼吸道感染	
		气管支气管炎	肺炎
0～2	7	3	2
～5	6	2	2
～14	5	2	2

注：①两次感染间隔时间至少 7 日以上。②若上呼吸道感染次数不够，可以将上、下呼吸道感染次数相加，反之则不能。但若反复感染是以下呼吸道为主，则应定义为反复下呼吸道感染。③确定次数需连续观察 1 年。④肺炎需由肺部体征和影像学证实，两次肺炎诊断期间肺炎体征和影像学改变应完全消失。

（2）按半年内呼吸道感染的次数诊断   半年内呼吸道感染 ≥ 6 次，其中下呼吸道感染 ≥ 3 次（其中肺炎 ≥ 1 次）。

3. 实验室检查   血清免疫学检查显示体液免疫、细胞免疫功能下降。

【病证鉴别】

1. 疾病鉴别   本病与鼻鼽鉴别：鼻鼽的主要临床表现为突然或反复发作的鼻痒、喷嚏、鼻塞、流清涕，发作时还可伴有眼痒等其他过敏症状。而反复呼吸道感染在发病期间则常有恶寒、发热、头痛、咽痛、咳嗽、气喘等肺系证候。

2. 证候鉴别   本病多为正气不足，卫外不固，以虚证为主，主要表现为气、阴、阳虚。肺脾气虚证主要表现为汗多，动辄尤甚，倦怠乏力，面色萎黄，纳呆便溏；营卫失调证表现为面色少华，恶风畏寒，汗出不温；脾肾两虚证可见生长发育落后，形体消瘦，肌肉松软，纳呆便稀，夜尿多；肺脾阴虚证表现为手足心热，口渴，便干，舌苔花剥。少数实证主要为胃肠积热证，表现为容易发热，口臭，大便干燥，手足心热，唇红，舌红苔厚等。

【辨证论治】

1. 辨证要点 本病主要以脏腑结合气阴阳辨证。急性感染期以邪实为主，辨病辨证相结合；缓解期以正虚为主，当辨肺脾肾何脏虚损，气虚、阳虚还是阴虚。若自汗乏力、气短懒言者多为肺气虚；面黄少华、厌食少食、肌肉松软者多属脾气虚；面白畏寒、汗多而肤凉多属卫阳虚；生长发育迟缓、夜尿多者常为肾虚。偏气虚者面色苍白，气短懒言，语声低微，舌淡嫩，边有齿痕，脉细无力。偏阴虚者，手足心热或低热，盗汗，咽干，舌红，少苔，脉细数。偏阳虚者，畏寒肢冷，汗出不温，大便溏稀，发育落后，舌质淡，苔薄白。胃肠积热证者，多嗜食肉类，口臭便干，唇红面赤，手足心热，舌红苔厚。

2. 治疗原则 本病应分期辨治。急性感染期重在祛邪，应按不同的疾病治疗，但注意顾护正虚的体质。缓解期当固本为要，以平为期。按照不同证候，分别或结合采用补肺固表、健脾益气、调和营卫、养阴润肺、补肾壮骨、温补肾阳、消积清热等治法。本病因虚致病，因病致虚，屡感外邪，故急性感染期祛邪务尽，并在感染控制后及时扶正，正所谓"正盛邪自却""邪去正自安"。除药物内服治疗外，本病还可予推拿、穴位贴敷、药浴等疗法。

3. 证治分类

（1）肺脾气虚

证候 反复外感，神疲乏力，少气懒言，汗多，动则汗出，唇口色淡，面黄少华，纳呆食少，或有大便稀溏，舌质淡红，苔薄白，脉细无力，指纹淡。

辨证 本证多见于喂养不当，调护失宜小儿。肺虚为主者多汗、屡受外邪、咳喘迁延；脾虚为主者面黄少华、肌肉松弛、纳差便溏。

治法 补肺固表，健脾益气。

方药 玉屏风散合六君子汤加减。常用药：黄芪补气固表，实卫止汗；白术、党参健脾益气；陈皮、茯苓、半夏健脾化痰；防风走表而祛风邪。补中有疏，散中寓补。

如有咽红，余热未清可加桑白皮、地骨皮清其余热；汗多加煅龙骨、煅牡蛎收敛止汗；纳呆食少加炒谷芽、木香运脾开胃；便溏者加炒薏苡仁、苍术健脾化湿；多汗手足不温加桂枝、白芍调和营卫。

（2）营卫失调

证候 反复外感，恶风畏寒，面色少华，汗多、汗出不温，舌淡红，苔薄白，脉无力，指纹淡红。

辨证 本证多见于素体卫阳不足，或病后失调小儿。汗出多而身凉是本证辨证要领，患儿同时有恶风畏寒、反复外感等特点。

治法 调和营卫，益气固表。

方药 黄芪桂枝五物汤加减。常用药：黄芪益气固卫；桂枝通阳散寒；白芍和营敛阴；生姜疏风散寒；甘草、大枣甘温调中。

汗多者可加煅龙骨、煅牡蛎、浮小麦固表止汗；身热未清加青蒿、连翘、银柴胡清宣肺热；倦怠乏力者加党参、白术、黄精补脾益气；如咽红、扁桃体肿大，瘀热明显者，加玄参、赤芍、夏枯草、浙贝母、蒲公英清热凉血消肿；如口臭便秘，有胃肠积热表现者，可加知母、瓜蒌子、莱菔子、枳实等清热导滞。

NOTE

（3）脾肾两虚

证候 反复外感，面白少华，形体偏瘦，形寒肢冷，肌肉松软，鸡胸龟背，发育落后，或喘促乏力，动则喘甚，气短，少气懒言，多汗，纳呆食少，大便溏烂，夜尿多，舌质淡，苔薄白，脉沉细无力，指纹淡红。

辨证 本证多因禀赋不足或久病失调所致。其脾虚为主者面黄少华、形体消瘦、纳呆便溏；肾虚为主者发育落后、腰膝酸软、形寒肢冷。

治法 温补肾阳，健脾益气。

方药 金匮肾气丸合理中丸加减。常用药：熟地黄、山茱萸、山药补肾益精；茯苓、牡丹皮、泽泻寓泻于补，泄浊清热；肉桂、制附子补肾温阳；太子参、白术、干姜、甘草健脾温中。

生长发育落后加鹿角胶、补骨脂补肾壮骨；汗多加五味子、煅龙骨敛阴止汗；腹泻加炮姜、肉豆蔻温阳止泻；夜尿多加缩泉丸温阳固膀。

（4）肺脾阴虚

证候 反复外感，面白颧红，口渴，盗汗自汗，手足心热，或有低热，纳呆，大便干结，舌质红，苔少或花剥，脉细数，指纹淡紫。

辨证 本证多由素体阴虚或病后失调所致。肺阴虚为主者症见面色潮红、颧红少华、皮肤不润；脾阴虚为主者症见唇干口渴、大便干结、舌红少苔。

治法 健脾益阴，养阴润肺。

方药 生脉散合沙参麦冬汤加减。常用药：太子参、麦冬、沙参益气滋阴；玉竹、天花粉生津润燥；扁豆、甘草益气培中；桑叶轻宣燥热；五味子敛肺止汗，合甘味药酸甘化阴。

便秘加瓜蒌子、郁李仁润肠通便；手足心热加地骨皮、银柴胡除蒸退热；口渴加石斛、黄精滋阴生津；干咳痰少加百部、百合润肺止咳。

【其他疗法】

1. 中药成药

（1）玉屏风颗粒 每袋5g。每服<1岁2g、1～5岁2.5～5g、6～14岁5g，1日3次。用于肺脾气虚证偏肺气虚者。

（2）参苓白术颗粒 每袋6g。每服2～6g，1日2次。用于肺脾气虚证偏脾气虚者。

（3）龙牡壮骨颗粒 每袋5g。每服<2岁5g、2～7岁7.5g、>7岁10g，1日3次。用于脾肾两虚证。

（4）槐杞黄颗粒 每袋10g。每服1～3岁1/2袋、4～12岁1袋，1日2次。用于肺脾阴虚证。

2. 穴位注射 黄芪注射液，每次0.3mL，双足三里穴位注射，每周1次，连用4周。用于肺脾气虚证。

3. 穴位贴敷

（1）白芥子3份、细辛2份、甘遂1份、皂荚1份、五倍子3份、冰片0.05份，共研细末。每次1～2g，姜汁调成糊状，敷于双肺俞，外用胶布固定，用为三伏贴，每伏贴1次，每次1～2h。用于肺脾气虚证、营卫失调证。

（2）五倍子粉10g，加食醋适量调成糊状，睡前敷脐。每日1次，连用5～7天。用于反复呼吸道感染各证型多汗者。

4. 针灸疗法　取大椎、肺俞、足三里、肾俞、关元、脾俞。每次选 3 ～ 4 穴，轻刺加灸，灸至皮肤潮红，隔日 1 次。在好发季节前作预防性治疗。

【预防调护】

1. 预防

（1）适当增加户外活动，锻炼身体，增强体质，提高抗病能力。

（2）注意环境及个人卫生，保持室内空气流通。根据季节气候变化，及时增减衣服。感冒流行期间不去公共场所。

（3）积极防治各种慢性病，清除感染病灶，避免接触各种诱发因素，如尘螨、花粉、油漆等。

（4）按时预防接种，增强机体抗病能力。

2. 调护

（1）饮食宜清淡而富于营养，少食生冷油腻、辛辣之品。

（2）出汗较多时，用干毛巾擦干，勿吹风着凉，洗澡时尤应注意。

【临证备要】

1. 间者并行，甚者独行　《素问·标本病传论》曰："谨察间甚，以意调之。间者并行，甚者独行。"反复呼吸道感染病程长，病情缠绵，病因复杂，多有慢性病灶如鼻炎、扁桃体炎、腺样体肥大等，在迁延期或恢复期辨治过程中病情常会出现变化或反复。如突然发热、咽痛、咳喘加重等，此时就要以治疗急性病为主，调整治疗方案，以控制急性症状，所谓"甚者独行"。易感儿由于长期生病，不仅表现为肺系症状，常会伴见脾系、肾系等其他系的病证，故病情控制或趋于缓解后，根据兼夹症状，辨病位、辨虚实，制定治疗方案，或健脾益肺，或调和营卫，或补肾健脾，或益气养阴，或清热导滞、凉血散瘀等，所谓"间者并行"。本病来之渐，去之缓，发作期要急治，而恢复期根据虚实变化、病情演变遣方用药，注意缓图。还要注意疗程，本病疗程一般不应少于 3 月。

2. 辨清虚实，以平为期　本病现代研究认为是免疫功能失衡。中医认为本病的病机主要为正气不足，卫外不固，屡次受邪，或失治误治，或调护失宜，致邪伏于内，伤及气阴。既可因虚致病，复加因病更虚，临证注意本病多属虚证，也可兼夹实证。虚证责之于肺脾肾三脏不足，而实证可见肺胃热盛、胃肠积热，另外由于邪祛未尽、羁留体内，可以形成痰湿、瘀热等实证。临证时通过察咽喉、鼻腔、唇色、舌象及全身征象分辨虚实。注意虚实夹杂证，如纯用补法，若是实邪未清，虚不受补，反易助热化火，闭门留寇。故在扶正基础上，兼有实邪留连者要注意化痰导滞、凉血散瘀、清热解毒等祛邪方法的联合应用，以达到补偏救弊，以平为期的目的。

3. 灵活选择治法剂型　反复呼吸道感染病程长，患儿均有长期服药病史，所以治疗的依从性很关键。根据分期辨证，可以灵活选择内服外治方法，剂型也可适时调整。急性期、迁延期选择辨证内服中药，此阶段因为病情尚未稳定，以汤药为主，便于灵活加减化裁。缓解期病情相对稳定，可以选择糖浆、膏方等剂型。本病病情迁延，需要一定的疗程，不可冀图速效。还可以配合外治方法如推拿、灸法、穴位贴敷、药浴等，有助提高疗效。

4. 辨证候结合辨体质　反复呼吸道感染的患儿多存在偏颇体质，其体质类型以气虚质、阴虚质、痰湿质、内热质居多，体质的类型决定了发病类型和转归。如气虚质易出现反复咳嗽痰多；阴虚质容易出现咽干、干咳、手足心热诸症；痰湿质感邪后易见胸闷、腹胀、咳痰等症状；

内热质发病时多有发热、咽痛、便秘表现。故在临证时，可以辨体质辨证相结合，发作期以辨证为主，迁延期及缓解期结合辨体质。缓解期辨体质辨证候常相一致，作好因质随证调护，对预防呼吸道感染的发作有更好的疗效。

第三章　脾系疾病

第一节　口　疮

口疮以齿龈、舌体、两颊、上颚等处出现黄白色溃疡，疼痛流涎，或伴发热、周身不适为特征。若满口糜烂，色红疼痛者，称为口糜；溃疡发生在口唇两侧者，称为燕口疮。本病属于西医学口炎范畴，包括溃疡性口炎、疱疹性口炎、口角炎等。本病一年四季均可发病。发病年龄以 2～4 岁为多见。本病一般预后良好，若体质虚弱，则口疮可反复出现，迁延难愈。

口疮之名，最早见于《素问·气交变大论》："岁金不及，炎火乃行，生气乃用，长气专胜，庶物以茂，燥烁以行……民病口疮，甚则心痛。"指出发病与火热之邪上攻有关。《诸病源候论·口疮候》亦有"小儿口疮，由血气盛，兼将养过温，心有客热熏上焦，令口生疮也"的论述。《小儿卫生总微论方·唇口病论》说："风毒湿热，随其虚处所着，搏于血气，则生疮疡……若发于唇里，连两颊生疮者，名曰口疮；若发于口吻两角生疮者，名曰燕口。"指出本病是由感受风毒湿热所致，由于发病部位不同，而有口疮与燕口疮之称。《幼幼集成·口疮证治》则认为："口疮者，满口赤烂，此因胎禀本厚，养育过温，心脾积热，熏蒸于上，以成口疮。"

【病因病机】

口疮发生的原因有外因及内因之分。内因责之于素体积热或阴虚，外因责之于感受外邪。其发病与风热乘脾，心脾积热上熏，或阴虚火旺上攻口舌有关。由于脾开窍于口、舌为心之苗、肾脉连舌本、胃经入上齿，故本病病变部位在心、脾胃、肾，病机关键是火邪灼伤口舌。

1. **风热乘脾**　外感风热之邪，由口鼻及肌表侵入，首先犯于肺卫，继则内侵脾胃，脾开窍于口，火热循经上炎，熏灼口舌牙龈，故口腔黏膜破溃，形成口疮。

2. **心脾积热**　护养过温或喂养不当，恣食辛辣炙煿，蕴而生热，循经上炎；或由口腔不洁和破损，秽毒入侵，内热与外邪相合，均可致邪热积于心脾，循经上炎而致口舌生疮。

3. **虚火上炎**　素体虚弱，肾阴不足；或久病久泻，病后体虚，耗伤阴津，久则肾阴亏虚，水不制火，虚火上炎，熏灼口舌而生疮。

【临床诊断】

1. **病史**　有喂养不当、过食辛辣炙煿史，或外感发热的病史。

2. **临床表现**　齿龈、舌体、两颊、上颚等处出现黄白色溃疡点，大小不等，甚则满口糜腐，疼痛流涎，可伴发热或颌下淋巴结肿大、疼痛。

3. **实验室检查**　血常规：白细胞总数及中性粒细胞偏高或正常。

【病证鉴别】

1. 疾病鉴别

（1）手足口病　手足口病是由病毒感染引起的时行疾病，多见于 5 岁以下小儿，以发热伴手、足、臀部皮肤疱疹为特征，口腔黏膜疱疹破溃后方形成溃疡，口舌疼痛明显。

（2）狐惑病　是一种与肝脾肾湿热内蕴有关的口、眼、肛（或外阴）溃烂，并有神志反应的综合征，相当于西医学的白塞病。狐惑病虽然也有口疮但不局限于口疮，如《金匮要略·百合狐惑阴阳毒病脉证治》所说："狐惑之为病，状如伤寒，默默欲眠，目不得闭，卧起不安，蚀于喉为惑，蚀于阴为狐，不欲饮食，恶闻食臭，其面目乍赤、乍黑、乍白，蚀于上部则声嗄，甘草泻心汤主之。"

2. 证候鉴别

（1）风热乘脾与脾胃积热的鉴别　主要区别在于伴随症状。风热乘脾在口疮周围焮红，或咽红肿痛、口臭、便秘、舌质红、苔薄黄、脉浮数的同时，伴随发热恶风。脾胃积热口疮则通常无明显外感发热恶风的症状。

（2）心火上炎与虚火上炎的鉴别　主要区别在于实证抑或为虚证。病程短，或伴发热、烦躁，哭闹拒食等症状者，为心火上炎之实证。病程长，反复发作，口腔溃烂及疼痛较轻者，常伴阴虚证，为虚火上炎之虚证。

【辨证论治】

1. 辨证要点　本病先以八纲辨证分实证、虚证，继而结合脏腑辨证以明确病变部位。凡起病急，病程短，口腔溃烂及疼痛较重，局部有灼热感，口臭流涎，或伴发热、烦躁，哭闹拒食等症状者，多为实证，病位多在心脾；起病缓，病程长，反复发作，口腔溃烂及疼痛较轻者，或伴低热、颧红盗汗，或神疲、面白、纳呆、便溏等症状者，多为虚证，病位多在肾。若口疮见于舌上、舌边，并伴有烦躁哭闹、夜眠不安、尿短赤者，多属心；若口疮发生于口颊部、上颚、齿龈、口角，并伴有口臭、流涎、大便秘结者，多属脾胃。

2. 治疗原则　口疮的治疗，实证治以清热解毒，清泻心脾积热；虚证治以滋阴降火，引火归元。本病可使用口腔局部外治法，轻症者单用外治法即可见效，重症者则应以内治法为主，配合外治法治疗。

3. 证治分类

（1）风热乘脾

证候　口腔溃疡较多，分布于口颊、口角、上颚、齿龈、口唇等处，也可以是先见疱疹，继则破溃形成溃疡，周围焮红，灼热疼痛，流涎拒食，烦躁多啼，口臭，大便秘结，小便短赤，发热恶风，或有咽红肿痛，舌质红，苔薄黄，脉浮数，指纹浮紫。

辨证　本证常起于外感风热之后，以起病较急，溃疡较多，周围焮红，多伴发热为特征。病初起，风热在表，多有发热、恶寒；风热内侵脾胃，则口臭便秘；湿热偏重，则疮面色黄或糜烂。

治法　疏风散火，清热解毒。

方药　银翘散加减。常用药：金银花、连翘、板蓝根清热解毒；薄荷、牛蒡子疏风散火；竹叶、芦根清心除烦；甘草解毒，调和诸药。

发热不退，加柴胡、栀子清热泻火；咽喉红肿疼痛，加贯众、射干解毒利咽；疮面色黄糜烂，加黄连、薏苡仁清热利湿；口臭便秘，加大黄、槟榔通腑泻火。

（2）心火上炎

证候　口腔溃疡或糜烂，以舌边尖为多，红肿灼热，疼痛较重，心烦不宁，叫扰啼哭，面赤唇红，口干欲饮，进食困难，小便短黄，舌边尖红，苔薄黄，脉细数，指纹紫滞。

辨证　本证由心火炽盛，邪热循经上炎所致。舌乃心之苗，手少阴心经通于舌，故本证以舌上、舌边溃烂，色赤疼痛，心烦不安，舌尖红赤，苔薄黄为特征。

治法　清心凉血，泻火解毒。

方药　泻心导赤散加减。常用药：黄连、黄芩泻心火；生地黄清热凉血；竹叶、灯心草清心除烦；通草导热下行；甘草泻火，调和诸药。

尿少者，加车前子、六一散利尿泄热；口渴甚，加天花粉、芦根清热生津；大便秘结，加大黄、枳实通腑泻火；热毒重者，加栀子、连翘清热解毒。

（3）脾胃积热

证候　颊内、上颚、唇角、齿龈等处黏膜出现破损溃烂，色白或黄，呈圆形或椭圆形，溃疡较深，大小不一，有的融合成片，甚则满口糜烂，边缘鲜红，灼热疼痛，拒食，口臭，涎多黏稠，可兼发热，面赤唇红，烦闹不安，小便短赤，大便秘结，舌质红，舌苔黄，脉数，指纹紫滞。

辨证　本证多有伤乳伤食史，起病急，由脾胃积热、火热上攻所致，以颊内、上颚、唇角、齿龈等处溃疡较多，边缘鲜红，疼痛重，口臭，涎多黏稠，大便秘结为特征。

治法　清胃解毒，通腑泻火。

方药　凉膈散加减。常用药：黄芩、连翘、栀子清热解毒；大黄、玄明粉通腑泻火；竹叶清心除烦；薄荷升散郁火；甘草泻火解毒，调和诸药。

口干渴者，加天花粉、芦根清热生津；烦躁者，加石膏、郁金清热除烦；口臭涎多，舌苔厚腻，湿热重者，加石菖蒲、滑石、佩兰清化湿热；溃疡满布黄色渗出物者，加金银花、蒲公英清热解毒；黏膜红赤、疼痛重者，加生地黄、牡丹皮凉血滋阴；食积内停，脘腹胀满者，加焦山楂、炒麦芽、枳实理气助运。

（4）虚火上炎

证候　口腔溃烂，周围色不红或微红，无疼痛或微痛，反复发作或迁延不愈，神疲颧红，手足心热，口干不渴，舌质红，舌苔少或花剥，脉细数，指纹淡紫。

辨证　本证病程日久，肾阴亏虚，虚火上炎，以口舌溃疡，稀疏色淡，反复发作，神疲颧红，舌红苔少为特征。兼心阴虚者，溃疡以舌尖多见，心烦不寐；兼脾阴虚者，溃疡以口唇、齿龈多见，口干食少。

治法　滋阴降火，引火归元。

方药　六味地黄丸加肉桂。常用药：熟地黄、山茱萸滋阴补肾；山药、茯苓补益脾阴；牡丹皮、泽泻泻肝肾之虚火；肉桂引火归元。

热病伤阴，口干者，加麦冬、玄参、乌梅养阴生津；低热或五心烦热者，加地骨皮、白薇清热除烦；颧红盗汗，骨蒸潮热者，加知母、黄柏养阴清火；大便秘结者，加郁李仁、火麻仁润肠通便；经久不愈，溃疡久不收口者，酌加儿茶、五倍子、珍珠粉收敛生肌。

若脾肾阳虚，虚阳上浮，见口舌生疮，手足欠温，大便溏薄，小便清长，反复发作，迁延

NOTE

不愈者，治以温补脾肾，引火归元，可用理中丸加肉桂。

【其他疗法】

1. 中药成药

（1）六神丸　每1000粒重3.125g。每服1岁1粒、2岁2粒、3岁3～4粒、4～8岁5～6粒、8⁺～10岁8～9粒、成人10粒，1日3次。用于风热乘脾证、心火上炎证及脾胃积热证。

（2）双黄连口服液　每支10mL。每服＜3岁10mL，1日2次；3～6岁10mL，1日3次；＞6岁20mL，1日2～3次。用于风热乘脾证。

（3）小儿化毒散　每袋6g。每服0.6g，1日1～2次，3岁以下小儿酌减。用于心火上炎证。

（4）五福化毒片　每片重0.1g。每服3～6岁5片、7～14岁7片，1日3次。用于心火上炎证、脾胃积热证。

（5）黄栀花口服液　每支10mL。每服2.5～3岁5mL、4～6岁10mL、7～10岁15mL、＞11岁20mL，1日2次，饭后服用。用于脾胃积热证。

（6）知柏地黄丸　小蜜丸30粒重6g。每服3～6岁2g、＞6岁3g，1日2～3次。用于虚火上炎证。

2. 含漱疗法　野菊花、金银花、薄荷、连翘、板蓝根各10g，玄参15g，加水1000mL煎煮，待温后适量含漱。每次至少含漱3分钟，1日3～5次。用于口疮实热诸证。

3. 药物外治

（1）开喉剑喷雾剂　每瓶30mL。每次1～3岁2喷、4～6岁3～6喷、7～12岁5～8喷，1日6～8次，喷患处。用于风热乘脾证、脾胃积热证、心火上炎证。

（2）青黛散　少许，涂敷患处，1日3次。用于风热乘脾证。

（3）冰硼散　少许，涂敷患处，1日3次。用于风热乘脾证、心火上炎证。

（4）双料喉风散　少许，涂敷患处，1日3次。用于心火上炎证。

（5）锡类散　少许，涂敷患处，1日3次。用于脾胃积热证、心火上炎证。

（6）吴茱萸　15～30g，捣碎，醋调敷涌泉穴，临睡前固定，次日晨去除。用于虚火上炎证。

【预防调护】

1. 预防

（1）注意饮食卫生，保持口腔清洁。

（2）多食新鲜蔬菜和水果，不宜过食肥甘厚味。

（3）清洁口腔时，动作宜轻柔，避免损伤口腔黏膜。

（4）加强身体锻炼，增强体质，避免感染。

2. 调护

（1）选用金银花、野菊花、生甘草煎汤漱口。

（2）注意口腔卫生，餐后温水漱口，早晚刷牙。

（3）饮食宜清淡、温度适宜，忌辛辣刺激、粗硬食品。

（4）注意休息，多饮水，进食新鲜蔬菜和水果，保持大便通畅。

【临证备要】

1. 依据病性辨证　重在辨实证和虚证。实证一般起病急，病程短，口腔溃烂及疼痛较重，局部有灼热感，口臭流涎，或伴发热、烦躁、哭闹拒食等症状，治以清热解毒，泻心脾积热。虚证起病缓，病程长，反复发作，口腔溃烂及疼痛较轻，或伴低热、颧红盗汗，或伴神疲、面白、纳呆、便溏等症状，治以滋阴降火或健脾温肾，引火归元。

2. 辨别病情轻重　口疮轻者仅见口腔出现溃疡点，妨碍哺乳进食，饮食时可因疼痛出现哭闹，一般可先单用外治方药；重者伴发热、烦躁、啼哭不安，或见呕吐、腹泻等症，必须内外合治。

第二节　鹅口疮

鹅口疮以口腔、舌上满布白屑为主要临床特征。因其状如鹅口，故称鹅口疮；因其色白如雪片，故又名雪口。本病多见于初生儿、营养不良及泄泻日久小儿、长期使用抗生素或类固醇激素的患儿。初生儿多由产道感染或因哺乳时乳头不洁及奶具污染所致。现代研究表明，本病系感染白色念珠菌所致。轻症预后良好，少数重症白屑可蔓延至鼻腔、咽喉及气道，影响呼吸，甚或危及生命。

鹅口疮病名首见于《诸病源候论·鹅口候》："小儿初生口里白屑起，乃至舌上生疮，如鹅口里，世谓之鹅口。此由在胎时受谷气盛，心脾热气熏发于口故也。"《幼科类萃·耳目口鼻门》说："小儿初生，口内白屑满舌上，如鹅之口，故曰鹅口也。此乃胎热而心脾最盛重，发于口也。"此外，《医门补要·鹅口疮》说："脾胃郁热上蒸，口舌白腐，叠如雪片，在小儿名鹅口疮。先以牛桔汤升发其火。"指出了病机和治疗方药。

【病因病机】

鹅口疮的发病，可由胎热内蕴，口腔不洁，感受秽毒之邪所致。其主要病变在心脾，因舌为心之苗，口为脾之窍，脾脉络于舌旁，若感受秽毒之邪，循经上炎，则可发为口舌白屑之症。《外科正宗·鹅口疮》提出了本病的病机："鹅口疮皆心脾二经胎热上攻，致满口皆生白斑雪片，甚则咽间叠叠肿起，致难乳哺，多生啼叫。"

1. 心脾积热　可因孕妇素体积热，胎热内蕴遗患胎儿，或因出生后不注意口腔清洁，黏膜破损，为秽毒之邪所侵。秽毒积热蕴于心脾，熏灼口舌，出现鹅口疮实证证候。

2. 虚火上炎　多由胎禀不足，肾阴亏虚；也有因病后失调，久病体虚，或久泻久利，津液大伤，脾虚及肾，气阴内耗。阴虚水不制火，虚火循经上炎，而致鹅口疮虚证证候。

【临床诊断】

1. 病史　多见于新生儿、营养不良及泄泻婴幼儿，或长期使用抗生素、糖皮质激素的患儿。

2. 临床表现　舌上、颊内、牙龈或上颚散布白屑，可融合成片，不易拭去，如强行剥落可见充血、糜烂创面。重者可向咽喉处蔓延，影响吮乳与呼吸，偶可累及食管、肠道、气管等。

3. 实验室检查　取少许白屑涂片，加 10% 氢氧化钠溶液 1 滴，在显微镜下可见到白色念珠菌孢子和菌丝。

【病证鉴别】

1. 疾病鉴别

（1）口疮　鹅口疮口腔及舌上满布白屑，周围有红晕，一般无疼痛及流涎。口疮则主要表现为口腔内黄白色溃疡点，常有疼痛及流涎。

（2）白喉　是由白喉杆菌引起的传染病，白喉假膜多起于扁桃体，渐次蔓延于咽或鼻腔等处，其色灰白，不易擦去，若强力擦去每致出血，多有发热、声音嘶哑、犬吠样咳嗽等症状，若治疗不及时可因喉梗阻呼吸困难而危及生命，现因普遍接种百白破疫苗，本病已少见。鹅口疮之白屑散布以口腔为主，较白喉假膜浮表，多见于新生儿、营养不良婴幼儿及过多使用抗生素的患儿。如诊断有困难还可以取白膜做病原学检测以鉴别。

（3）残留奶块　其状与鹅口疮相似，但以温开水或棉签轻拭，即可除去奶块。

2. 证候鉴别　主要在于区别实证与虚证。病程短，口腔白屑堆积较多，周围红，烦躁多啼，便干尿黄，舌红者，多属心脾积热之实证。病程长，反复发作，口腔白屑散在，周围不红，形瘦颧红，手足心热，舌光红少苔者，多属虚火上浮之虚证。

【辨证论治】

1. 辨证要点　主要根据病程长短、白屑多少，结合全身症状，辨别其病性虚实与病情轻重。实证一般病程短，口腔白屑堆积，周围焮红，疼痛哭闹，尿赤便秘；虚证多病程较长，口腔白屑较少，周围不红，疼痛不显，大便稀溏，食欲不振，或形体瘦弱等。轻症鹅口疮范围局限，呼吸平稳，身热不著，吮乳如常；重症鹅口疮范围弥漫，呼吸困难，高热或体温不升，吮乳受限等。

2. 治疗原则　根据病性虚实进行辨证，实则清泄心脾积热；虚则滋肾养阴降火。本病在口腔局部，外治疗法与内服治疗同样重要，轻者仅外治法治疗即可取效。

3. 证治分类

（1）心脾积热

证候　口腔满布白屑，周围黏膜焮红，烦躁不安或啼哭，口干口臭或口渴，呛奶或呕吐，纳呆，或伴发热、面赤，唇红，小便黄赤，大便干结，舌质红，苔薄黄或腻，脉滑数，指纹紫滞。

辨证　此为鹅口疮实证，以口腔舌面白屑较多，周围黏膜焮红，舌质红为特征。偏于心经热者，多烦躁哭闹，口中流涎，小便短赤；偏于脾经热者，口干口臭，大便干结。

治法　清心泻脾。

方药　清热泻脾散加减。常用药：黄连、栀子清心泄热；黄芩、石膏散脾经郁热；生地黄清热凉血；竹叶、灯心草清热降火，导热下行；甘草清热泻火，调和诸药。

大便秘结者，加大黄通腑泄热；口干喜饮者，加石斛、玉竹养阴生津；湿热重，舌红苔黄厚腻者，加藿香、佩兰、滑石清热化湿。

（2）虚火上炎

证候　口腔内白屑散在，周围黏膜红晕不著，形体瘦弱，颧红盗汗，手足心热，口干不渴，舌质红，舌苔少，脉细，指纹淡紫。

辨证　此为鹅口疮虚证，以白屑散在，红晕不著，时发时止，绵绵不休，舌红苔少为特征。偏于肾阴虚者，面白颧红，手足心热；偏于脾阴虚者，神疲困乏，食欲不振，或大便秘结。

治法　滋阴降火。

方药　知柏地黄丸加减。常用药：知母、黄柏滋阴降火；熟地黄、山茱萸滋阴补肾；山药、茯苓健脾养阴；泽泻、牡丹皮泻肝肾之虚火。

食欲不振者，加乌梅、石斛、麦芽滋养脾胃；便秘者，加火麻仁、郁李仁润肠通腑。久病反复，虚火上炎，少佐肉桂以引火归元。

【其他疗法】

1. 中药成药

（1）清热解毒口服液　每支 10mL。每服 < 3 岁 5mL，1 日 3 次；3 ~ 6 岁 10mL，1 日 2 次；> 6 岁 10mL，1 日 3 次。用于心脾积热证。

（2）五福化毒片　每片重 0.1g。每服 3 ~ 6 岁 5 片、7 ~ 14 岁 7 片，1 日 3 次。用于心脾积热证。

（3）知柏地黄丸　小蜜丸 30 粒重 6g。每服 3 ~ 6 岁 2g、> 6 岁 3g，1 日 2 ~ 3 次。用于虚火上炎证。

2. 药物外治

（1）冰硼散，青黛散，珠黄散　选用一种。每次适量，涂敷患处，1 日 3 次。用于心脾积热证。

（2）西瓜霜　每次适量，喷、吹或敷于患处，1 日 3 次；重症者兼内服，1 ~ 2g，1 日 3 次。用于心脾积热证。

（3）锡类散　每次适量，涂敷患处，1 日 2 次。用于心脾积热证。

【预防调护】

1. 预防

（1）孕妇注意个人卫生，患阴道霉菌病者要及时治愈。

（2）注意口腔清洁，婴儿奶具要注意消毒。

（3）避免过烫、过硬或刺激性食物，防止损伤口腔黏膜。

（4）注意患儿营养，积极治疗原发病。如长期使用抗生素或肾上腺皮质激素者，应注意病情变化。

2. 调护

（1）母乳喂养时，应用冷开水清洗奶头，喂奶后给服少量温开水，清洁婴儿口腔。

（2）用银花甘草煎水擦洗患儿口腔，1 日 3 次。

（3）保持大便通畅。

（4）注意观察口腔黏膜白屑变化，如发现患儿吞咽或呼吸困难，应立即处理。

【临证备要】

1. 依据病性与病情辨证　重在辨实证和虚证。实证一般病程短，口腔白屑堆积，周围焮红，疼痛哭闹，尿赤便秘，治以清泄心脾积热；虚证多病程较长，口腔白屑较少，周围不红，疼痛不著，大便稀溏，食欲不振，或形体瘦弱等，治以滋肾养阴降火。此外，有长期或大量使用激素或抗生素的患儿，罹患该病多属虚证。

2. 注重局部用药　本病的外治疗法很有效，轻症仅口腔局部用药即可，重症需配合内服药物联用。除中药外用以外，西医疗法常以 2% 碳酸氢钠溶液于哺乳前后清洗口腔，制霉菌素甘油涂患处，1 日 3 ~ 4 次，也可使用。

第三节　呕　吐

呕吐是因胃失和降，气逆于上，胃中乳食上逆经口而出的一种病证。古人将有声有物谓之呕，有物无声谓之吐，有声无物谓之哕。因呕与吐常同时出现，故多称呕吐。本证发病无年龄和季节限制，但临床以婴幼儿多见，好发于夏秋季节。本病疗效与病因有关，若非器质性疾病所引起的呕吐，只要能及时治疗，预后一般良好。本节讨论的主要是由伤食、胃热、胃寒、肝气犯胃引起的呕吐。至于外科急腹症、中毒、蛔虫窜扰等引起的呕吐，因哺乳引起的溢乳等，均不在本节讨论范围。

呕吐名称最早见于《黄帝内经》。《素问·至真要大论》曰："诸呕吐酸，皆属于热。""少阳之胜，热客于胃，呕酸善饥。""燥湿所胜，民病喜呕，呕有苦。"《金匮要略》设有"呕吐哕下利病脉证治"篇，对呕吐、哕等做了专门论述。以后历代医家对呕吐均有论述。《诸病源候论·小儿杂病诸候·呕吐逆候》中说："儿啼未定，气息未调，乳母忽遽以乳饮之，其气尚逆，乳不得下，停滞胸膈，则胸满气急，令儿呕逆变吐。又乳母将息取冷，冷气入乳，乳变坏，不捻除之。仍以饮儿，冷乳入腹，与胃气相逆，则腹胀痛，气息喘急，亦令呕吐。又解脱换易衣裳，及洗浴露儿身体，不避风冷，风冷因客肤腠，搏血气则冷，入于胃，则腹胀痛，而呕吐也。"明确指出了小儿呕吐有因哺乳不当、冷乳入胃和感受风寒等多种原因，为后世儿科著作对小儿呕吐的辨证论治打下了基础。《颅囟经·病证》中指出："小儿哕、逆、吐，皆胃气虚，逆气客于脏气而作，当和胃养气……小儿霍乱吐逆，皆胃气与阴阳气上下交争而作，当用分和补药调养，即愈。"简要地论述了小儿呕吐发生的病因病理，提出了治疗大法为"当和胃养气……用分和补药调养"。这是对小儿呕吐证治认识的一大进步。明代《幼科发挥·呕吐》指出："小儿呕吐，多因乳食之伤得之。"指出小儿呕吐多由于饮食不当所引起。清代《幼幼集成·呕吐证治》亦指出："盖小儿呕吐有寒有热有伤食……其病总属于胃。"说明小儿发生呕吐的主要因素是外感伤食，指出了发生的病机，指明病位主要在胃，进一步强调了小儿呕吐的饮食调护。

【病因病机】

小儿呕吐的病因有外邪犯胃、乳食积滞、胃中积热、脾胃虚寒、肝气犯胃等，病变部位主要在胃，亦与肝脾相关。其基本病机为胃失和降，气逆于上。

1.寒邪犯胃　小儿脏腑娇嫩，肌肤薄弱，若调护失宜，寒邪乘虚而入，客于胃肠，扰乱气机，胃失和降，胃气上逆则呕吐。如《婴童类萃·呕吐论》言："乳母夏月当风取凉，或冬月触冒风寒，此乳儿，亦令呕吐，随其冷热而治之。"

2.乳食积滞　小儿乳食不知自节，若喂养不当，乳食过多，或进食过急，或恣食肥甘厚味、生冷难化食物，使乳食停留，蓄积中焦，脾胃失健，气机升降失调，胃气上逆则生呕吐。《医宗金鉴·幼科杂病心法要诀·吐证门》说："伤乳吐者，因乳食过饱，停蓄胃中，以致运化不及，吐多乳片，犹如物盛满而上溢也。""伤食吐者，因小儿饮食无节，过食油腻、面食等物，以致壅塞中脘而成也。"

3.胃中积热　胃为阳土，性喜清凉，如乳母喜食辛辣炙煿之品，乳汁蕴热，儿食母乳，致热积于胃；或小儿过食辛热、膏粱厚味，或乳食积滞化热，热积胃中；或感受暑热、温热之邪，邪热蕴结。热积胃中，胃热气逆而呕吐。《素问·至真要大论》曰："诸逆冲上，皆属于火；诸呕吐酸，皆属于热。"《医宗金鉴·幼科杂病心法要诀·吐证门》中说："热吐之证，或因小儿过食煎煿之物，或因乳母过食厚味，以致热积胃中，遂令食入即吐。"《婴童百问·热吐》中亦说："小儿秋夏伏暑，多有热吐。"

4.脾胃虚寒 先天禀赋不足，脾胃素虚，中阳不振；或乳母平时喜食寒凉生冷之品，乳汁寒薄，儿食其乳，脾胃受寒；或小儿恣食生冷瓜果，寒积于胃；或患病后寒凉克伐太过，损伤脾胃，皆可致脾胃虚寒，中阳不运，胃气失于和降而呕吐。《医学精要》说："胃虚而吐，虚则生寒，寒则不纳也。"《婴童百问·寒冷呕吐哕逆》中指出："小儿感受风冷，或食生冷瓜果过多，胃口停寒，以致吐食吐乳。"说明脾胃虚寒或胃受寒侵，均可引起呕吐。

5.肝气犯胃 较大儿童情志失和，如环境不适、所欲不遂，或被打骂，均可致情志怫郁，肝气不舒，横逆犯胃，气机上逆而呕吐。《幼科发挥·呕吐》中提到"小儿呕秽不止，多是肝胆二经之病。"《笔花医镜·脏腑证治》亦说："呕吐者，木火凌胃也。"

【临床诊断】

1.病史 可有乳食不节、饮食不洁、情志不畅、外邪犯胃等病史。

2.临床表现 以呕吐乳食为主症。可伴嗳腐食臭、恶心纳呆、胃脘胀闷等症。重证呕吐者，有阴伤液竭之象，如饮食难进，形体消瘦，神萎烦渴，皮肤干瘪，囟门及目眶下陷，啼哭无泪，口唇干红，呼吸深长，甚至尿少或无尿，神昏抽搐，脉微细欲绝等。

【病证鉴别】

1.溢乳 又称漾乳，为小婴儿哺乳后，乳汁自口角溢出，但别无所苦，纳食如常。这是由于小婴儿胃小且发育不健全，贲门括约肌松弛，如哺乳过量、过急，吞咽过多空气所致，并非病态。施以正确的哺乳方法，或随着小儿年龄的增长，可逐渐自愈。

2.哕 又称干呕，多见于较大儿童，哕时有声无物，为一种嗳气症状。

【辨证论治】

1.辨证要点 本病辨证，以八纲辨证为主，结合脏腑辨证，根据病史、病程、呕吐特点及伴随症状，以分清虚、实、寒、热、食积、气郁、外感、内伤等。

（1）辨病因 感受外邪，多有寒热表证；食伤则有饮食不节、不洁及暴饮暴食的病史，同时可有呕吐酸馊、胃脘作痛的症状；肝气犯胃则常有情志不畅史，多伴胁痛、嗳气等症状。

（2）辨寒热 寒吐多朝食暮吐，暮食朝吐，吐物清冷淡白，伴不消化食物残渣，同时兼有里寒证；热吐则食入即吐，吐物酸馊腐败，兼有里热证。

（3）辨虚实 实证呕吐，多因外邪、饮食、情志因素所致，起病急，病程较短，呕吐量较多，脉实有力；虚证呕吐，常为体质虚弱、脾胃虚寒所致，起病缓慢，病程较长，呕而无力，时作时止，常伴精神不振，脉弱无力。

2.治疗原则 呕吐见于多种疾病，多由胃气上逆所致，治疗以和胃降逆为基本法则，当去除病因，标本同治。根据病因可分别采用消食导滞、清热和胃、温中散寒、疏肝降气治法，同时，各证均需采用和胃降逆治法，标本兼顾。除药物治疗外，还要重视饮食调护，以防再为饮食所伤。若因误食毒物、药物而引起呕吐，则忌见呕止呕，应采取措施，尽快将患儿所进有毒之物排出。

3. 证治分类

（1）寒邪犯胃

证候 起病急，突发呕吐，吐物清冷，胃脘不适或疼痛，伴恶寒，或有发热，鼻塞流涕，全身不适，舌淡红，苔白，脉浮紧，指纹红。

辨证 此证常因感受风寒之邪侵犯胃腑，胃失和降而作。临证以突发呕吐伴吐物清冷、恶寒、鼻塞流涕、舌淡苔薄为特征。

治法 疏风散寒，化湿和中。

方药 藿香正气散加减。常用药：紫苏叶、白芷、生姜温中理气；半夏、陈皮、丁香和胃降逆；藿香、厚朴化湿和中；茯苓、白术、大枣、甘草健脾养胃。

风寒偏重者，加荆芥、防风疏风散寒；夹有食滞，腹胀嗳腐者，加焦山楂、木香、枳壳行气消食；发热口苦咽干者，加柴胡、黄芩和解清热。

（2）乳食积滞

证候 呕吐酸臭乳块或不消化食物，不思乳食，口气臭秽，脘腹胀满，吐后觉舒，大便秘结或泻下酸臭，舌质红，苔厚腻，脉滑数有力，指纹紫滞。

辨证 此证多有伤乳伤食病史。因乳食不节或不洁，食滞不化，胃失通降，上逆为呕吐。临证以呕吐酸臭，吐后得舒，口气臭秽，脘腹胀满，便秘或泻下酸臭，苔厚腻等乳食积滞之象为特征。

治法 消乳化食，和胃降逆。

方药 伤乳用消乳丸加减；伤食用保和丸加减。常用药：炒麦芽、砂仁、香附消乳化积；焦六神曲、焦山楂、鸡内金、莱菔子消食化积；姜半夏、陈皮、炒谷芽和胃降逆；连翘清解积热。

胃气虚寒者，去连翘，加丁香、藿香、白豆蔻、生姜温胃止吐；食滞化热者，加竹茹、黄连清胃止吐；大便秘结者，加大黄、枳实降逆泄浊。若浊气犯胃呕吐而见胸闷恶心，苔浊垢腻者，加玉枢丹辟秽止吐；因食鱼、蟹而吐者，加紫苏梗解毒止吐。

（3）胃热气逆

证候 食入即吐，呕吐频繁，呕哕声宏，吐物酸臭，口渴多饮，面赤唇红，烦躁少寐，舌质红，舌苔黄，脉滑数，指纹紫滞。

辨证 此证多因饮食不洁，蕴而化热，热积胃中，胃气上逆而致。临证以呕吐频繁，食入即吐，吐物酸臭、口渴多饮，舌红苔黄等为特征。

治法 清热泻火，和胃降逆。

方药 黄连温胆汤加减。常用药：黄连、黄芩清胃泻火；陈皮、枳实理气导滞；竹茹、姜半夏降逆止呕；茯苓、甘草健脾和胃。

兼食积加焦六神曲、焦山楂、炒麦芽消食化积；大便不通加大黄通腑泄热；阴伤口渴者，加天花粉、麦冬养胃生津；吐甚者，加代赭石降逆止吐；虚热上犯，气逆不降而呕吐者，可选橘皮竹茹汤或竹叶石膏汤。

（4）脾胃虚寒

证候 食后良久方吐，或朝食暮吐，暮食朝吐，吐物多为清稀痰水或不消化乳食残渣，伴面色苍白，精神疲倦，四肢欠温，食少不化，腹痛便溏，舌淡苔白，脉迟缓无力，指纹淡。

辨证　此证多见于素体脾虚病程较长又贪食生冷的患儿。因素体脾胃虚弱，脾阳不振，寒凝中脘，胃失和降而致。临证以食后良久方吐，吐物清稀而不臭，常伴四肢欠温、腹痛便溏、精神疲倦、舌淡苔白为特征。

治法　温中散寒，和胃降逆。

方药　丁萸理中汤加减。常用药：党参、白术、甘草健脾益胃，补养中气；干姜、丁香、吴茱萸温中散寒，降逆止呕。

若呕吐清水，大便稀溏，四肢欠温者，加制附子、高良姜、肉桂温阳祛寒；腹痛绵绵者，加香附、陈皮、柿蒂温胃理气。

（5）肝气犯胃

证候　呕吐酸苦，或嗳气频频，每因情志刺激加重，胸胁胀痛，精神郁闷，易怒易哭，舌边红，苔薄腻，脉弦，指纹紫。

辨证　此证多见于情志郁结的患儿。多因情志怫郁，肝气不舒，横逆犯胃，气机上逆而呕吐。临证以嗳气吐酸，遇情志刺激加重，易怒易哭为特征。

治法　疏肝理气，和胃降逆。

方药　解肝煎加减。常用药：白芍缓肝急；紫苏叶、紫苏梗疏肝气；砂仁、厚朴调理脾胃气机；陈皮、法半夏降逆止呕。

肝郁化火，烦躁面赤者，加栀子、黄连清肝泻火；呕吐频急者，加旋覆花、代赭石平肝降逆；呕吐黄苦水者，加柴胡、黄芩清利肝胆；郁火伤阴，口舌干燥者，加北沙参、石斛、麦冬清养胃阴。

【其他疗法】

1. 中药成药

（1）玉枢丹　每锭1.5g。每服≤3岁0.3g、4～7岁0.6g，1日2次，用于外感呕吐。

（2）藿香正气口服液　每支10mL。每服≤3岁5mL、>3岁5～10mL，1日2次。用于寒邪犯胃证。

（3）香砂养胃丸　每袋9g。每服7～14岁6g、>14岁9g，1日2～3次，学龄期前儿童用量遵医嘱。用于脾胃虚寒证。

2. 药物外治

（1）大蒜5个（捣烂），吴茱萸10g（研末）。外敷双足心，1日1次。用于脾胃虚寒证。

（2）鲜生姜，切成厚0.1～0.3cm、直径1cm的姜片。以胶布固定于双侧太渊穴上，压于桡动脉处，5分钟后让病人口服用药。可预防服药呕吐及晕车、晕船呕吐。

3. 针灸疗法

（1）体针　取中脘、足三里、内关。热盛加合谷；寒盛加上脘、大椎；食积加下脘；肝郁加阳陵泉、太冲。实证用泻法，虚证用补法。1日1次。

（2）耳针　取胃、肝、交感、皮质下、神门。每次2～3穴，强刺激，留针15分钟。1日1次。

（3）艾灸　取天枢、关元、气海。用于脾胃虚寒证。

【预防调护】

1. 预防

（1）给婴儿哺乳时不宜过急，以防空气吞入；哺乳后，将小儿竖抱，轻拍背部，使吸入的空气排出，然后再让其平卧。

（2）喂养小儿时，食物宜清淡而富有营养，不进辛辣、炙煿和有腥臊臭膻异味的食物、饮料等。

（3）饮食清洁卫生，不吃腐败变质食品，不恣食生冷。防止食物及药物中毒。

2. 调护

（1）专人护理，安静休息，消除恐惧心理，抱患儿取坐位，头向前倾，用于托扶前额，使呕吐物吐出畅通，不呛入气管。

（2）呕吐较轻者，可进少量易消化流质或半流质食物，较重者应暂禁食，用生姜汁少许滴入口中，再用米汁内服。必要时补液。

（3）服用中药时要少量多次频服。药液冷热适中。热性呕吐者药液宜冷服，寒性呕吐者药液宜热服，避免病邪与药物格拒加重呕吐。

【临证备要】

1. 病位在胃，与肝脾二脏相关 饮食入胃，以和降为顺，其不降反升，是为病态。呕吐为食物由胃中上逆而从口吐出，其病位在胃无疑，而其气机上逆产生之原因，则又与脾、肝二脏相关，如脾升胃降失和、肝气横逆犯胃。究其证候，则有寒、热、虚、实之分。寒有感寒或冷食中寒，是为实寒；有脾阳不振，温煦失职，是为虚寒。热有食积化热，肝火犯胃，是为实热；有胃阴受损，燥热内生，是为虚热。同时当注意寒热互结、虚实错杂证，如脾虚夹积、食积中寒等。所以，各证之间应当互看。

2. 审因论治，不可见吐止吐 呕吐总属胃腑气机上逆，和胃降逆是为呕吐诸证的共同治则。但是，由于产生呕吐的病因证候各异，所以还需要审证求因，审因论治。胃寒宜温胃止吐，如姜半夏、陈皮、生姜、丁香、紫苏叶等；胃热宜清胃止吐，如竹茹、黄芩、黄连、石膏、栀子等。而审因证治，外感风寒当用紫苏叶、白芷、生姜；寒湿所伤当用藿香、苍术、厚朴；食积中焦当用焦六神曲、焦山楂、炒麦芽；脾气虚弱当用党参、白术、茯苓；脾阳不振当用高良姜、香附、吴茱萸；肝气犯胃当用旋覆花、代赭石、紫苏梗；肠腑燥结当用大黄、枳实、瓜蒌子等。能随证灵活配伍运用，则呕吐诸证可平矣。

呕吐除审病因、析病机、辨病证而施治外，还要注意排除各种器质性疾病所引起者，如感染性疾病、急腹症、颅脑疾病、药物与食物中毒等，需结合病史、伴随症状、腹部体征、实验室检查等明确诊断。正确诊断和区别这些疾病引起的呕吐，才能采用治病求本的方法分别给予恰当的处理，不可见吐止吐而延误病情。

第四节 腹 痛

腹痛是小儿时期常见的一种病证，临床以胃脘以下、脐周及耻骨以上部位疼痛为主要特征。根据疼痛的部位不同分为大腹痛、脐腹痛、少腹痛和小腹痛。疼痛部位在胃脘以下、脐部以上者为大腹痛，脐周部位疼痛者为脐腹痛，小腹两侧或一侧疼痛者为少腹痛，下腹部正中部位疼痛者为小腹痛。腹痛为一种临床症状，可在多种内科、外科疾病中出现，其发病无季节性，任何年龄都可发生。婴幼儿腹痛时无法用语言表达或叙述不准确，常无法明确疼痛部位及疼痛性质，因此必须详细全面检查，避免造成漏诊、误诊，贻误病情。临床导致腹痛的疾病很多，不仅腹部器官的器质性疾病可引发腹痛，全身性疾病及腹部以外器官疾病也可导致腹痛。而功能性腹痛（尤其是功能性再发性腹痛）在临床更为常见。本节所讨论的内容是指排除小儿急腹症及腹部器官器质性疾病以外的各类腹痛。

中医古代文献中，腹痛病名首见于《素问·举痛论》："或腹痛引阴股者……或腹痛而后泻者……凡此诸痛，各不同形。"《古今医统·腹痛》提到："小儿腹痛之病，诚为急切。凡初生二三个月及一周之内，多有腹痛之患。无故啼哭不已或夜间啼哭之甚，多是腹痛之故。大都不外寒热二因。"而《医宗金鉴·幼科杂病心法要诀·腹痛门》言："小儿腹痛有四因，食寒虫动痛相侵，停食感寒相兼痛，临证医治要详分。"寒、热，饮食及寄生虫均可导致腹痛。《幼幼集成·腹痛证治》明确腹痛虚实鉴别："然有虚实之分，不可不辨。辨之之法，但察其可按者为虚，拒按者为实；久病者多虚，暴病者多实；得食稍减者为虚，胀满畏食者为实；痛徐而缓、莫得其处者为虚，痛剧而坚、一定不移者为实。虚实既确，则治有准则。"

【病因病机】

小儿腹痛病因复杂，因其脾胃薄弱，经脉未盛，易为各种病邪所干扰。六腑以通降为顺，经脉以流通为畅，故无论外感还是内伤，其共同病机为气机不畅，气血运行受阻，不通而痛。病初多以实证为主，若素体虚弱或病久致脏腑虚损者，表现为虚实夹杂或虚多实少之证。

1. 腹部中寒　小儿脏腑娇嫩，形气未充，且寒温不知自调，若因衣被单薄，腹部受寒，或过食生冷寒凉之品，中阳受戕，寒主收引，寒邪凝滞，致气机不畅，经络不通，不通则痛，故发腹痛。

2. 乳食积滞　小儿脾常不足，乳食又不知自节，易为乳食所伤，若喂养不当，暴饮暴食或过食不消化食物，导致乳食积于中焦，脾胃运化失常，气机壅塞不通，出现腹胀腹痛。

3. 胃肠热结　乳食停滞，日久化热，或平时过食辛辣炙煿、膏粱厚味，致胃肠积滞，积滞日久化热；或感受外邪，入里化热，肠中津液不足，致燥热闭结，气机不利，传导之令不行而致腹痛。

4. 脾胃虚寒　小儿稚阳未充，若先天禀赋不足，素体阳虚；或过用寒凉攻伐之品，损伤中阳；或病后体质虚弱，中阳不振，则寒自内生，脏腑、经脉失于温煦，气机不利，血脉凝滞，而出现腹痛。

5. 气滞血瘀　小儿心神怯弱，肝常有余，若情志怫郁，肝失条达，肝气横逆，犯于脾胃，中焦气机壅塞；或因跌打损伤，或术后腹内经脉损伤，瘀血内留；或久病不愈，瘀阻脉络，均可导致气机不利，血运受阻而腹痛。

【临床诊断】

1. 病史　有感受寒邪、乳食不当、情志不畅、外伤或手术等病史。

2. 临床表现　以胃脘以下、脐周及耻骨以上部位疼痛为主要特征。腹痛可为隐痛、钝痛、胀痛、刺痛、掣痛；疼痛时作时止、时轻时重、发作后自行缓解，常反复发作。部分患者可伴呕吐、嗳气、腹胀、便秘或腹泻等症状。

NOTE

功能性再发性腹痛诊断：①腹痛突然发作，持续时间不长，能自行缓解。②腹痛以脐周为主，疼痛可轻可重，但腹部无明显体征。③无其他伴随症状，如发热、呕吐、腹泻、咳嗽、气喘、尿急、尿频、尿痛、尿血等。④反复发作，每次症状相似。

需除外腹部器官的器质性病变、全身性疾病及腹部以外器官疾病引起的腹痛。

3. 辅助检查　彩超、X线、CT等影像学检查排除腹部器官及邻近器官的器质性病变。

【病证鉴别】

1. 疾病鉴别

（1）内科性腹痛与外科性腹痛　内科性腹痛多为钝痛、隐痛，为阵发性，可自行缓解，腹软，一般无或仅有压痛，未触及包块。而外科性腹痛多为剧痛或绞痛，呈持续性或阵发性加重，腹部有明显压痛及腹肌紧张，可触及包块。

（2）功能性腹痛与器质性腹痛　功能性腹痛疼痛部位多位于脐周，呈阵发性，腹痛可轻可重，反复发作，持续时间短，可自行缓解，腹部无明显异常体征。而器质性腹痛的疼痛部位大多与病灶部位一致，多为持续性疼痛，进行性加重，持续时间长，一般不能自行缓解。腹部触诊可有明显压痛或腹肌紧张。

2. 证候鉴别　腹痛当辨清实证、虚证、寒证、热证。腹部中寒证和脾胃虚寒证均表现为腹痛阵作，痛处喜温，遇寒痛甚，前者为实证，多有腹部受寒或过食寒凉饮冷病史，起病急，病程短，腹痛较剧；后者为虚证，多素体阳虚，或病后脾胃受损，起病缓，病程长，腹痛隐隐，时作时止，得食则稍缓，大便稀溏，常面白少华，精神倦怠。乳食积滞证和胃肠结热证均表现为腹胀、腹痛、口臭，腹部拒按，前者有明确的伤乳伤食病史，伴见嗳腐吞酸，不思乳食，大便臭秽，泻下痛减；胃肠结热证既可由乳食积滞发展而来，亦可因平素嗜食辛辣厚味或外邪入里化热所致，除腹痛外，其热象明显，可见面赤唇红，烦躁不安，手足心热，渴喜冷饮，小便黄赤，大便秘结等。气滞血瘀证多有手术或外伤病史，有的可以在腹部扪及癥瘕结聚包块，可由情志因素诱发，腹痛部位固定，按之痛剧，有口唇色晦，舌质紫暗或有瘀点，脉涩等血瘀之象。

【辨证论治】

1. 辨证要点　腹痛辨证要辨别寒、热、虚、实。腹痛阵发，得温则减，口不渴，下利清谷，手足不温多属寒；遇热痛甚，口渴，尿黄便干多属热；久痛喜按、得食稍减者为虚；暴痛拒按、食后痛剧者为实；胀满疼痛，按之痛甚，拒食口臭为乳食积滞；痛如针刺、固定不移为血瘀；痛时走窜为气滞。

2. 治疗原则　本病以调理气机，疏通经脉为基本治则，根据不同病因分别治以温经散寒、消食导滞、通腑泄热、温中补虚、活血化瘀等法。除内治法外，还可配合针灸、推拿、穴位贴敷等外治方法，提高疗效。

3. 证治分类

（1）腹部中寒

证候　腹痛阵作，疼痛较剧，痛处喜暖，得温则舒，遇寒痛甚，甚则额出冷汗，唇色紫暗，手足不温，或伴吐泻，小便清长，舌质淡红，苔白滑，脉沉弦紧，指纹红。

辨证　本证由腹部受寒或过食生冷，寒邪客于胃肠，凝滞气机，经脉拘急所致。临证以腹部疼痛且剧，痛处得温则缓，遇冷痛甚，面白唇紫，肢冷不温等为特点。

治法　温中散寒，理气止痛。

方药　养脏汤加减。常用药：木香、丁香、香附芳香散寒，调理气机；当归、川芎温通血脉；吴茱萸、肉桂温中散寒。诸药合用，使寒邪消散，气血畅行，阳气敷布，温养脏腑，腹痛可缓解。

恶心呕吐加姜半夏、藿香温中止吐；腹痛较剧加延胡索、乌药行气通络；腹泻加肉豆蔻、炮姜温脾止泻。

（2）乳食积滞

证候　腹部胀满疼痛，按之痛甚，嗳腐吞酸，不思乳食，矢气频作，粪便秽臭，或腹痛欲泻，泻后痛减，或呕吐酸馊，夜卧不安，舌苔厚腻，脉沉滑，指纹紫滞。

辨证　本证由伤乳伤食，停滞肠胃，阻塞气机引起。临证以腹痛胀满、按之痛甚，夜卧不安，嗳腐吞酸，矢气频作，粪便秽臭，呕吐或泄泻后则痛减，不思乳食为特点。

治法　消食导滞，行气止痛。

方药　香砂平胃散加减。常用药：苍术、陈皮、厚朴、砂仁、香附、枳壳理气行滞；焦山楂、焦六神曲、炒麦芽消食化积；白芍、甘草缓急止痛。

腹胀明显加大腹皮、莱菔子；食积化热，大便秘结去苍术，加栀子、大黄导滞泄热；感寒邪者，加藿香、紫苏叶温中散寒。

（3）胃肠热结

证候　腹部胀满，疼痛拒按，面赤唇红，烦躁不安，手足心热，渴喜冷饮，小便黄赤，大便秘结，舌质红，舌苔黄燥，脉滑或数，指纹紫滞。

辨证　本证多见于素体热盛，或恣食辛辣肥甘患儿。临证以腹部胀满，疼痛拒按，面赤唇红，烦躁不安，渴喜冷饮，手足心热，大便秘结，舌质红，苔黄燥为特点。

治法　通腑泄热，行气止痛。

方药　大承气汤加减。常用药：大黄、芒硝泻热通便，荡涤肠胃；厚朴、枳实行气散结；黄连清泄胃热；木香、陈皮行气消痞。

口渴甚加天花粉、石斛生津清热；口干、舌红少津者去芒硝，加生地黄、麦冬、玄参养阴清热；如肝热犯胃，腹胀、嗳气泛酸明显，用大柴胡汤加减。

（4）脾胃虚寒

证候　腹痛绵绵，时作时止，喜温喜按，得食稍缓，面白少华，精神倦怠，四肢不温，乳食减少，或食后腹胀，大便稀溏，舌质淡，舌苔白，脉沉缓，指纹淡红。

辨证　本证多见于素体阳虚，或病后脾胃受损之患儿。临证以腹痛绵绵，时作时止，喜温喜按，得热食则稍缓，或食后腹胀，大便稀溏为特点。

治法　温中理脾，缓急止痛。

方药　小建中汤合理中丸加减。常用药：桂枝温振脾阳；白芍、甘草缓急止痛；党参、白术、饴糖、大枣健脾益气；丁香、干姜温中散寒。

乏力、唇淡明显者加黄芪、当归；手足逆冷加制附子、肉桂；大便稀溏加炒山药、炒薏苡仁；呕吐清涎加吴茱萸、益智仁；食少纳呆加苍术、焦六神曲。

（5）气滞血瘀

证候　腹部疼痛，经久不愈，多呈刺痛，痛而拒按，痛有定处，或腹有癥瘕结块，推之不移，面无光泽，口唇色晦，舌质紫暗或有瘀点，脉涩或指纹紫滞。

辨证   本证常有腹部外伤或手术史。临证以腹痛呈刺痛，部位固定，或有包块，口唇色晦，舌质紫暗或有瘀点等为特点。

治法   活血化瘀，消癥止痛。

方药   少腹逐瘀汤加减。常用药：肉桂、干姜、小茴香温通经脉；蒲黄、五灵脂、赤芍、当归、川芎活血散瘀；延胡索、没药理气活血，软坚止痛；胀痛明显加川楝子、乌药；腹有包块加三棱、莪术、鳖甲。

【其他疗法】

1. 中药成药

（1）藿香正气液   每支 10mL。每服 ≤ 3 岁 5mL、> 3 岁 5 ～ 10mL，1 日 2 ～ 3 次。用于腹部中寒证。

（2）纯阳正气丸   每丸 3g。每服 < 3 岁 1g，3 ～ 6 岁 1.5g，1 日 1 ～ 3 次。用于腹部中寒证。

（3）大山楂丸   每丸 9g。每服 3 ～ 9g，1 日 2 ～ 3 次。用于乳食积滞证。

（4）木香槟榔丸   每袋 6g。每服 3 ～ 6 岁 3g、> 6 岁 6g，1 日 2 ～ 3 次。用于乳食积滞证。

（5）附子理中丸   每丸 9g。每服 3 ～ 6 岁 1.5g、> 6 岁 3g，1 日 2 次。用于脾胃虚寒证。

（6）元胡止痛片   每片 0.25g。每服 1 ～ 3 岁 1 片、4 ～ 6 岁 2 片、7 ～ 9 岁 3 片、10 ～ 14 岁 4 片，1 日 2 ～ 3 次。用于气滞血瘀证。

2. 穴位贴敷

（1）小儿腹泻贴   每贴重 1.2g，每盒装 4 贴。贴于脐部，每次 1 贴，48 小时换药 1 次。用于腹部中寒证、脾胃虚寒证之腹痛。

（2）以大黄、厚朴、枳实、陈皮各等份，粉碎研磨后加料酒调匀成膏状。选取神阙、天枢、中脘等穴，取药敷于相应穴位上。1 日 1 次，每次敷 2 ～ 5h。用于胃肠热结证。

3. 针灸疗法

（1）针法   取足三里、合谷、中脘为主。寒重加灸神阙，食积加内庭，呕吐加内关。一般用 3 ～ 5cm 长毫针，快速进针，行平补平泻，捻转或提插。大龄儿童可留针 15 分钟。

（2）灸法   选取胃脘部、神阙、天枢、足三里、气海、脾俞、胃俞等穴位，随证加减。应用艾灸、雷火灸等疗法。每日 1 次，每次 10 ～ 15min。用于腹部中寒证、脾胃虚寒证。

【预防调护】

1. 预防

（1）注意气候变化，及时增减衣物，避免感受外邪，防止腹部受凉。

（2）避免暴饮暴食，勿多食生冷，避免餐后剧烈运动或玩中进食。

2. 调护

（1）根据病因，给予相应饮食调护。

（2）寒性腹痛者应热服汤药，热性者则冷服，伴呕吐者可少量多次服用。

（3）腹痛较重或持续者，应及时就诊检查，明确诊断，避免延误病情。

【临证备要】

1. 辨识器质性腹痛和功能性腹痛   临证时首先要区分腹痛是急性的，还是慢性的。急性腹痛首先要排除外科急腹症，如腹腔脏器的发炎、穿孔、破裂、梗阻、套叠、扭转、出血等；区分腹痛是腹内疾病，还是腹外疾病，最常见的腹外疾病有上呼吸道感染、扁桃体炎、大叶性肺炎、心肌炎、过敏性紫癜、荨麻疹、腹型癫痫等；腹腔内脏器特异性及非特异性炎症，如热淋、石淋、胃炎、肠炎、肠痈、溃疡病、结核性腹膜炎、肠结核、胆囊炎、寄生虫性腹痛等；区分腹痛是内科性的，还是外科性的。以上均为器质性疾病腹痛。功能性腹痛主要见于再发性腹痛。功能性慢性腹痛可因体质因素和环境因素及心理因素如应激状态、紧张、恐怖状态等，自主神经功能失调，脏器感觉高敏和胃肠动力功能失调引起发作。首先要明确引起腹痛的疾病，若不是外科急腹症的各种腹痛，原则上均可以应用中医辨治方法，但不可见痛止痛，而应当在分辨病因的基础上辨病与辨证相结合治疗。本篇治疗主要适用于功能性腹痛。

2. 辨别腹痛的病因病机证候 《万氏秘传片玉心书·卷五·心腹痛门》曰 "凡遇小儿腹痛，必须察认原由，面黄积痛食中求，脸白蛔虫作楚，指冷面青寒痛。" 故临证时遇到小儿腹痛，必须详细审察形成腹痛的病因证候。小儿腹痛多因中气虚弱，遭受风寒之邪，客于肠胃，以致寒凝气滞而形成；也常有小儿饮食不节，积滞不化，以致中焦壅塞，气机被阻而为腹痛的；以往因小儿虫踞肠腑，虫动不安而腹痛者常见，但近年来随着卫生条件改善，此类腹痛大为减少。寒痛则痛势绵绵，面色发青，小便清长，指梢发冷，大便溏泄，寒甚者亦有四肢厥逆等症。积滞腹痛，其症状多为面黄神倦，食入即痛，痛处一般在胃脘部位，并有肚腹膨满，嗳腐吐酸，不思饮食，喜饮凉水，以及大便秘结，或溏黏垢秽，舌苔厚腻，脉象弦滑等症。至于虫痛的表现，面色乍白乍青，腹痛时止时作，痛时口吐清水，心中嘈杂，得食即止，腹饥又作。腹痛喜按者属虚，拒按者属实；久病者必虚，暴病者属实；得食稍减者为虚，胀满畏食者属实；喜热者多虚，喜冷者多实；饥而闷者多虚，饱而剧者多实；病势轻缓、痛处不定的属虚，痛势急剧、坚定不移的多实。

3. 治疗注意调肝理脾，重视通则不痛 《医学发明·泄可去闭》言："通则不痛，痛则不通，痛随利减，当通其经络，则疼痛去矣。" 腹痛的发生，多是由于受邪以后，气机不畅，凝阻经脉之气，不得通利。故辨治腹痛，务要通调气机，使气血畅行，通则不痛。而气机的调畅与肝脾关系密切。脾胃居于中州，脾主升清、胃主降浊，为全身气机升降之枢纽。脾以升为健，有助于胃气之通降；胃以降为顺，同时也有助于脾气之升提。若脾胃功能失常，则升降之气机紊乱，正如《素问·阴阳应象大论》云："清气在下，则生飧泄，浊气在上，则生䐜胀。" 故腹胀腹痛与脾胃升降关系密切，治疗注意运脾和胃通腑，以使纳运既济，胃肠腑气通畅。肝主疏泄，条达全身气机，既能促进脾胃的运化又可调畅大肠传导之功。若小儿情志不畅，肝气郁结或肝阳亢盛，克伐脾土，影响脾胃的升降和胃肠的传导，出现腹胀腹痛。有些功能性腹痛，因体质因素、环境因素、心理因素引起，表现为易激动、胆小、敏感，其腹痛无固定的部位，非一贯性、时发时起，可考虑从肝论治，疏肝柔肝、缓急止痛，同时要注意配合情志调护。

4. 寒热错杂证当寒温并用、辛开苦降 患儿体质不同，因外感邪气、不当饮食或失治误治，引发的腹痛不一定是单纯的病证，故临证时除要辨寒、热、虚、实、气滞、血瘀以外，还要注意寒热互结、虚实错杂证。此类病证可表现为口干口渴，大便干结，舌红苔黄的热证，但饮食生冷或服用寒凉药物又易出现腹泻等寒证，此时立法一定要寒温并用、辛开苦降、补泻兼施，方能奏效，半夏泻心汤便是依此意所立经方。

第五节 胃脘痛

胃脘痛是以上腹胃脘部疼痛为主症的一种脾胃病证，多由外感邪气、内伤饮食、情志不畅，或脾胃虚弱等病因导致胃气郁滞，失于和降，不通则痛，亦称"胃痛"。本病可发生于任何季节和地区。小儿对疼痛往往表述不清，常表现为腹部不适、食欲不振、恶心呕吐、啼哭、精神欠佳等症状。本病多有喂养不当病史，发病前一般有明显的诱因，如天气变化、暴饮暴食、饥饿、进食生冷辛辣食物、恼怒、劳累，或服用有损脾胃的药物等。根据本病胃脘部疼痛的临床表现，本病包括西医的急慢性胃炎、消化性溃疡、胃痉挛、功能性消化不良等疾病，待排除胰腺炎、胆囊炎、胆石症、消化道出血等外科疾患后，方可参照本节辨证论治。

本病的论述始见于《黄帝内经》。《灵枢·邪气脏腑病形》云："胃病者，腹䐜胀，胃脘当心而痛。"并首先提出胃脘痛的发生与肝、脾有关，如《素问·六元正纪大论》说："木郁之发，民病胃脘当心而痛。"《灵枢·经脉》说："脾，足太阴之脉……入腹属脾络胃……是动则病舌本强，食则呕，胃脘痛，腹胀善噫，得后与气则快然如衰。"阐述了胃脘痛的病因病机、临床表现及治疗。还有经文提出寒邪、伤食致病说。金元时期李东垣在《兰室秘藏》首立"胃脘痛"一门，认为其病因多系饮食劳倦而致脾胃之虚，又为寒邪所伤导致。论其治法，大旨不外益气、温中、理气、和胃等。清·高世栻《医学真传·心腹痛》指出要辨证理解和运用"通则不痛"之法，为后世辨治胃痛奠定了基础。

【病因病机】

胃脘痛常见病因为感受外邪，内伤饮食，情志不畅，脾胃虚弱以及药物损害等。其病变脏腑主要在胃，涉及肝脾，病机关键是胃气郁滞，不通则痛。盖胃为阳土，喜润恶燥，为五脏六腑之大源，主受纳、腐熟，其气以降为顺，以通为和，不宜郁滞。若外邪、饮食停滞、情志等因素干扰胃气，或脾胃素虚，胃气失其和降，均可导致气机郁滞，不通则痛。张介宾在《景岳全书·心腹痛》中指出："胃脘痛证，多有因食、因寒、因气不顺者。然因食因寒，亦无不皆关于气，盖食停则气滞，寒留则气凝。"

1. **外邪犯胃** 外感寒、湿、热诸邪，内客于胃，皆可致胃脘气机阻滞，不通则痛。小儿冷暖不知自调，外感诸邪尤以寒邪犯胃为多。寒属阴邪，其性凝滞收引，若护理不当，寒邪直中，内客于胃，致使寒凝气滞，胃气失和而胃脘痛暴作。正如《素问·举痛论》云："寒气客于肠胃之间，膜原之下，血不得散，小络急引，故痛。"

2. **饮食伤胃** 胃主受纳腐熟水谷，其气以和降为顺，故胃脘痛的发生与饮食不节关系最为密切。小儿脾胃功能未全，常乳食不知自节，饥饱失调，极易损伤脾胃，致使胃气失和，气机阻滞；小儿易偏嗜五味，辛辣无度，或恣食肥甘厚味，则伤脾碍胃，蕴湿生热，阻滞气机；若喂养不当，饮食生冷，损伤中阳，致使胃腑气机不畅，不通则痛，皆可导致胃脘痛。故《素问·痹论》曰："饮食自倍，肠胃乃伤。"

3. **肝气犯胃** 小儿肝常有余，脾常不足，而脾胃的受纳运化，中焦气机的升降，有赖于肝之疏泄，故《素问·宝命全形论》云："土得木而达。"忧思恼怒，情志不遂，肝失条达，木旺克土，横逆犯胃，以致胃气失和；或进食啼哭，气食搏结，肝脾不和，皆可致胃气阻滞，即可发为胃脘痛。正如《沈氏尊生书·胃脘痛》所言："胃脘痛，邪干胃脘病也……惟肝气相乘为尤甚，以木性暴，且正克也。"

4. 脾胃虚弱　脾与胃相表里，同居中焦，共奏受纳运化水谷之功。脾气主升，胃气主降，胃之受纳腐熟，赖脾之运化升清，所以胃病常累及于脾，脾病常累及于胃。若小儿禀赋不足，脾阳素虚，或久病脾胃受损，均可引起脾胃虚弱，胃失温养，中土虚寒，失于温煦，水谷停而不行，壅遏气机不畅，发生胃脘痛。脾阳不足，失于健运，湿邪内生，聚湿成痰成饮，蓄留胃脘，又可致痰饮胃脘痛。

5. 药物损害　小儿为纯阳之体，感邪易从阳化热，故临床治疗多投以寒凉之品，容易损伤脾胃。过用寒凉，易伤胃体，耗胃气，损脾阳，使脾失健运，胃失和降，不通则痛。《证治汇补·心痛》指出："服寒药过多，致脾胃虚弱，胃脘作痛。"

此外，若气滞日久，血行瘀滞，或久病入络，胃络受阻，或胃出血后，离经之血未除，以致瘀血内停，胃络阻滞不通，可引起瘀血胃脘痛。《临证指南医案·胃脘痛》指出："胃脘痛久而屡发，必有凝痰聚瘀。"

【临床诊断】

1. 病史　发病常由乳食不节、饮食不洁、情志不遂、劳累、受寒等诱因引起，多有反复发作病史。

2. 临床表现　以上腹胃脘部疼痛及压痛为主症，可表现为胀痛、刺痛、灼痛、隐痛、剧痛、闷痛等不同性质。常伴有食欲不振，胃脘胀满，恶心呕吐，吞酸嘈杂等胃气失和症状。

3. 辅助检查　上消化道 X 线钡餐透视、C13 呼气试验、纤维胃镜及病理组织学等检查，可能查见胃、十二指肠黏膜炎症、溃疡等病变。

【病证鉴别】

1. 疾病鉴别

（1）与痞满鉴别　胃脘痛与痞满的病位皆在胃脘部，且胃脘痛常兼胀满，痞满时有隐痛，小儿常因辨别疼痛能力不够及表述不清而易混淆，应加以鉴别。胃脘痛以疼痛为主，痞满以痞塞满闷为主；胃脘痛者胃脘部可有压痛，痞满者则无压痛而可有胀满。

（2）与腹痛鉴别　胃处腹中，与肠相连，腹痛与胃脘痛均为腹部的疼痛，胃脘痛可伴腹痛，腹痛亦常伴胃脘痛，故此胃脘痛需与腹痛相鉴别。胃脘痛疼痛主要在上腹胃脘部，位置相对较高；腹痛在胃脘以下，耻骨毛际以上的部位，位置相对较低。胃脘痛常伴脘闷、嗳气、泛酸等胃失和降，胃气上逆之症；而腹痛常伴有腹胀、矢气、大便性状改变等症状。

2. 证候鉴别　急性胃脘痛以邪实居多，慢性以正虚或虚实夹杂为主。实为食积、寒凝、气滞、湿热等；虚为脾胃虚弱，包括气虚、阴虚、阳虚等。其病机演变复杂，归纳起来，主要是寒热、虚实及气血之间的演变和转化。病理性质可以从虚实两端概括，其中感触外邪、饮食停积、肝气犯胃，或瘀血内阻等属实证范畴；中焦虚寒，胃阴不足为虚证胃脘痛。

本病一般预后尚好。倘若胃热过盛，热迫血行，或瘀血阻滞，血不循经，而出现呕血之症，或脾胃虚寒，脾虚不能统血，而见便血之症，皆为病情发展加重的表现。

【辨证论治】

1. 辨证要点　本病以八纲辨证为纲。实证者应区别寒凝、食积、气滞、热郁、瘀血；虚证者当辨气虚、阳虚与阴虚。病程中或邪实正虚，或以虚为主，或虚中夹实，病机演变多端，须

NOTE

随证辨识。

（1）辨寒热 寒证多见胃脘冷痛，因饮冷受寒而发作或加重，得热则痛减，遇寒则痛增，伴有面色苍白、口和不渴、泛吐清水等症；热证多见胃脘灼热疼痛，进食辛辣燥热食物易于诱发或加重，喜冷恶热，得凉则舒，伴有口干口渴、泛吐酸水、大便干结等症。

（2）辨虚实 虚证多见于久病体虚者，其胃脘痛势隐隐，徐缓而无定处，或触之莫得其所，时作时止，痛而不胀或胀而时减，饥饿或过劳时易诱发疼痛或致疼痛加重，揉按或得食则疼痛减轻，伴有食少乏力、脉虚等症；实证多见于新病体壮者，表现为胀痛、刺痛，痛势急剧而拒按，痛有定处，食后痛甚，伴有大便秘结、脉实等症。

（3）辨气血 初痛在气，久痛在血。胃脘痛且胀，以胀为主，痛无定处，时痛时止，伴胸脘痞满，喜叹息，得嗳气或矢气则痛减者，常与情志不舒有关，多属气分；若久延不愈，其痛如刺如锥，持续不解，痛有定处，痛而拒按，伴食后痛增，舌质紫暗，舌下脉络紫暗迂曲者，多属血分。

2. 治疗原则 本病的治疗，以理气和胃止痛为基本原则。旨在疏通气机，恢复胃腑和顺通降之性，通则不痛，从而达到止痛的目的。胃脘痛属实者，治以祛邪为主，根据寒凝、食停、气滞、郁热、血瘀、湿热之不同，分别用温胃散寒、消食导滞、疏肝理气、泄热和胃、活血化瘀、清热化湿诸法；属虚者，治以扶正为主，根据虚寒、阴虚之异，分别用温中益气、养阴益胃之法。虚实并见者，则扶正祛邪之法兼而用之。

3. 证治分类

（1）寒邪客胃

证候 胃脘痛暴作，甚则拘急作痛，恶寒喜暖，得热痛减，遇寒痛增，口淡不渴，或喜热饮，多有感寒或食冷史，舌质淡，苔薄白，脉弦紧，指纹色红。

辨证 本证由寒邪内客胃腑，或外感风寒所致，以卒然胃脘部疼痛，恶寒喜暖，口淡不渴等里寒证及风寒表证为特点。

治法 温胃散寒，理气止痛。

方药 良附丸加味。常用药：高良姜、吴茱萸、桂枝、生姜、炙甘草温胃散寒；香附、陈皮行气止痛。

若寒重，或胃脘突然拘急掣痛拒按，可加丁香、干姜理气温通；气滞重者，加木香、枳壳理气行滞；兼见胸脘痞闷不食，嗳气呕吐等寒夹食滞症状者，可加枳壳、焦六神曲、鸡内金、半夏以消食导滞，温胃降逆；若胃寒较轻者，可局部温熨，或服生姜红糖汤散寒止痛。若郁久化热，寒热错杂者，可用半夏泻心汤，辛开苦降，寒热并调；若兼见寒热身痛等表寒证者，可加用香苏散疏风散寒，行气止痛。

（2）脾胃积热

证候 胃脘灼热疼痛，嘈杂泛酸，口干口渴，喜冷饮，面红唇赤，手足心热，或恶心呕吐，小便色黄，大便秘结，舌质红，苔黄厚，脉象滑数，指纹紫滞。

辨证 本证多见于阳盛体实患儿，有过食辛燥，食积郁热，或感受热邪病史。以胃脘灼热疼痛，嘈杂泛酸，兼有口干口渴、大便秘结等里热证候为主要特点。

治法 清泻里热，理气和中。

方药 泻黄散加减。常用药：石膏、栀子、黄芩、黄连、蒲公英清热化湿；藿香、薏苡仁醒脾化湿；陈皮、甘草理气和胃。

胃脘疼痛明显者，加白芍、延胡索缓急止痛；热盛便秘者，加大黄、芒硝通腑泻热；嘈杂泛酸者，加海螵蛸、煅瓦楞子制酸止痛；气滞腹胀者，加木香、大腹皮行气除胀；口干口渴者，加麦冬、牡丹皮养阴清热；若有黑便者，加用三七、白及化瘀止血。

（3）饮食积滞

证候　暴饮暴食后，胃脘疼痛，胀满不消，疼痛拒按，得食更甚，嗳腐吞酸，或呕吐不消化食物，其味腐臭，吐后痛减，不思饮食或厌食，大便不爽，得矢气及便后稍舒，舌苔厚腻，脉滑有力，指纹紫滞。

辨证　本证多有饮食不节，伤乳伤食病史，以胃脘部胀满，疼痛拒按，吐后或泻后痛减为主要特点，伴嗳吐酸腐、矢气频作、大便酸臭、不思乳食等伤乳伤食兼证。

治法　消食导滞，和胃止痛。

方药　保和丸加减。常用药：焦山楂、焦六神曲、莱菔子消食导滞，健胃下气；半夏、陈皮、茯苓健脾和胃，化湿理气；连翘散结清热。

若脘腹胀痛甚者，加木香、槟榔行气消滞；恶心呕吐，加藿香、紫苏梗、生姜降逆止呕；食积化热者，可加黄芩、黄连清热泻火；大便秘结，可加大黄、芒硝通腑泻热，荡涤积滞。

（4）肝气犯胃

证候　胃脘胀痛，甚则脘痛连胁，胸闷嗳气，烦躁易怒，多啼，每因情志刺激加重，得嗳气、矢气则舒，舌苔薄白，脉弦，指纹青紫。

辨证　本证因情志因素致病，肝气横逆犯胃，胃气郁滞，不通则痛。以胸闷嗳气，胸胁胀痛，遇情志刺激加重为特点。如肝郁化热，可有烦躁、面赤、口苦咽干、舌红苔黄诸症。

治法　疏肝理气，和胃止痛。

方药　柴胡疏肝散加减。常用药：柴胡、白芍、川芎、香附疏肝解郁，理气止痛；陈皮、枳壳、甘草理气和中。

胃胀重者，可加青皮、郁金、木香助理气解郁之功；痛甚者，可加川楝子、延胡索理气止痛；嗳气频作者，可加半夏、旋覆花和胃降气解郁；吐酸吞酸，嗳气酸臭，加黄连、吴茱萸、海螵蛸清肝和胃制酸；脾胃虚弱，加党参、茯苓、白术补脾益胃。

（5）脾胃虚寒

证候　胃脘部隐隐作痛，绵绵不休，或冷痛不适，喜温喜按，空腹痛甚，得食则缓，劳累或食冷或受凉后疼痛发作或加重，泛吐清水，食少，神疲乏力，手足不温，大便溏薄，舌质淡，舌苔白，脉虚弱，指纹淡红。

辨证　本证多见于形瘦体弱，脾胃素虚患儿，或过用苦寒攻伐之剂，致使中阳受损，脏腑血脉失于温养，水谷不运，气血不畅，血脉凝滞而胃痛。以胃脘部绵绵作痛，喜温喜按，反复发作，伴脾胃虚寒之象为主要特点。

治法　温中健脾，和胃止痛。

方药　黄芪建中汤加减。常用药：黄芪、党参、白术补中益气；桂枝、砂仁、饴糖、生姜、大枣温中祛寒；白芍、炙甘草缓急止痛。

若泛吐清水较重者，加干姜、吴茱萸、半夏、茯苓等温胃化饮。若寒盛者可用桂附理中汤，或大建中汤温中散寒。

【其他疗法】

1. 中药成药

（1）藿香正气口服液　每支 10mL。每服 < 3 岁 5mL、> 3 岁 5 ～ 10mL，1 日 2 ～ 3 次。用于外感风寒证。

（2）良附丸　每袋 6g。每服 2 ～ 4g，1 日 2 次。用于寒邪客胃证。

（3）胃肠安丸　每丸 20mg。每服 1 ～ 3 岁 1 ～ 2 丸、> 3 岁 2 ～ 3 丸，1 日 3 次。用于乳食积滞证。

（4）附子理中丸　每丸 9g。每服 3 ～ 6 岁 1.5g、> 6 岁 3g，1 日 2 次。用于脾胃虚寒证。

2. 针灸疗法

（1）针刺　主穴：足三里、梁丘、公孙、内关、中脘。配穴：胃寒者加梁门；胃热者加内庭；肝郁者加期门、太冲；脾胃虚寒者加气海、脾俞；胃阴不足者加三阴交、太溪；血瘀者加血海、膈俞。实证用泻法，虚证用补法。

（2）灸法　中脘、气海、神阙、足三里、脾俞、胃俞。艾条灸或隔姜灸，中脘、气海、足三里也可施行温针灸。用于寒邪客胃证、脾胃虚寒证。

3. 敷贴疗法　丁桂儿脐贴，每用一贴，贴于中脘穴，24h 换药 1 次。用于寒邪客胃证、脾胃虚寒证。

【预防调护】

1. 预防

（1）注意饮食卫生，忌过食生冷瓜果、饮料、不洁食品，防止暴饮暴食。

（2）注意气候变化，避免感受外邪，注意腹部保暖。

（3）餐后稍事休息，勿作剧烈运动。

2. 调护

（1）胃痛剧烈或持续不减者，应密切观察病情变化，配合必要的辅助检查，以便尽早确诊，采取有效措施。

（2）根据病因，给予相应饮食调护，以清淡温和营养饮食为主。对食积胃痛者应暂禁食，或给流质半流质饮食；热证胃痛者忌食辛辣肥甘厚味；虚寒胃痛者宜食甘温之味。

【临证备要】

1. 治肝可以安胃　小儿具有"肝常有余""胃小且脆，容物不多"的生理特点，故临床上肝胃失调所致胃脘痛常见。治疗以疏肝理气、抑肝泻火为主，并重视酸甘之品以敛肝、缓肝的运用；同时重视健脾益气、养益胃阴的灵活应用，肝胃（脾）同调，以求标本兼顾。

2. 注意"忌刚用柔"　理气和胃止痛为治疗胃脘痛的大法，但久用辛香理气之剂易耗阴伤气，尤其肝胃郁热、胃阴不足患者，治疗时辛香热燥、苦寒清热的药物不宜多用，以免损伤胃气，耗伤胃阴。宜"忌刚用柔"。如治疗胃阴不足证，应在养阴清热基础上疏肝调气，如用沙参、麦冬、山药等甘凉濡润之品以养阴清热；用乌梅、木瓜、白芍、山楂、甘草等酸甘之品以养阴柔肝。

3. 合理运用活血祛瘀药　慢性胃脘痛多兼有血瘀，即"久病入络""胃病久发，必有聚瘀"。治疗应重视活血祛瘀药的运用，常用药如郁金、延胡索、川楝子、赤芍、牡丹皮、三七等。

第六节　泄　泻

　　泄泻是由多种原因引起的，临床以大便次数增多，粪质稀薄或如水样为特征的小儿常见病。一年四季均可发病，尤以夏秋季节发病率高。2岁以下发病率高，是我国婴幼儿最常见的疾病之一。本病轻症经治疗预后良好，重症可出现气阴两伤甚至阴竭阳脱变证，久泻迁延不愈则易转为疳证或慢惊风。

　　西医学称为腹泻，病因分为感染性和非感染性两类。感染性腹泻主要由病毒（如轮状病毒、柯萨奇病毒、埃可病毒等）、细菌（如致腹泻大肠埃希菌、空肠弯曲菌、耶尔森菌等）引起；非感染性腹泻常由饮食因素（如喂养不当、过敏性腹泻、乳糖酶缺乏等）及消化功能紊乱等引起。

　　《黄帝内经》中已有"飧泄""濡泄""洞泄""滑泄"等记述，并在《灵枢·论疾诊尺》中专论小儿泄泻："婴儿病……大便赤瓣飧食，脉小，手足寒，难已；飧泄，脉小，手足温，泄易已。"《颅囟经》有小儿的"水泻利脾冷"应"以温脾散主之"的记载。宋以前多用"下利"病名，此后统称为"泄泻"。明·秦昌遇《幼科金针·泄泻》说："泄者，如水之泄也，势犹纷绪；泻者，如水之泻也，势惟直下。为病不一，总名泄泻。"解释了"泄"与"泻"的区别。清·陈复正《幼幼集成·泄泻证治》说："夫泄泻之本，无不由于脾胃。盖胃为水谷之海，而脾主运化，使脾健胃和，则水谷腐化而为气血以行荣卫。若饮食失节，寒温不调，以致脾胃受伤，则水反为湿，谷反为滞，精华之气不能输化，乃至合污下降，而泄泻作矣。"并提出了"泄泻有五：寒、热、虚、实、食积也"介绍了各证的治疗方法。

【病因病机】

　　小儿泄泻的病因，以感受外邪、伤于饮食、脾胃虚弱多见。病位主要在脾胃，病机关键为脾困湿盛，升降失司，水反为湿，谷反为滞，清浊合而下降，形成泄泻。

　　1.感受外邪　小儿脏腑脆嫩，藩篱不密，若调护失宜，易为外邪侵袭。若外感风、寒、暑、热诸邪与湿邪相合，袭于脾胃则导致泄泻。风寒之邪侵入机体，客于肠胃，阳气受遏，气机不畅，传化失司，发生风寒泻。夏季暑湿当令，脾喜燥恶湿，湿热困脾，运化失职，肠腑传导失司，则发生湿热泻。

　　2.伤于饮食　小儿脾常不足，运化力弱，又饮食不知自调，若调护失宜，哺乳、饮食不当，过食生冷瓜果或难以消化食物，宿食内停，皆能损伤脾胃，脾损精微失输、胃伤不能消磨水谷，清浊不分，并走大肠，发生伤食泻。在其他各种泄泻证候中亦常兼见伤食证候。

　　3.脾胃虚弱　小儿素体脾虚，或久病迁延不愈，脾胃虚弱，脾虚则运化失职，胃弱则腐熟无能，不能化生精微，因而水反为湿，谷反为滞，并走于下，而成脾虚泄泻。亦有泄泻实证，因失治误治，迁延病久导致脾胃虚弱，转成脾虚泄泻者。

　　4.脾肾阳虚　脾以阳为运，肾系命门真火。若因小儿禀赋不足，或久病、久泻，均可损伤脾肾之阳。脾虚致泻，病程迁延，先耗脾气，继损脾阳，日久则脾伤及肾，致脾肾阳虚。脾阳虚水湿水谷难以腐熟转输，下泄为泻。肾阳不足，阴寒独盛，更形成澄澈清冷、洞泄而下的肾阳虚泻。

　　由于小儿为稚阴稚阳之体，发病"易虚易实，易寒易热"，故易于伤阴伤阳。重症泄泻由于泻下过度，伤阴耗气，可出现气阴两伤，甚则阴伤及阳，导致阴竭阳脱的危重变证；或久泻不止，导致脾虚肝旺而生内风，可成慢惊风；脾虚失运，生化乏源，气血不足以荣养脏腑肌肤，日久则可形成疳证。

【临床诊断】

1.病史　有感受外邪，或乳食不节、饮食不洁等病史。

2.临床表现　大便次数明显增多。大便呈淡黄色稀水样或黄绿色稀溏、稀糊状；或夹奶块、不消化物，如蛋花汤状；或色褐而臭，夹少量黏液。同时可伴有恶心、呕吐、纳差、腹痛、发热、口渴等症。

小儿泄泻按病情分为轻症、重症。①轻症：大便次数增多，一日几次至十数次，粪便稀薄，色黄或草绿色，夹有不消化的白色乳块，粪便酸臭或腐臭味，肠鸣，时有腹痛，便后痛减，吐乳，食欲减退，体温正常或有低热，一般精神尚好。②重症：重症泄泻有从轻症演变而成，亦有开始即为重症者。主要症状为大便次数频繁、昼夜十数次至数十次不等，粪便呈水样、多带有黏液，常有呕吐、高热等症，脱水症状明显，易于出现变证。

小儿泄泻按病程划分：急性腹泻，病程＜2周；迁延性腹泻，病程2周～2月；慢性腹泻，病程＞2月。

3.并发症　病情严重者，可见精神烦躁或萎软、皮肤干瘪、眼窝囟门凹陷、啼哭少泪、口渴欲饮、小便短少、舌干唇红的气阴两伤变证；甚至泻下不止、精神萎靡、啼哭无泪、尿少或无、四肢厥冷、脉沉细欲绝的阴竭阳脱变证。

4.实验室检查

（1）大便常规检查　大便稀，可有脂肪球或少量白细胞、红细胞。

（2）大便病原学检查　可有轮状病毒等病毒检测阳性，或致病性大肠杆菌等细菌培养阳性。

【病证鉴别】

1.疾病鉴别

（1）生理性腹泻　婴儿初生后不久，即有黄绿色的稀便，其次数较正常为多，可有2～3次，甚或5～6次不等，但婴儿精神良好，食欲正常，无脾虚积滞、伤阴耗液等候，其生长发育亦与同龄婴儿相同。此为婴儿初离母胎，脾胃纳运功能与母乳暂不适应而致，待年龄稍长，添加辅食之后，常可自愈，不作泄泻论。

（2）细菌性痢疾　细菌性痢疾急性起病，便次频多，大便有黏液脓血，腹痛明显，里急后重。大便常规检查可见多量脓细胞、红细胞，可找到吞噬细胞；大便培养痢疾杆菌阳性。

2.证候鉴别　小儿泄泻辨证先问病程长短，再察相关证候。暴泻多属实，湿热泻热象显著、风寒泻有外感风寒征象、伤食泻起病前有伤食史。久泻多属虚，迁延性腹泻多属脾虚泻、慢性腹泻则多属脾肾阳虚泻。

【辨证论治】

1.辨证思路　本病病位在脾胃肠，以八纲辨证为主，注意从大便表现及全身症状辨别。湿热泻便次多，便下急迫，色黄褐气秽臭，或见少许黏液，舌苔黄腻；风寒泻大便清稀多泡沫，臭气轻，肠鸣切痛，舌苔薄白；伤食泻大便质稀酸臭，夹不消化物，舌苔垢腻；脾虚泻大便稀溏，食后即泻，无臭，舌质淡，舌苔薄白；脾肾阳虚泻大便澄澈清冷，完谷不化，伴全身阳虚表现。变证总起于泻下不止，气阴两伤证多见于暴泻势急，大量水样便，引致尿少或闭、皮肤干瘪，属重症；阴竭阳脱证则见于暴泻气阴两伤加剧，或者久泻正气亏虚日益加重，以致发展至全身阴阳俱将衰竭之证，属危症。

2. 治疗原则　本病以运脾化湿为基本法则。实证以祛邪为主，根据不同的证型分别治以清肠化湿、祛风散寒、消食导滞。虚证以扶正为主，分别治以健脾益气，温补脾肾。泄泻变证，属正气大伤，分别治以益气养阴、酸甘化阴，挽阴回阳、救逆固脱。

3. 证治分类

（1）常证

①湿热泻

证候　大便水样，或如蛋花汤样，泻下急迫，量多次频，气味秽臭，或见少许黏液，腹痛时作，恶心呕吐，或发热烦躁，口渴尿黄，舌质红，苔黄腻，脉滑数，指纹紫。

辨证　本证以起病急，泻下急迫，量多次频，舌质红，苔黄腻为特征。偏热重者，大便气味秽臭，或见少许黏液，发热；偏湿重者，便如稀水，苔白厚腻；兼伤食者，大便夹不消化物，纳呆。若泻下过度，本证易于转为气阴两伤，甚至阴竭阳脱变证。失治误治，迁延日久，则易转为脾虚泄泻。

治法　清肠解热，化湿止泻。

主方　葛根黄芩黄连汤加减。常用药：葛根解表退热，生津升阳；黄芩、黄连清解肠胃湿热；地锦草、苍术清肠化湿；甘草调和诸药。

热重泻频加白头翁、马齿苋清肠解毒；湿重水泻加车前子、滑石分利水湿；泛恶苔腻加藿香、佩兰芳化湿浊；呕吐加竹茹、姜半夏降逆止呕；腹痛加木香理气止痛；纳差加焦山楂、焦六神曲运脾消食。

②风寒泻

证候　大便清稀，夹有泡沫，臭味不甚，肠鸣腹痛，或伴恶寒发热，鼻流清涕，咳嗽，舌质淡，苔薄白，脉浮紧，指纹淡红。

辨证　本证以大便清稀夹有泡沫，臭气不甚为特征。风象重则大便多泡沫，恶寒，鼻流清涕；寒象重则腹部切痛，恶寒；兼伤食则大便夹不消化物，纳呆。

治法　疏风散寒，化湿和中。

方药　藿香正气散加减。常用药：藿香、紫苏叶、白芷、生姜疏风散寒，理气化湿；法半夏、陈皮、苍术、大腹皮温燥寒湿，调理气机；茯苓、甘草、大枣健脾和胃。

大便质稀色淡，泡沫多，加防风炭以祛风止泻；腹痛甚，里寒重，加干姜、砂仁、木香以温中散寒理气；夹有食滞者，去甘草、大枣，加焦山楂、鸡内金消食导滞；小便短少加泽泻、车前子渗湿利尿；恶寒鼻塞声重者，加荆芥、防风以加强解表散寒之力。

③伤食泻

证候　大便稀溏，夹有乳凝块或食物残渣，气味酸臭，或如败卵，脘腹胀满，嗳气酸馊，或有呕吐，不思乳食，腹痛拒按，泻后痛减，夜卧不安，舌苔厚腻或微黄，脉滑实，指纹紫滞。

辨证　以起病前有乳食不节史，便稀夹不消化物，气味酸臭，脘腹胀痛，泻后痛减为特征。伤乳者稀便夹乳凝块，伤食者夹食物残渣。本证可单独发生，更常为他证兼症。调治不当，病程迁延，积不化而脾气伤，易转为脾虚夹积，或脾虚泻，甚至进一步发展为疳证。

治法　运脾和胃，消食化滞。

NOTE

方药　保和丸加减。常用药：焦山楂、焦六神曲、鸡内金消食化积；陈皮、姜半夏、枳实理气降逆；茯苓健脾渗湿；连翘清解郁热。

腹痛加木香、槟榔理气止痛；腹胀加厚朴、木香行气除胀；呕吐加藿香、砂仁、生姜和胃止呕。

④ 脾虚泻

证候　大便稀溏，色淡不臭，多见食后作泻，时轻时重，面色萎黄，神疲倦怠，食欲不振，形体消瘦，舌质淡胖，苔薄白，脉缓弱，指纹淡。

辨证　本证常由暴泻失治迁延，或在脾虚体质患儿发生。以病程较长，大便稀溏，多于食后作泻，以及全身脾虚征象为特征。偏脾气虚者面色萎黄，形体消瘦，神疲倦怠；偏脾阳虚者大便清稀无臭，神萎面白，肢体欠温。本证进一步发展，则由脾及肾，易转成脾肾阳虚泻，或久泻而成疳证。

治法　健脾益气，助运止泻。

方药　参苓白术散加减。常用药：党参、白术、茯苓、甘草补脾益气；山药、莲子肉、扁豆、薏苡仁健脾化湿；砂仁、桔梗理气和胃。

胃纳呆滞，舌苔腻，加藿香、苍术、陈皮、焦山楂芳香化湿，消食助运；腹胀不舒加木香、乌药理气消胀；腹冷舌淡，大便清稀夹不消化物，加炮姜、煨益智仁温中散寒，暖脾助运；久泻不止，内无积滞者，加肉豆蔻、石榴皮固涩止泻。

⑤ 脾肾阳虚泻

证候　久泻不止，食入即泻，澄澈清冷，完谷不化，或见脱肛，形寒肢冷，面色㿠白，精神萎靡，寐时露睛，舌质淡，苔薄白，脉细弱，指纹色淡。

辨证　本症见于久泻，以大便澄澈清冷，完谷不化，形寒肢冷为特征。偏脾阳虚者大便清稀，或见脱肛，面色㿠白；偏肾阳虚者大便清冷，滑脱不禁，腹凉肢冷，精神萎靡。本证继续发展，可致阳气暴脱，甚至夭亡。

治法　温补脾肾，固涩止泻。

方药　附子理中汤合四神丸加减。常用药：党参、白术、甘草健脾益气；炮姜、吴茱萸温中散寒；制附子、补骨脂、肉豆蔻温肾暖脾、固涩止泻。

脱肛加炙黄芪、升麻升举中阳；久泻滑脱不禁加诃子、石榴皮、赤石脂收敛固涩止泻。

（2）变证

① 气阴两伤

证候　泻下无度，质稀如水，精神萎弱或心烦不安，眼窝及囟门凹陷，皮肤干燥，啼哭泪少甚至无泪，口渴引饮，小便短少，重者无尿，唇红而干，舌红少津，舌苔少或无苔，脉细数。

辨证　本证多发生于湿热泻重症，以精神萎软，皮肤干燥，小便短少为特征。偏气耗者，神萎乏力，不思进食；偏阴伤者，前囟及眼窝凹陷，啼哭无泪，小便短少甚至无尿。本证若不能及时救治，则可能很快发展为阴竭阳脱证。

治法　健脾益气，酸甘敛阴。

方药　人参乌梅汤加减。常用药：人参、炙甘草补气健脾；乌梅涩肠止泻；木瓜祛湿和胃；莲子肉、山药健脾止泻。

泻下不止加山楂炭、诃子、赤石脂涩肠止泻；口渴引饮加石斛、玉竹、麦冬、芦根养阴生津止渴。

②阴竭阳脱

证候 泻下不止，次频量多，精神萎靡，表情淡漠，面色青灰或苍白，冷汗自出，哭声微弱，啼哭无泪，尿少或无，四肢厥冷，舌淡无津，脉沉细欲绝。

辨证 本证常因气阴两伤证发展，或久泻不止阴阳俱耗而成。以面色青灰或苍白，精神萎靡，哭声微弱，尿少或无，四肢厥冷，脉沉细欲绝为特征。阴竭证皮肤枯瘪，啼哭无泪，无尿；阳脱证神萎，语声低微，四肢厥冷，脉细欲绝。本证为变证中危症，若不及时救治可迅即夭亡。

治法 挽阴回阳，救逆固脱。

方药 生脉散合参附龙牡救逆汤加减。常用药：人参大补元气；制附子回阳救逆；龙骨、牡蛎潜阳固脱；麦冬、五味子、白芍、炙甘草益气养阴，酸甘化阴。

泄泻不止者，加诃子、乌梅炭、罂粟壳涩肠止泻。

【其他疗法】

1. 中药成药

（1）肠炎宁颗粒 每袋 2g。每服 1～2 岁 1/2 袋，1 日 3 次；3～5 岁 2/3 袋，1 日 4 次。用于湿热泻。

（2）藿香正气口服液 每支 10mL。每服 < 3 岁 5mL、> 3 岁 10mL，1 日 2 次。用于风寒泻。

（3）小儿消食颗粒 每袋 1.2g。每服 1～3 岁 0.5～1 袋、3～7 岁 1～1.5 袋，1 日 3 次。用于伤食泻。

（4）健脾止泻宁颗粒 每袋 10g。每服 1 岁 5g，1 日 6 次；2 岁 10g，1 日 5 次；3～4 岁 15g，1 日 4 次。用于脾虚夹湿热泻。

（5）附子理中丸 每丸 9g。每服 3～6 岁 1.5g，> 6 岁 3g，1 日 2 次。周岁小儿酌减。用于脾肾阳虚泻。

2. 针灸疗法

（1）针法 取足三里、中脘、天枢、脾俞。发热加曲池，呕吐加内关、上脘，腹胀加下脘。实证用泻法，虚证用补法，1 日 1 次。

（2）灸法 取足三里、中脘、神阙。隔姜灸或艾条温和灸，1 日 1 次。用于脾虚泻、脾肾阳虚泻。

3. 贴敷疗法 小儿腹泻贴：每贴重 1.2g。每次 1 贴，贴于脐部。48 小时换药一次。用于风寒泻、脾虚泻、脾肾阳虚泻。

【预防调护】

1. 预防

（1）注意饮食卫生，保持食品清洁。饭前、便后要洗手。

（2）提倡母乳喂养，避免在夏季时断奶。遵守添加辅食的原则，注意科学喂养。

（3）对感染性腹泻患儿隔离治疗，避免与患儿接触。

（4）注意气候变化，防止感受外邪，及时增减衣物，避免腹部受凉。

2. 调护

（1）适当控制饮食，减轻脾胃负担，饮食清淡，对吐泻严重及伤食泻患儿可暂时禁食，随着病情好转，逐渐增加饮食量。忌食油腻、生冷、辛辣、甜腻及不易消化的食物。

（2）保持皮肤清洁干燥，勤换尿布，每次大便后，用温水清洗臀部。

（3）密切观察病情变化，及早发现泄泻变证，及时处理。

【临证备要】

1. 治泻需重化湿　朱震亨《幼科全书》说："凡泄泻皆属湿。其证有五，治法以分利升提为主，不可一例混施。"指泄泻常证之大便稀薄、甚如水样，总是水湿不化，治疗必须重视化湿。化湿方法有温燥化湿，如苍术、藿香、半夏、佩兰之类；有健脾化湿，如党参、茯苓、白术、山药之类；有利水渗湿，如车前子、泽泻、滑石、通草之类；有清热燥湿，如黄芩、黄连、地锦草、辣蓼之类。皆当随证选用。中医多种疗法如推拿、贴敷、针灸等，在本病亦属常用。

2. 变证多法并举　小儿泄泻若发病急，或久延不愈，治疗不及时恰当，较成人易于出现气阴两伤、阴竭阳脱的变证，是导致死亡的主要原因。应当密切观察，及早发现，一旦见有征兆者，当及早施用养阴益气敛液、温阳救逆固脱之法。重症患儿需要及时配合液体疗法，包括口服补液和静脉补液治疗，以救危急。

3. 预防食复生变　《伤寒论·辨阴阳易瘥后劳复病脉证并治》指出"病复"包括食复、劳复等，对于本病来说预防食复是既病防变、瘥后防复的关键。在泄泻病程中要适当控制饮食，以减轻脾胃负担；注重饮食卫生，防止再进污染食物。恢复期及病后更要注意顾护脾胃和饮食护理，先以清淡饮食为主，再逐步过渡到正常饮食，取药物及饮食调理而健脾养胃助运，预防再为饮食所伤。

第七节　便　秘

便秘是指大便秘结不通和（或）排便间隔时间延长，或大便虽不干结但排出不畅的疾病。便秘既是疾病的症状，也是一个独立疾病。本病一年四季均可发生，在 2～14 岁的小儿中发病率为 3.8%，且呈逐年上升趋势。其发病多与饮食不节、情志失调、素体实热或正气虚弱等因素有关。本病经过合理治疗，一般预后良好，但因大便干秘易并发肛裂，少数迁延不愈者可引起痔疮、脱肛等疾病。

《黄帝内经》首先记载便秘为"大便不利""后不利"及"大便难"等，并指出与脾、肾关系密切。如《灵枢·杂病》说："腹满，大便不利……取足少阴。"《素问·厥论》曰："太阴之厥，则腹胀后不利。"《素问·至真要大论》云："太阴司天，湿淫所胜……大便难。"张仲景称便秘为"脾约""闭""阴结""阳结"，病因与寒、热、气滞有关，并提出药物内服及外导法和灌肠疗法。如《金匮要略·五脏风寒积聚病脉证并治》云："趺阳脉浮而涩，浮则胃气强，涩则小便数，浮涩相搏，大便则坚，其脾为约，麻仁丸主之。"《伤寒论·辨阳明病脉证并治》最早提出用蜜制药挺"内谷道中"的外导法及用猪胆汁和醋"以灌谷道内"的灌肠疗法。金元时期，刘完素首倡实秘、虚秘之别，《素问病机气宜保命集·泻痢论》说："凡脏腑之秘，不可一例治疗，有虚秘，有实秘，胃实而秘者，能饮食小便赤……胃虚而秘者，不能饮食，小便清利。"这种虚实分类法，经后世医家不断充实归纳，成为便秘辨证之纲领并有效地指导着临床。

【病因病机】

《灵枢·灵兰秘典论》曰："大肠者，传导之官，变化出焉。"可知大肠为便秘的主要病位，大肠传导失司是便秘的病机关键，且与肺、脾（胃）、肝、肾密切相关。病因病机归结起来有以下四个方面：

1.**肠胃积热**　小儿素体阳盛，或过食辛辣厚味，或多服温补之品，均可致肠胃积滞，积久化热，耗伤津液，肠道干涩，大便燥结，发为便秘。

2.**燥热内结**　小儿易感温热时邪，热病后期，津液已伤，余热留恋；或"肺与大肠相表里"，肺燥热之邪下移大肠，肠道津少失濡，大便干结，形成便秘。

3.**气机郁滞**　小儿因生活环境改变、忧思较甚，或所欲不遂、情志不舒，或久坐少动，或手术等损伤胃肠，或肺气不降致腑气不通，均可导致大肠气机不畅，通降传导失司，糟粕内停，形成便秘。

4.**气血阴津亏虚**　小儿素体气血阴津亏虚，或疾病损伤，或过用汗、吐、利、燥热之剂伤及气血阴津，均可导致气血阴津不足。气虚则大肠传导无力，血阴津亏虚则肠道失润，大便次数减少，或艰涩排出不畅，便秘由生。

【临床诊断】

1.**病史**　患儿多有饮食偏嗜（尤其进食果蔬量少、饮水少）、外感热病、情志不畅及胃肠虚损等病史。

2.**临床表现**

（1）便质干硬，程度各异，轻者仅大便头部干结，一般多大便粗硬，甚者大便坚硬，状如羊粪或大粪块。亦有便质不干硬，临厕努挣乏力、排便不畅者。

（2）排便次数减少，即间隔时间延长，每周排便≤2次。也有排便间隔时间不延长，但便质干硬、排便困难者。

（3）伴有腹胀，甚则腹痛，食欲不振、脘闷嗳气、排便哭闹、夜寐不安、烦躁易怒等症。或伴有肛裂、便血、痔疮等。部分患儿左下腹部可触及粪块。

【病证鉴别】

1.**疾病鉴别**　功能性便秘与器质性便秘鉴别：功能性便秘，又称习惯性便秘、单纯性便秘，指非全身疾病或肠道疾病所引起的原发性持续便秘，以排便次数减少、粪便硬结，或伴排便时疼痛、腹痛和腹胀等。器质性便秘，是指由于脏器的器质性病变（如胃肠道疾病、神经系统疾病、内分泌疾病以及药物等）所致的便秘。此种便秘症状类似功能性便秘但一般较严重，且伴有相应器质性病变的症状和体征，可资鉴别。

2.**证候鉴别**

（1）便秘与积聚　两者有时皆可于左下腹扪及包块，但便秘之包块便后消失或减小，积聚之包块则便后无改变。

（2）便秘与肠结　两者皆有排便间隔时间延长，或腹痛、腹胀等。但肠结相当于西医的肠梗阻，多为急病，临证表现为腹痛拒按，呕吐严重，腹胀显著，大便完全不通，且无矢气。便秘多为慢病，表现为排便次数减少，大便干结，偶伴腹胀，饮食减少，恶心欲吐，有矢气。

【辨证论治】

1.**辨证要点**　应首辨虚实，继辨寒热。

NOTE

（1）**实秘与虚秘**　实秘病程相对较短，有小儿素体阳盛、饮食不当、热病后期及情志不舒病史，大便干结较著，多伴腹痛、腹胀、口臭、烦躁等，舌红苔黄，脉滑数，指纹紫滞；虚秘病程相对较短，有小儿素体气血阴津亏虚，或疾病损伤等伤及气血阴津的病史，大便干结较轻，甚至大便质可，多伴气血阴津亏虚见证。

（2）**分清寒热**　热证多身热面赤，口臭，腹胀，口渴，溲赤；寒证多面白肢冷，口干，乏力，自汗或盗汗，小便清长。

2. 治疗原则　通便为基本法则。但通便之法不可简单投以硝黄之类，应根据病证之不同，分别采用消食导滞、清热润肠、理气通便、益气养血滋阴等不同治法，理气通便贯穿始终。

3. 证治分类

（1）**实秘**

①食积便秘

证候　大便秘结，脘腹胀痛，手足心、肚腹灼热，或口臭，纳差，恶心呕吐，夜寐欠佳，小便短赤，舌质红，苔黄厚或腐，脉沉有力，指纹紫滞。

辨证　本证有伤食或伤乳史，肠胃积滞，积久化热伤津，大便燥结，发为便秘。临床以大便秘结，脘腹胀痛，手足心、肚腹灼热为特征。

治法　消积导滞通便。

方药　枳实导滞丸加味。常用药：大黄攻积泄热；枳实行气导滞；六神曲、谷芽消积化滞；黄连、黄芩清化积热；白术、苍术、茯苓健脾助运。

腹胀痛甚者加香附、川芎行气消胀；伤乳者加麦芽、面食积者加莱菔子、肉食积者加焦山楂消食化积；夜寐不安者加栀子、淡豆豉清心除烦；大便干硬甚如羊粪者，加芒硝润燥通便。

②燥热便秘

证候　大便干结，排出困难，甚则便秘不通，或面赤身热，腹胀或痛，口渴，口干舌燥，口舌生疮，小便短赤，舌质红，苔黄燥，脉数有力，指纹紫滞。

辨证　本证多见于小儿热病后期，或肺燥热之邪下移大肠，肠道津少失濡，大便干结，形成便秘。临床以便秘较重，伴面赤身热，口干渴为特征。

治法　清热润肠通便。

方药　麻仁丸加味。常用药：大黄、火麻仁泄热润肠通便；杏仁降气润肠；芍药养阴；厚朴、枳实下气破气；白蜜润肠通下。

口干舌燥者加生地黄、麦冬、桑椹滋阴润燥；痔疮出血者加槐花、地榆清火凉血；大便干结坚硬者加芒硝润燥通便；腹胀痛者，加木香理气消胀；肺燥热者加黄芩、瓜蒌子清肺润燥；口舌生疮者，加黄连、生地黄、灯心草清心泻火。

③气滞便秘

证候　大便干结或不干，欲便不得，嗳气频作，甚或胸胁胀满，腹胀窜痛，舌质红，苔薄腻，脉弦，指纹滞。

辨证　本证多见于年长儿，有情志失调、久坐少动或损伤胃肠史，大肠气机不畅致病。临床以大便干结或不干，欲便不得，嗳气频作为特征。

治法　行气导滞通便。

方药　六磨汤加味。常用药：乌药、木香行气；沉香降气；槟榔、枳实、大黄破气行滞通便。

气郁化火者加牡丹皮、栀子清肝泻火；胸胁痞满甚者，加香附、郁金疏肝理气；肺气不降者加杏仁、苏子泻肺利气；嗳气频繁者，加紫苏梗、代赭石、旋覆花降气平肝。

（2）虚秘

①气虚便秘

证候　大便不一定干结，虽有便意，但临厕努挣难以排出，努挣时汗出气短，便后疲乏，伴面白神疲，肢体倦怠，舌质淡，苔薄白，脉虚弱，指纹淡。

辨证　本证多见于禀赋不足或病后脾气虚弱，大肠传导无力所致。临床以大便不一定干结，虽有便意，但临厕努挣难以排出为辨证要点。

治法　益气润肠通便。

方药　黄芪汤加味。常用药：黄芪、白术、党参峻补肺脾之气；火麻仁、桃仁、白蜜润肠通便；陈皮理气以助大肠传导。

气虚下陷脱肛者，加人参、升麻、柴胡益气升阳；汗多气短者，加碧桃干、浮小麦益气止汗。气虚日久，久病及肾，肾阳不足便秘者，称为冷秘，用济川煎加减温肾益精，润肠通便。

②血虚便秘

证候　大便干燥，艰涩难下，面色、唇甲淡白无华，头晕目眩，心悸健忘，舌质淡嫩，苔薄白，脉细弱，指纹淡。

辨证　本证多见于素体血虚或因病后阴虚血燥的患儿，血虚肠燥而致便秘。临床以大便干燥，艰涩难下，面色、唇甲淡白无华为特征。

治法　养血润燥通便。

方药　润肠丸加味。常用药：当归、生地黄、桑椹养血滋阴；火麻仁、桃仁润肠通便；枳壳破气下行。

心悸失眠者，加酸枣仁、柏子仁养心生津；血虚有热，兼口干心烦者，加知母、牡丹皮清热凉血；兼气虚者，加黄芪、太子参、白术补气生血。

③阴虚便秘

证候　大便干结，形体消瘦，口干渴，盗汗，五心烦热，舌质红，少苔，脉细数，指纹紫滞。

辨证　本证多见于素体阴虚或因病后伤阴的患儿。临床以大便干结，形体消瘦，口干渴，盗汗为特征。

治法　增液润燥通便。

方药　增液汤加味。常用药：重用玄参滋阴润燥；生地黄清热养阴；麦冬滋养肺胃阴津以润肠燥；加佛手理气以助大肠传导。

大便干硬状如羊粪者，加生大黄、芒硝软坚通下；兼血虚者，加当归、鸡血藤养血润燥；盗汗著者，加制鳖甲、煅龙骨、煅牡蛎养阴固表；兼气虚者，加黄芪、白术、太子参补脾益气。

【其他疗法】

1. 中药成药

（1）小儿消食颗粒　每袋1.2g。每服1～3岁0.5～1袋、3～7岁1～1.5袋，1日3次。用于食积便秘。

（2）麻仁丸　每袋 9g。每服 1～3 岁 3g、4～9 岁 6g、10～14 岁 9g，1 日 2～3 次。用于燥热便秘。

（3）木香槟榔丸　每袋 6g。每服＜6 岁 1～2g、7～10 岁 2～3g、11～14 岁 3～6g，1 日 2～3 次。用于气滞便秘。

（4）补中益气口服液　每支 10mL。每服＜6 岁 5mL、＞6 岁 10mL，1 日 2～3 次。用于气虚便秘。

2. 针灸疗法

（1）体针　主穴：大肠俞、天枢、支沟、上巨虚等，实秘用泻法，虚秘用补法。配穴：热秘可加针刺合谷、曲池；气秘加针刺中脘、行间；气血虚弱加针刺脾俞、胃俞、足三里。

（2）耳穴压丸　取大肠、便秘点。用王不留行籽置于胶布中，贴压耳穴，并轻轻按压每天 3～5 次。每周换贴 2～3 次。

3. 外治疗法　大黄研细末，取药末 10g，加酒调糊，敷脐，纱布覆盖，胶布固定。用于燥热便秘。

【预防调护】

1. 预防

（1）饮食合理，食不厌"粗"，多食含粗纤维素食物，如粗粮果蔬等。避免过食辛辣及肥甘厚味，亦不可过食寒凉生冷，并注意多饮水，水果选食香蕉、弥猴桃、梨、火龙果等。

（2）养成定时排便习惯，避免忽视便意或克制排便，避免久坐少动，避免精神紧张，保持心情舒畅，克服恐惧排便心理。

2. 调护

（1）对患儿进行排便习惯和方法的训练，把握定时和专注排便两个关键点，尤其婴幼儿，避免走形式性的排便。

（2）大便干结临时对症处理，可用开塞露、蜜煎导或肥皂条纳入肛门通便。

（3）热病之后，便秘者不急于泻下，糜粥自养，扶助胃气，大便多可自通。

【临证备要】

1. 综合治疗　小儿便秘乃慢性疾病，应采取综合治疗，避免单纯依靠药物尤其是泻下药治疗，应采取综合方案。主要包括三个方面：其一，注意饮食调理；其二，注重生活起居，尤其是养成定期排大便习惯；其三，药物治疗。

2. 辨证论治　通下法虽然是治疗便秘的常法，但绝不是一遇便秘即投以硝、黄，需辨证论治，有时硝黄类反可导致便秘迁延难愈。如明·李中梓《医宗必读·大便不通》云："每见江湖方士，轻用硝黄者十伤四五，轻用巴豆者十伤七八，不可不谨也。"且大肠传导失司是便秘的病机关键，故利气通便应贯穿治疗始终、同时配合审因论治。

3. 分阶段论治　便秘复发是临证不得不关注的问题，故临证掌握减停原则可最大限度地减少复发、提高治愈率。具体而言，药物治疗可分为两个阶段：首先是解除粪块嵌塞，投以重剂；大便通后即启动维持治疗，可根据病情逐渐减量，使粪便松软，便于患儿做出自主排便的选择，注重饮食调理及排便习惯养成，最终停用药物，使疾病痊愈。

第八节　厌　食

厌食是以较长时期厌恶进食、食量减少为特征的小儿脾胃病。本病在各年龄儿童均可发生，以 1 ～ 6 岁多见。城市儿童发病率较高。可发生于任何季节，但夏季暑湿当令之时，可使症状加重。患儿除食欲不振外，多无其他明显不适，本病预后良好，但长期不愈者，可使气血生化乏源，抗病能力低下而易患他病，甚至转为疳证，影响生长发育。

中医古代文献中，《幼幼新书·癥瘕》有"治幼年厌食并治血气及癥块，硇砂丸"的病名记载，但其所用药物皆破血消癥之类，与当今临床所见小儿厌食有所不符。符合本病主要证候的古籍名称记载，如《诸病源候论·小儿杂病诸候》"不嗜食"、《小儿药证直诀·脉证治法》"不思食"、《幼幼新书·虚寒》"不思食饮"，分别论述其病因与胃热、脾虚气滞、脾寒有关，可供临床参考。现代自 20 世纪 80 年代起本病发病率显著增加，在对本病系统研究的基础上，高等医药院校教材《中医儿科学》（1985 年版）正式确立了"厌食"病名，并提出了病因病机、辨证论治的基本认识。

【病因病机】

本病病因以喂养不当、饮食不节为主，另外他病伤脾、先天不足、暑湿熏蒸、情志失调等也是常见病因，且不同病因可相合而发病。其病变脏腑主要在脾胃，病机关键为脾胃失健，纳化失职。盖胃司受纳，脾主运化，脾胃调和，则口能知五谷饮食之味，正如《灵枢·脉度》所说："脾气通于口，脾和则口能知五味矣。"若后天调护失宜，或先天禀赋不足，致脾胃不和，纳化失健，则造成厌食。

1.喂养不当　小儿乳食不知自节。若家长缺乏育婴保健知识，婴儿期未按期添加辅食；或片面强调高营养饮食，如过食肥甘、煎炸炙煿之品，超越了小儿脾胃的正常纳化能力；或过于溺爱，纵其所好，恣意偏食、零食、冷食；或饥饱无度；或滥服滋补之品，均可损伤脾胃，产生厌食。如《素问·痹论》所说："饮食自倍，肠胃乃伤。"

2.他病伤脾　脾为阴土，喜燥恶湿，得阳则运；胃为阳土，喜润恶燥，得阴则和。若患他病误用攻伐，或过用苦寒损伤脾阳、或过用温燥耗伤胃阴，或病后未能及时调理，均可使受纳运化失常，而致厌恶进食。如《幼幼集成·伤食证治》说："或因病有伤胃气，久不思食。"

3.先天不足　胎禀不足，脾胃薄弱之儿，往往出生之初便显示食欲低下、不欲吮乳，若后天再失于调养，则脾胃怯弱，长期乳食难以增进。

4.暑湿熏蒸　夏季暑热熏灼、湿气蒸腾，易于困遏中焦，脾阳失于舒展，使食欲减退。若入秋之后，仍然湿浊未清，脾气未复，运化失职，则久延而成厌食。

5.情志失调　小儿神气怯弱，易受惊恐。若失于调护，卒受惊吓或打骂，或所欲不遂，或思念压抑，或环境变更等，均可致情志怫郁，肝失调达，气机不畅，乘脾犯胃，形成厌食。

【临床诊断】

1.病史　有喂养不当、病后失调、先天不足或情志失调等病史。

2.临床表现

（1）长期食欲不振，厌恶进食，食量明显少于同龄正常儿童。

NOTE

（2）面色少华，形体偏瘦，但精神尚好，活动如常。

（3）除外其他外感、内伤慢性疾病。

【病证鉴别】

1. 疾病鉴别　与疰夏鉴别：疰夏为季节性疾病，有"春夏剧，秋冬瘥"的发病特点，临床表现除食欲不振外，可见精神倦怠，大便不调，或有发热等症，秋凉后则自行恢复正常。厌食虽然也可起病于夏季，但秋凉后不能自愈，是两病鉴别要点。

2. 证候鉴别　厌食为脾胃轻病，虚实均不过甚。本病证候多属脾失健运，为功能失调，虚象不著，主要表现不思进食、食量减少，其精神正常、形体尚可，惟多食后有食积难消之脘腹饱胀。其偏虚者有脾胃气虚证、脾胃阴虚证之分，前者可见面色少华、形体偏瘦、肢倦乏力气虚证象，后者则有食少饮多，皮肤失润，大便偏干阴虚证象。

本病脾失健运证可因乳食积滞转化为积滞乳食伤脾证，脾胃气虚证久延不愈虚象加重可以转化为疳证之疳气证。病证鉴别诊断见"积滞""疳证"节。

【辨证论治】

1. 辨证要点　本病以脏腑辨证为纲，主要从脾胃辨证，区别是以脾主运化功能失健为主，还是以脾胃气阴亏虚为主。凡病程短，仅表现纳呆食少，食而乏味，饮食稍多即感腹胀，形体尚可为脾失健运证；病程较长，食而不化，大便溏薄，并伴面色少华，乏力多汗，形体偏瘦为脾胃气虚证；若食少饮多，口舌干燥，大便秘结为脾胃阴虚证；厌食伴见嗳气、胁胀、性急者为肝脾不和证。证候鉴别诊断困难者可参舌象辨证，脾失健运证一般舌质淡红，舌苔白或腻；脾胃气虚证舌质淡、胖或边有齿痕，苔薄白；脾胃阴虚证舌质红、少津，苔少或花剥。

2. 治疗原则　本病治疗，以运脾开胃为基本法则。宜以芳香之剂解脾胃之困，拨清灵脏气以恢复转运之机，俟脾胃调和，脾运复健，则胃纳自开。脾运失健者，当以运脾和胃为主；脾胃气虚者，治以健脾益气助运；脾胃阴虚者，施以养胃育阴助运；若属肝脾不和，则当疏肝理气助运。在药物治疗的同时应注意饮食调养，纠正不良的饮食习惯，方能取效。

3. 证治分类

（1）脾失健运

证候　食欲不振，厌恶进食，食而乏味，食量减少，或伴胸脘痞闷、嗳气泛恶、大便不调，偶尔多食后则脘腹饱胀，精神正常，形体尚可，舌淡红，苔白或腻，脉尚有力。

辨证　本证为厌食轻证表现，除厌恶进食外，其他症状不著，精神、形体如常为其特征。若失于调治，病情迁延，损伤脾气，则可转为脾胃气虚证。

治法　调和脾胃，运脾开胃。

方药　不换金正气散加减。常用药：苍术、佩兰燥湿运脾；陈皮、清半夏、枳实、藿香理气醒脾和中；焦六神曲、焦山楂、炒麦芽消食开胃。

脘腹胀满加木香、莱菔子理气宽中；暑湿困阻加荷叶、扁豆花消暑化湿；舌苔黄腻加青蒿、黄芩清化湿热；口气臭秽加槟榔消积除臭；大便偏干加莱菔子导滞通便；大便偏稀加炒山药、炒薏苡仁健脾祛湿。

（2）脾胃气虚

证候　不思进食，食而不化，大便偏稀夹不消化食物，面色少华，形体偏瘦，肢倦乏力，舌质淡，苔薄白，脉缓无力。

辨证 本证多见于脾胃素虚，或脾运失健迁延失治者。以不思乳食，面色少华，肢倦乏力，形体偏瘦为辨证依据。若迁延不愈，气血耗损，形体消瘦，则应按疳证辨治。

治法 健脾益气，佐以助运。

方药 异功散加味。常用药：党参、白术、茯苓、甘草健脾益气；陈皮、佩兰、砂仁醒脾助运；焦六神曲、鸡内金消食助运。

舌苔腻、大便稀者，去白术，加苍术、薏苡仁燥湿运脾；便溏、面白肢凉者，加炮姜、肉豆蔻温运脾阳；饮食不化加焦山楂、炒谷芽消食助运；多汗易感加炙黄芪、防风、煅牡蛎益气固表。

（3）脾胃阴虚

证候 不思进食，食少饮多，皮肤失润，大便偏干，小便短黄，甚或烦躁少寐，手足心热，舌红少津，苔少或花剥，脉细数。

辨证 本症见于温热病后或素体阴虚，或嗜食辛辣伤阴者。以食少饮多，大便偏干，舌红少苔为特征。

治法 滋脾养胃，佐以助运。

方药 养胃增液汤加减。常用药：北沙参、麦冬、玉竹、石斛养胃育阴；乌梅、白芍、炙甘草酸甘化阴；炒谷芽、炒麦芽开胃助运。

气滞腹胀者，加香橼、佛手理气和胃；口渴烦躁者，加天花粉、芦根、胡黄连清热生津除烦；大便干结，加火麻仁、郁李仁、瓜蒌子润肠通便；夜寐不宁、手足心热，加牡丹皮、莲子心、酸枣仁清热宁心安神；食积不化，加焦山楂、焦六神曲消食化积；兼脾气虚弱，加太子参、山药补益气阴。

（4）肝脾不和

证候 厌恶进食，嗳气频繁，胸胁痞满，性情急躁，面色少华，神疲肢倦，大便不调，舌质淡，苔薄白，脉弦细。

辨证 本症见于有思念伤脾、情志失调史者。以食少嗳气，胸胁痞满，神疲肢倦为辨证要点。

治法 疏肝健脾，理气助运。

方药 逍遥散加减。常用药：柴胡、紫苏梗疏肝解郁；当归、白芍养血柔肝；白术、茯苓健脾益气；焦山楂、焦六神曲、炒麦芽和胃助运；甘草益气补中，缓肝之急。

烦躁不宁，加连翘、钩藤清肝解热；夜寐不安，加莲子心、栀子清心除烦；口苦泛酸，加黄连、吴茱萸清肝泻火，平抑肝木；嗳气呃逆，加旋覆花、柿蒂降逆止呃。

【其他疗法】

1. 中药成药

（1）保和片（丸） 片剂：每片0.4g。每服＜3岁1片、3～6岁2片、＞6岁3片，1日3次。浓缩丸：每瓶200粒。每服＜3岁2粒、3～6岁4粒、＞6岁6粒，1日3次。用于脾失健运证。

（2）山麦健脾口服液 每支10mL。每服＜3岁5mL，1日2次；3～6岁5mL，1日3次；＞6岁10mL，1日2次。用于脾失健运证。

（3）健胃消食口服液 每支10mL。每服＜3岁5mL，1日2～3次；＞3岁10mL，1日3

次。用于脾胃气虚证。

（4）醒脾养儿颗粒　每袋 2g。每服 < 1 岁 2g，1 日 2 次；1 ～ 2 岁 4g，1 日 2 次；3 ～ 6 岁 4g，1 日 3 次；7 ～ 14 岁 6 ～ 8g，1 日 2 次。用于脾胃气虚证。

（5）逍遥颗粒　每袋 8g。每服 1 ～ 3 岁 2g、4 ～ 6 岁 3g、7 ～ 9 岁 4.5g、10 ～ 14 岁 6g，1 日 2 ～ 3 次。用于肝脾不和证。

2. 针灸疗法

（1）体针　①取脾俞、足三里、阴陵泉、三阴交。用平补平泻法。用于脾失健运证。②取脾俞、胃俞、足三里、三阴交。用补法。用于脾胃气虚证。③取足三里、三阴交、阴陵泉、中脘、内关。用补法。用于脾胃阴虚证。④取肝俞，用泻法；脾俞、胃俞、足三里，用补法。用于肝旺脾虚证。以上各证均用中等刺激，不留针。1 日 1 次，10 次为 1 疗程。

（2）耳穴　取脾、胃、肾、神门、皮质下。用胶布粘王不留行籽贴按于穴位上，隔日 1 次，双耳轮换，10 次为 1 疗程。每日按压 3 ～ 5 次，每次 3 ～ 5 分钟，以稍感疼痛为度。用于各证。

【预防调护】

1. 预防

（1）掌握正确的喂养方法，婴儿 4 个月后应逐步添加辅食。

（2）饮食按时、有度，品种多样，少进零食。

（3）对于先天不足的婴儿加强护理，特别要注意采用正确的喂养方法，预防疾病尤其是脾胃病的发生。

（4）因冒受暑湿，或者患病之后、情志所伤而食欲不振者，及时给予调理。

2. 调护

（1）纠正不良的饮食习惯，做到"乳贵有时，食贵有节"，不偏食、挑食，不强迫进食，饮食定时适量，荤素搭配，少食肥甘厚味、生冷坚硬等不易消化食物，鼓励多食蔬菜及粗粮。勿随便服用补品补药。

（2）注意精神护理，让患儿保持良好的情绪。对孩子既不要一味溺爱、百依百顺，也不要过加压力，不要让进食成为孩子的思想包袱。

【临证备要】

1. 病机以脾运功能失健为主　与过去小儿脾胃病常见病因以饮食营养不足不同，发生于现代的小儿厌食最常见的病因是喂养不当、饮食不节，多见于饮食的质、量过度，损脾伤胃造成运化、受纳功能失职而发病。其病机关键在于脾主运化的功能失健，多数虚象不显，即使是部分患儿有脾胃气阴不足的表现，亦不为重。这是对本病病因病机的基本认识。

2. "脾健贵在运"是本病治则　本病治疗以"脾健贵在运"为指导原则。运脾治法，有燥湿助运、消食助运、理气助运、温运脾阳四法，前三法在本病治疗中常配合使用。即使是本病脾胃气虚证、脾胃阴虚证，也需要注意补益不可呆滞，养阴不宜滋腻，且均需辅以运脾之品。其中脾胃阴虚证应用养阴药往往易于碍滞脾胃，因而提出养阴"宜清补而不宜腻补"，同时运脾药物多性偏温燥易损胃阴，所以配合使用的运脾药物勿过于温燥，应取药性平和之品。推拿疗法调理脾胃、扶助运化治疗厌食有良好的效果，可参照《小儿推拿学》应用。

第九节　积　滞

积滞是以不思乳食，食而不化，脘腹胀满，嗳气酸腐，大便酸臭不调为特征的一种脾胃病证。本病在各年龄段儿童均可发生，以婴幼儿多见。本病可发生于任何季节，随着人们生活水平的提高，本病发病率在儿童中有所增加。临床既可单独出现，也可夹杂于其他疾病如感冒、肺炎、便秘、泄泻等之中。本病预后大多良好，少数患儿积滞日久，迁延失治，脾胃功能严重受损，导致气血生化乏源者，可转化为疳证。故古人有"积为疳之母，无积不成疳"之说。

积滞又称"伤食""食积"。明·鲁伯嗣《婴童百问·第四十九问》载有本病病名："小儿有积滞，面目黄肿，肚热胀痛，复睡多困，酷啼不食，或大便闭涩，小便如油，或便痢无禁，粪白酸臭，此皆积滞也。"薛铠、薛己《保婴撮要·食积寒热》云："小儿食积者，因脾胃虚寒，乳食不化，久而成积。"清·陈复正《幼幼集成·伤食证治》说："乳食停滞中焦不化而成病者……便宜损之，损之者，谓姑之勿与食也，使其自运。经谓伤之轻者，损谷则愈矣；损之不减，则用胃苓丸以调之；调之不减，则用保和丸以导之，导之不去，则攻下之。"提出了损谷、调脾、消导、攻下的治法。历代医家的论述对本病的诊治有着重要的指导意义。

【病因病机】

积滞的发病原因主要为喂养不当、乳食内积，亦可由脾胃素虚，纳化不及，乳食停滞引起。本病病变部位主要在脾胃，基本病机为乳食停聚中焦，积而不化，气滞不行。正如《素问·痹论》云："饮食自倍，肠胃乃伤。"若先天禀赋不足，后天喂养不当或饮食不知自节，致脾胃损伤，乳食停滞不化，则成积滞。

1.乳食内积　小儿脾常不足，若喂养不当，哺乳过急过量，冷热不调；或添加辅食过多过快；或家长恣意纵儿所好，过食肥甘厚味、煎炸炙煿，或过食生冷、坚硬难化之物，均可致脾胃受损，受纳运化失职，升降失调，乳食停积不化而成积滞。其中伤于乳者，为乳积；伤于食者，为食积。如《万氏家藏育婴秘诀·伤食证治》所言："小儿之病，伤食最多，故乳食停留中焦不化而成。"

2.脾虚夹积　胃主受纳，脾主运化，两者相辅相成，共同完成饮食物的消化吸收。若先天脾禀不足，后天失于调养；或因患他病，损伤脾胃；或因病而过用寒凉攻伐之品，脾胃受损，乳食不能运化，停聚为积。如《幼科释迷·食积》中所说："小儿食积者，因脾胃虚冷，乳食不化，久而成积。"

【临床诊断】

1.病史　有伤乳、伤食史。

2.临床表现　以不思乳食，食而不化，脘腹胀满，或有腹痛，大便酸臭、或秘或泄为特征。可伴有烦躁不安、夜间哭闹、呕吐等症。

3.实验室检查　大便常规：可见不消化食物残渣、脂肪滴。

【病证鉴别】

1.疾病鉴别　与厌食鉴别：厌食以较长时间食欲不振、食量减少为主症，一般无脘腹胀满、大便酸臭不调等症状。

NOTE

2. 证候鉴别 积滞为脾胃轻病，可分虚实两证，但虚实均不为甚。偏实者为乳食内积证，见于病程较短的患儿，主要表现以不思乳食，脘腹胀满，嗳吐酸腐，大便酸臭等为特征；偏虚者见于素体脾虚、病后失调或过用寒凉药物的患儿，也可由乳食内积证转化而来，表现为脾虚夹积之证，以面黄神疲，腹满喜按，呕吐酸腐，大便稀溏酸臭，舌淡苔厚，脉细滑等为主要特点。

【辨证论治】

1. 辨证要点 本病为乳食停积之证，病性属实，但若素体虚弱，也可成虚实夹杂之证，临症可根据患儿体质特点、发病原因、病程长短及伴随症状等以辨虚实轻重。一般初病多实，积久则虚实夹杂，由脾胃虚弱所致者，也可初起即见虚实夹杂证候。凡起病急、病程短，表现为不思乳食，脘腹胀痛拒按，大便酸臭，苔厚腻，脉象弦滑，指纹紫滞，为乳食积滞证；若起病较缓、病程较长，表现为不思乳食，食则饱胀，腹满喜按，伴见面色萎黄，形体消瘦，神疲肢倦，大便稀溏酸臭，或夹有不消化食物，舌淡苔厚，脉细滑，指纹淡滞，为脾虚夹积证。

2. 治疗原则 本病治疗以消食化积、理气导滞为基本原则。实证以消积为要，偏热者辅以清解积热，偏寒者佐以温阳助运；积滞较重，或积热结聚者，当通腑泻热，以期积去而脾胃自和。需避免导滞之品过用伐正，小儿脏腑娇嫩，应中病即止；属虚实夹杂者，宜消补兼施；积滞重脾虚轻者，当消中寓补；积滞轻脾虚重者，宜补中寓消；积滞消除后，又当调理脾胃以善其后。本病治疗，除内服药物外，也常运用推拿、外治、针灸等疗法。

3. 证治分类

（1）乳食内积

证候 不思乳食，脘腹胀满、疼痛拒按，嗳腐酸馊，或呕吐食物、乳片，大便酸臭，苔厚腻，脉象弦滑，指纹紫滞。

辨证 有乳食不节史，以病程短，不思乳食，脘腹胀满、疼痛拒按，嗳吐酸腐，大便酸臭等为特征。根据患儿饮食种类，可以区别伤乳与伤食。若失于调治，病程迁延，积久不化，损伤脾气，则转为脾虚夹积证。

治法 消乳化食，和中导滞。

方药 乳积者，选消乳丸加减。常用药：炒麦芽、炒谷芽、焦六神曲消乳化积；香附、陈皮理气化滞；砂仁、茯苓健脾助运。

食积者，选保和丸加减。常用药：焦山楂、焦六神曲、炒鸡内金、莱菔子消积化滞，其中焦山楂善消肉积，焦六神曲、炒鸡内金善消陈腐食积，莱菔子善消面食之积。配香附、陈皮、砂仁行气宽中；茯苓、半夏健脾化湿；连翘清解郁热。

腹胀甚者，加厚朴、枳实行气导滞除胀；腹痛甚，加木香、槟榔下气止痛；便秘者，加大黄、芒硝通导积滞；肚腹手足心热者，加胡黄连、黄芩清胃肠积热；恶心呕吐者，加竹茹、姜半夏和胃降逆止呕；大便稀溏者，加炒扁豆、炒薏苡仁健脾渗湿止泻；烦躁啼哭，夜卧不宁者，加栀子、莲子心清心除烦安神；脘腹冷痛者，加高良姜、乌药温中散寒，行气止痛。

（2）食积化热

证候 不思乳食，口干，脘腹胀满、腹部灼热，手足心热，午后发热，心烦易怒，夜寐不安，小便黄，大便臭秽或秘结，舌质红，苔黄腻，脉滑数，指纹紫。

辨证 本证多见于素体内热较盛者，或乳食积滞日久，积而化热，耗伤津液。以口干，腹部灼热，手足心热，小便黄，大便臭秽或秘结，舌质红，苔黄腻，脉滑数为特征。若积热内扰心神，则见心烦易怒，夜寐不安之症。

治法　清热导滞，消积和中。

方药　枳实导滞丸加减。常用药：大黄、枳实导滞清热；焦六神曲、茯苓、白术消积和中；黄芩、黄连清解郁热。

口渴者，加石斛、天花粉养阴生津；盗汗者，加煅龙骨、煅牡蛎平肝敛汗；潮热不退者，加白薇、地骨皮清解虚热；烦躁夜啼、睡卧不宁者，加蝉蜕、钩藤平肝止惊；腹部胀痛甚者，加木香、延胡索行气止痛；腹部胀满甚者，加厚朴、青皮、莱菔子理气导滞；泻下臭秽明显者，加鸡内金、苍术运脾消食；大便秘结者加炒决明子、虎杖通腑导滞。

（3）脾虚夹积

证候　不思乳食，食则饱胀，腹满喜按，面色萎黄，形体消瘦，神疲肢倦，大便稀溏酸臭，或夹有不消化食物，舌质淡，舌苔厚，脉细滑，指纹淡滞。

辨证　本证多见于素体脾虚、病后失调或因病过用寒凉药物患儿，也可由乳食内积证转化而来，以面黄神疲，腹满喜按，呕吐酸腐，大便稀溏酸臭，舌淡苔腻，脉细滑等为辨证要点。若病情进展，积久不消，迁延失治，形体显著消瘦，则应按疳证治疗。

治法　健脾助运，消食化滞。

方药　健脾丸加减。常用药：党参、白术、茯苓、甘草健脾益气；炒麦芽、焦山楂、焦六神曲消食化滞；陈皮、枳实、砂仁理气化滞醒脾。

呕吐者，加生姜、丁香、姜半夏温胃止呕；大便稀溏者，加炒山药、炒薏苡仁、苍术健脾化湿；腹痛喜按者，加炮姜、白芍、木香温中散寒，缓急止痛；苔白腻，加藿香、佩兰芳香醒脾化湿。

【其他疗法】

1. 中药成药

（1）胃肠安丸　每瓶24丸。每服＜1岁内1丸，1日2～3次；1～3岁1～2丸，1日3次；3岁以上酌加。用于积滞各证。

（2）化积口服液　每支10mL。每服＜1岁5mL，1日2次；2～5岁10mL，1日2次；＞5岁10mL，1日3次。用于乳食内积证。

（3）清热化滞颗粒　每袋2.5g。每服1～3岁1袋、4～7岁2袋、＞8岁3袋，1日3次。用于积滞化热证。

（4）神曲消食口服液　每支10mL。每服1～4岁5mL、5～14岁10mL，1日3次。用于脾虚夹积证。

2. 针灸疗法

（1）体针　主穴：足三里、中脘、梁门。乳食内积加里内庭、天枢；积滞化热加曲池、大椎；烦躁加神门；脾虚夹积加四缝、脾俞、胃俞、气海。每次取3～5穴，中等刺激，不留针。实证用泻法为主，辅以补法；虚证用补法为主，辅以泻法。1日1次。

（2）刺四缝疗法　取四缝穴，常规消毒皮肤，用三棱针或采血针在穴位上快速点刺，刺后挤压出黄白色黏液或血少许。每周2次为1个疗程。用于乳食内积证。

（3）耳穴贴压　取胃、大肠、神门、交感、脾。每次选3～4穴，用王不留行籽贴压，左右交替，每日按压 3～4 次，每次 3～5 分钟，以稍感疼痛为度。用于各证。

【预防调护】

1. 预防

（1）掌握正确的喂养方法，乳食宜定时定量，富有营养且易于消化。忌暴饮暴食、过食肥甘炙煿、生冷瓜果、偏食零食。切勿妄加滋补。

（2）根据小儿生长发育需求，按顺序添加辅食，由少到多、由稀到稠、由一种到多种进行。切忌辅食添加过多过快，以免脾胃纳化不及而积滞不化。亦不可逾期不予添加，而使婴儿脾胃运化功能不能增强。

2. 调护

（1）乳食内积患儿应暂时控制饮食，给予药物调理，积滞消除后，逐渐恢复正常饮食。

（2）注意病情变化，给予适当处理。呕吐者，可暂停进饮食，并给生姜汁数滴加少许糖水饮服；腹胀者，可揉摩腹部；便秘严重者可予开塞露外导；脾胃虚弱者，可常灸足三里穴。

【临证备要】

1. 病性总属实证，亦可见虚实夹杂证　积滞为有形乳食之停聚，故而病性总属实证，又有脾胃素弱小儿，过食生冷、取冷过度等原因所致的虚实夹杂证。针对小儿积滞的治疗重在分清虚实寒热辨证施治。积滞的治疗，《幼幼集成·伤食证治》提出了损谷、调脾、消导、攻下的治法。临床上实证多采用消导，虚中夹实则以消食健脾、消补兼施为主，兼夹其他证候则随症治之。此外药物外治、针灸、推拿、捏脊等多种方法亦可取得良好的治疗效果。

2. 合理喂养在本病防治中具有重要意义　随着现代饮食结构的改变，营养过剩的儿童较以往明显增多，加之一些家长不懂得合理喂养，强迫小儿多饮多食，加重了胃肠的负担。小儿自控能力差，饮食偏嗜，不能自节，尤多食零食和肉食，易阻碍脾胃运化。此外，积滞亦与体质相关，体虚易感儿多为肺脾不足，比正常儿童更易于伤食；积滞患儿因脾胃受损，日久累及于肺，而致肺卫不固，反复感染。积滞的发生与饮食失调密切相关，因此合理喂养具有重要的意义，在临床工作中应指导家长科学喂养，起到"未病先防"的作用。

第十节　疳　证

疳证是以形体虚弱羸瘦，饮食异常，面色无华，毛发干枯，精神萎靡或烦躁不安为主要特征的脾系疾病。本病多见于 5 岁以下的儿童。多由喂养不当，或多种疾病导致脾胃受损，气液耗伤，肌肤、筋骨、经脉、脏腑失于濡养而形成的一种慢性营养不良性疾病。近年来，随着社会经济发展，疳证的发病率显著下降，临床上以轻证居多，重证少见。本病经及时治疗，大都预后良好；少数重证或伴有严重并发症者，预后较差。

"疳"之病名，首载于《诸病源候论·虚劳病诸候·虚劳骨蒸候》："蒸盛过伤，内则变为疳，食人五脏。"提出疳为内伤慢性疾病，病可涉及五脏。历代对于疳证的分类认识不一：有以五脏分类的，如肝疳、心疳、脾疳、肺疳、肾疳；有以病因分类的，如蛔疳、食疳、哺乳疳等；有按患病部位分类的，如眼疳、鼻疳、口疳等；有按症状分类的，如疳嗽、疳泻、疳肿胀等；有按病情轻重分类的，如疳气、疳虚、疳积、疳极、干疳等。现代将疳证按证候特点分为疳气、疳积、干疳三大证候及各种兼证。

【病因病机】

"疳"有两种解释，一者言其病因，"疳者甘也"，即疳证多由饮食不节，恣食肥甘所致；二者言其病机、主症，"疳者干也"，即疳证病机为气液干涸，主症为形体干枯羸瘦。疳证的发病原因以饮食不节，喂养不当最为多见，也可由疾病影响或先天禀赋不足所致。其病变部位主要在脾胃，常可涉及心肝肺肾。其基本病机在于脾胃亏损，津液耗伤。正如《小儿药证直诀·诸疳》所言："疳皆脾胃病，亡津液之所作也。"患儿脾胃受损，化源不足，气液亏耗，脏腑、经脉、筋骨、肌肤失于濡养，日久形成疳证。

1. 喂养不当　小儿"脾常不足"，加之智识未开，乳食不知自节，若喂养不当，乳食无度，或因过食肥甘炙煿、生冷坚硬难化之物，或妄投滋补，以致食积内停，积久成疳；或因乳哺不足，未能及时添加辅食，或断乳过早等，或偏食、挑食未加以纠正，以致长期营养失衡，不能满足生长发育的需求，气液损耗，形瘦而成疳。如《活幼心书·疳病》所云："疳之为病，皆因过餐饮食，于脾家一脏，有积不治，传之余脏。"

2. 疾病影响　因久病吐泻，或反复外感，或罹患他病，迁延不愈，伤及脾胃；或病后失于调治，或过用攻伐、峻下之品，损伤脾胃，均可致津液耗伤，气血亏损，肌肉消灼，形体羸瘦，而成疳证。如《保婴撮要·疳》所言："小儿诸疳，皆因病后脾胃亏损，或用药过伤，不能传化乳食，内亡津液，虚火妄动。"

3. 禀赋不足　肾为先天之本，若先天胎禀不足，或早产、多胎，或孕期久病、药物损胎，元气虚惫，肾虚失于温煦，脾虚失于健运，纳化失健，致精血亏耗，津液干涸，脏腑肌肤失于濡养，形体羸瘦，形成疳证。

干疳及疳积重证阶段，常因脾胃虚衰，气血亏耗，诸脏失养而产生诸多兼证。若脾病及肝，肝失所养，肝阴不足，不能上承于目，而见视物不清，夜盲目翳者，称为"眼疳"；脾病及心，心开窍于舌，心火上炎，而见口舌生疮者，称为"口疳"；脾阳虚弱，气不化水，水湿泛滥，而见肌肤水肿者，称为"疳肿胀"。

【临床诊断】

1. 病史　有禀赋不足史、喂养不当史、病后饮食失调史、寄生虫病史、消化系统疾病史、慢性消耗性疾病史、厌食及偏食等病史。

2. 临床表现

（1）形体明显消瘦，严重者干枯羸瘦、腹凹如舟。体重比正常同龄儿童平均值低 15% 以上。

（2）有饮食异常，大便干稀不调，或脘腹膨胀等脾胃功能失调症状。

（3）兼有面色不华，毛发稀疏枯黄，精神不振，或烦躁易怒，或喜揉眉擦眼，或吮指磨牙等症。

3. 实验室检查

（1）血常规　贫血者，血红蛋白及红细胞减少。

（2）血清蛋白　出现肢体浮肿，属于疳肿胀（营养性水肿）者，血清总蛋白大多在 45g/L 以下，血清白蛋白约在 20g/L 以下。

【病证鉴别】

1. 疾病鉴别

（1）与厌食鉴别　厌食以较长时期食欲不振，食量减少，甚或厌恶进食为主症，无明显消瘦，精神尚好，病在脾胃，不涉及他脏，一般预后良好。

（2）与积滞鉴别　积滞以脘腹胀满，不思乳食，食而不化，大便酸臭为特征，与疳证的形体消瘦、饮食异常、面色无华、毛发干枯、精神萎靡或烦躁等表现有显著差别；但若积久不消，影响水谷精微化生，致形体显著消瘦时，可转化为疳证。

2. 证候鉴别　疳证的证候分常证、兼证之不同。常证由脾胃受损程度、病程长短、临床证候轻重之不同而分为疳气、疳积、干疳。本病初起，病情轻浅，仅表现为脾胃失和、纳化失健，以形体略瘦、食欲不振为特征的疳气；病情进展，脾胃虚损，运化不及，积滞内停，壅塞气机，阻滞络脉，而呈现虚中夹实，以腹大肢细为特征的疳积；疳证后期，脾胃虚衰，津液消亡，气血耗伤，形体干枯羸瘦者，以形体枯瘦如柴，精神萎靡，杳不思食为特征的干疳。根据兼证之不同，分为眼疳、口疳、疳肿胀等。若在形体消瘦基础上，见视物不清，夜盲目翳者，称为眼疳；见虚烦不安，口舌生疮称为口疳；出现肢体浮肿，按之凹陷难起者为疳肿胀。

【辨证论治】

1. 辨证要点　本病有常证、兼证之不同，常证以八纲辨证为纲，重在辨虚、实；兼证应以脏腑辨证为纲。常证根据病程长短、病情轻重及虚实分为疳气、疳积、干疳三种证候。疳气为本病的初起阶段，病情轻浅，仅表现脾胃失和的证候；疳积为本病的中期阶段，常虚实夹杂；干疳见于本病的后期，属脾胃衰败，津液消亡之虚证、重证。兼证常在干疳及疳积重症阶段出现，常见脾病及心、脾病及肝、脾阳虚衰等证候。

2. 治疗原则　本病治疗原则以健运脾胃为主。根据疳证的不同阶段，采取不同的治疗方法。疳气以和为主；疳积以消为主，或消补兼施；干疳以补为要。疳证属脾胃疾病，注意补脾须佐助运，使补不碍滞；消积勿过用攻伐，以免伤正。

3. 证治分类

（1）常证

①疳气

证候　形体略瘦，或体重不增，面色萎黄少华，毛发稀疏，不思饮食，性急易怒，精神欠佳，大便不调，舌淡红、苔薄微腻，脉细，指纹淡。

辨证　本证为疳证初起阶段，由脾胃失和，纳化失健所致。以形体略瘦，不思饮食为特征。若失于调治，脾失健运，积滞内停，可转为疳积证。

治法　调脾助运。

方药　资生健脾丸加减。常用药：党参、白术、山药益气健脾；茯苓、薏苡仁、泽泻健脾渗湿；藿香、砂仁、扁豆醒脾开胃；炒麦芽、焦六神曲、焦山楂消食助运。

食欲不振，腹胀，苔厚腻，去党参、白术，加苍术、鸡内金、厚朴运脾化湿，消积除胀；性情急躁，夜卧不宁加钩藤、黄连抑木除烦；大便稀溏加炮姜、肉豆蔻温运脾阳；大便秘结加火麻仁、决明子润肠通便。

②疳积

证候　形体明显消瘦，面色萎黄无华，脘腹膨胀，青筋暴露，毛发稀疏结穗，饮食异常，揉眉挖鼻，吮指磨牙，烦躁，夜卧不宁，舌淡苔腻，脉沉细而滑，指纹紫滞。

辨证　本证多由疳气发展而来，由脾虚失运，积滞内停所致，属虚实夹杂之证。肢瘦为虚，腹大为实，腹大肢细为本证的典型特征。本证重者也可出现兼证，若失于调治，病情进展，气液干涸，则转为干疳。

治法　消积理脾。

方药　肥儿丸加减。常用药：人参、白术、茯苓健脾益气；焦六神曲、焦山楂、炒麦芽消食化滞；大腹皮、槟榔理气消积；黄连、胡黄连清心平肝，退热除烦；甘草调和诸药。

腹胀明显者，加枳实、木香、厚朴理气宽中；嗜食异物者，加连翘、黄芩清胃中伏火；食积者，加谷芽、莱菔子消积除胀；胁下痞块者，加丹参、郁金活血散结；大便秘结者，加火麻仁、郁李仁润肠通便；腹有虫积者，加苦楝皮、使君子、榧子杀虫消积；烦躁不安、揉眉挖鼻者，加栀子、莲子心清心除烦。

③干疳

证候　形体极度消瘦，皮肤干瘪起皱，面色萎黄或苍白，头大项细，毛发干枯，目无神采，腹凹如舟，啼哭无力，精神萎靡，懒言少动，表情呆滞，杳不思食，大便稀溏或便秘，舌淡、苔剥脱或无苔，脉沉细弱，指纹隐伏不显。

辨证　本证为疳证后期表现，由脾胃虚衰，津液消亡，气血两败所致。以形体枯瘦如柴，精神萎靡，杳不思食为特征。常出现病涉五脏之兼证，严重者可出现气血衰亡、阴竭阳脱的危证。

治法　补益气血。

方药　八珍汤加减。常用药：党参、黄芪、白术、茯苓、甘草补脾益气；熟地黄、当归、白芍、川芎养血活血；陈皮、砂仁、焦六神曲醒脾开胃。

四肢欠温、大便稀溏去熟地黄、当归，加肉桂、炮姜温补脾肾；夜寐不安加炒枣仁、夜交藤宁心安神；舌红口干加石斛、乌梅生津敛阴。若出现面色苍白，呼吸微弱，四肢厥冷，脉细欲绝者，应急施独参汤或参附龙牡救逆汤以回阳救逆固脱。

（2）兼证

①眼疳

证候　夜盲，两目干涩，畏光羞明，眼角赤烂，黑睛浑浊，白翳遮睛，眼痒，舌质红，少苔，脉细。

辨证　本证由脾病及肝，肝血不足，虚火上炎，目失濡养所致。以形体消瘦，两目干涩，畏光羞明，眼角赤烂为特征。

治法　养血柔肝，滋阴明目。

方药　石斛夜光丸加减。常用药：石斛、天冬、生地黄、枸杞子滋补肝肾；菊花、蒺藜、蝉蜕、木贼草退翳明目；青葙子、夏枯草清肝明目；川芎、枳壳行气活血。

夜盲者选羊肝丸加减。

②口疳

证候　口舌生疮，甚或满口糜烂，秽臭难闻，面赤心烦，夜卧不宁，小便短黄，或吐舌、弄舌，舌质红，苔薄黄或苔少，脉细数。

辨证　本证由脾病及心，心失所养，心火上炎所致。以形体消瘦，伴口舌生疮为特征。

治法　清心泻火，滋阴生津。

方药　泻心导赤散加减。常用药：黄连、栀子、连翘清心泻火除烦；灯心草、竹叶清心利尿；生地黄、麦冬、玉竹滋阴生津。

内服药同时，加用冰硼散或珠黄散涂搽口疮患处。

③疳肿胀

证候　全身浮肿，下肢为甚，按之凹陷，面色无华，神疲乏力，四肢欠温，小便短少，舌淡嫩，苔薄白，脉沉迟无力。

辨证　本证由脾病及肾，阳气虚衰，气不化水，水湿泛溢肌肤所致。以形体消瘦，肢体浮肿，按之凹陷难起为特征。

治法　健脾温阳，利水消肿。

方药　防己黄芪汤合五苓散加减。常用药：黄芪、白术、甘草健脾益气；茯苓、猪苓、泽泻、防己健脾利水；桂枝温阳化气行水。

若浮肿腰以下为甚，四肢欠温，偏于肾阳虚者，可加制附子、干姜，或用真武汤加减。

【其他疗法】

1. 中药成药

（1）健胃消食口服液　每支10mL。每服 < 2岁5mL、2 ~ 12岁10mL，1日2次。在餐间或饭后服用。用于疳气证。

（2）健脾八珍糕　每块8.3g。每服婴儿1 ~ 2块、幼儿以上3 ~ 4块。每日早、晚饭前热水化开后炖服，亦可干服。用于疳气证。

（3）肥儿丸　每丸3g。每服1 ~ 2丸，1日1 ~ 2次。3岁以内小儿酌减。用于疳气证及疳积轻证。

（4）人参养荣丸　每丸9g。每服 < 3岁2g，1日2次；3 ~ 6岁4g，> 6岁6g，1日1 ~ 2次。用于干疳证。

（5）十全大补颗粒　每袋15g。每服 < 3岁5g、3 ~ 6岁10g、> 6岁15g，1日2次。用于干疳证。

（6）明目地黄丸　浓缩丸，每8丸相当于原生药3g。每服 < 3岁3g、3 ~ 6岁6g、> 6岁9g，1日2次。用于眼疳证。

（7）石斛夜光丸　浓缩丸，每100粒重10g。每服 < 3岁3g、3 ~ 6岁6g、> 6岁9g，1日2次。用于眼疳证。

2. 药物外治

（1）疳积散敷脐　苦杏仁、桃仁、栀子、大枣、芒硝各20g，共研细末备用。每晚睡前取药末20g，加葱白7根、黄酒2滴、鸡蛋清适量调匀，捏成圆形药饼，贴敷脐部神阙穴，外用纱布敷料固定，翌日清晨去除。连敷5次为1个疗程。用于疳积证。

（2）消疳脐敷膏　胡黄连、玄明粉、白胡椒、大黄、栀子等共研细末。另将桃仁、苦杏仁、使君子仁置乳钵中边研边加上述药粉，调成稠膏状，灭菌即可。治疗时用消疳脐敷膏适量填满脐部，胶布固定，每日或隔日换药1次，治疗6次为1个疗程，一般用药2 ~ 4个疗程。用于疳积证。

3. 针灸疗法

（1）体针　主穴：合谷、曲池、中脘、气海、足三里、三阴交。配穴：脾俞、胃俞、痞根（奇穴，腰1旁开3.5寸）。中等刺激，不留针。1日1次，7日为1个疗程。用于疳气证、疳积轻证。烦躁不安，夜眠不宁加神门、内关；脾虚夹积，脘腹胀满加刺四缝；气血亏虚加关元；

大便稀溏加天枢、上巨虚。

（2）刺四缝疗法 取穴四缝，常规消毒后，用三棱针在穴位上快速点刺，挤压出黄色黏液或血珠少许。每周 2 次为 1 个疗程。用于疳积证。

【预防调护】

1. 预防

（1）提倡母乳喂养，乳食定时定量，按时添加辅食，适时断奶，平衡膳食，确保小儿生长发育所需。

（2）合理安排小儿生活起居，保证充足睡眠时间，经常户外活动，多晒太阳，增强体质。

（3）纠正不良饮食习惯，避免暴饮暴食、偏食、嗜食。

（4）发现体重不增或食欲减退时，要尽快查明原因，及时治疗。

2. 调护

（1）加强饮食调护，添加食物不可过急过快，根据患儿病情及消化耐受能力，给予富含营养，易于消化的食物。

（2）保证房间温度适宜，光线充足，空气新鲜。清洁卫生，防止感染。衣着柔软，注意保暖。

（3）病情较重的患儿要做好皮肤清洁及眼、鼻、口腔护理，注意食具卫生，勤翻身，防止褥疮、眼疳、口疳等并发症的发生。

（4）伴有眼疳者补充维生素 A，疳肿胀者补充优质蛋白。

（5）定期测量患儿的体重、身高，观察疗效。重症患儿密切观察病情进退，防止发生卒变。

【临证备要】

1. 疳证病性属虚，亦可兼夹实邪 《幼幼集成·诸疳证治》云："疳之为病，皆虚所致。"疳证病性总属虚证，调补脾胃是治疗疳证的中心环节，但须注意，补益不可呆滞，补中有运，以防碍滞脾胃，影响纳化。对于虚中夹实证，当根据患儿体质和病情缓急，攻补兼施，适当配用消食导滞、理气散结、活血消痞、清胃热、清心火、泄肝热诸法。

2. 注重合理喂养，结合外治疗法 《活幼心书·疳病》云："疳之为病，皆因过餐饮食，于脾家一脏，有积不治，传之余脏。"疳证的形成多由饮食不调所致，科学合理喂养尤为重要，宜从患儿体质、情志等方面进行调摄，提高免疫力，促进身体正常发育，以期达到未病先防、既病防变之效。此外，各期在中药治疗的基础上，可配合针刺四缝穴，以及揉中脘、摩腹、捏脊、按揉足三里等小儿推拿疗法，但极度消瘦者慎用。

第十一节 缺铁性贫血

缺铁性贫血是体内铁缺乏，导致血红蛋白合成减少所致，临床以皮肤黏膜苍白或苍黄、倦怠乏力、食欲不振、烦躁不安等为特征的疾病。又名小细胞低色素性贫血。一般轻度贫血除实验室检查异常外，临床常无明显症状；中度贫血可见面色萎黄或苍白，肢倦乏力，头晕耳鸣，心悸气短，烦躁不安等；重度贫血除上述症状外，尚见毛发枯黄，精神萎靡，爪甲枯脆，腹泻纳呆，发育迟缓，胁下痞块，甚或震颤抽搐，额汗肢冷，吐衄便血等。本病是小儿贫血中最常见的一种类型，多见于6个月～3岁的婴幼儿。轻中度贫血一般预后良好，重度贫血或长期不愈者影响小儿的生长发育，且可使机体抗病能力下降，易罹患感染性疾病。

本病属于中医学"血虚""虚劳"等范畴。古代医家重视后天脾胃和先天禀赋与本病发病的关系，如隋·巢元方《诸病源候论·小儿杂病诸候·羸瘦候》说："夫羸瘦不生肌肤，皆为脾胃不和，不能饮食，故血气虚弱，不能荣于肌肤。"宋·钱乙《小儿药证直诀·胎怯》云："生下面色无精光，肌肉薄，大便白水，身无血色。"明·万全《幼科发挥·胎疾》提出："子于父母，一体而分……受心之气为血脉，心气不足，则血不华色，面无光彩。"关于血虚证的治法方药，历代多认为应以补益为主，注重健脾补肾，益气养血。胎禀不足者，治疗重在补肾，如《幼科发挥·胎疾》云："胎弱者，禀受于气之不足也……此胎禀之病，当随其脏气求之。肝肾心气不足，宜六味地黄丸主之。"后天起病者重在健脾养血，如《保婴撮要·吐血》说："若左寸关脉数而无力，血虚也，四物汤加参、术。"对于血虚兼证的治疗，则认为应治疗本虚证为主，如《幼幼集成·发热证治》说："夜热者，夜间作热，旦则退去，此血虚也。六味地黄汤加龟板、当归、白芍，敛纳阴气。"这些观点至今仍有临床指导意义。

【病因病机】

本病发病的主要原因是先天禀赋不足、后天喂养不当。另外，多种急慢性疾病病后失于调护亦可导致发病。胎儿的生长发育，全赖母体气血的供养。若孕母素体虚弱，或孕期失于调摄，饮食摄入不足或偏食挑食，或疾病影响、药物克伐等，皆可影响胎儿的生长发育，致使胎儿精髓不足，气血内亏而发病。

血是维持人体生命活动的重要物质，其生化与肝心脾肺肾功能密切相关。其中肝藏血，肾藏精，精血同源，血充精足，则肾有所主，肝有所藏。心主血，既行血以维持全身各脏腑的正常功能活动，又参与血的生成，如《医碥·血》云："经谓心生血，又云血属于心。"脾胃为后天之本，气血生化之源，《侣山堂类辨》云："血乃中焦之汁，流溢于中以为精，奉心化赤而为血。"肺主一身之气，气生血，以促进血液的生成，如《灵枢·营卫生会》所云："中焦亦并胃中，出上焦之后，此所受气者，泌糟粕，蒸津液，化其精微，上注于肺脉，乃化而为血。"肾藏精，精为血之本；故肝心脾肺肾功能正常，则血液化生充足，皮肉筋骨、五脏六腑得以濡养。如《景岳全书·血证》云："血……盖其源源而来，生化于脾，总统于心，藏受于肝，宣布于肺，施泄于肾，灌溉一身，无所不及。"若先天禀赋不足，后天喂养不当或罹患他病而损伤诸脏腑功能，影响血液化生则可导致本病的发生。

1.脾胃虚弱　小儿生机蓬勃，发育迅速，迫切需要营养物质，但小儿脾常不足，运化功能薄弱，若母乳不足，又因喂养不当，不及时添加辅食，或偏食少食，或感染诸虫，或病后失调，以致脾胃受损，受纳、运化功能失常，化生气血不足，而成贫血。

2.心脾两虚　脾生血，心主血，心血全赖脾气转输之水谷精微化生。贫血日久不愈，脾气虚弱，水谷精微化生不足，气血生化乏源，不能奉心化赤而为血，致使心血亏虚，心血不足，则肌肤、爪甲、毛发失荣，心失所养，神失所藏。心脾两虚，不能上充于脑，则头晕眼花。

3.肝肾阴虚　血虚日久，久病伤阴，五脏之伤，穷必及肾，肝肾同源，肝藏血，肾藏精，肾生骨髓，髓生肝，肝肾阴虚则骨髓不充，血无所藏，血耗精亏，甚至精血两败。

4.脾肾阳虚　血中有气，气中有血，气血相依，循环不已。贫血迁延日久，或突然大量失血，气随血脱，阴损及阳，导致脾肾阳虚，甚至阳气衰败而危及生命。

总之，缺铁性贫血是多种因素造成的病理结果，血虚不荣是贫血的主要病理基础，病变脏腑涉及心、肝、脾、胃、肾，其中以脾胃最为重要。病初起在脾胃，脾胃虚损，纳化不及，则气血无以化生。气血亏虚，脏腑失荣则疾病丛生。血不养心，心神失养，可出现心脾两虚之证；先天禀赋不足或后天疾病久延，精血亏虚，肝肾失养，则出现肝肾阴虚证；若阴损及阳，阳气衰微，火不暖土，则可呈现脾肾阳虚之候。贫血严重者，可因精血大衰，气随血脱，而出现厥脱险证之变。

【临床诊断】

1. 病史　可有母亲妊娠早期出现中度至重度贫血，或出生后饮食物中造血物质缺乏、饮食质量差或搭配不合理者等病史。

2. 临床表现　发病缓慢，皮肤黏膜苍白或苍黄，以口唇、口腔黏膜及甲床最为明显。重度贫血可见皮肤呈蜡黄色；易疲乏，不爱活动，食欲减退，呕吐，腹泻，毛发稀疏发黄，注意力不集中。年长儿可自诉头晕、心悸气短、眼前发黑等。由于骨髓外造血反应，肝、脾、淋巴结常轻度肿大。

3. 实验室检查　血常规：红细胞数（RBC）、血红蛋白量（Hb）低于正常，且血红蛋白降低比红细胞减少明显，呈小细胞低色素性贫血。由于婴儿和儿童的红细胞数、血红蛋白量或红细胞比容随年龄不同而有差异，因此诊断时必须参照相应年龄正常值。根据世界卫生组织的资料，Hb 的低限在 6 个月 ～ 6 岁者为 110g/L，6 ～ 14 岁为 120g/L，海拔每升高 1000m，Hb 上升 4%；低于此值者为贫血。我国小儿血液会议（1989 年）建议：Hb 在新生儿期＜ 145g/L、1 ～ 4 个月时＜ 90g/L、4 ～ 6 个月时＜ 100g/L 者为贫血。

【病证鉴别】

1. 疾病鉴别

（1）婴儿生理性贫血　胎儿出生后至 2 ～ 3 个月因血容量增加红细胞数和血红蛋白量逐渐降低，出现轻度贫血，多为正细胞、正色素性贫血。一般无临床症状，为自限性经过，3 个月后红细胞数和血红蛋白含量缓慢增加，逐渐正常。

（2）营养性巨幼红细胞性贫血　由维生素 B12、叶酸缺乏引起。临床没有神经系统症状。其外周血红细胞大于正常，红细胞减少比血红蛋白降低明显。

（3）地中海贫血　遗传性溶血性贫血，表现为慢性进行性溶血性贫血。主要临床特点为有阳性家族史，特殊面容，肝脾明显肿大，外周血红细胞为小细胞低色素性，红细胞大小不等、形状不一，可见靶形红细胞和有核红细胞。

2. 证候鉴别　对缺铁性贫血的辨证，应以气血阴阳为纲，五脏虚实为目。但由于气血同源，阴阳互根，五脏相关，一虚常渐至多虚，一实而累致他虚，一脏虚实往往累及他脏，证候趋于复杂。临证时必须抓重点，分主次，有机联系，"知犯何逆，随证治之"。

【辨证论治】

1. 辨证要点　本病辨证以辨气血阴阳及脏腑为主。明确病因，首分轻重，继辨气血阴阳。

（1）审病因　摄入、生成不足，消耗过多或少量失血。

（2）辨轻重　病情轻重与血红蛋白下降速度有关，贫血发生缓慢者症状较轻，急性发生贫血者，临床症状较重。可根据临床表现及实验室检查判断临床轻重。

（3）辨脏腑　病在脾者，除面色萎黄或苍白外，常见食少纳呆，体倦乏力，大便不调；病

NOTE

及心者，伴心悸怔忡，夜寐不安，气短懒言；病在肝者，症见两目干涩，爪甲枯脆，头晕目眩；病及肾者，腰膝酸软，发育迟缓，潮热盗汗，或肢冷畏寒。

2. 治疗原则　本病治疗以健脾开胃，益气养血为基本治疗原则。临证时当注意他脏受损情况，佐以养心安神、滋养肝肾、温补脾肾等法。组方用药以补而不滞、补不碍胃为要。

3. 证治分类

（1）脾胃虚弱

证候　面色萎黄或苍黄，唇淡甲白，形体消瘦，神疲乏力，食欲不振，肌肉松弛，大便不调，舌质淡，舌苔白，脉细无力，指纹淡滞。

辨证　本证由脾胃虚损，纳运失健，致气血生化乏源，肌肤失于濡养所致。临证以面色萎黄或苍黄，肌肉松弛，纳差，舌淡，脉细无力为特征。

治法　健运脾胃，益气养血。

方药　六君子汤合当归补血汤加减。常用药：党参、白术、茯苓健脾益气；黄芪、当归、大枣益气生血；陈皮、半夏、生姜健脾温中；砂仁、扁豆、炒麦芽醒脾助运。

纳呆者，加鸡内金、焦山楂、炒谷芽开胃进食；口臭、手足心热，积滞化热者，加胡黄连、连翘清其积热；便秘者，加决明子、火麻仁润肠通便；腹胀者，加槟榔、木香行气消胀；反复外感者，合玉屏风散补肺固表；畏寒肢冷者，改生姜为干姜或加附片以温阳。

若大便潜血阳性，经大便饱和盐水漂浮法查出钩虫卵，或大便孵化出钩虫蚴，诊断为钩虫病贫血，可先服贯众汤（贯众、苦楝皮、土荆芥、紫苏）驱虫，虫去后再给予健脾养血。

（2）心脾两虚

证候　面色萎黄或苍白，唇淡甲白，发黄稀疏，心悸怔忡，头晕目眩，夜寐不安，气短懒言，注意力涣散，体倦乏力，食欲不振，舌质淡红，脉细弱，指纹淡红。

辨证　本证因脾胃虚弱，气血生化不足，血不养心，致心脾两虚而致。临证以体倦纳差，唇淡甲白，发黄稀疏，心悸头晕，气短懒言，注意力涣散为特征。

治法　补脾养心，益气生血。

方药　归脾汤加减。常用药：黄芪、党参、白术、茯苓健脾益气；当归、白芍、熟地黄、龙眼肉养心补血；远志、夜交藤宁心安神；木香、焦六神曲、炒麦芽行气和中助运。

血虚明显者，加鸡血藤、白芍补血养血；纳呆腹胀，大便溏薄者，去当归、熟地黄，加焦山楂、鸡内金、陈皮开胃助运，加苍术、薏苡仁健脾渗湿；心悸夜寐不安者，加柏子仁、酸枣仁养心安神；脾虚肝旺，肢体震颤者，加钩藤、磁石柔肝平肝潜阳；活动后多汗者，加浮小麦、煅牡蛎固涩敛汗；水肿者，加赤小豆、薏苡仁、猪苓健脾利湿；气不摄血，衄血便血者，加阿胶、地榆、仙鹤草养血止血。

（3）肝肾阴虚

证候　面色苍白，毛发枯黄，爪甲色白易脆，耳鸣目涩，盗汗，面颧色红，腰膝酸软，发育迟缓，口舌干燥，肌肤不泽，甚或皮肤瘀斑，吐血衄血，烦躁失眠，四肢震颤，舌质红干，苔少或光剥，脉细数，指纹淡紫。

辨证　本证多见于重症贫血。由血虚日久，累及肝肾，精血匮乏所致。临证以爪甲色白易脆，眼干目涩，四肢震颤，发育迟缓，烦躁失眠，皮肤瘀斑，吐血衄血等为特征。

治法　滋养肝肾，调补精血。

方药 左归丸加减。常用药：龟甲、鹿角胶、菟丝子、怀牛膝滋养肝肾，大补精血；熟地黄、山药、山茱萸、枸杞子、阿胶滋阴补血；砂仁、焦山楂健脾助运。

潮热盗汗者，加鳖甲、地骨皮、白薇养阴清热；久病精血大虚、发育迟缓者，加紫河车、益智仁益精补血；眼目干涩者，加石斛、夜明砂、羊肝补肝明目；神疲乏力者，加黄芪、党参益气扶正；四肢震颤者，加沙苑子、白芍、钩藤、地龙养肝息风；心烦头晕目眩者，加菊花、石决明平肝潜阳；皮肤瘀斑，吐血衄血者，加女贞子、墨旱莲、牡丹皮滋阴凉血止血；胁下癥块者，加鳖甲、丹参、莪术活血化瘀消癥。

（4）脾肾阳虚

证候 面色㿠白，口唇、舌、爪甲苍白，发黄稀少，精神萎靡，畏寒肢冷，纳呆便溏，或完谷不化，消瘦或浮肿，发育迟缓，舌质淡，苔白，舌体胖嫩，脉沉细无力，指纹淡。

辨证 多见于久病重病，精血亏虚者。临证以唇、舌爪甲苍白，发黄稀少，精神萎靡，疲乏懒动，纳呆便溏，畏寒肢冷，发育迟缓为特征。

治法 温补脾肾，填精养血。

方药 右归丸加减。常用药：山茱萸、熟地、当归、枸杞子、菟丝子补肾养阴；肉桂、淫羊藿、补骨脂、肉苁蓉、鹿角胶温补肾阳、补养精血；山药、焦山楂健脾助运。

畏寒肢冷者，加仙茅、制附子以温阳补肾；囟门晚闭者，加龟甲、牡蛎、龙骨补肾壮骨；发黄稀少者，加党参、当归补血生发；大便溏泄者，减熟地黄、当归、肉苁蓉，加白术、炮姜、肉豆蔻健脾温阳，固涩止泻；水肿者，加薏苡仁、猪苓、茯苓健脾利湿；出血者，加炮姜炭、艾叶、仙鹤草温经散寒，收涩止血；少气懒言者，加黄芪、党参健脾益气。冷汗肢厥脉微，阳气欲脱者，急以参附龙牡救逆汤回阳救逆固脱。

【其他疗法】

1. 中药成药

（1）小儿生血糖浆 每支 10mL。每服 1～3 岁 10mL、3～5 岁 15mL，1 日 2 次。用于脾胃虚弱证、心脾两虚证、肝肾阴虚证。

（2）健脾生血颗粒 每袋 5g。每服 < 1 岁 2.5g、1～3 岁 5g、3$^+$～5 岁 7.5g、5$^+$～12 岁 10g，1 日 3 次。4 周为 1 疗程。或遵医嘱。用于脾胃虚弱证、心脾两虚证。

（3）归芪口服液 每支 10mL。每服 < 3 岁 5mL，1 日 2 次；3～6 岁 5mL，1 日 3 次；> 6 岁 10mL，1 日 2 次。用于气血两虚证。

2. 针灸疗法

（1）体针 取穴：大椎、脾俞、胃俞、关元、足三里、气海、三阴交、肾俞、太溪。每次选 3～5 穴，用补法或平补平泻法，针后加艾灸。1 日 1 次，10 次为 1 疗程。

（2）耳穴压豆法 取穴：胃、脾、肾、肝、皮质下、内分泌、肾上腺。每次选 4～5 穴，用王不留行籽胶布压贴。3 日 1 换，左右交替。

（3）穴位注射 取穴：足三里、三阴交。用生脉注射液或黄芪注射液，每次每穴穴位注射 1～2mL。隔日 1 次，左右交替。

【预防调护】

1. 预防

（1）加强孕期、哺乳期母亲的营养和疾病防治，合理膳食，确保胎儿、婴儿健康，并预防早产及低出生体重儿。

（2）提倡母乳喂养，及时添加营养丰富、合理的辅食。

（3）养成良好的饮食习惯，合理配置饮食结构。纠正偏食、挑食、零食等不良习惯，防止脾胃损伤。以牛乳喂养者，须加热后服用，以减少因过敏引起的肠道出血。

（4）及时治疗各类传染病、消化道疾病、寄生虫病、出血性疾病等，谨慎用药，加强病期护理。

2. 调护

（1）加强患儿生活调理，讲究卫生，注意休息，随气候变化及时增减衣物，避免各类感染。

（2）饮食宜富含营养，易于消化。可适当多进当归、黑芝麻、桑椹、黑枣、莲藕、紫葡萄、龙眼肉、乌鸡、动物肝脏、鸡血、鸭血等食品。

（3）严重贫血患儿要加强护理，尽量卧床休息，减少活动，密切观察病情变化，早期发现虚脱、出血等危症，给以及时抢救。

【临证备要】

1. 结合相关检查　贫血是综合征，必须寻找贫血的原因，才能进行合理和有效的治疗，必要的实验室检查是作出贫血病因诊断的重要依据。缺铁性贫血作为营养性贫血的一种类型，有必要进行相关检查，区别缺乏维生素 B12、叶酸的营养性贫血，并结合临床表现和实验室检查，排除地中海贫血、再生障碍性贫血、白血病等疾病。以便全面的掌握病情，加强治疗的针对性。

2. 补血需兼健脾　补血养血是治疗血虚的治则，但由于血为气之母，故血虚均会伴有不同程度的气虚症状，所以补血不宜单用补血药，应适当配伍补气药，以达到益气生血的目的，当归补血汤即是益气生血的应用范例。又如《脾胃论·长夏湿热胃困尤甚用清暑益气汤论》所言："血虚以人参补之，阳旺则能生阴血也。"

铁剂是治疗缺铁性贫血的有效药物，但其消化道反应常见。中药中皂矾富含硫酸亚铁，古人在应用时常与健脾助运药同用。如黄病绛矾丸所出之《重订广温热论》绛矾丸，即由皂矾加苍术、川朴、陈皮、甘草组成，米汤泛为丸，以补血与健脾助运药同用，既增强了补血成分的吸收，又可减轻铁剂的副作用。

3. 注意阴阳互根　在补阴补阳中，通常阴虚应补阴、阳虚应补阳，但需注意"阴阳互根"，不宜单补其一，而应当配伍使用。正如《景岳全书·新方八略》所云："善补阳者。必于阴中求阳，则阳得阴助而生化无穷；善补阴者，必于阳中求阴，则阴得阳升而泉源不竭。"张介宾所制滋肾阴的左归丸及温肾阳的右归丸正体现了这一治疗原则。两方的大部分药物相同，均有补阳的菟丝子和鹿角胶，即是取其"阴中求阳"和"阳中求阴"之意。当然，左归丸中更有龟甲胶滋阴，而右归丸中则有桂、附温阳。

第四章　心系疾病

第一节　夜　啼

夜啼是指白天能安静入睡，入夜则啼哭不安，时哭时止，或每夜定时啼哭，甚则通宵达旦的一种病证。本节主要论述婴幼儿夜间不明原因的反复啼哭。夜啼是婴幼儿时期常见的一种睡眠障碍，多见于新生儿及6个月内的小婴儿。

啼哭是新生儿及婴儿的一种生理活动，啼哭时得到全身运动，是在掌握基本语言之前的交流方式，如表达要求或痛苦。充足的睡眠是小儿健康的重要保证，若是夜间啼哭不止，睡眠不足，生长发育就会受到影响。

不少古代医家在著作中列有专门章节论述夜啼的病因病机和治疗。如隋·巢元方《诸病源候论·小儿杂病诸候·夜啼候》云："小儿夜啼者，脏冷故也。夜阴气盛，与冷相搏则冷动，冷动与脏气相并，或烦或痛，故令小儿夜啼也。"清·秦昌遇《幼科折衷·夜啼》中描述："夜啼四症惊为一，无泪见灯心烦热；面目㿠青脐下痛，面黧大哭是神干。"夜啼有轻有重。轻者可调护而愈，重者要排除是否为某些疾病的表现。

【病因病机】

本病病因包括先天因素和后天因素两个方面。先天因素责之于孕母失调，遗患胎儿，或禀赋不足；后天因素包括乳母饮食不节、腹部受寒、体内积热、暴受惊恐等。病位主要在心、脾，心热则心烦而啼、脾寒则腹痛而啼、惊恐则心神不安而啼，是以心热、脾寒、惊恐为本病的主要病因病机。

1. 心经积热　若孕母脾气急躁，或平素恣食辛燥炙煿之物，或过服温热药物，蕴蓄之热遗于胎儿；出生后将养过温，或乳母过食辛热之品，受火热之气熏灼，均令体内积热，心火上炎，心神不安而啼哭不止。由于心火偏亢，入夜阳气潜藏于内，血归于肝，心火更炽，阴不能制阳，心神受扰，故夜间不寐而啼哭不宁；白天阳出于外，血归于心，心火减轻，故白天入寐，夜间心火复亢，故入夜又啼。

2. 脾寒气滞　由于孕母素体虚寒、恣食生冷，致小儿胎禀不足，脾寒内生。或因护理不当，腹部中寒，或用冷乳哺食，或乳母过食生冷，寒伤中阳，凝滞气机，不通则痛，因痛而啼。由于夜间属阴，脾为至阴之脏，阴盛则脾寒愈甚，寒滞气机，故入夜腹中作痛而啼。

3. 惊恐伤神　心藏神而主惊，小儿神气怯弱，智慧未充，若见异常之物，或闻特异声响，常致惊恐。惊恐伤肾，心气紊乱，肾水不能上济心火，心肾不交，致使心神不宁，寐中惊惕，因惊而啼。

NOTE

【临床诊断】

临床表现

（1）婴幼儿难以查明原因的入夜啼哭不安，时哭时止，或每夜定时啼哭，甚则通宵达旦。

（2）一般情况良好，安抚能暂缓，哭过如常，白天多能安静入睡。

（3）临证必须详细询问病史，仔细检查身体，必要时辅以腹部彩超等检查，排除外感发热、口疮、肠套叠、疝气等疾病引起的啼哭，避免贻误患儿病情。

【病证鉴别】

1. 疾病鉴别　因疾病引起的啼哭，起病可为夜间啼哭，其后则日夜均可啼哭，且常伴其他症状。如各种热病发热可引起患儿啼哭不安。肺系疾病常伴流涕、咳嗽、气喘等症。中枢神经系统感染或新生儿颅内出血等，常有音调高、哭声急的"脑性尖叫"声，伴呕吐、神萎、抽搐等症状。各种脾胃疾病、急腹症可因气滞腹痛而啼哭不安，哭声也呈阵发性、时作时止，伴呕吐、腹泻、发热等症状。部分严重顽固夜啼的小婴儿还要排除乳糖不耐受和牛奶蛋白过敏的情况。对于这些疾病引起的夜啼，必须采用相应疾病的治疗方法才能奏效。

2. 证候鉴别　夜啼的辨证，可以从啼哭声及有关症状鉴别。心经积热证啼哭声响，面赤唇红，烦躁不宁；脾寒气滞证哭声低弱或响亮、时哭时止、时轻时重，腹部喜温喜揉；惊恐伤神证有受惊史，哭声尖锐、时急时缓，神情惊惧。

【辨证论治】

1. 辨证要点　辨证重在辨别轻重缓急，寒热虚实。确认夜啼无原发性疾病者，方可按心热、脾寒、惊恐辨治。虚实寒热的辨别以哭声的强弱、持续时间的长短、兼症的属性来辨别。哭声响亮而长为实，哭声低弱而短为虚；哭声绵长、时缓时急为虚寒，哭声清扬、延续不休为热；哭声惊怖、骤然发作为惊、为腹痛。婴儿夜啼以实证为多，虚证较少。辨证要与辨病相结合，不可将他病引起的啼哭误作夜啼，延误诊断。

2. 治疗原则　调整脏腑的虚实寒热，使脏气调和，心神安宁，是夜啼的治疗原则。因心经积热者，治以清心安神；因脾寒气滞者，治以温脾行气；因惊恐伤神者，治以定惊宁神。婴幼儿服药困难，轻者可先试用调护处理及外治法。

3. 证治分类

（1）心经积热

证候　啼哭时哭声较响，见灯尤甚，哭时面赤唇红，烦躁不宁，身腹俱暖，小便短黄，大便秘结，舌尖红，苔薄黄，指纹多紫。

辨证　本证为先天禀受或后天素体蕴热，心有积热，神明被扰所致。以哭声响亮，延声不休，面赤唇红为辨证要点。

治法　清心导赤，泻火安神。

方药　导赤散加减。常用药：生地黄清热凉血；竹叶、通草清心降火；甘草梢泻火清热；灯心草清心降火，引诸药入心经。

大便秘结而烦躁不安者，加大黄泻火除烦；腹部胀满而乳食不化者，加炒麦芽、莱菔子、焦山楂消食导滞；热盛烦闹者加黄连、栀子清心除烦。

（2）脾寒气滞

证候　哭声低弱或响亮，时哭时止，时轻时重，矢气或大便后啼哭减轻，睡喜蜷曲，腹喜按压，四肢欠温，吮乳无力，胃纳欠佳，大便溏薄，小便色清，面色青白，唇色淡红，舌苔白，指纹多淡红。

辨证　本证多由先天禀受寒邪，或后天受寒着凉后，脾阳受损，寒凝气滞所致。以夜啼伴睡喜蜷曲，腹喜按压，大便溏薄，小便色清，面色青白等寒邪在里证候为辨证要点。

治法　温脾散寒，行气止痛。

方药　乌药散合匀气散加减。常用药：乌药、高良姜、炮姜温中散寒；砂仁、陈皮、木香、香附行气止痛；白芍、甘草缓急止痛；桔梗载药上行，调畅气机。

大便溏薄者加党参、白术、茯苓健脾益气；时有惊惕者加蝉蜕、钩藤息风镇惊。哭声微弱，胎禀怯弱，面色苍白，手足不温，形体羸瘦者，可用附子理中汤治之，以温壮元阳。

（3）惊恐伤神

证候　夜间突然啼哭，似见异物状，哭声尖锐，时高时低，时急时缓，神情不安，时作惊惕，紧偎母怀，面色乍青乍白，舌苔正常，脉数，指纹色紫。

辨证　本证因小儿心神怯弱，暴受惊恐所致。以发病前有受惊吓史，睡中突然啼哭，哭声时急时缓，神情不安，时作惊惕为辨证要点。

治法　定惊宁神，补气养心。

方药　远志丸加减。常用药：远志、石菖蒲、茯神、龙齿、磁石定惊宁神；人参、茯苓、当归补气养心。

睡中时时惊惕者，加钩藤、菊花以息风止惊；喉有痰鸣者，加僵蚕、矾郁金化痰安神，也可用琥珀抱龙丸以安神化痰。

【其他疗法】

1. 中药成药

（1）小儿七星茶　每袋 7g。每服 3.5 ～ 7g，1 日 2 次。用于心经积热证。

（2）羚珠散　每支 0.6g。每服 < 1 岁 1/2 支、1 ～ 3 岁 1/2 ～ 1 支、> 3 岁 1 支，1 日 3 次。用于心经积热或兼外感证。

（3）琥珀抱龙丸　每丸 1.8g。每服 1 丸、婴儿 1/3 丸，1 日 2 次。用于惊恐伤神证。

2. 针灸疗法

（1）针法　取穴中冲，不留针，浅刺出血。1 日 1 次。用于心经积热证。

（2）灸法　将艾条燃着后在神阙周围温灸，不触到皮肤，以皮肤潮红为度。1 日 1 次，连灸 7 日。用于脾寒气滞证。

【预防调护】

1. 预防

（1）要注意防寒保暖，亦勿衣被过暖。

（2）孕妇及乳母不可过食寒凉及辛辣热性食物。

（3）避免精神刺激，勿让小儿受惊吓。

（4）不要将婴儿抱在怀中睡眠，不通宵开启灯具，养成良好的睡眠习惯。

2. 调护

（1）要按照婴儿生理性睡眠需要合理安排作息时间，随着小儿月龄增长，逐渐减少日间睡觉时间，延长夜间连续睡眠时间。

（2）注意保持周围环境安静舒适，夜间拉上窗帘，尽量不打扰患儿。

（3）婴儿啼哭不止，要注意寻找原因，若能除外饥饿、过饱、闷热、寒冷、虫咬、尿布浸渍、异物刺激等，且安抚难以止啼，则要进一步仔细检查，以尽早明确疾病诊断。

【临证备要】

1. 区别不适所致夜间啼哭 婴幼儿偶尔的夜间啼哭不要马上诊断为夜啼，即使是连续的夜间啼哭，也要排除饥饱不适、冷热失调、异物刺激等各种因素，才能诊断夜啼。如果哭时声调一致，无其他症状，在经过详细检查及观察后未发现病理证候，此种啼哭大多因喂养、护理不当引起，给予合适处理、安抚后啼哭可止。

2. 照顾患儿特点处方调治 夜啼儿童多为新生儿和婴儿，形气未充，脏腑娇嫩，易虚易实。临证时根据夜啼小儿的具体情况，精选药味，控制药量，用药轻灵，顾护正气。羚珠散、琥珀抱龙丸均不宜久服。服药不配合者，无须拘于一日2、3服，可一日多次分服，或加白糖矫味，增加治疗的依从性。还可以先采用调护方法和其他疗法，若能收效便可以不用内服中药。

第二节 汗 证

汗证是指小儿在安静状态下、正常环境中，全身或局部出汗过多，甚则大汗淋漓的一种病证。多发生于5岁以下的小儿。

汗是由皮肤排出的一种津液，汗液能润泽皮肤，调和营卫。小儿由于形气未充，腠理疏薄，加之生机旺盛、清阳发越，在日常生活中，较成人容易出汗。如天气炎热，或衣被过厚，或喂奶过急，或剧烈运动，出汗更多，若无其他症状，不属病态。小儿汗证有自汗、盗汗之分。自汗多因气虚、阳虚，盗汗多因阴虚，但小儿汗证往往自汗、盗汗并见。至于因温热病引起的出汗，或属危重症阴竭阳脱、亡阳大汗者，均不在本节讨论范围。若是维生素D缺乏性佝偻病、反复呼吸道感染、疳证、结核病、风湿病等患儿有多汗症状者，应以原发病为主结合本病辨证治疗。

关于出汗的机理，《素问·阴阳别论》说："阳加于阴，谓之汗。"小儿生长发育迅速，为阳气生发，又腠理疏松，所以出汗比成人稍多，尤其是头额部更易出汗，属于生理现象，如《幼科发挥·诸汗》说："故头汗者，乃清阳发越之象，不必治也。"小儿汗证的历史记载，《诸病源候论·小儿杂病诸候》已有"头身喜汗出候""盗汗候"专论；《备急千金要方》收载了多种治疗小儿汗证的内外治法和方药；《小儿药证直诀》记载有小儿汗证的最早医案。《活幼心书·诸汗》将汗证分为脾虚自汗、肺虚自汗、慢惊自汗、实证自汗、积证盗汗、惊汗等，分别提出了病机及治法方药。

【病因病机】

汗为心之液，由阳气蒸化津液外泄而产生。《素问·阴阳应象大论》说："阴在内，阳之守也；阳在外，阴之使也。"生理状况下，营阴内守，卫阳外护，营卫调和，汗出微微而肤润。若是体虚而阳气失于固护，腠理开阖失司，或体内湿热蒸腾，则营阴外泄而多汗。小儿汗证的发生，多由体虚所致，其产生原因不外为先天禀赋不足、后天调护失宜。

1. 肺卫不固 肺主皮毛，司腠理开阖。若肺气虚弱，或肺脾气虚，腠理开阖失司，则卫表不能固护，汗液外泄，易罹外感。

2. 营卫失调 营阴藏内、卫阳走表。小儿若是素体阳虚或病后伤阳，或长期衣着过暖、过用发散，令卫阳不足、腠理不密，营阴失藏、津液外泄，发为汗证。

3. 气阴亏虚 气属阳，血属阴。小儿重病、久病之后，耗气伤阴，使元气虚不能敛阴，阴血虚不能养心，心液失藏，汗液妄泄。

4. 湿热迫蒸 小儿若素嗜肥甘炙煿饮食，或湿温病未能清解，湿热蕴积于脾胃，内热蒸腾，迫津外泄，可致肌表汗出溱溱。

【临床诊断】

临床表现

（1）小儿在安静状态下，正常环境中，全身或局部出汗过多，甚则大汗淋漓。

（2）不分寤寐汗出过多为自汗；仅在寐中汗出过多为盗汗。

（3）排除因环境、活动等客观因素及其他疾病、用药等引起的出汗。

【病证鉴别】

1. 疾病鉴别

（1）佝偻病活动期 多见于婴幼儿，有维生素 D 缺乏史，多汗、夜惊、烦躁等神经精神症状，或有发稀，枕秃等症。血生化轻度改变，常见血钙稍低、血磷下降、钙磷乘积小于 30、血清碱性磷酸酶增高。

（2）肺结核 儿童肺结核常见持续发热，咳嗽，可伴有多汗、手足心热、面部潮红等症，PPD 检测、X 线胸片可证实。

（3）脱汗 发于病情危笃之时，出现大汗淋漓，或汗出如油，伴有肢冷、脉微、呼吸微弱，甚至神志不清等。

（4）战汗 在恶寒发热时全身战栗，随之汗出淋漓，或但热不寒，或汗出身凉，常出现在热病病程中。

（5）黄汗 汗色发黄，染衣着色如黄柏色，多见于黄疸及湿热内盛者。

2. 证候鉴别 汗证多属虚证。自汗以气虚、阳虚为主；盗汗以阴虚、血虚为主。肺卫不固证多汗以头颈胸背为主；营卫失调证多汗而不温；气阴亏虚证汗出遍身而伴虚热征象；湿热迫蒸证则汗出肤热。

【辨证论治】

1. 辨证要点 汗证多属虚证，主要辨别其气虚、阳虚、阴虚。气虚多汗以头颈胸背为主，动则尤甚；阳虚多汗，汗出多而抚之不温；阴虚多汗以盗汗为主，伴虚热征象；湿热迫蒸证则汗出伴湿热内盛证候。

2. 治疗原则 汗证治疗以补虚固表为基本治疗法则。气虚者补益肺脾之气；阳虚者重在温振卫阳；阴虚者养阴清热。凡虚证皆可配合敛阴止汗，标本兼施。湿热迫蒸者治以清热泻脾。除内服药外，尚可配合外治疗法。

3. 证治分类

（1）肺卫不固

证候 以自汗为主，或伴盗汗，患儿汗出以头颈、胸背明显，动则尤甚，神疲乏力，面色少华，平素易患感冒，舌质淡，或舌边齿痕，苔薄白，脉弱。

辨证　本证以肺气虚弱，表卫不固为主，常兼见脾气虚弱。证候以头颈、胸背部汗出明显，易罹外感为特点。

治法　益气固表。

方药　玉屏风散合牡蛎散加减。常用药：炙黄芪益气固表；白术、党参健脾益气；防风走表御风；煅牡蛎敛阴止汗；浮小麦养心敛汗；麻黄根、糯稻根收涩止汗。

脾胃虚弱，面黄形瘦者，加太子参、茯苓健脾益气；纳呆便溏者，加山药、砂仁、焦山楂调脾助运。汗出过多者，可配用龙骨、牡蛎粉外扑，敛汗潜阳。

（2）营卫失调

证候　自汗为主，或伴盗汗。患儿汗出遍身而抚之不温，畏寒恶风，精神不振，疲倦少力，或伴纳呆便溏，舌质淡红，苔薄白，脉缓。

辨证　本证属卫阳不足，表失固护，营阴外泄，营卫不和。多见于各种急慢性疾病后，尤其是外感热病之后正气未复者。证候特点为时时汗出，抚之不温，常伴体倦恶风。

治法　调和营卫。

方药　黄芪桂枝五物汤加减。常用药：黄芪益气固表；桂枝温振卫阳；白芍和营敛阴；炙甘草补益中气；生姜、大枣调和营卫；浮小麦、煅牡蛎固表止汗。

精神倦怠、胃纳不佳、面色少华者，加党参、怀山药健脾益气；口渴、尿黄、虚烦不眠，兼有胃阴耗损者加黄精、石斛、玄参养阴安神。

（3）气阴亏虚

证候　以盗汗为主，也常伴自汗。患儿形体消瘦，汗出较多，神萎不振，心烦少寐，寐后汗多，或伴低热、口干、手足心灼热，哭声无力，口唇淡红，舌质淡，苔少或见剥苔，脉细弱或细数。

辨证　本证多见于病后气阴耗伤，或素体气阴两虚者。常见盗汗日久、形体消瘦，全身阴虚或伴虚热征象。

治法　益气养阴。

方药　生脉散加减。常用药：党参或人参益气生津；麦冬养阴清热；五味子、酸枣仁敛阴止汗；炙黄芪、碧桃干益气固表。

精神困顿，食少不眠，不时汗出，面色无华，为气阳偏虚，去麦冬，加茯苓、白术、浮小麦补气健脾固表；若低热口干，手足心灼热，加白芍、地骨皮、牡丹皮清其虚热。

（4）湿热迫蒸

证候　出汗过多，头额心胸尤著，动则益甚，汗出肤热，汗渍色黄。口臭纳呆，口渴不欲饮，大便或秘或泻，其味臭秽，小便色黄，舌质红，苔黄腻，脉滑数。

辨证　脾胃湿热蕴积，热迫津液外泄，故以汗出肤热，汗渍色黄为特点，兼见湿热内蕴证象。

治法　清热泻脾。

方药　泻黄散加减。常用药：石膏、栀子清泻脾胃积热；防风疏散伏热；藿香化湿和中；佩兰、苍术清化湿热；甘草调和诸药。

汗渍色黄，尿少色黄者，加滑石、茵陈、车前草清利湿热；口臭口渴者，加胡黄连、牡丹皮清胃降火；汗出过多者，加麻黄根、糯稻根敛汗止汗。

若是阴虚火旺、虚实夹杂所致汗证，症见发热盗汗、面赤心烦、口干唇燥、大便干结、小便黄赤、舌红苔黄、脉数，可予滋阴泻火、固表止汗，当归六黄汤（当归、黄芩、黄连、黄柏、熟地黄、生地黄、黄芪）加减治疗。

【其他疗法】

1. 中药成药

（1）玉屏风颗粒　每袋 5g。每服 1～5 岁 2.5g、≥6 岁 5g，1 日 3 次。用于肺卫不固证。

（2）虚汗停颗粒　每袋 10g。每服 < 4 岁 5g，1 日 2 次；≥4 岁 5g，1 日 3 次。用于气阴亏虚偏气虚证。

（3）生脉饮口服液　每支 10mL。每服 < 3 岁 5mL，1 日 2 次；3～6 岁 5mL，1 日 3 次；> 6 岁 10mL，1 日 2～3 次。用于气阴亏虚偏阴虚证。

2. 外治疗法

（1）五倍子粉适量，温水或醋调成糊状，每晚临睡前敷脐中，胶布固定。用于盗汗。

（2）龙骨、牡蛎粉各适量，外扑肤表。用于自汗、盗汗。

【预防调护】

1. 预防

（1）进行适当的户外活动和体育锻炼，多晒太阳，增强小儿体质。

（2）积极治疗各种急、慢性疾病，注意病后调理。

（3）药物治疗时不宜辛散发汗太过，需用时应中病即止。

2. 调护

（1）减少剧烈运动，注意个人卫生，勤换衣被，保持皮肤清洁。

（2）汗出谨防冒受风邪。擦汗用柔软干毛巾或纱布，勿用湿冷毛巾，躯干部多汗可垫以汗巾、汗后抽出，避免受凉感冒。

（3）多汗易致耗气伤津，应补充水分及易消化、营养丰富的食物。不吃辛辣、肥腻、炙烤之品。

【临证备要】

1. 辨证以阴阳为纲、气血为要　阳失外护、阴失内守是汗证的基本病机。阳虚者以卫阳不足为主，症见面色少华、恶风畏寒、汗出不温；阴虚者以营阴失藏为主，症见口舌不润、手心易汗、心烦少寐。气血亏虚者以气虚多见，症见多汗动则尤甚、神疲乏力、面色少华；血虚者则见面色萎黄、唇甲色淡、盗汗蒸热。

2. 论治以补虚为主、常配固表　《素问·宣明五气篇》说："五脏化液，心为汗。" 汗为五液之一，是阳气蒸腾气化津液而成。小儿汗证病机以气、阴、阳不足为主，病位在心、肺、脾，因此，治疗当以补气、养阴、温阳为主。其气虚者以肺脾为主，治以补益肺脾之气，取玉屏风散合四君子汤加减；阴虚者以心肺为主，治以滋养心肺之阴，取生脉散加减，若兼有脾虚之证可合用归脾汤加减；阳虚者以卫阳为主，治以温卫敛阴，取黄芪桂枝五物汤加减，阳虚重症可用桂枝附子汤加减。但本病也有少数因湿热迫蒸而汗出者，治当清热化湿消滞，可用泻黄散加减，阴虚热重者予滋阴泻火，用当归六黄汤加减治疗。无论何证，皆有卫表不固的病机，故总需配合使用固表之法，可随证选用煅龙骨、煅牡蛎、碧桃干、五味子、浮小麦、糯稻根、麻黄根等药物。

第三节　心　悸

　　心悸是自觉心脏跳动，心慌不安而不能自主的证候。多见于能主诉自觉症状的较大儿童，在婴幼儿则可见虚里搏动、甚至其动应衣，脉来数疾促急，或结代。本病包括西医学中自主神经功能紊乱、各种器质性心脏病、心肌炎、心律失常、心力衰竭等病症。

　　心悸包括惊悸与怔忡，两者有轻重之别。因惊而悸者谓之惊悸。惊悸时作时止，病情较为短暂。无所触动而悸者谓之怔忡，怔忡发作无时，病情较为深重。怔忡多伴惊悸，惊悸日久可发展为怔忡，故临床上往往心悸与怔忡并称。心悸可用脉诊及观察虚里搏动来发现。早在《素问》中就有三部九候与独取寸口诊法，以及观察虚里部位的搏动来诊断疾病的记载。《金匮要略·惊悸吐衄下血胸满瘀血病脉证治》言："寸口脉动而弱，动则为惊，弱则为悸。"指出脉诊能分辨心悸。《伤寒论·辨太阳病脉证并治》说："伤寒二三日，心中悸而烦者，小建中汤主之。""伤寒脉结代，心动悸，炙甘草汤主之。"明确提出了伤寒后损伤心气、心阴、心阳的心悸病证及其治法。《小儿药证直诀·五脏所主》云："心主惊……虚则卧而悸动不安。"认为小儿心虚导致心悸。《证治准绳·幼科·惊悸》云："惊者，心卒动而恐则怖也；悸者，心跳动而怔忡也。二者因心虚血少，故健忘之证随之。"认为小儿心悸多为心虚血少之证。

【病因病机】

　　心悸病因可分为先天因素和后天因素。先天因素多责之胎禀不足，心脉有异，血气循行无序；后天因素常见外邪入侵、骤遇惊恐、痰饮瘀血内阻以及劳倦体虚等。病位在心，病机主要分虚实两类。虚者为气血阴阳亏损，心失所养而心悸；实者多由邪毒侵心，水饮上凌，惊恐伤神，或心络瘀阻，气血运行不畅而致。虚实之间可以互相转化，或虚实并见。此外，某些心悸重症，可以发展成厥脱之变。

　　1. 体虚劳倦　心主血脉，心气、心血、心阴、心阳是血脉运行的物质基础与动力。若先天禀赋不足或后天失养，脾失健运，气血生化乏源；或久病大病，劳倦太过，耗伤气血；或失血过多，营血内竭；或误汗损伤心阳，不能温养心脉、推动血行；心血失充，心气不足，心阳不振，心阴失藏，均可导致心悸怔忡。

　　2. 邪毒侵心　外感风热毒邪，或感受湿热毒邪，邪毒循经、心脉侵犯心脏，内舍于心，损伤心体，即损伤心之真脏，同时耗伤心之气血阴阳。心主血脉，心体、心用损伤则主血脉功能失司，气血流行不畅，脉气不相顺接而心悸。

　　3. 痰饮上扰　心为阳脏，位于膈上清旷之地。若脾肾阳虚，不能蒸化水液，聚而为饮，饮邪上犯，心阳被遏，或心阳不足，胸阳不振，中焦失运，痰饮内生，上犯于心，以致血运不畅，均可引起心悸。

　　4. 心络瘀阻　病久脏腑虚损，气阳不足，血行无力，或七情不畅，肝气郁结，气滞血瘀，心脉痹阻，脉气不相顺接而心悸。

　　5. 七情所伤　小儿神气怯弱，智慧初开，若突见异物，或闻特异声响，惊恐伤肾，心气紊乱，心肾不交，心神不宁则悸动不安。忧思过度，耗伤心血，心神失养；悲怒过度，气机不畅，均可导致心悸。

【临床诊断】

1. 病史　可有感冒等感染性疾病史，或七情过极史。

2. 临床表现

（1）自觉心跳剧烈，或快速，或跳动过重，或忽跳忽止。呈阵发性或持续不解，神情紧张，心慌不安，不能自主。以上见于能主诉自觉症状的大龄儿童，幼龄儿童可见虚里跳动、寸口搏动异常。

（2）可伴有胸闷不舒，易激动，心烦，寐差，乏力，头晕，气促等证候。

（3）可见数、促、结、代、沉等脉象。

（4）常由情志刺激如惊恐、紧张、兴奋，劳倦、饱食等因素而诱发或加重。

3. 辅助检查　可结合心脏听诊、心电图、超声心动图、X线、心肌酶学等检查协助疾病诊断。

【病证鉴别】

1. 疾病鉴别

（1）与胸痹鉴别　两者均可出现心悸怔忡。胸痹以胸闷胸痛为主要表现，或伴面色苍白，神疲乏力，冷汗等症状。胸痹与心悸可合并出现。

（2）与西医相关疾病鉴别　心悸病证要进一步通过临床诊查及辅助科室相关检查确定西医疾病诊断，以鉴别先天性心脏病、风湿性心脏病、心肌炎、心肌病、心律失常、心力衰竭、甲状腺功能亢进等病症。情绪紧张、劳累、体虚等引起的自主神经功能紊乱而心悸，则一般心肌酶学、X线、超声心动图检查无明显异常。

2. 证候鉴别

（1）惊悸与怔忡　惊悸发病，多与情绪因素有关，可由骤遇惊恐、忧思恼怒、悲伤过极或过度紧张而诱发，多为阵发性，病来虽速，病情较轻，实证居多，可自行缓解，不发时如常人。怔忡多由久病体虚，心脏真脏受损所致，无精神等因素亦可发生，常持续心悸，心中惕惕，不能自控，劳倦后加重，伴多汗，身倦食少等症，多属虚证，或虚中夹实。惊悸日久不愈，亦可形成怔忡。

（2）虚证与实证　心悸之虚证由心失所养所致，伴心之气血阴阳亏虚证候为特点；正气亏虚、脏腑功能失调，又易感受外邪，内生痰瘀滞等病理产物，表现为虚中夹实；实者由邪实扰心，心神不安，或侵犯心脉，内舍于心，表现为怔忡，常伴胸闷痛、发热、气促、冷汗等证候，病情较重，经治疗后常转化为虚实夹杂证或虚证。

【辨证论治】

1. 辨证要点

（1）辨病情轻重　惊悸较轻，怔忡较重。惊悸可以发展为怔忡。惊悸常因外界刺激而发作或加重，常时发时止；怔忡则无惊自悸，经常自觉怵惕不安，悸动不宁，动则尤著。

（2）辨虚实兼夹　心悸以虚为主，以实为次，又多虚实夹杂之证；心悸早期以实为主，后期以虚为主。虚主要是指心之气血阴阳亏损；实主要指邪毒、痰饮、瘀血之浸淫及惊恐伤神。痰饮犯心、气滞血瘀、邪毒侵心、惊恐伤神均可导致气机不畅，脉气不相顺接，从而出现心悸。虚实夹杂证需辨别虚、实轻重的程度。

（3）辨脉象　小儿心悸在脉象上多有明显的变化，常表现为或数或疾，或脉律不整，出现促、结、代之脉。一般说来脉数为热为阴虚，脉沉为寒为阳虚；脉律不整参伍不调者为气血两亏；脉疾及促、结、代者，提示真脏受损，病情较重。

（4）辨虚里 正常情况下虚里之动，按之应手，动而不紧，缓而不急，起落有序。若按之微弱为不及，是宗气内虚；动而应衣为太过，是宗气外泄；搏动过速，多为里有积热，邪气亢盛，或正气衰而虚阳外脱。起落无序，则为脉律不整，心律不齐。

2. 治疗原则 心悸以扶正祛邪为治疗原则。虚则补之，虚证治以补气养血，调理阴阳，使气血调畅，阴平阳秘，促进脏腑功能的恢复。实则泻之，实证治以解毒、化饮、活血、行气、定惊等法，使邪去正安，心神得宁。虚实夹杂时，应根据虚实之多少，攻补兼施，或以攻邪为主、或以扶正为主。

心悸重症若治之不及时，可出现心阳虚衰、引动肝风、心窍闭塞、阳气暴脱等危候，单纯中药治疗效果欠佳者，应配合必要的西医治疗，如氧疗、利尿、强心、抗心律失常等综合治疗。

3. 证治分类

（1）虚证

①心气不足

证候 心悸怔忡，动则尤甚，胆小易惊，神疲乏力，自汗恶风，少气懒言，面色无华，或诉头晕，或时作太息，舌质淡，苔薄白，脉数、弱或沉、迟，虚里搏动弱。

辨证 本证由于素体心气虚，或病损心气，心气不足，鼓动血脉无力而致。以心悸怔忡，动则尤甚，伴气虚证候为辨证要点。

治法 益气养心，安神定悸。

方药 四君子汤加味。常用药：人参补心气之虚；茯苓健脾宁心，渗利水湿；白术健脾益气；远志宁心安神，止惊悸；枳壳理气行滞；甘草益气复脉，调和诸药。

自汗者，加黄芪、煅龙骨益气固表；心阳不振者，加桂枝温振心阳；气滞血瘀者，加丹参、郁金活血通络。此外，亦可按心气虚轻重的不同，选用太子参、党参、人参，取一味煎汤代茶饮。

②心阳不足

证候 心悸不定，动则更甚，胸闷气短，畏寒肢冷，反复感冒，自汗肤凉，面色㿠白，纳少便溏，舌质淡，苔薄白，脉疾、沉细、结代、虚弱，虚里搏动微弱。

辨证 本证由久病体虚，气虚及阳，心阳不振，血液运行迟缓，心脉鼓动无力而现悸动。以心悸不安，动则尤甚，伴形寒肢冷、面色苍白等虚寒证候为辨证要点。

治法 温补心阳，安神定悸。

方药 黄芪建中汤加减。常用药：桂枝温振心阳；芍药敛营阴，防桂枝辛温伤阴；炙甘草益气复脉；黄芪补气；龙骨、牡蛎敛浮越之正气，镇惊安神。

心阳虚衰者，加人参、制附子以益气温阳；兼见心阴不足者，加麦冬、五味子、玉竹益气养阴；兼有水肿者，加白术、茯苓、车前子健脾利水。若寒凝心脉者，可用当归四逆汤祛寒活血，通阳复脉；若心肾阳虚者，可合肾气丸；若虚阳欲脱，四肢厥逆时，亟须回阳救逆，用四逆加人参汤或参附龙牡救逆汤。

③心血不足

证候 心悸怔忡，动则尤甚，夜眠不宁，心烦多梦，纳呆食少，面色无华，唇甲色淡，神倦乏力，或自汗气短，舌淡红，脉细弱，指纹淡，虚里搏动弱。

辨证 本证多由脾虚不运，化源不足，或有失血，致心血不足，心失所养，故悸动不安。以心悸怔忡，动则尤甚，不寐心烦，唇甲色淡，伴食少纳呆，神倦乏力等心血虚证候为辨证要点。

治法 补血养心，益气定悸。

方药 归脾汤加减。常用药：黄芪、人参、白术补脾益气以生血；当归、炒白芍、熟地黄、龙眼肉补血养心；茯神、远志、枣仁宁心安神；木香理气醒脾，又防药物滋腻碍胃；炙甘草、大枣调和脾胃。

心阴不足，烦躁口干者，加麦冬、玉竹、五味子益气养阴；惊惕不安者，加龙齿、牡蛎镇惊安神。

④心阴不足

证候 心悸不宁，颧红唇赤，时有低热，手足心热，烦躁，哭闹不宁，少寐多梦，盗汗，大便秘结，舌质红，苔薄黄，脉细数或结代，指纹淡红，虚里搏动弱，或起落无序。

辨证 本证由热病伤阴，肾阴不足，肾水不能上济心火，心火内动，扰动心神而致。以心悸不宁，烦躁，伴时有低热，颧红唇赤，少寐多汗等阴虚火旺证候为辨证要点。

治法 滋阴降火，养心定悸。

方药 加减复脉汤加味。常用药：炙甘草缓急，益气复脉；生地黄、白芍、麦冬、阿胶滋阴养血，生津润燥；火麻仁滋阴润肠通便；五味子、牡蛎敛浮越之正气，宁心定悸。

虚火旺者，加龟甲、知母、黄柏滋阴潜阳；盗汗较著者，加麻黄根、浮小麦敛汗；风湿关节痹痛者，加五加皮、桑枝、忍冬藤等通经活络。

⑤心虚胆怯

证候 心悸，善惊易恐，遇惊则心悸怵惕，坐卧不安，少寐多梦，舌苔薄白，脉动数或弦，虚里搏动明显，或起落无序。

辨证 本证多见平素胆怯易惊小儿，骤遇惊恐，气机逆乱，心神不宁，惕惕悸动所致。以心悸，遇惊加重，伴善惊易恐，坐卧不安，多梦心胆虚证候为辨证要点。

治法 镇惊定志，养心安神。

方药 安神定志丸加减。常用药：龙齿、琥珀、磁石镇惊安神；茯神健脾渗湿，宁心安神；石菖蒲、远志化痰开窍安神；人参大补元气，宁心安神。

心胆气虚，神不自主而心悸者，重用炙甘草益气复脉；心阴不足而心悸者，加柏子仁、五味子、玉竹、天冬、酸枣仁养阴安神。

（2）实证

①邪毒侵心

证候 心悸，气促，咳嗽，咽红，乳蛾肿大，发热，或有腹泻，汗多，乏力倦怠，脉数，或结、促、代，虚里搏动微弱或应衣，或起落无序。

辨证 本证由于外感风热毒邪，或感受湿热毒邪，内舍于心，心神不安而动悸。以心悸怔忡，伴咳嗽，咽红肿痛，发热，或腹泻等热毒证候为辨证要点。

治法 清热解毒，宁心复脉。

方药 银翘散加减。常用药：金银花、连翘疏风清热解毒；淡竹叶清热利湿；苦参、牛蒡

NOTE

子、桔梗、黄芩清热解毒，利咽消肿；淡豆豉、薄荷加强祛风散邪之力；芦根清热生津；太子参顾护正气；甘草调和诸药。

咽喉肿痛较著者，加板蓝根、虎杖、玄参、蒲公英清热解毒；咳嗽痰稠者，加杏仁、浙贝母、瓜蒌皮清肺化痰；肠腑湿热泄泻腹痛者，去金银花、连翘、淡竹叶、牛蒡子、芦根，加葛根、黄连、苍术、木香、车前子清热利湿；盗汗自汗者，加麻黄根、浮小麦、牡蛎敛阴止汗；表证不著，心悸迁延者，加服生脉散益气养阴。

②水饮凌心

证候　心悸气促，渴不欲饮，小便不利，下肢浮肿，形寒肢冷，眩晕呕吐，泛涎多唾，舌质淡，苔白滑，脉弦滑，或沉细，虚里搏动明显。

辨证　本证多见于久病体弱，或心阳虚衰，气化功能失司，水饮内停，水气凌心则悸。以心悸，伴气促，浮肿，小便不利，眩晕等水饮内停证候为辨证要点。

治法　温振心阳，化气行水。

方药　苓桂术甘汤加味。常用药：桂枝温振心阳，化气利水；茯苓健脾渗湿利水；白术健脾助运；椒目、葶苈子利水消肿；甘草调和诸药。

呕恶者，加半夏、陈皮降逆止呕；阳虚水泛，下肢浮肿者，加泽泻、猪苓、车前子等利水消肿；肾阳虚衰，不能制水，水气凌心，见心悸喘咳，不能平卧，小便不利，浮肿较甚者，用真武汤。

③心络瘀阻

证候　心悸，胸闷不舒，善太息，心痛时作，痛如针刺，口唇指（趾）甲青紫，指（趾）如杵状，舌紫黯，或有瘀斑，脉涩或结代，虚里搏动明显，起落无序。

辨证　本症见于先天胎禀不足，或心病日久，心脉瘀阻，气血运行失常，心失所养而动悸。以心悸，伴胸闷痛，口唇指（趾）甲青紫，舌紫黯等血瘀证候为辨证要点。

治法　活血化瘀，理气通络。

方药　桃红四物汤加减。常用药：桃仁、红花活血化瘀；赤芍、川芎、生地黄、当归补血养血；延胡索、丹参活血止痛，香附、青皮行气。

阳虚寒凝致瘀者，加桂枝、附子、干姜温阳散寒；夹有痰浊，胸满痹痛者，加瓜蒌、薤白、半夏等宽胸散结；络脉痹阻，胸痹较甚者，选加降香、沉香、檀香行气止痛。

【其他疗法】

1. 中药成药

（1）益心舒片　每片 0.6g。每服 1～2 片，1 日 3 次。用于气阴两虚证。

（2）稳心颗粒　每袋 9g。每服 3～6g，1 日 3 次。用于气阴两虚夹瘀证。

（3）柏子养心丸　每瓶 60g。每服 3g，1 日 2 次。用于心气虚证、心血虚证。

（4）血府逐瘀口服液　每支 10mL。每服 <3 岁 5mL，1 日 2 次；3～6 岁 5mL，1 日 3 次；>6 岁 10mL，1 日 2～3 次。用于心络瘀阻证。

2. 针灸疗法

（1）体针　主穴：内关、心俞、神门、三阴交。配穴：脉数疾取间使；脉缓迟取素髎；胸闷胸痛取膻中。用补法。1 日 1 次，7 日为 1 疗程。随证加减用于本病各证。

（2）耳针　取心、皮质下、交感、神门、胸。每次 2～3 穴，留针 15～30 分钟。1 日 1 次，

10日为1疗程。用于本病各证。

【预防调护】

1. 预防

（1）锻炼身体，增强体质。

（2）预防感冒，有病早治。

（3）加强孕妇保健，特别是在妊娠早期积极预防风疹、流行性感冒等病毒性疾病。

2. 调护

（1）消除患儿顾虑，精神愉快轻松，病室或卧室保持安静。

（2）饮食饥饱适宜，清淡而富于营养。

（3）重症心悸，应住院卧床休息，密切观察病情，及时记录变化，随时对症检查、处理。

【临证备要】

1. 辨识心悸危候 心悸病情轻重不一，差别较大，严重者可危及生命，需及时发现和识别危险证候。心悸儿童出现头晕、胸闷胸痛、气急、大汗淋漓、面色苍白、手足发冷、发绀，甚至抽搐、昏迷，为危候，亟需以回阳救逆，强心复脉，同时作相关检查，配合西医救治。

2. 辨病辨证结合 引起心悸的疾病较多，病情可轻可重，病程或短或长，在辨证治疗的同时，尚需结合辨病治疗。自主神经功能失常所致心悸，临床以快速型多见，辨证多为心之气血阴阳亏虚，心失所养，以补心扶正，安神定悸为法。器质性心律失常，临床以病毒性心肌炎、心肌损害、先天性心脏病多见。病毒性心肌炎、心肌损害伴心律失常者，多由外感邪毒，内舍心脉所致，早期以清热解毒，佐以宁心定悸为法，后期以扶正宁心通络为主。先天性心脏病伴心律失常，多由瘀血阻滞心脉所致，在活血化瘀基础上，予扶正祛邪，宁心定悸治疗。

3. 脉象与心律失常的关系 心悸儿童往往有脉象的显著变化，小儿表达能力较差，常不能自诉心悸、心慌、胸闷等症状，临床发现小儿面色不佳、神倦乏力、汗出等表现时，要注意诊查脉象了解有无心悸可能。小儿心悸在脉象上的表现或数，或疾，或缓，或迟，或脉律不整，或出现促、结、代之脉。数脉常为窦性心动过速；迟脉多为窦性心动过缓；结脉多为各种传导阻滞、期前收缩；代脉多为传导阻滞；疾脉多见于阵发性室上性心动过速、心力衰竭；促脉多为期前收缩。脉象异常者，要做心电图等检查以甄别心律失常类型。

第四节 不 寐

不寐是以经常不能获得正常睡眠为特征的一类病证。主要表现为有效睡眠时间不足、睡眠质量降低，轻者入睡困难，或寐而不酣，时寐时醒，或醒后不能再寐，重则彻夜不寐。多由于情志所伤、饮食不节、病后体弱等因素引起心神失养或心神不安所致。又称失眠、不得眠。本病相当于西医学的睡眠障碍。

不寐病记载最早见于《难经》。《难经·四十六难》云："血气衰，肌肉不滑，荣卫之道涩，故昼日不能精，夜不得寐也。"不寐在《黄帝内经》中被称为"目不瞑""不得眠""不得卧"，并认为原因主要有两种。一是阴阳失和，使人不能入寐，如《灵枢·大惑论》说："病而不得卧者，何气使然？岐伯曰：卫气不得入于阴，常留于阳，留于阳则阳气满，阳气满则阳跻盛，不得入于阴则阴气虚，故目不瞑矣。"二是其他病证影响，如咳嗽、呕吐、腹满等，使人不得安卧。如《素问·病能论》曰："人有卧而有所不安者，何也？……脏有所伤，及精有所之寄则安，故人不能悬其病也。"《素问·逆调论》有"胃不和则卧不安"的记载。汉·张仲景在《伤寒论》及《金匮要略》中记载了用黄连阿胶汤及酸枣仁汤治疗失眠。《保婴撮要·不寐》从胃不和胃气逆、肝肾虚热、思虑过度、病后余热、肝火不宁、振悸不得眠、夜啼惊哭等论述了小儿不寐的不同病因及治疗。《幼科铁镜·不寐多困》则将婴儿不寐归纳为心虚、胆虚二证论治。

【病因病机】

本病病因主要为内伤，常见七情太过、饮食劳倦、禀赋不足等因素，各种病因引起心、肝、胆、脾胃等脏气失和，阴阳失调，均可导致不寐。不寐病位在心，与肝、胆、脾、胃关系密切。虚证多由心脾两虚，心虚胆怯，心神失养所致；实证多由心火炽盛，肝郁化火，痰热内扰引起心神不安所致。不寐日久又可表现为虚实兼夹。

1. 情志失调　情志所伤，或情志不遂，肝气郁结，肝郁化火，上扰心神，心神不安而不寐。或由五志过极，心火内炽，扰动心神而不寐。或由暴受惊恐，神魂不安，夜不能寐。或思虑太过，损伤心脾，心血暗耗，神不守舍。

2. 胃气不和　饮食不节，脾胃受损，宿食停滞，壅遏于中，气机升降失调，胃气失和，浊气不降，上扰胸膈则寐不安。或由过食肥甘厚味，酿生痰热，扰动心神而不眠。

3. 心脾两虚　脾虚失运，生化乏源，营血亏虚，不能奉养心神，或病后体虚，心血不足，心失所养，心神不安而不寐。

4. 心虚胆怯　小儿禀赋不足，神气怯弱，胆气不壮，智慧未充，易受七情所扰，受到刺激易生恐惧，或日常压力过大，心神不宁而夜寐不安。

【临床诊断】

临床表现

（1）有效睡眠时间不足，睡眠质量下降，连续3周以上。

（2）轻者入睡困难或睡而易醒，醒后不寐，重者彻夜难眠。

（3）因不寐导致白天出现头晕、心烦、神疲乏力、心神不宁等证候，影响学习和活动。

（4）排除影响睡眠的其他疾病。

【病证鉴别】

1. 疾病鉴别　不寐与郁病鉴别。两者均可以出现失眠、多梦、精神不振表现。郁病表现为精神恍惚，多疑善虑，失眠多梦，久则神思不敏，遇事善忘，神情呆滞，儿童发病较少。失眠为郁病的一个兼症，程度较轻。不寐以失眠为主症，其他症状较轻，仅为伴随症状。

2. 证候鉴别

（1）心肝火旺证与痰热内扰证的鉴别：两者均可见心烦不寐，急躁易怒。心肝火旺证伴好动多动、目赤唇红、口舌生疮、小便短赤等心火旺盛证候；痰热内扰证伴噩梦多、胸闷、易惊易醒、口苦等痰热证候。可资鉴别。

（2）胃气失和证与心脾两虚证的鉴别：两者均可见不寐，纳呆食少。胃气失和证属实证，伴腹胀、嗳气、磨牙、口臭、苔厚腻等积滞证候；心脾两虚证属虚证，以多眠思睡、睡而不实、易醒，伴神疲、面色无华等气虚证候为特点。

【辨证论治】

1.辨证要点　本病主要运用脏腑辨证，配合八纲之虚实辨证。心火亢盛者，心烦好动，唇红，口干舌燥，口舌生疮；心气虚者，遇事易惊，多眠，易醒，梦多；肝火亢盛者，急躁易怒，冲动多动，目赤，睡中躁扰不宁；胆气虚者，胆怯善惊，寐中易惊；脾虚者，多眠思睡，睡而不实，食少纳呆，面色少华；胃气不和者，脘腹胀闷，嗳气口臭，恶心呕吐，磨牙；痰热内扰者，噩梦多，易惊易醒，胸闷心烦，口苦，舌红，苔黄腻。各证之间又常可相互夹杂。

2.治疗原则　总的治疗原则是补虚泻实，调理脏腑，平衡阴阳。安神定志是本病的基本治疗方法。实证宜泻其有余，如疏肝解郁，泻火涤痰，消导和中。虚证宜补其不足，如益气养血，健脾、养阴。实证日久，气血耗伤，亦可转为虚证，虚实夹杂者，治宜攻补兼施。安神定志法的使用要结合证候，分别选用养血安神、镇惊安神、清心安神等治法，并注意配合情志疏解，以消除紧张焦虑，保持心情舒畅。

3.证治分类

（1）心肝火旺

证候　心烦不寐，睡中躁扰不宁，急躁易怒，好动多动，梦多龄齿，唇红目赤，口干舌燥，小便短赤，口舌生疮，舌质红，苔薄黄，脉数。

辨证　本证多见于体格壮实儿童，情志失调，肝郁化火，上扰心神，或过食辛香温补之品，久蕴化火，心火旺盛，心神不宁所致。以不寐，伴心烦，睡中躁扰不宁，急躁易怒，唇红目赤等证候为辨证要点。

治法　清心泻火，宁心安神。

方药　导赤散加减。常用药：生地黄清热凉血，滋阴降火；灯心草清心火，利小便；淡竹叶清心除烦；生甘草清热解毒；白芍养血柔肝，菊花清热平肝，以防风火相煽；连翘清心火。

若躁扰不宁，急躁易怒，加淡豆豉、竹茹、栀子宣通胸中郁火；若便秘溲赤，加大黄通腑泻火，引火下行以安心神；纳呆、脘闷、苔黄腻者，加滑石、茵陈清热利湿。肝火为主者，用柴胡清肝散加减。

（2）痰热内扰

证候　不寐，噩梦多，易惊易醒，胸闷心烦，泛恶，嗳气，纳呆，或头重目眩，口苦，舌质红，苔黄腻，脉滑数。

辨证　本证以先天禀赋不足或情志失调，脾虚生痰，肝气郁结化火，痰热互结，内扰心神所致。以不寐，伴噩梦多、易惊易醒、胸闷、心烦，苔黄腻等证候为辨证要点。

治法　清热化痰，理气安神。

方药　温胆汤加减。常用药：法半夏燥湿化痰，和胃止呕；竹茹清热化痰除烦；陈皮理气化痰行滞；枳实降气消痰导滞；茯苓健脾渗湿，消痰之源；远志宁心安神；生姜、大枣调和脾胃；甘草调和诸药。

纳呆、脘闷、苔黄腻甚者，加滑石、茵陈清热利湿；急躁易怒者，加白芍、菊花、栀子平肝柔肝；心烦、躁扰者，加龙骨、牡蛎镇心安神，连翘、栀子清心除烦。

（3）胃气失和

证候　不寐，脘腹胀满，嗳气口臭，食少纳呆，嗳腐吞酸，或见恶心呕吐，大便臭秽，龄齿，舌质红，苔白厚、白腻，脉滑。

辨证 本证多由饮食不节，过食肥甘厚腻，饱食无度，损伤脾胃，升降失调，积滞内生，浊气上扰心神所致。以不寐，伴食少纳呆、脘腹胀满、大便臭秽、嗳气等积滞证候为辨证要点。

治法 消食导滞，和胃降逆。

方药 保和丸加减。常用药：焦山楂消油腻肉积；六神曲消水谷宿食；莱菔子消面食痰浊之积；陈皮、茯苓理气和胃，燥湿化痰；半夏燥湿化痰，降逆消痞；连翘散郁火清郁热。

纳呆、脘闷、苔黄腻者，加滑石、茵陈清热利湿；急躁易怒者，加白芍、菊花平肝柔肝；梦多易惊者，加竹茹、龙齿清热化痰，定惊除烦；食少纳呆，腹胀甚者，加苍术、白术运脾和中。

（4）心脾两虚

证候 多眠思睡，睡而不实，易醒，醒后难以复寐，神疲食少，头晕，四肢倦怠，面色少华，舌质淡，苔薄白，脉细无力。

辨证 本证多由久病大病，耗伤正气；或思虑过度，暗伤心脾；或饮食不节，损伤脾胃，脾胃虚弱，气血化源不足，心神失养所致。以不寐伴思睡多眠，睡而不实，易醒，神疲食少等证候为辨证要点。

治法 补益心脾，养心安神。

方药 归脾汤加减。常用药：人参、白术、黄芪、甘草益气健脾；当归养血；酸枣仁、龙眼肉补心益脾；远志、茯神安神定志；木香行气健脾。

心血不足，加熟地黄、白芍以养心血；脘闷、纳呆、苔腻，加半夏、陈皮、茯苓、厚朴以健脾理气化痰；心烦者，加连翘、栀子、淡豆豉清热除烦；苔黄腻者，加滑石、茵陈清热利湿。

（5）心胆气虚

证候 寐中易惊，多梦易醒，胆怯心悸，遇事善惊，或气短自汗，倦怠乏力，舌质淡，苔薄白，脉弦细。

辨证 本证多见于先天禀赋不足，心虚胆怯，或暴受惊恐，或日常学习压力过大，心神不定所致。以不寐伴寐中易惊、多梦易醒、胆怯、遇事善惊等证候为辨证要点。

治法 益气养心，镇惊安神。

方药 安神定志丸加减。常用药：人参补气安神；茯苓健脾渗湿宁心；茯神安神定志；远志宁心安神，祛痰开窍；石菖蒲化痰开窍醒神；龙齿镇静安神；炒酸枣仁、柏子仁养心安神；白芍清肝胆之热。

心烦者，加连翘、栀子、淡豆豉清热除烦；苔黄腻者，加滑石、茵陈清热利湿。

【其他疗法】

1. 中药成药

（1）解郁安神颗粒 每袋5g。每服2.5g，1日2次。用于心肝火旺证。

（2）归脾丸 每瓶200丸。每服1～3岁3～4丸（捣碎化开）、4～7岁6～7丸、＞7岁8～10丸，1日3次。用于心脾两虚证。

（3）柏子养心丸 每丸9g。每服3g，1日2次。用于心脾两虚证。

（4）安神温胆丸 每丸7.5g。每服3.75g，1日2次。用于心胆气虚证。

2. 耳穴压豆 主穴：神门，皮质下，心，交感。配穴：脾，胃，肝，内分泌，三焦等。根据辨证选取合适穴位。两耳交替，贴压王不留行籽，2～3日更换1次，5次为1疗程。

【预防调护】

1. 预防

（1）避免睡前饱食，晚上避免过于兴奋。

（2）给儿童创造安静、舒适的睡眠环境。

（3）学习、生活压力大者，适度减负。

2. 调护

（1）防止过度惊吓、紧张、劳累。保持心情愉快，适当加强体质锻炼。

（2）晚间学习、玩耍、看电视等不要太晚。养成按时学习、活动、睡眠的良好作息习惯。

（3）合理饮食，防过于肥甘厚腻壅滞脾胃。

【临证备要】

1. 重视护养方法指导　儿童不寐治疗，除辨证治疗外，临证应重视指导家长正确的护养方法及必要的情志疏解，方能取得满意疗效。不寐的发病与情志失调和饮食失节有密切关系。日常生活、学习上避免给予儿童过高的期望值，使其保持乐观的态度，心情愉快，消除恐惧和焦虑。帮助儿童养成规律的作息时间，营造良好的睡眠环境。日常饮食宜清淡、易消化，避免睡前饱食，以防出现胃不和而寐不安情况。

2. 发挥多种疗法优势　不寐为慢性病，首先要做好调护工作，药物治疗除中药汤剂外，中成药也经常应用，其他疗法如中药穴位贴敷、耳穴压豆、小儿推拿、足浴等尤其适用于服药困难的儿童，临证根据病情可以单用或配合使用。

第五节　注意缺陷多动障碍

注意缺陷多动障碍（attention-deficit hyperactivity disorder，ADHD），曾有轻微脑功能失调、儿童多动症等名称，是一种较常见的儿童精神行为障碍疾病，主要表现为与年龄不相称的注意力易分散，注意广度缩小，不分场合的过度活动和情绪冲动，并伴有认知障碍和学习困难，智力正常或接近正常。注意缺陷多动障碍常见于学龄期儿童，但有70%的患儿症状持续到青春期，30%～50%的患儿症状持续到成年期。本病常共患学习障碍、对立违抗障碍、情绪障碍以及适应障碍等，对患者的学业、职业和社会生活等方面产生广泛而消极的影响。目前，儿童精神科学者们普遍认为ADHD是一种影响终身的慢性疾病。

注意缺陷多动障碍在中医古籍中无专门记载，根据其神思涣散、多语多动、冲动不安的临床特点，可归属于中医学"躁动""脏躁"等病证；由于患儿智力接近正常或完全正常，但活动过多，思想不易集中而导致学习成绩下降，故又与"健忘""失聪"病证有关。《素问·举痛论》说："惊则心无所倚，神无所归，虑无所定。"《素问·生气通天论》说："阴不盛其阳，则脉流薄疾，并乃狂。"这些记载与本病的多动多语、冲动不安、烦躁易怒等症状相似。《寿世保元·健忘》说："徒然而忘其事也，尽心力思量不来，为事有始无终，言谈不知首尾。"《素问·调经论》说："血并于下，气病于上，乱而喜忘。"这些描述与本病注意力不集中、神思涣散、健忘等症状相似。《素问·阴阳应象大论》谓："阴静阳躁。"《素问·生气通天论》谓："阴平阳秘，精神乃治。"可以用来分析本病动静异常的主要病机是阴阳失衡。自20世纪80年代以来，学界

NOTE

开始以中医学理论认识和指导治疗本病，取得了显著的成绩。但是，对于本病临床疗效的提高还有许多工作需要深入开展。

【病因病机】

本病病因可分为内因、外因两方面，内因包括先天禀赋不足、遗传因素，外因包括营养不当、饮食失节，教育疏忽以及外伤、其他因素等。阳动有余、阴静不足所致脏腑功能失调是其主要病机特点。

1. 心肝火旺　心为君主之官，阳中之太阳，主神明，肝为阳脏，体阴而用阳。小儿心常有余、肝常有余，情志不畅，五志化火，或外感火邪、热邪，可致心肝火旺，心神不宁，肝阳亢动，注意力难以集中，不能静处，多动、冲动。

2. 痰火扰心　脾主运化，小儿脾常不足，若内伤饮食积滞，脾失健运，痰湿内蕴，郁而化热，或热病后痰火留恋，内扰心神，则见精神不能集中，多动难静，冲动任性，难以自制，胸中烦热，懊憹不眠等症。

3. 肝肾阴虚　小儿肝常有余而肾常虚，阳常有余而阴常不足。肝为阳脏，其性主动，肝藏魂，其志怒，其气急，体阴而用阳，若久病、热病之后，耗伤肝阴，肝阴不足，肝阳偏亢。肾为先天之本，藏精，主骨生髓，髓通于脑，肾阴不足，水不涵木，也可导致肝阳偏亢。肝肾阴虚，阴不制阳，则小儿冲动任性，烦躁易怒，叫喊多动。

4. 心脾两虚　心主神明，主血脉，藏神，心神得养则神志清晰，思维敏捷；脾藏意，为气血生化之源，小儿心常有余，脾常虚，心火易亢，则心阴易于亏损，以致静不足以制动，神识不能潜定，故多动不安，精神涣散；若调护失宜或为疾病所伤，脾虚失于健运，则思虑不周，出现情绪不稳，兴趣多变，言语冒失，做事有头无尾。

5. 气阴两虚　该病从整体观及五神藏理论将病因归结为五脏之气阴不足。气者，阳也；血、津液者，阴也。气血津液经胃之受纳，脾之运化，升清降浊，变为后天之精气，与先天之精气合而荣养五脏。五脏常虚，心脾肺多气虚，肝肾多阴虚，统括为气阴两虚，神不内藏，形神不合。

【临床诊断】

临床表现

（1）症状标准

多动/冲动：下列症状存在6项（或更多），持续至少6个月。①多动难静，不能自控；②坐立不安，常离座位；③不分场合，跑来跑去；④玩耍时过于兴奋，无法安静；⑤经常忙个不停；⑥多言多语，自说自话；⑦问话未完，抢着回答；⑧很难按序排队；⑨干扰别人，擅拿他人物品。

神思涣散：下列症状存在6项（或更多），持续至少6个月。①粗心大意，做事马虎、不重细节，时常出错；②神思涣散，难以集中；③心不在焉，似听非听；④兴趣多变，难按要求完成任务；⑤工作凌乱，没有条理，做事拖拉；⑥懒散懈怠，缺乏恒力；⑦丢三落四，有头无尾；⑧不耐干扰，易于分神；⑨记忆力差，容易忘事。

（2）多动/冲动、神思涣散的症状与同龄儿童发育水平不相称，且存在于两种或两种以上的场合（例如：在家里、学校和工作场所，与朋友或亲戚相处时，从事其他活动时）。

（3）有明确的证据显示症状干扰或损害了患者的社会、学业或职业功能。

（4）这些症状不是发生在精神分裂症或其他精神障碍的病程中，也不能用其他精神障碍来解释（例如：心境障碍、焦虑障碍、分离障碍、人格障碍、物质中毒或戒断症状）。

【病证鉴别】

1. 疾病鉴别

（1）正常顽皮儿童　虽有时出现注意力不集中，但大部分时间仍能正常学习，功课作业完成迅速。能遵守纪律，上课一旦出现小动作，经指出即能自我制约而停止。顽皮儿童的行动常有一定的目的性，并有计划及安排。而多动症患儿却无此特点，他们的行动较冲动，且杂乱，有始无终。

（2）抽动障碍　以运动、言语异常和抽动为特点的行为障碍，常见的运动抽动是眨眼、歪嘴、动颈、耸肩以及做怪脸，常见的发声抽动是清嗓、犬叫声、鼻嚏声和嘘嘘声，而不是活动过多。不少抽动障碍患儿有注意力不集中，多动和冲动病史，约有 50% 患儿两病合并发生。

2. 证候鉴别　肝肾阴虚证与心肝火旺证鉴别：临床患儿常兼见肝肾阴虚与心肝火旺之证，但分证辨别又有不同。肝肾阴虚证患儿面色潮红，易汗盗汗，手足心汗出，口干舌燥，大便秘结，舌质红少苔或见裂纹，脉细弦，阴虚不能涵阳，故神思浮动，注意力不能集中明显，多动较轻；心肝火旺者，面红舌赤，脉弦细，急躁易怒，多动冲动明显，难以静处，症状表现较肝肾阴虚为甚。

【辨证论治】

1. 辨证要点

（1）辨虚实　本病从虚实而论，以虚证多见；亦有表现实证为主或本虚标实者，应注意辨别。虚证者多缓慢起病，病程较长，症见精神涣散，多动而不暴戾，动作不灵活，记忆力差，多伴有形体消瘦、面色少华、潮热盗汗、脉象偏弱等形神不足之症；实证者多动见精力不衰，动作难以控制，伴见烦躁易怒、胸闷纳呆、舌质红、苔黄腻、脉滑数等。

（2）辨脏腑　人的情志活动与五脏功能关系密切，必须以五脏精气作为物质基础。若五脏失调，必然影响人的情志活动：心气不足，心失所养，可致心神失守而情绪多变，注意力不集中，愤乱不敏，多梦烦躁；肾精不足，髓海不充，脑失聪明，学习成绩低下，记忆力欠佳，或有遗尿、腰酸、乏力等；肾阴不足，水不涵木，肝阳上亢，则易于冲动、发怒，好动不静，不能自控；脾虚失养则静谧不足，兴趣多变，做事有头无尾，言语冒失，健忘；脾虚肝旺，又加重多动与冲动。

2. 治疗原则　治疗以补虚泻实，调和脏腑，平衡阴阳为基本原则。心肝火旺者，治宜清心平肝；痰火内蕴者，治宜豁痰泻火；肝肾阴虚者，治宜滋阴潜阳；心脾两虚者，治宜补益心脾。

3. 证治分类

（1）心肝火旺

证候　面目红赤，活动过度不能自制，注意力不能集中，容易冲动，情绪不稳定，急躁易怒，心烦不安，五心烦热，大便秘结，舌质红，脉弦。

辨证　本证为实证，以活动过度、性情急躁易怒表现明显。心火偏旺者神思不定，注意力不集中；肝火偏旺者不能静处，多动，冲动易怒。

治法　清心平肝，安神定志。

方药　菖蒲郁金汤加减。常用药：栀子、连翘、竹叶、灯心草清心除烦；石菖蒲、郁金、竹沥化痰开窍；茯苓、远志宁心安神。

冲动任性、烦躁不安加夏枯草、黄芩、白芍、生地黄清肝柔肝；急躁易怒加珍珠母、钩藤平肝潜阳；大便干结、数日一行加大黄、枳实、槟榔行气通腑。

（2）痰火内扰

证候　多动难静，烦躁不宁，冲动任性，难以控制，精神涣散，注意力不集中，胸中烦热，懊憹不眠，纳少，尿赤，口渴，大便燥结或溏而不爽，舌质红，苔黄厚腻，脉浮滑数。

辨证　本证除见多动难静、烦躁不宁等症外，以胸中烦热、懊憹不眠、口渴而不欲饮、舌质红伴见苔黄腻、大便燥结或黏滞不爽为特征。

治法　清热泻火，化痰宁心。

方药　黄连温胆汤加减。常用药：黄连、栀子清热泻火；半夏、竹茹燥湿化痰；陈皮、枳实行气；茯苓、甘草建中扶脾。

烦躁易怒者加钩藤、龙胆、石决明清泻肝火；大便秘结者加决明子、大黄润肠通便；纳少加莱菔子、槟榔行气开胃。

（3）肝肾阴虚

证候　多动难静，急躁易怒，冲动任性，动作笨拙，注意力不集中，难以静坐，记忆力差，学习成绩低下，并可有两颧潮红，五心烦热，盗汗，口干咽燥，大便秘结，舌质红，少苔或无苔，脉细弦。

辨证　本证以注意力不集中、记忆力欠佳、多动难静、急躁易怒、潮热盗汗、舌质红、苔少等阴虚症状明显为特征。

治法　滋阴潜阳，宁神益智。

方药　杞菊地黄丸加减。常用药：熟地黄、山茱萸、枸杞子滋补肝肾；山药、茯苓健脾扶中；菊花、牡丹皮清热；泽泻、茯苓利湿泄浊。

急躁易怒者加石决明、白芍柔肝潜阳；夜寐不安者加酸枣仁、五味子养血安神；盗汗加浮小麦、煅龙骨、煅牡蛎固敛止汗；大便秘结者加火麻仁、桑椹润肠通便。

（4）心脾两虚

证候　多动不静，动作杂乱而无目的性，精神涣散，面色淡黄，易于疲劳，常自汗出，记忆力差，健忘心悸，偏食纳少，形瘦，面色少华，舌淡红，苔薄白，脉虚弱。

辨证　本证为里虚证，注意力不集中甚于多动、冲动，以神思涣散、记忆力差、多动而不暴躁、脉细弱等气血不足症状为特征。

治法　养心安神，健脾藏意。

方药　归脾汤合甘草小麦大枣汤加减。常用药：党参、黄芪、白术、大枣、炙甘草补中益气；酸枣仁、远志、淮小麦、茯神养心安神；龙眼肉、当归补心脾、益气血；木香理气醒脾。

注意力不集中者加益智仁、龙骨安神定志；睡眠不实者加五味子、首乌藤安神助眠；动作笨拙、记忆力差，舌苔腻者，加半夏、陈皮、石菖蒲祛痰开窍。

【其他疗法】

1.中药成药

（1）静灵口服液　每支10mL。每服3～5岁5mL，1日2次；6～14岁10mL，1日2次；> 14岁10mL，1日3次。用于肝肾阴虚证。

（2）小儿智力糖浆 每支 10mL。每服 10～15mL，1 日 3 次。用于心肾不足，痰浊阻窍证。

（3）归脾丸 每瓶 200 丸。每服 1～3 岁 3～4 丸（捣碎化开）、4～7 岁 6～7 丸、>7 岁 8～10 丸，1 日 3 次。用于心脾两虚证。

（4）小儿黄龙颗粒 每袋 5g。每服 6～9 岁 5g、10～14 岁 10g，1 日 2 次，温开水冲服。用于阴虚阳亢证。

2.针灸疗法 主穴取内关、太冲、大椎、曲池。注意力不集中者配百会、四神聪、大陵；多动配定神、安眠、心俞；烦躁配神庭、膻中、照海。捻转进针，用泻法，不留针。1 日 1 次。

【预防调护】

1.预防

（1）妊娠期妇女应保持心情舒畅，营养均衡，慎用药物，禁忌烟酒，避免引起早产、难产及新生儿窒息。

（2）注意防止小儿脑外伤、中毒及中枢神经系统感染。

（3）创造和谐的家庭环境，关心体谅孩子，对其行为及学习进行耐心的帮助与训练。

（4）注意早期发现小儿的异常表现，及早进行疏导及治疗。

2.调护

（1）关心理解患儿，积极耐心引导，对其学习进行帮助，避免责骂患儿。

（2）培养患儿养成健康有序的生活习惯，耐心纠正其不良的行为习惯，鼓励式引导，使患儿树立信心。

（3）合理管教，防止攻击性、破坏性及危险行为发生。

【临证备要】

1.区别顽皮儿童和注意缺陷多动障碍 好动是儿童的天性，尤其男孩常活泼好动。鉴于本病目前尚无诊断的理化检查客观指标，主要依靠对儿童精神行为的观察作出诊断，因此需要注意对正常顽皮儿童和注意缺陷多动障碍患儿加以区别。正常顽皮儿童有时也可出现注意力不集中，但大部分时间仍能正常学习，功课作业完成迅速，能遵守纪律，上课一旦出现小动作，经指出即能自我制约而停止。多动障碍患儿则在课堂及家庭中均有注意力不集中及活动过度，且不能自我控制，不能有序的规划自己的学习和生活。

2.掌握五脏虚实辨证及治疗 本病有虚证、实证之分，虚证病在心、脾、肾、肝，实证病在心、肝。五脏辨证：在心者，注意力不集中，情绪不稳定，性情急躁，心烦不安；在肝者，易于冲动，好动难静，容易发怒，常不能自控；在脾者，兴趣多变，做事有头无尾，记忆力差；在肾者，脑失精明，学习成绩低下，记忆力欠佳，或有遗尿、腰酸乏力等。常用药物：心火内亢者竹叶、连翘、栀子、黄连、灯心草；痰火内盛者石菖蒲、竹沥、郁金、胆南星、礞石；心神不安者酸枣仁、五味子、煅龙骨、远志、磁石；心阴不足者炙甘草、怀小麦、大枣、百合、龙眼肉；肝阳亢盛者夏枯草、黄芩、钩藤、龙胆、石决明；肝阴不足者北沙参、生地黄、白芍、麦冬、当归；脾气亏虚者党参、黄芪、茯苓、白术、炙甘草；脾阴不足者黄精、山药、玉竹、北沙参、麦冬；肾阴亏虚者熟地黄、山茱萸、龟甲、墨旱莲、桑椹；虚火上炎者枸杞子、菊花、牡丹皮、黄柏、知母。以上药物可按辨证配合使用。同时应当注意到，该病应建立起医院、学校、家庭共同管理模式，家庭环境教育与本病预后关系较为密切，家长应在理解孩子的基础上进行有效沟通，营造和谐的家庭环境，帮助患儿进行行为矫正。

第五章 肝系疾病

第一节 惊 风

惊风是小儿时期常见的一种以抽搐、神昏为特征的病症。本病任何季节都可发生，以 1～5 岁小儿为多见，年龄越小，发病率越高。如发病次数少，持续时间短，一般预后较好，但反复发作，抽搐持续时间长者预后不佳。其证候可概括为四证八候，四证即痰、热、惊、风；八候指搐、搦、颤、掣、反、引、窜、视。无论急惊、慢惊都可出现八候，八候出现表明惊风已在发作。但八候不一定同时并见，发作时的急慢强弱，也不一定相同。由于惊风有急有缓，证候有虚有实有寒有热，故有急惊风和慢惊风两大类。凡起病急暴，属阳属实者，统称急惊风；病久中虚，属阴属虚者，统称慢惊风；如果慢惊风进一步发展，严重损伤阳气，出现阳气衰微的危象，则称之为慢脾风。中医学惊风之证相当于西医学的小儿惊厥。

有关惊风证治理论源于《素问·至真要大论》："诸风掉眩，皆属于肝……诸热瞀瘛，皆属于火……诸暴强直，皆属于风。"《伤寒论》有刚痉、柔痉之分。《颅囟经》《备急千金要方》均论述了"惊痫"。古代医家认为惊风是一种恶候。《东医宝鉴·小儿》说："小儿疾之最危者，无越惊风之证。"《幼科释谜·惊风》也说："小儿之病，最重惟惊。"由于病情严重，且变化迅速，往往可以给小儿带来严重损害，故被列为儿科四大要证之一。唐代《黄帝明堂灸经》首次记载有小儿"急惊风""缓惊风"病名；宋代《太平圣惠方》将惊痫区别为惊风与痫证，并设立了急惊与慢惊病名。钱乙的《小儿药证直诀》在前人的基础上进一步概括急惊与慢惊的病因证治，指出急惊风的病位在心肝，慢惊风的病位在脾肾肝，提出"急惊合凉泻，慢惊合温补"的治疗原则。钱乙对急慢惊风，从阴阳属性及病理转归上有了严格的区别，成为后世分类辨证的规范，沿用至今仍有效地指导着临床实践。

一、急惊风

急惊风来势急骤，临床以高热伴抽搐、昏迷为特征。多由外感时邪疫疠以及暴受惊恐引起。

该证常见于感染所致疾病，如热性惊厥、颅内感染性疾病及全身其他脏器严重感染引起的中毒性脑病等。凡上述疾病出现以惊厥为主症时，可参考本节内容进行辨证论治。

【病因病机】

1. 感受时邪 外感六淫温邪疫毒，皆能致惊。若外感风寒或风热之邪，束于肌表，郁而化热，小儿神怯筋弱，热灼筋脉，扰动心、肝二经，可见神昏、抽痉发作；若温邪致病，如风温、春温、暑温以及四时温疫，侵犯人体，易化热化火，入营入血，内陷心包，引动肝风，出现高热、神昏、痉厥、吐衄及发斑；若感受湿热疫毒之邪，多夹积滞，蕴阻肠胃，郁而化火，内陷心包，引动肝风，临床出现高热、呕吐、腹痛腹泻和神昏抽搐等证。

2. 暴受惊恐　小儿神气怯弱，元气未充，若目触异物，耳闻巨声或不慎跌仆，暴受惊恐，惊则伤神，恐则伤志，神明受扰则神志不宁，惊惕不安，甚则神昏抽搐。

急惊风的产生多数是由于小儿感受时邪，化热化火，内陷心包，引动肝风，则惊风发作。其病变部位，主要在心、肝二经，证候属性以实为主。

【临床诊断】

1. 病史　可有接触传染病人或饮食不洁等病史。

2. 临床表现　突然发病，出现高热、神昏、惊厥、喉间痰鸣、两眼上翻、凝视或斜视，可持续几秒至数分钟。严重者可反复发作甚至呈持续状态而危及生命。

3. 辅助检查

（1）中枢神经系统感染患儿，脑脊液检查有异常改变，神经系统检查出现病理性反射。

（2）细菌感染性疾病，血常规检查白细胞及中性粒细胞常增高。

（3）必要时可作大便常规及大便细菌培养、血培养、摄胸片、脑脊液等有关检查，协助疾病诊断。

【病证鉴别】

1. 疾病鉴别　详细询问疫疠疾病的接触史、暴受惊恐病史；注意临床症状特点以明确原发疾病；血培养、脑脊液和神经系统检查有助于明确中枢神经系统感染性疾病；血尿便常规、大便培养等检查有利于诊断相关感染性疾病。

（1）**热性惊厥**　多见于6个月至3岁的急性上呼吸道感染患儿，先有发热，随着体温的骤然升高出现短暂的全身性惊厥发作，伴有意识丧失。惊厥持续时间短暂，一般一次发热中惊厥只发作一次，神经系统检查和脑电图均正常。复杂性热性惊厥可1次发热发作2次甚至更多，发病年龄可小于6个月龄或大于5岁，发病前或发作后神经系统异常常见。

（2）**中枢神经系统感染及其毒素引起的惊厥**　此类惊厥发病年龄、季节与原发病密切相关。4岁以下的患儿中枢神经系统感染引发惊厥的比例大，约占45%，常见疾病有病毒性脑炎脑膜炎、细菌性脑膜炎和脑脓肿、结核性脑膜炎和脑寄生虫病等。流行性乙型脑炎多发生在夏季；流行性脑脊髓膜炎多在冬春季发生，且皮肤伴发出血性皮疹；化脓性脑炎、脑膜炎，无明显季节性；惊厥常呈反复发作，持续时间长，发作时多伴有意识障碍、嗜睡、烦躁、呕吐及昏迷等，甚至呈惊厥持续状态。神经系统检查阳性体征，血常规及脑脊液检查可协助诊断。

（3）**非中枢神经系统急性严重感染引起的惊厥**　此类惊厥由全身严重感染引起的急性中毒性脑病诱发脑细胞缺血、脑组织水肿所致。常见疾病有重症肺炎、消化道感染（细菌性、病毒性胃肠炎）、泌尿道感染（急性肾盂肾炎）、败血症和传染病（麻疹、猩红热、伤寒）等。

2. 证候鉴别　与晕厥鉴别。晕厥为一过性意识障碍，患儿发作前常有眼前发黑、头晕、出汗、无力等先兆症状，仅短暂意识丧失，醒后有疲乏感。一般不伴有外感症状，少有肢体强直或抽动，多见于年长儿，无后遗症。

【辨证论治】

1. 辨证要点

（1）**辨表热、里热**　昏迷、抽搐为一过性，热退后抽搐自止为表热；高热持续，反复抽搐、昏迷为里热。

（2）辨痰热、痰火、痰浊　神志昏迷，高热痰鸣，为痰热上蒙清窍；妄言谵语，狂躁不宁，为痰火上扰清窍；深度昏迷，嗜睡不动，为痰浊内蒙心包，阻蔽心神。

（3）辨外风、内风　外风邪在肌表，清透宣解即愈，若见高热惊厥，为一过性证候，热退惊风可止；内风病在心肝，热、痰、惊、风四证俱全，反复抽搐，神志不清，病情严重。

（4）辨外感惊风　区别时令、季节与原发疾病。六淫致病，春季以春温伏气为主，兼夹火热，症见高热、抽风、昏迷，伴吐衄、发斑；夏季以暑热为主，暑必夹湿，暑喜归心，其症以高热、昏迷为主，兼见抽风；若痰、热、惊、风四证俱全，伴下痢脓血，则为湿热疫毒，内陷厥阴。

2. 治疗原则　以清热、豁痰、镇惊、息风为治疗原则。痰盛者必须豁痰，惊盛者必须镇惊，风盛者必须息风，热盛者必先解热。由于痰有痰火、痰浊的区别；热有表热、里热的不同；风有外风、内风的差异；惊证既可出现惊跳、嚎叫的实证，亦可出现恐惧、惊惕的虚证。因此，豁痰有芳香开窍、清火化痰、涤痰通腑的区分；清热有解肌透表、清气泄热、清营凉血的不同；治风有疏风、息风的类别，镇惊有清心定惊、养心平惊的差异。

3. 证治分类

（1）风热动风

证候　发热，头痛，鼻塞流涕，咳嗽，烦躁不安，突然痉厥昏迷，咽红，舌红，苔薄黄，脉浮数。

辨证　本证为风邪郁而化热，热扰心肝二经而致。临床以起病急骤，风热表证伴一过性神昏抽搐，抽搐多见于病初体温迅速升高阶段为特征。

治法　疏风清热，息风定惊。

方药　银翘散加减。常用药：金银花、连翘、荆芥穗、薄荷、防风、牛蒡子疏风清热；钩藤、蝉蜕祛风定惊。

有热惊发作史或发热时有惊惕不安表现者，及早服用羚珠散以助退热制惊。高热不退者，加石膏、知母、羚羊角清热息风；喉间痰鸣者，加天竺黄、石菖蒲清化痰热；咽喉肿痛，大便秘结者，加大黄、黄芩、山豆根清热泻火。

（2）温热疫毒

①邪陷心肝

证候　在原发温热疾病基础上，出现高热不退，头痛项强，恶心呕吐，突然肢体抽搐，神志昏迷，面色发青，甚则肢冷脉伏，烦躁口渴，舌质红，苔黄腻，脉数。

辨证　本证多见于原发温热疾病（重症肺炎喘嗽、疰腮等），温热之邪炽盛，内陷心肝，心神被扰，肝风内动而致。临床以原发急性温热疾病发展过程中出现发热、神昏、抽搐为特征。

治法　平肝息风，清心开窍。

方药　羚角钩藤汤合紫雪丹加减。常用药：羚羊角、钩藤、僵蚕、菊花平肝息风；石菖蒲、川贝母、郁金、龙骨豁痰清心；栀子、黄芩清热解毒；石膏、寒水石大寒清热；紫雪清热息风止痉。

高热者，加栀子、黄连清热解毒；昏迷狂躁者，加安宫牛黄丸清心开窍；痰盛者，加天竺黄、胆南星化痰开窍；大便秘结者，加大黄、芦荟通腑泄热，釜底抽薪；抽痉频繁者，加石决明、全蝎息风解痉；头痛剧烈者，加夏枯草、龙胆清肝泻火；呕吐不止者，加半夏、玉枢丹降逆止呕。

②气营两燔

证候　病来急骤，高热，狂躁不安，剧烈头痛，神昏谵妄，抽痉，颈项强直，口渴，舌质深红或红绛，苔黄燥，脉数。

辨证　本证多见于夏至之后，感受春温或暑温疫毒之邪，邪热炽盛，内陷厥阴所致。临床以春温、暑温疾病过程中出现高热、神昏抽搐、头痛项强为特征。

治法　清气凉营，息风开窍。

方药　清瘟败毒饮加减。常用药：石膏、知母、黄连、连翘、栀子、黄芩清气解热；水牛角、生地黄、赤芍、玄参、牡丹皮清营保津；羚羊角、钩藤、僵蚕息风止痉。

频繁抽搐者，加全蝎、僵蚕平肝息风；神志昏迷者，选加至宝丹、紫雪、安宫牛黄丸清心开窍；若高热，喉间痰鸣者，加石菖蒲、郁金、竹沥清热涤痰。

（3）湿热疫毒

证候　持续高热，神志昏迷，谵妄烦躁，反复抽搐，腹痛拒按，呕吐，大便黏腻或夹脓血，舌质红，苔黄腻，脉滑数。

辨证　本证多见于夏秋之季，感受湿热疫毒之邪，犯于肠腑，陷于心肝所致。临床以高热、神昏抽搐、下痢赤白脓血为特征。

治法　清热化湿，解毒息风。

方药　黄连解毒汤合白头翁汤加减。常用药：黄连、栀子、黄芩、黄柏清热泻火解毒；白头翁、秦皮、马齿苋清肠化湿；羚羊角、钩藤、僵蚕息风止痉。

苔厚腻，大便黏腻者，加大黄、厚朴清肠导滞，化湿解毒；呕吐频繁者，加半夏、玉枢丹辟秽解毒止吐。若出现面色苍白，四肢厥冷，呼吸浅促，脉微欲绝的阳气欲脱之证，可急服参附龙牡救逆汤，回阳救逆。

（4）暴受惊恐

证候　暴受惊恐后突然抽痉，惊惕不安，惊叫急啼，甚则神志不清，四肢厥冷，苔薄白，脉乱不齐。

辨证　本证由于小儿元气不足，神气怯弱，暴受惊恐，神明受扰所致。临床以有暴受惊恐病史，突然抽搐，面色时青时白，如人将捕之状为特征。

治法　镇惊安神，平肝息风。

方药　琥珀抱龙丸加减。常用药：琥珀、远志、龙齿镇静安神；胆南星、石菖蒲、天竺黄豁痰开窍；人参、茯苓健脾益气；全蝎、钩藤、石决明平肝息风。

呕吐者加竹茹、姜半夏降逆止呕；寐中肢体颤动，惊啼不安者，暂加用磁朱丸重镇安神；气虚血少者，加黄芪、当归、酸枣仁益气养血安神。

【其他疗法】

1. 中药成药

（1）小儿牛黄散　每袋0.9g。每服0.9g，1日2次，周岁内小儿酌减。用于风热动风证。

（2）安宫牛黄丸　每丸3g。每服1～3岁1/4丸、4～6岁1/2丸、7～9岁2/3丸、10～14岁1丸，1日1次。用于邪陷心肝证。

（3）羚珠散　每支 0.6g。每服 6 月～ 1 岁 0.3g，1 日 3 次；1 ～ 3 岁 0.6g，1 日 2 次；＞ 3 岁 0.6g，1 日 3 次。用于风热动风证、暴受惊恐证。

2. 针灸疗法

（1）体针　惊厥发作取人中、合谷、内关、太冲、涌泉、百会等穴止痉。高热取大椎、手十二井穴或十宣穴（点刺放血）。痰鸣取丰隆穴，牙关紧闭取下关、颊车穴。均采用提插捻转泻法，不留针。

（2）耳针　取穴神门、脑（皮质下）、心、脑点、交感。强刺激手法。

【预防调护】

1. 预防

（1）平时加强体育锻炼，提高抗病能力。

（2）避免时邪感染。注意饮食卫生，不吃腐败及变质食物。

（3）按时预防接种，避免跌仆惊骇。

（4）有高热惊厥史患儿，在外感发热初起时，要及时降温，服用止痉药物。

2. 调护

（1）抽搐时，切勿用力强压，以免扭伤骨折。要将患儿头部偏向一侧，防止呕吐物吸入。将纱布包裹压舌板，放在上下牙齿之间，防止咬伤舌体。

（2）保持安静，避免刺激。密切注意病情变化。

二、慢惊风

慢惊风来势缓慢，抽搐无力，时作时止，反复难愈，常伴昏迷、瘫痪等症。

该证常见于慢性泄泻、水电解质紊乱、代谢性疾病、脑炎后遗症、中毒及各种原因引起的脑缺氧等疾病。凡上述疾病出现以惊厥为主症时，可参考本节内容辨证论治。

【病因病机】

1. 脾虚肝旺　由于暴吐暴泻，或他病过用峻利之品，导致脾胃虚弱，气血生化不足，肝失所养，脾虚肝旺，肝亢而化风，形成慢惊风。

2. 脾肾阳衰　久吐久泻，或喂养不当，日久伤脾，脾阳虚日久，累及肾阳，导致脾肾阳衰，阴寒内盛，筋脉失于温煦，而致时时搐动之慢脾风。

3. 阴虚风动　急惊风迁延失治，或温热病后期，热邪久羁，阴液亏耗，肝肾阴虚，筋脉失于濡养，以致虚风内动。

总之，小儿慢惊风主要由素体虚弱或久病伤及脾胃，导致脾胃虚弱或脾肾阳虚，脾土既虚则土虚木亢，肝旺生风；脾肾阳虚则形成慢脾风；肝肾阴虚则阴虚风动。其病位在脾、肾、肝，证候属性以虚为主。

【临床诊断】

1. 病史　有呕吐、腹泻、脑炎、脑积水、佝偻病等病史。

2. 临床表现　起病缓慢，病程较长。面色苍白，嗜睡无神，抽搐无力、时作时止，或两手颤动，筋惕肉瞤，脉细无力。

3. 辅助检查　根据患儿临床表现，结合血液生化、脑电图、脑脊液、头颅 CT 等检查，协助疾病诊断。

【病证鉴别】

1. 疾病鉴别 慢惊风的病因分析十分重要，可见于多种疾病。首先仔细询问病史，即有无外伤史，既往有无类似发作，有无家族惊厥史；根据小儿年龄特点，新生儿期慢惊风首先考虑急性缺血缺氧性脑病、代谢紊乱（低血糖、低血钙、低血镁、维生素 B6 缺乏症或依赖症等）。2 岁以上的小儿慢惊风多为代谢性疾病，还需进行血液生化检测、头颅 CT 及核磁共振（MRI）等相关检查，以协助诊断。

（1）水、电解质紊乱 水中毒、低钠血症、高钠血症、低镁血症及低钙血症等。

（2）代谢性疾病 低血糖症、半乳糖血症、苯丙酮尿症、维生素 B6 依赖症和高氨基酸血症等。

（3）颅内感染后遗症 急性颅内感染性疾病，尤其是病毒性脑炎恢复期、后遗症期常有反复抽搐症状，其前期均有急性病史。

（4）中毒 儿童由于误服药物、毒物或药物过量，毒物直接作用中枢神经系统或毒物导致机体代谢紊乱引起惊厥。常见的中毒药物有阿托品、氨茶碱和马钱子等；植物性毒物有发芽马铃薯、霉变甘蔗和毒蕈等；其他毒物有有机磷、重金属（铅、汞、铜）等。

（5）其他各种原因引起的脑缺氧、窒息、心源性急性脑缺氧等。

2. 证候鉴别 慢惊风证候虽有肝亢风动，但其本为虚，要区别是脾气虚、脾阳虚、肾阳虚、肝肾阴虚，从脾、肾、肝脏，气、阳、阴虚的不同表现，可以辨别其证候。

【辨证论治】

1. 辨证要点

（1）辨寒热虚实 凡面色苍白或萎黄，精神萎倦，嗜睡，四肢发冷，舌淡苔薄者为虚寒；虚烦疲惫，面色潮红，身热消瘦，手足心热，舌红苔少者为虚热；肢体震颤，手足搐搦为血虚；身热起伏不定，口渴心烦，胸闷气粗，泛吐痰涎，肢体强硬，苔黄腻者，为虚中夹实。

（2）辨脏腑 仅有形神疲惫，面色萎黄，肢体抽搐，大便稀溏，四肢不温，为病在肝脾；若面色苍白，囟门低陷，四肢厥冷，手足蠕动，大便清稀，舌质淡，脉细无力，为病在肝脾肾。

2. 治疗原则 慢惊风的治疗，以补虚治本为主。土虚木旺，治以健脾平肝；脾肾阳虚，治以温补脾肾；阴虚风动，治以育阴潜阳。治疗过程中，可结合活血通络，化痰行瘀之法。

3. 证治分类

（1）脾虚肝旺

证候 形神疲惫，神志不清，反复抽搐，时作时止，抽搐无力，面色萎黄，不欲饮食，大便稀溏，色带青绿，时有肠鸣，四肢欠温，舌质淡，舌苔白，脉沉弱。

辨证 本证由于脾虚肝旺，肝阳亢而生风所致。临床以抽搐无力、神疲面萎、嗜睡露睛和纳呆便溏为特征。

治法 温中健脾，柔肝息风。

方药 缓肝理脾汤加减。常用药：人参、茯苓、白术、炙甘草健脾益气；白芍、钩藤柔肝止痉；干姜、肉桂温运脾阳。

若四肢厥冷、大便澄澈清冷者，可加制附子、炮姜温阳补虚；若抽搐频发者，可加天麻、菊花柔肝息风。

（2）脾肾阳衰

证候　精神委顿，嗜睡或昏迷，面白或灰滞，口鼻气冷，额汗不温，四肢厥冷，大便澄澈清冷，手足蠕蠕震颤，舌质淡，苔薄白，脉沉细无力。

辨证　本证为脾肾阳衰的危重阶段，即所谓"纯阴无阳"的慢脾风证。由脾肾阳衰，肝经失于温煦所致。临床以神昏、面白、四肢厥冷和手足蠕蠕震颤为特征。

治法　温补脾肾，回阳救逆。

方药　固真汤合逐寒荡惊汤加减。常用药：人参、茯苓、白术、山药、黄芪、炙甘草健脾补肾；制附子、肉桂、炮姜、丁香温补元阳。

汗多者，加煅龙骨、煅牡蛎、五味子收敛止汗；恶心、呕吐者，加吴茱萸、胡椒、半夏温中降逆止呕。

制附子温中回阳，为治慢惊要药，脾肾阳气虚衰者，宜用炮附子助温阳之力。慢惊但见阳虚阴盛、纯阴无阳时，即可投用制附子，不必有所顾忌。

（3）阴虚风动

证候　精神倦怠，面色潮红，身热消瘦，五心烦热，肢体拘挛或强直，抽搐时作，大便干结，舌质绛少津，少苔或无苔，脉细数。

辨证　此由急惊或他病经久不愈而来，热久伤阴，肝肾阴虚，阴不潜阳所致。临床以身热消瘦、手足心热、肢体拘挛或强直为特征。

治法　滋补肝肾，育阴潜阳。

方药　大定风珠加减。常用药：白芍、生地黄、火麻仁、五味子、麦冬、当归、阿胶、鸡子黄滋阴补血；牡蛎、龙骨、鳖甲、龟甲潜阳息风。

若见阴虚潮热者，可加银柴胡、地骨皮、青蒿清虚热；若见强直性瘫痪者，可选用虫类搜风药物，如全蝎、乌梢蛇、地龙、僵蚕搜风剔邪，但风药多燥，故须佐当归、白芍、川芎、鸡血藤等养血润燥之品。

【其他疗法】

针灸疗法

（1）体针　①取脾俞、胃俞、中脘、天枢、气海、足三里、太冲穴，其中太冲用泻法，其余穴位用补法，用于脾虚肝旺证；②取脾俞、肾俞、关元、气海、百会穴，诸穴采用补法，用于脾肾阳衰证；③取关元、百会、肝俞、肾俞、三阴交、太溪穴，诸穴采用补法，用于阴虚风动证。

（2）灸法　取大椎、脾俞、命门、关元、气海、百会、足三里穴。用于脾虚肝亢证、脾肾阳衰证。

【预防调护】

1. 预防

（1）积极治疗原发疾病。

（2）做好儿童保健工作，调节精神情绪，避免各种刺激。

（3）注意饮食卫生，宜吃营养丰富易消化的食物。

2. 调护

（1）保持病室安静，减少刺激，保证患儿安静休息。

（2）抽搐时，切忌强行牵拉，以免拉伤筋骨。

（3）对长期卧床的患儿，要经常改变体位，必要时可垫海绵垫褥或气垫褥等，经常用温水擦澡、擦背或用温热毛巾行局部按摩，避免发生褥疮。

（4）昏迷、抽搐、痰多的患儿，应注意保持呼吸道通畅，防止窒息。

（5）注意加强营养，不能吞咽者给予鼻饲。

【临证备要】

1. 首辨急慢惊风 惊风为儿科危急重症，可能是多种疾病的一种症状，在临床诊疗中，要注意疾病的诊断与鉴别诊断。从病因病机分，急惊风多由外感热病，内热炽盛；或痰火积滞，化热生风；或暴受惊恐，气血逆乱等造成。慢惊风则多因虚而致，吐泻过多、久病伤阴、脾胃素弱及急惊风日久失治等，均可致阴血亏损而虚风内动。以证候特点辨别，急惊风症见发病迅速，突然神昏抽搐，甚至角弓反张；外感热病者多伴壮热面赤，口渴烦躁；痰热者则见喉间痰鸣，痰壅气促或发热，腹胀；惊恐而发者则四肢欠温，夜卧不宁，易惊易啼。慢惊风症见抽搐时发时止，缓慢无力，病程较长；常伴神倦嗜卧，形瘦面白，便溏等症。急慢惊风治疗原则各异，急惊以疏风解毒，开窍豁痰，平肝镇痉为主；慢惊以回阳救急，逐寒荡惊，温中健脾为主。

2. 中医急救措施 遵循急则治标、缓则治本原则：当惊风发作之际，应迅速给予紧急处理，运用丸、散、针灸、按摩、注射、外治等方法，及时、有效的控制抽搐，促使神志苏醒。针灸疗法是中医治疗惊风最常用的方法，一般取水沟、曲池、神门、合谷、十宣、大椎、太冲、涌泉，以及手部的十二井穴，即少商、商阳、中冲、关冲、少冲、少泽等。在操作中，应使用重手法，即用泻法捻转，强刺激。其中水沟穴向上斜刺，用雀啄法；十二井穴、十宣穴可用点刺挤血法，大椎穴可用点刺、拔罐放血法。另惊风发作时，身体表现为前屈者，掐委中穴；表现为后仰者，掐膝眼穴；牙关不利者，掐合谷穴。除此之外，再配合其他手法治疗，如：推三关、退六腑、清天河水，用以退高热；捻耳垂，掐委中，用以醒神；掐天庭、掐人中、拿曲池、拿肩井等用以止痉。视有急惊发作可能者，可及早服用羚珠散以制惊。对于处于昏迷状态、连续抽搐的患儿，可予安宫牛黄丸等鼻饲。正在惊风发作时，针刺难以控制者，应采用西药灌肠或静脉注射及时止痉。

第二节 癫 痫

癫痫是以突然仆倒，昏不识人，口吐涎沫，两目上视，肢体抽搐，惊掣啼叫，喉中发出异声，片刻即醒，醒后一如常人，时发时止为临床特征的一种发作性疾病。多由先天因素、血滞心窍以及惊风之后所致，痰阻窍道是发病主要原因。西医学同样称本病为癫痫。癫痫根据病因可分为特发性、症状性和隐源性三类。我国小儿癫痫患病率约为3‰～6‰。儿童癫痫的发病率约为成人的10倍。癫痫半数以上在10岁以内起病。发病无明显的季节性。长期、频繁或严重的痫性发作会导致脑损伤，甚至出现持久性神经精神障碍。

我国古代早在《五十二病方》中已有"婴儿病痫"的记载，书中不仅论述了该病的病证特点，而且还介绍了运用雷丸药浴的治法。该病病因学记载首见于《黄帝内经》，有发病是由于胎中受惊之说。《诸病源候论·小儿杂病诸候》有惊痫、风痫等论述。《诸病源候论·小儿杂病诸候·惊痫候》说:"惊痫者,起于惊怖大啼,精神伤动,气脉不定,因惊而发作成痫也。初觉儿欲惊,急持抱之,惊自止。故养小儿常慎惊,勿闻大声。每持抱之间,常当安徐,勿令怖。又雷鸣时常塞儿耳,并作余细声以乱之。"《诸病源候论·小儿杂病诸候·风痫候》说:"风痫者,由乳养失理,血气不和,风邪所中;或衣厚汗出,腠理开,风因而入。初得之时,先屈指如数,乃发掣缩是也……小儿风痫,三部脉紧急,痫可治。小儿脉多似雀斗,要以三部脉为主,若紧者,必风痫。"《医学纲目·肝胆部·癫痫》说:"癫痫者,痰邪逆上也……邪气逆上,则头中气乱,头中气乱,则脉道闭塞,孔窍不通,故耳不闻声,目不识人,而昏眩无知,仆倒于地也。以其病在头巅,故曰癫疾。治之者,或吐痰而就高越之,或镇坠痰而从高抑之,或内消痰邪使气不逆,或随风寒暑湿之法用轻剂发散上焦,或针灸头中脉络而导其气,皆可使头巅脉道流通,孔窍开发,而不致昏眩也。"认为本病病机以痰邪逆上为主,进而提出了治痰疗痫的方法。

【病因病机】

癫痫病因可分为先天因素、后天因素及促发因素三方面,病位在心肝脾肾。若先天禀赋不足肾精亏虚,后天调摄失宜脾失运化,以致气机不利,津液不畅,痰浊内生,遇有诱因,则气机逆乱,痰随气逆,窍闭神匿,横窜经络,引动肝风,发为癫痫。

1.先天因素　主要责之胎禀不足、胎产损伤和胎中受惊。禀赋遗传,或母惊于外胎感于内,均可致胎儿心脑受损,肾精不足,若有诱因触动,则气机逆乱,发为本病。

2.后天因素

(1)顽痰内伏　痰之所生,因小儿脾常不足,若内伤积滞,脾胃受损,运化失常,水聚为痰;或胎产等因素使脑髓受损,肾精亏虚,水泛为痰,阻滞脏腑气机升降之道,阴阳之气不相顺接,痰浊上逆,蒙蔽清窍,因而作痫。

(2)惊风频发　外感温疫毒邪,化热化火,火盛生风,风盛生痰,风火相扇,痰火交结,发为惊风。惊风频发,未能根除,风邪与伏痰相搏,上扰神明,闭阻经络,亦可续发癫痫。《证治准绳·幼科》有"惊风三发便为痫"之说。

(3)暴受惊恐　惊吓是小儿癫痫的常见病因之一。除上述胎中受惊外,后天之惊与小儿生理特点相关。小儿神气怯弱,元气未充,痰浊内伏,若乍见异物,骤闻异声,不慎跌仆,暴受惊恐,均可致气机逆乱,痰随气逆,蒙蔽清窍,阻滞经络,发为痫疾。

(4)外伤血瘀　产时受伤或颅脑外伤,血络受损,血溢络外,瘀血停积,使脑窍不通,精明失主,则昏不知人,筋脉失养,抽搐顿作,发为癫痫。如《普济方·婴孩一切痫门·候痫法》说:"大概血滞心窍,邪气在心,积惊成痫。"

3.促发因素　包括感官刺激,情志失调,睡眠不足,饮食不当等,均可致气机逆乱,触动伏痰,发为癫痫。

若癫痫反复发作,病程迁延,失治误治,可致脏腑虚损,脾失健运,顽痰留滞,阻滞经络,蒙闭清窍,形成虚实夹杂之证。日久及肾致肾精亏虚,脑髓失养,可出现健忘、痴呆等认知障碍。

【临床诊断】

1.病史　可有家族史。每因惊恐、劳累、情志过极、发热等诱发。

2.临床表现

(1)全身性发作时卒然仆倒,不省人事,项背强直,四肢抽搐,口吐涎沫,牙关紧闭,目睛上视。或仅两目瞪视，呼之不应，或头部下垂，肢软无力。

（2）部分性发作时可见多种形式，如肢体局部抽搐，或幻视，或呕吐，多汗，或言语障碍，或无意识的动作等。

（3）起病急骤，反复发作，醒后如常人。

（4）发作前常有先兆症状。

3. 辅助检查

（1）脑电图检查　可见棘波或尖波、棘慢波或尖慢复合波、高幅阵发性慢波等癫痫波型。

（2）依据病史、体检，神经影像学检查、代谢病筛查及染色体、脑脊液、血生化等检查，协助继发性癫痫的病因诊断。

【病证鉴别】

1. 疾病鉴别

（1）热性惊厥　热性惊厥多发生于6个月～5岁，发病于外感热病中，时间较短暂，一般一次发热只发作1次，惊厥发作停止后精神如常。癫痫一般不发热，无外感症状。

（2）晕厥　晕厥为弥漫性脑部短暂性缺血缺氧所致的一过性意识障碍，年长儿多见，患儿发作前常有眼前发黑、头晕、出汗、无力等先兆症状，继而短暂意识丧失，偶有肢体强直或抽动，醒后有疲乏感，脑电图一般表现正常。

2. 证候鉴别

（1）厥证　厥证以突然昏倒，不省人事或伴四肢逆冷为主，一般短时间内苏醒，多无后遗症，亦有发作不复而亡者，多继发于他病病程中。而癫痫反复发作，时发时止，每次发作症状相似。

（2）痉病　《诸病源候论·风痫候》记载：“病发时身软，时醒者谓之痫；身强直反如张弓，不时醒者谓之痉。”痉病发作时多角弓反张，不易转醒，常伴发热，消除病因后可不再复发。癫痫有反复性、自解性，发作后四肢软，短时神志转清，多不伴发热。二者病因病机亦不相同，癫痫为脏腑失调，神机气逆；痉病则为筋病，肝风内动为之。

【辨证论治】

1. 辨证要点　本病辨证应首分轻重，继辨病因。

（1）分轻重　一般发作次数少、持续时间短、间隔时间长，抽搐轻微，意识丧失时间短，脑电图异常程度较轻，颅脑影像学检查未见异常者多属轻症。若起病急骤，发作频繁，持续时间长，抽搐剧烈，意识丧失，二便自遗，脑电图异常程度重，或颅脑影像学检查有器质性病变，抗痫药物难以控制者，则属重症，应及时抢救。

（2）辨病因　常见的病因为惊、风、痰、瘀、虚。惊痫发病前常有惊吓史，发作时常伴惊叫、恐惧等精神症状；风痫多以外感发热为诱因，发作时抽搐明显；痰痫发作以神志异常为主，常有一过性失神、跌扑，可伴痰涎壅盛等症；瘀血痫通常有颅脑外伤史，头痛位置较为固定。

2. 治疗原则　癫痫的治疗以安神止痫为主，宜分清本虚标实，注意分期论治。发作期治标为主，着重豁痰息风，开窍定痫；缓解期治本为重，或健脾化痰，或益肾填精；同时可配合选用活血化瘀、清热泻火、消食导滞、镇惊安神、育阴潜阳、扶正固本等法。癫痫持续状态需中西药配合抢救。本病治疗时间较长，切忌骤停药物，以防加重癫痫发作，还可配合针灸、推拿、耳穴埋豆等治疗方法。总之，应根据虚实偏颇及标本缓急，确定扶正与祛邪孰多孰少。

3. 证治分类

（1）惊痫

证候　发作时惊叫急啼，呼之不应，惊惕不安，神思恍惚，面色乍红乍白，动作失主，或猝然跌倒，两目上视，肢体抽搐，夜寐不安，舌淡红，舌苔白，脉弦滑，指纹青。

辨证　起病前常有惊吓史。心惊证特点神气愦乱，惊叫急啼，惊惕不安；肝风证特点动作失主，四肢抽搐。脉弦滑，指纹青均为惊恐证象。

治法　镇惊息风，安神定痫。

方药　镇惊丸加减。常用药：珍珠、朱砂、茯神宁心安神；石菖蒲、远志、胆南星、天竺黄、钩藤开窍涤痰、息风镇惊；牛黄、麦冬、黄连清心宁神。

抽搐发作频繁加蜈蚣、全蝎、僵蚕平肝息风；夜惊哭闹加磁石、铁落、琥珀粉（冲服）镇惊安神；头痛加菊花、石决明清肝泻火。

上方中朱砂用量需慎重，一般以每日 0.5g（冲服）为宜，服药时间应控制在 1 个月之内，久服需防汞中毒。

（2）痰痫

证候　发作时突然跌仆，瞪目直视，痰涎壅盛，喉中痰吼，口吐涎沫，局部或全身时作抽动，意识丧失，或神志恍惚，呆木无知，不动不语，口粘多痰，胸闷呕恶，舌苔白腻或黄腻，脉滑。

辨证　本证由痰浊留滞，蒙蔽心窍而致。表现为抽搐较轻，但神识失主较重，如失神、平地摔倒等。也有的未见神昏抽搐，仅见头痛、腹痛、呕吐、肢体疼痛，骤发骤止，久治不愈者，此为痰气逆乱，扰腑阻络，致使气机阻滞，腑气不通所致。

治法　豁痰降气，开窍定痫。

方药　涤痰汤加减。常用药：石菖蒲、胆南星、半夏、竹茹、远志豁痰开窍；橘红、枳实宽胸理气；党参、茯苓、甘草健脾益气和中。

抽掣频频者加天竺黄、石决明、地龙等涤痰息风；神昧者，加珍珠母、铁落、朱砂镇惊安神；失神者，加琥珀、茯神安神定志；头痛眩晕者，加天麻、半夏、白术化痰息风；腹痛呕吐者，加延胡索、竹茹、代赭石利气降逆；肢体疼痛者，加豨莶草、鸡血藤祛风通络。

（3）风痫

证候　发作时昏仆倒地，不省人事，两目凝视或斜视，牙关紧闭，颈项强直，口唇及面色青紫或苍白，肢体搐搦抽掣，舌质淡红，苔白腻，脉弦滑。

辨证　多由急惊风反复发作变化而来。初次发作多因外感高热引起，以后逐渐发展为低热抽搐、无热抽搐。证候表现以抽搐为重，一般是先强直，后阵挛、抽搐，并伴有神志不清，口吐白沫，口唇色青等。发作时间较长者，可危及生命。

治法　息风止痉，祛痰定痫。

方药　定痫丸加减。常用药：天麻、全蝎、白僵蚕平肝息风；竹沥、石菖蒲、胆南星、半夏豁痰开窍；琥珀、朱砂、茯神、远志镇惊安神；茯苓、陈皮、甘草健脾燥湿。

高热者加生石膏、连翘、羚羊角清热息风；大便秘结者加大黄、玄明粉、芦荟泻火通便；局部抽搐在颜面上肢者，加菊花、川芎、白芷解肌息风；在下肢者，加白芍、木瓜、牛膝柔肝息风；若心火亢盛烦闹，加黄连、栀子、灯心草清心宁神。久治不愈，有肝肾阴虚、虚风内动之象，可加用白芍、龟甲、当归、生地黄滋阴柔肝止痉。

（4）瘀血痫

证候　发作时头晕眩仆，神昏窍闭，肢体抽搐，部位及抽动状态固定，或有肢体麻木、疼痛，剧烈头痛，恶心呕吐，肌肤枯燥色暗，舌质紫暗或有瘀点，舌苔薄，脉涩，指纹沉滞。

辨证　本证常有明显的产伤或脑外伤病史。若因产伤发作者，初发年龄多在8个月之内；因颅脑外伤而致发作者，多在伤后2个月之内。年长女孩的发作，还与月经周期有关，一般在行经前或经期血量较少时易于发作。发作的部位、症状每次大致相同，发作的时间有一定的周期性，证候有体外或体内瘀血留滞症状。

治法　活血化瘀，通窍定痫。

方药　通窍活血汤加减。常用药：桃仁、红花、川芎、赤芍活血化瘀；老葱、麝香通关宣窍；黄酒、生姜、红枣温中活血、调和营卫。

抽搐频作者加全蝎、乌梢蛇息风止痉；头痛剧烈者加丹参、五灵脂活血通络；夹痰者，加瓜蒌皮、胆南星、姜半夏等化痰消风；夹热者，加黄芩、郁金、马鞭草等清热平肝；夹气滞者，加香附、紫苏叶等理气通络。瘀血部位较大，或有肿瘤，保守治疗效果欠佳者，宜行手术治疗。

（5）脾虚痰盛

证候　反复发作，抽搐无力，面色无华，神疲乏力，时作头晕，胸脘痞闷，泛恶易呕，纳呆便溏，舌质淡，苔白腻，脉濡滑，指纹淡红。

辨证　小儿脾胃虚弱，气血生化乏源，偏脾虚者神疲乏力、面色无华、眩晕频作；偏痰湿者胸脘痞闷，泛恶易呕，纳呆便溏；苔白腻，脉濡滑均为脾虚痰盛征象。

治法　健脾助运，化痰定痫。

方药　六君子汤加减。常用药：人参、白术、茯苓、甘草健脾助运；石菖蒲、陈皮、半夏、远志化痰行气；天麻、钩藤平肝息风。

痰多者，加胆南星、瓜蒌、枳壳豁痰消风；呕恶者，加竹茹、旋覆花、生姜平肝止呕；纳呆食少加焦山楂、六神曲、砂仁醒脾开胃；便溏者加炒山药、薏苡仁、藿香健脾化湿。

（6）肾精亏虚

证候　发病日久，屡发不止，瘛疭抖动，头晕目眩，腰酸腿软，神疲乏力，少气懒言，神思恍惚，健忘失眠，智力减退，舌质淡，舌苔白，脉沉细无力，指纹淡红。

辨证　多因抽搐频发，经久不愈伤肾，或者先天禀赋不足而致。发作多以瘛疭、抖动为主，平时有头晕目眩、腰酸腿软、健忘失眠、智力减退等肾精亏虚证象为特征。

治法　益肾补髓，填精定痫。

方药　河车八味丸加减。常用药：紫河车、熟地黄、龟甲、肉桂、制附子、鹿茸补肾填精；五味子、麦冬、牡丹皮清热养阴生津。

抽搐频繁者，加鳖甲、牡蛎、白芍滋阴息风；智力迟钝者，加补骨脂、益智仁、石菖蒲补肾开窍；脾气亏虚者，加党参、山药、茯苓、大枣补气健脾；虚烦叫闹者，加龙骨、茯神；大便稀溏者加炒扁豆、炮姜温中健脾。

【其他疗法】

1. 中药成药

（1）琥珀抱龙丸　每丸8g。每服1丸、婴儿1/3丸，1日2次。用于惊痫。

（2）镇痫片　每片 0.4g。每服＜ 3 岁 1 片、3 ～ 6 岁 2 片、＞ 6 岁 3 片，1 日 3 次。用于惊痫。

（3）白金丸　水蜜丸每袋 3g。每服＜ 3 岁 3g、3 ～ 6 岁 6g，1 日 2 ～ 3 次；＞ 6 岁 9g，1 日 2 次。用于痰痫。

（4）医痫丸　每 100 粒 6g。每服 3g，1 日 2 ～ 3 次，小儿酌减。用于痰痫、风痫。

2. 针灸疗法

（1）体针　发作期取穴：人中、合谷、十宣、内关、涌泉，针刺，用泻法。缓解期取大椎、神门、心俞、合谷、丰隆针刺，平补平泻法，隔日 1 次；百会、足三里、手三里灸治，各 3 壮，隔日 1 次。

（2）头针　选穴：双侧胸腔区、双侧运动区、双侧晕听区、双侧制癫区、双侧舞蹈震颤控制区。大发作多选运动区、舞蹈震颤控制区；精神运动性发作多选晕听区；小发作多选胸腔区、制癫区。采取快速横刺进针，30 分钟内捻针 3 次，每次 1 分钟。

（3）耳针　选穴：皮质下、神门、脑干、心、肾。每次选用 3 ～ 5 穴，两耳交替针刺，或埋皮针。

3. 埋线疗法　选穴：合谷、心俞、后溪、内关、足三里、大椎、腰奇、鸠尾。备用穴：翳明、神明。每次选用 2 ～ 3 穴，埋入医用羊肠线。操作中防止局部感染。

【预防调护】

1. 预防

（1）孕妇要注意妊娠期保健，定期产检，避免可能引起癫痫的各种先天因素，宜心情舒畅，情绪稳定，避免精神刺激、跌仆冲撞。

（2）孕妇临产时注意保护胎儿，防止分娩意外，减少产伤，避免窒息。

（3）预防惊厥、脑炎、外伤等中枢神经系统疾病。

（4）生活起居规律，避免惊恐抑郁等不良精神刺激，避免外伤尤其脑外伤的发生。

（5）对于急惊风、疫毒痢等病证治疗必须彻底，除痰务尽，慎防留邪为患。

2. 调护

（1）控制发作诱因，如高热、劳累、惊吓紧张、情绪激动等，保持精神愉悦，起居有时。

（2）注意饮食的节制，不可过食辛辣刺激、生冷油腻等。

（3）嘱患儿不可玩水、玩火，或持用刀剪锐器，避免意外发生。

（4）抽搐发作时不可强力制止，以免扭伤、骨折，应使患儿保持侧卧位，解开衣领，用纱布包裹压舌板置于上、下牙齿间，避免咬伤舌头；痰多者应吸痰，保持呼吸道通畅，避免发生窒息。

（5）发作后患儿多疲乏昏睡，应充分休息，避免噪音，使其正气得复。

（6）频繁发作的患儿要防止发生意外，床边加挡保护，外出需有人陪同。

【临证备要】

1. 明确病情变化规律　癫痫病位主要在肝、心、脾、肾，病机不外乎先天不足、胎中受惊、顽痰内伏、暴受惊恐、外伤瘀血等，神气逆乱是其发生的关键，疾病的发生发展过程中，常病情反复，迁延难愈。而在癫痫发病的不同阶段，标本虚实主次不一。在发作期，多标实本虚兼夹而以标实为主，在缓解期则以本虚为主。在发作期，多表现为猝然仆倒、神识昏蒙、惊惕不安、抽搐频作、瞪目直视、啼哭惊叫，舌红苔腻、脉滑或弦等证，常由肝风妄动、气郁痰结所致。在缓解期，尤其在癫痫屡发不止后，患儿出现面色无华、神疲乏力、眩晕纳呆、痰多泛恶、腰膝酸软，舌淡苔白、脉细无力等，则属虚证，此多为病久不愈，累及脾肾。总之癫痫的病情演变，发作期多以惊、风、痰、瘀为主，缓解期多脾肾虚证为主，病久不愈或反复发作可出现虚实夹杂之证。

2. 把握治疗特点

（1）分清标本缓急　癫痫的治疗以安神止痫为主，发作期治标为主，着重豁痰息风，开窍定痫；缓解期治本为重，或健脾化痰，或益肾填精；同时可配合选用活血化瘀、清热泻火、消食导滞、镇静安神、育阴潜阳、扶正固本等法。在疾病的不同阶段，应根据本虚标实、轻重缓急解决主要矛盾。

（2）分清轻重难易程度　癫痫治疗有轻重难易之分，病程短、药物治疗敏感者为轻证易治。病程长、反复发作或药物治疗不敏感者属难治病例。对于难治性病例应当采用多种疗法，包括中药再辨证用药、西药抗癫痫药的换用，及中西药合用，还可配合使用针灸、推拿、耳穴埋豆等治疗方法，有颅内器质性疾病者有些可以用手术治疗。癫痫发作连续 30 分钟以上，或反复发作间意识不恢复者，称之为"癫痫持续状态"，为儿科急危重症，需及时应用西药抢救治疗。本病属于顽症，一般在临床症状消失后应继续坚持服药 2 ～ 3 年，总疗程 3 ～ 5 年，并结合脑电图等理化检查，恢复正常后方可逐渐停药，切忌骤停抗癫痫药物。

第三节　痿　证

痿证是指肢体筋脉弛缓，软弱无力，不能随意运动，或伴有肌肉萎缩的一类病证。临床以下肢痿弱较为常见，亦称"痿躄"。"痿"的含义有二：一是枯萎，痿者萎也，指萎缩；二是指软弱无力，不能随意运动。痿证包括这两方面的临床表现。"躄"是指下肢软弱无力，不能步履之意。儿科临床所见的各种脑炎后遗症、肠道病毒感染后肢体麻痹、急性感染性多发性神经根炎、迟缓性脑性瘫痪、脑血管意外等各种疾病产生的肢体萎废不用均可参照本证辨治。

有关痿证的最早记载见于《周易·下经》《本病》，其有"肌痿""筋痿""肉痿""骨痿"的记述，并指出脉痿发生于"大经空虚"。《黄帝内经》设专篇讨论痿证，认为"肺热叶焦""湿热不攘"是其主要病因病机，并提出"治痿独取阳明"的基本原则。金元时期，《素问玄机原病式·五运主病》提出："痿谓手足萎弱无力以运动也……血津衰少，不能营养百骸故也。"《儒门事亲·风痹痿厥近世差互说》把风、痹、厥与痿证进行了鉴别："动而或瘛者为风，不仁或痛者为痹，弱而不用者为痿，逆而寒热者为厥，此其状未尝同也。"《丹溪心法·痿》承张子和之说，指出"痿症断不可作风治"，在辨证方面，又有"湿热、湿痰、气虚、血虚、瘀血"之别。明清以后对痿证的认识日趋完善，《万病回春·痿躄》指出："痿主内伤，血气虚损。治用参归养荣汤加减、虎潜丸消痰降火。"《临证指南医案·痿·邹滋九》指出本病"不外乎肝肾肺胃四经之病"。《医林改错·论小儿半身不遂》说："或曰：小儿亦有半身不遂者？余曰：小儿自周岁至童年皆有。突然患此症者少，多半由伤寒、瘟疫、痘疹、泄泻等症，病后元气渐亏，面色青白，渐渐手足不动，甚至手足筋挛，周身如泥塑，皆是气不达于四肢。"对于小儿痿证的常见病因、症状有更明确的论述。

【病因病机】

本病的病因颇为复杂，邪热伤津、湿热浸淫、脾胃虚弱、肝肾亏损均可致脏腑受损，精津不足，气血亏耗，肌肉筋脉失养，发为痿证。病位主要在肺脾（胃）肝肾。

1. 邪热伤津　小儿易罹外感，外感之后易于化热伤津，故而外感风热暑湿之邪，或感受风寒入里化热，或病后邪热未清，皆可耗伤肺之阴津，肺津受伤，气化失司，宣降失常，不能输布津液润泽五脏，四肢筋脉失养，导致手足萎弱不用。此即《素问·痿论》"五脏因肺热叶焦发为痿躄"之谓也。

2. 湿热浸淫　外感湿热邪毒，或久居阴暗潮湿之地，或冒雨涉水；或由小儿过食肥甘厚味，碍脾伤胃，水湿不得运化，皆可导致湿浊内蕴，湿热相蒸，浸淫筋脉，致使筋脉弛缓，成为痿证。正如《素问·痿论》所言："有渐于湿，以水为事，若有所留，居处相湿，肌肉濡渍，痹而不仁，发为肉痿。"

3. 脾胃虚弱　小儿素体脾胃虚弱，或因病致虚，脾胃受纳运化功能失常，津液气血化源不足，肌肉筋脉失养而成痿证。

4. 肝肾亏损　小儿先天禀赋不足，或体虚病久，均可致阴津气血亏损，精虚不能灌溉，血虚不能营养，肝肾阴虚，筋骨经脉失其濡养，终成痿证。

【临床诊断】

1. 病史　常有外感湿热、风热、暑温等感染性疾病史，或久居湿地、涉水淋雨史，或有中毒史、家族史。

2. 临床表现　肢体经脉弛缓，软弱无力，活动不利，甚则肌肉萎缩，弛纵瘫痪。可伴有肢体麻木、疼痛，或拘急痉挛。严重者可见排尿障碍、呼吸困难、吞咽无力等。

3. 辅助检查　相关生化检查、肌电图、CT、磁共振等可协助疾病诊断。

【病证鉴别】

1. 疾病鉴别

（1）与痹证鉴别　痿证以肢体软弱无力为主，伴或不伴肢体疼痛。痹证是先有关节疼痛，后期由于肢体疼痛、运动障碍，肢体长期废用而出现类似痿证的瘦削枯萎症状。

（2）与风痱鉴别　风痱是一种慢性虚损性疾病，以站立不稳、左右摇摆、步态不稳、动作笨拙、手足震颤为主要表现，可伴有言语不清、神情呆滞、记忆减退等障碍，而肢体软弱无力不明显。痿证是以肢体筋脉弛缓，软弱无力，不能随意运动为特征。

（3）与中风鉴别　中风起病急骤，猝然昏仆，口眼㖞斜，半身不遂，日久可见患肢萎缩；而痿证多见一侧、或双侧上下肢痿软无力，运动不利，虽日久可有肌肉萎缩，但无神识变化。小儿中风可以由先天性脑血管畸形发生，其后遗症也可按痿证证治。

2. 证候鉴别　痿证初起，突发双足痿软无力，或四肢全瘫，并伴恶寒、发热等证，多由外感邪毒伤及肺胃之阴所致；若见下肢痿软无力，足跗微肿麻木，伴有溲赤、苔黄腻者，是因湿热浸淫，气血阻滞而致；倘若病程较长，渐见下肢痿软无力，肌肉萎缩者，应责之脾胃虚弱，气血乏源，筋脉失养；伴有腰膝酸软，筋骨肌肉消削，头晕遗尿者，则为肝肾亏损，精血不足，筋失濡养而成。

【辨证论治】

1. 辨证要点 本病以脏腑辨证为纲，病位以肺脾（胃）肝肾为主。临床应首辨病情轻重，再辨标本虚实。一般以一侧上肢或一侧下肢痿软不用，不伴有肌肉萎缩者病情轻；四肢痿软不用，伴有肌肉萎缩、呼吸困难者病情重；发病年龄小，肌肉萎缩进行性加重者病情重。痿证以虚为本，或本虚标实。因感受温热毒邪或湿热浸淫者，多起病急，病程短，进展快，属实证。因热邪最易耗津伤正，故疾病早期就常见虚实夹杂。久病不愈，病程较长，肌肉萎缩者，主要为脾胃虚弱和肝肾亏损，多属虚证，但又常兼夹湿热、痰浊、瘀血而虚中夹实。

2. 治疗原则 小儿痿证，初起以邪实为主者，应注意祛邪，或清热解毒，或化湿通络；后期以正虚为主，多用扶正之法，或调理脾胃，或益气养血，或补益肝肾。痿证的治疗，除内服药物外，可酌情选用针灸、推拿、理疗及功能锻炼等。

3. 证治分类

（1）邪热伤津

证候 突发两足痿软无力，或四肢全瘫，伴恶寒发热，皮肤干燥，心烦口渴，咳嗽无痰，咽干，小便短赤，大便干燥，舌红，苔黄，脉数。

辨证 本证多由感受外邪、化热伤津所致。以发病急，恶寒发热，心烦口渴，咳嗽无痰、咽干为特征。

治法 清热润燥，养阴生津。

方药 清燥救肺汤加减。常用药：桑叶清透肺中燥热；金银花、连翘清热解毒透表；石膏清泄肺中邪热；杏仁、百合、枇杷叶通肺降气；沙参养肺生津益胃，阿胶、麦冬、黑芝麻滋养阴血润肺，甘草调和诸药。

烦躁不安者，加竹叶、莲子心清热除烦；口渴甚者，加石斛、天花粉生津止渴；纳呆食少者，加焦山楂、焦六神曲、麦芽、谷芽消食助运。

（2）湿热浸淫

证候 下肢或两足痿软无力，或兼微肿麻木，身热不扬，肢体困重，胸脘痞闷，小便赤涩热痛，舌质红，苔黄腻，脉濡数。

辨证 本证见于感受湿热疫毒之后。湿热内蕴，郁蒸肌肉，浸淫肌肤及下肢所致。以下肢或两足痿软无力，微肿麻木，肢体困重，胸脘痞闷，舌红苔黄腻为特征。

治法 清热解毒，利湿通络。

方药 三妙丸加味。常用药：苍术、黄柏清热利湿；滑石清热利湿通淋；草薢利湿浊、舒筋络；豨莶草清热解毒，祛湿通络；防己、木瓜祛风除湿，疏经活络；牛膝活血舒筋，引药下行。

胸脘痞闷，纳呆，苔腻者，加厚朴、藿香、佩兰行气化浊；肢体麻木不仁，关节运动不利者，加丹参、地龙、穿山甲活血通络；下肢无力伴热感，心烦，舌红，脉细数者，去苍术，加龟甲、生地黄、麦冬育阴潜阳。若素体瘦弱，两足奇热，心烦，舌边尖红，中剥无苔，脉细数者，此为湿热伤阴，可用二妙丸合四物汤（黄柏、苍术、当归、川芎、生地黄、白芍）加沙参、麦冬、天花粉以清热养阴，化湿通络。

（3）脾胃虚弱

证候 渐见下肢痿软无力，甚则肌肉萎缩，纳呆食少，大便稀溏，神疲乏力，面色萎黄无华，舌质淡，苔薄白，脉细无力。

辨证　本证由脾胃受纳失运，津液气血不足，肌肉筋脉失养所致。以病程迁延，渐见下肢痿软无力，甚则肌肉萎缩，伴纳呆食少、大便稀溏等脾虚证候为特征。

治法：健脾益气，化湿通络。

方药　参苓白术散合补中益气汤加减。常用药：党参、白术、山药补脾益气；薏苡仁、茯苓、陈皮健脾理气化湿；黄芪、当归、川芎益气养血通络；升麻升举清阳；六神曲、谷芽消食行滞。

气血虚甚者，重用黄芪、当归，加阿胶增强益气养血；气血不足兼有血瘀，唇舌紫黯者，加丹参、川牛膝活血化瘀通络。

（4）肝肾亏损

证候　病起较缓，渐见肢体痿软无力，腰膝酸软，不能久立，甚则步履全废，头晕耳鸣，遗尿，舌红少苔，脉细数。

辨证　本证多见于起病缓、病程久的患儿，因肝肾阴虚，筋骨经脉失其濡养所致，以渐见肢体痿软无力，腰膝酸软，不能久立，甚则步履全废、舌红少苔为特征。

治法　补益肝肾，滋阴清热。

方药　虎潜丸加减。常用药：虎骨（用黄牛骨或狗骨代）、牛膝壮筋骨、利关节；锁阳温肾益精；熟地黄、龟甲填精补髓，滋阴补肾；当归、白芍养血柔肝；知母、黄柏泻火清热；陈皮、干姜理气温中和胃，既防知母、黄柏苦寒败胃，又使熟地黄、龟甲补而不滞。

腰膝酸软，步履全废者，加狗脊、续断、补骨脂补肾壮腰；面色萎黄无华者，加黄芪、党参益气健脾；病久阴损及阳，见畏寒肢冷，尿频而清，脉沉者，去知母、黄柏，加鹿角胶、淫羊藿、巴戟天、制附子温阳补肾。

【其他疗法】

1. 中药成药

（1）三妙丸　每袋6g。每服3～6g，1日2次。用于湿热浸淫证。

（2）十全大补丸　浓缩丸，每8丸相当于原生药3g。每服4～8丸，1日2～3次。用于脾胃虚弱证。

（3）健步虎潜丸　每瓶1000粒。每服5～10粒，1日3次。淡盐汤送服。用于肝肾亏虚证。

2. 针灸疗法　上肢痿取肩髃、臂臑、手三里、合谷。下肢痿取环跳、髀关、阳陵泉、悬钟、解溪。输合配穴：上肢取曲池、三间；下肢取足三里、陷谷。根据肢体瘫痪部位不同分别针刺华佗夹脊穴的不同段。也可根据病情辨证选穴，施以补泻。针刺后可艾灸。

【预防调护】

1. 预防

（1）做好孕期保健，防止妊娠期间的感染和外伤，注意孕期营养，减少产伤。

（2）婴幼儿应及时进行预防接种。

（3）加强体育锻炼，增强体质。

（4）避免居室潮湿，慎防湿邪侵袭。

2. 调护

（1）患儿床铺要清洁、干燥、平坦、无渣屑，防止皮肤破溃。

（2）注意患肢保暖，避免冻伤或烫伤。保持肢体功能体位，防止肢体挛缩和关节僵硬，利于日后功能恢复。

（3）加强患肢的被动活动，防止肌肉萎缩。

（4）对长期卧床，不能翻动体位或翻动较少者，应给患儿勤翻身、按摩，避免局部受压时间过长，影响血液循环，发生褥疮。

【临证备要】

1. 正确理解"治痿独取阳明"《素问·痿论》有"治痿独取阳明"之说，所谓"独取阳明"，一般指补益后天的治疗法则。阳明者胃也，为五脏六腑之海，主润宗筋，宗筋主束骨而利机关。肺之津液来源于脾胃，肝肾之精血亦赖于脾胃受纳运化而成。因此，胃津不足者宜养阴益胃，脾胃虚弱者应益气健脾。脾胃健旺，饮食得增，津液得复，则肺津充足，脏腑气血功能正常，筋脉得以濡养，有利于痿证的恢复。其次，"独取阳明"还包括祛除邪气，调理脾胃。诚如《灵枢·根结》所言："故痿疾者取之阳明，视有余不足，无所止息者，真气稽留，邪气居之也。"因此，"治痿独取阳明"并不违背辨证论治之旨。

2. 祛邪勿伤正，补益勿助邪《万病回春·痿躄》言："痿主内伤，血气虚损。"本病临床一般虚证居多，或虚实错杂，实证、寒证较少。因此，补虚要分清气虚还是阴虚，气虚治阳明，阴虚补肝肾。补虚扶正时应当防止恋邪助邪。临证又有夹湿、夹热、夹瘀者，治疗时还当配合利湿、清热、祛瘀等法。用苦寒、苦温、辛温之品时要注意祛邪勿伤正，时时注意护阴。

3. 重视调畅气血　气为血帅，血为气母。痿证日久，坐卧少动，气血亏虚，气血运行不畅。因此，在治疗时应酌情配合养血活血通脉之品，即如吴师机所言："气血流通即是补。"若元气亏损，气虚血滞成痿，又当补气化瘀。

4. 采用多种疗法　本病治疗，不应单纯依赖药物，应配合使用针灸、推拿等疗法，有助于促进病情康复。

第四节　抽动障碍

抽动障碍是以慢性、波动性、多发性运动肌的快速抽搐，并伴有不自主发声和语言障碍为主要特征的神经精神障碍性疾病。其临床表现多样，可伴多种共患病。本病发病无季节性。好发于5～10岁，男性明显多于女性，男女之比为（3～5）：1。约半数患儿共患一种或多种行为障碍，被称为共患病，包括注意缺陷多动障碍、学习困难、强迫障碍、情绪障碍、自伤行为、品行障碍、暴怒发作等。其中共患注意缺陷多动障碍最常见，其次是强迫障碍。共患病越多，病情越严重。共患病增加了疾病的复杂性和严重性，影响患儿学习、社会适应能力、个性及心理品质的健康发展，给治疗和管理带来诸多困难。

本病可归属于中医学"慢惊风""瘛疭""肝风"等范畴。《小儿药证直诀·肝有风甚》说："凡病或新或久，皆引肝风，风动而止于头目，目属肝，风入于目，上下左右如风吹，不轻不重，儿不能任，故目连劄也。"《证治准绳·幼科·慢惊》曰："水生肝木，木为风化，木克脾土，胃为脾之腑，故胃中有风，瘛疭渐生。其瘛疭症状，两肩微耸，两手下垂，时复动摇不已。"联系本病的证候特点，指出了病机责之于肝风。

【病因病机】

抽动障碍的病因是多方面的，与先天禀赋不足、病后失养、情志失调、内伤饮食等因素有关。多由五志过极，风痰内蕴而引发。本病病位主要在肝，与心脾肾密切相关。肝体阴而用阳，喜条达而主疏泄，为风木之脏，主藏血、藏魂，其声为呼，其变动为握，开窍于目，故不自主动作，如挤眼、噘嘴、皱眉、摇头、仰颈、耸肩，以及怪声秽语等，均与肝风妄动有关。

1. 气郁化火　肝主疏泄，性喜条达，若情志内伤，五脏失和，则气机不畅，郁久化火，引动肝风，则见挤眉眨眼、张口噘嘴、口出异声。气郁化火，耗伤阴精，肝血不足，筋脉失养，虚风内动，故摇头耸肩，肢体颤动。

2. 脾虚痰聚　脾主运化，开窍于口，先天禀赋不足或病后失养，损伤脾胃，脾失健运，水湿潴留，聚液成痰。痰气互结，壅塞胸中，蒙蔽心神，则胸闷易怒，脾气乖戾，喉发怪声；若痰郁化火，痰火上扰心神，则发秽语粗言。

3. 脾虚肝亢　脾主四肢肌肉，开窍于口；脾藏意，在志为思。小儿禀赋不足，或饮食不节，损伤脾胃，脾胃虚弱，肝气乘脾，土虚木旺，肝亢风动，则努嘴张口，挺胸鼓腹，四肢抽动。脾虚痰滞，气道不利，故有痰鸣怪声，意舍不藏则神志不宁，注意力不集中。

4. 阴虚风动　素体真阴不足，或热病伤阴，或肝阴虚损无以制阳，肾阴虚亏，水不涵木，虚风内动，故肢搐头摇，抽动无力。阴虚则火旺，木火刑金，肺阴受损，金鸣异常，故喉发异声。言为心声，阴血不足，心失所养，心神不宁，则秽语不断。

综上所述，本病病位主要在肝，与心、脾、肾密切相关。肝风内动为基本病机。病理演变以风痰鼓动为主。

【临床诊断】

1. 临床表现

（1）起病以 5～10 岁多见，10～12 岁最严重。

（2）不自主的肌肉快速抽动，通常从面部（眼、鼻、口等）开始，逐渐发展到头、颈、肩部肌肉，而后波及躯干及上、下肢；可同时或单独发声抽动，如咯咯声、吭吭声、清嗓声或粗言秽语。

（3）症状时轻时重，可暂时或长期自然缓解，也可因某些诱因而加重或减轻。常见的加重因素包括感受外邪、精神紧张、情绪失调、劳累等。常见缓解因素包括注意力集中、精神放松、情绪稳定等。

（4）与其他运动障碍不同，抽动是在运动功能正常的情况下发生，非持久性存在，且症状可短暂自我控制。

2. 辅助检查　实验室检查多无特殊异常。脑电图正常或非特异性异常。智力测试基本正常。

【病证鉴别】

1. 疾病鉴别

（1）风湿性舞蹈病　6 岁以后多见，女孩居多，主要表现为四肢较大幅度的、无目的、不规则的舞蹈样动作，常伴有肌力及肌张力减低，并可见其他风湿热症状。常出现血沉增高、ASO 阳性。

（2）肌阵挛　是癫痫发作的一个类型，表现为全身肌肉或局部肌肉突然、短暂、触电样收缩，可一次或多次发作。常伴有意识障碍，脑电图异常。

（3）习惯性抽搐　4～6岁多见。往往只有一组肌肉抽搐，如眨眼、皱眉、龇牙或咳嗽声。发病前常有某些诱因，一般病情轻，预后好，但与抽动障碍并无严格的界限，有些患儿可发展为抽动障碍。

（4）注意缺陷多动障碍　本病以注意力不集中，自我控制差，动作过多，情绪不稳，冲动任性，伴有学习困难，但智力正常或基本正常为主要临床特征。往往有家族史。

2. 证候鉴别　抽动障碍重在辨虚、实。病之标在风火痰湿，病之本主要在肝脾肾三脏不足。临床往往风火痰湿并存，虚实夹杂。脾虚者，常见纳少厌食，面黄乏力，精神不振，体形瘦弱或虚胖。然又有脾虚痰聚、脾虚肝亢之分，前者可见胸闷作咳，喉中声响，脉沉滑等痰湿停聚之征象；后者可见性情急躁，脾气乖戾，注意力不集中，难于静坐，脉细弦等肝阳上亢之征象。

【辨证论治】

1. **辨证要点**　本病辨证重在辨虚、实。气郁化火者，病初多为肝阳上亢，其证急躁易怒，抽动频繁，面红耳赤，舌红苔黄，属实证；脾虚痰聚者，其证面黄体瘦，胸闷咯咳，秽语抽动，舌淡苔白或腻，属本虚标实证；阴虚风动者，为肝肾不足，其证形体消瘦，两颧潮红，抽动无力，舌红苔少，属虚证；脾虚肝亢者，以性情急躁，全身及腹部抽动，面黄体瘦，胸闷纳少，舌淡苔白或腻，脉细弦为特征，属虚实夹杂证。

2. **治疗原则**　本病治疗以平肝息风为基本法则。应该根据疾病的不同证候和阶段，分清正虚和邪实的关系，分证论治。痰盛者化痰息风；火盛者清热泻火；脾虚者健脾益气；阴虚者滋阴潜阳。本病来渐去缓，且易反复，临床往往需要较长时间的药物治疗。为提高疗效，可配合针灸、推拿、心理治疗等。

3. **证治分类**

（1）气郁化火

证候　烦躁易怒，挤眉眨眼，张口噘嘴，摇头耸肩，发作频繁，抽动有力，口出异声秽语，面红耳赤，大便秘结，小便短赤，舌质红，舌苔黄，脉弦数。

辨证　本证以起病较急，病程较短，发作频繁，抽动有力，面红耳赤，烦躁易怒，眨眼耸肩，脉弦数等肝阳妄动、气郁化火证候为特征。

治法　清肝泻火，息风止惊。

方药　清肝达郁汤加减。常用药：栀子、菊花、牡丹皮清肝泻火；柴胡、薄荷、青橘叶疏肝解郁；白芍、钩藤、蝉蜕、蜈蚣平肝息风；琥珀、茯苓宁心安神；甘草调和诸药。

喜怒不定，喉中有痰者，加浙贝母、天竺黄、胆南星清化痰热；肝火亢盛，烦躁目赤者，加龙胆、谷精草、夏枯草清泻肝火；大便秘结者，加瓜蒌子、炒枳实通便导滞。若因外感咽红而眨眼加重者，加板蓝根、牛蒡子、山豆根清热利咽。

（2）脾虚痰聚

证候　面黄体瘦，精神不振，脾气乖戾，胸闷作咳，喉中声响，皱眉眨眼，嘴角、四肢、腹肌抽动，秽语不由自主，纳少厌食，舌质淡，苔白或腻，脉沉滑或沉缓。

辨证　本证以面黄体瘦，精神不振，胸闷纳少，喉响秽语，舌淡苔白或腻为特征。

治法　健脾柔肝，行气化痰。

方药　十味温胆汤加减。常用药：党参、茯苓健脾益气；法半夏、陈皮燥湿化痰；枳实顺气消痰；远志、酸枣仁化痰宁心；石决明、钩藤、白芍平肝息风；甘草调和诸药。

痰热甚者，去法半夏，加黄连、瓜蒌皮清化痰热；秽语妄言、性急易怒者，加石菖蒲、远志、郁金豁痰宁心；痰火扰心喊叫者，加青礞石、黄芩、磁石泻火安神；纳少厌食者，加鸡内金、焦山楂、焦六神曲调脾开胃。

（3）脾虚肝亢

证候　努嘴张口，全身肌肉抽动，喉中有痰，时发怪声，经久不愈，常伴腹部抽动，性情急躁，脾气乖戾，注意力不集中，难于静坐，健忘失眠，纳少厌食，体形多瘦弱或虚胖，面黄乏力，舌质淡红，苔白或腻，脉细弦。

辨证　本证以精神不振，面黄体瘦，全身及腹部抽动，喉响秽语，胸闷纳少，脉细弦为特征。

治法　缓肝理脾，息风止痉。

方药　异功散合天麻钩藤饮加减。常用药：太子参、茯苓、白术健脾助运；陈皮、半夏燥湿化痰；天麻、钩藤缓肝止痉；龙骨、珍珠母镇静安神；甘草调和诸药。

食欲不振者，加焦山楂、鸡内金、炒麦芽运脾开胃；性情急躁，睡眠不安者，加远志、石决明、栀子化痰平肝；异常发声严重者，加磁石、石菖蒲、桔梗豁痰安神。

（4）阴虚风动

证候　形体消瘦，两颧潮红，性情急躁，口出秽语，摇头耸肩，挤眉眨眼，肢体震颤，睡眠不宁，五心烦热，大便干结，舌质红绛，舌苔光剥，脉细数。

辨证　本证以形体消瘦，两颧潮红，五心烦热，震颤抽动，舌红绛，苔光剥，脉细数为特征。

治法　滋阴潜阳，柔肝息风。

方药　大定风珠加减。常用药：龟甲、鳖甲、牡蛎滋阴潜阳；生地黄、阿胶、鸡子黄、麦冬、火麻仁、白芍柔肝息风；甘草调和诸药。

血虚失养者，加何首乌、沙苑子、天麻养血柔肝；心神不宁，惊悸不安者，加茯神、酸枣仁、钩藤养心安神；肺阴受损，金鸣异常，喉发异声者，加桑白皮、地骨皮、天花粉、桔梗养阴清热，清肺利咽；肢体抽动明显者，加地龙、乌梢蛇息风止痉。

【其他疗法】

1. 中药成药

（1）泻青丸　每100丸10g。每服3～6岁5g、＞6岁7.5g，1日2次。用于气郁化火证。

（2）当归龙荟丸　每100丸6g。每服3～6岁2g、＞6岁3g，1日3次。用于气郁化火证。

（3）琥珀抱龙丸　每丸1.8g。每服1丸，婴儿1/3丸，1日2次。用于脾虚痰聚及痰热者。

（4）杞菊地黄丸　水蜜丸每丸6g；小蜜丸每袋9g。水蜜丸每服＜3岁2g、3～6岁4g、＞6岁6g，1日2次。小蜜丸每服＜3岁3g、3～6岁6g、＞6岁9g，1日2次。用于阴虚风动证。

2. 针灸疗法

（1）体针　针刺百会、四神聪、神庭、上星、头维、印堂、曲池、合谷、阳陵泉、三阴交、太冲穴。眨眼和耸鼻者加攒竹、迎香；口角抽动者加地仓、颊车；喉出怪声者加上廉泉、列缺。得气后留针30分钟。隔日1次，1个月为1疗程。

（2）耳针　皮质下、神门、心、肝、肾，每次选2～3穴。隔日1次，1个月为1疗程。

（3）耳穴 皮质下、神门、心、肝、肾、脾、脑干。选择相应耳穴，以王不留行子贴压，1周2次。每日可按压2～3次，每次5分钟。

【预防调护】

1. 预防

（1）孕妇应保持心情舒畅，生活规律，营养均衡，避免造成胎儿发育异常的可能因素。注意围生期保健，提倡自然分娩。

（2）培养儿童良好的生活习惯，减轻学习负担和精神压力。

2. 调护

（1）加强精神调护，耐心讲解病情，给予安慰和鼓励，避免精神刺激。

（2）合理安排患儿生活起居及教育。

（3）饮食宜清淡，不进食兴奋性、刺激性的食品和饮料。

（4）适当参加户外活动，锻炼身体，增强体质，避免感染。

【临证备要】

1. 病机以肝风内动，风痰阻络为主 小儿肝常有余，脾常不足，肝主风属木，风性主动，善行数变。肝主疏泄，喜条达而恶抑郁，小儿肝常有余，肝木疏泄不及，气机不能畅达，而致肝风内作则发为抽动。脾主运化水湿，脾常不足，津液不得正常输布，蕴而生痰，阻碍气机运化，进一步加重脾的功能失调，土虚木亢，肝风内动，风痰搏结，则抽动表现多样，变化多端，病情缠绵难愈，或愈而复发。这是对本病病机的基本认识。

2. 随证加减，标本同治 若眨眼明显者，加枸杞子、密蒙花、菊花清肝明目；肢体抽动明显加木瓜、伸筋草舒筋活络；颈项部抽动明显加葛根生津柔筋；摇头甚加珍珠母、天麻、钩藤疏肝息风；喉中异声明显者，加山豆根、桔梗、牛蒡子清热利咽；抽搐明显者，加僵蚕、地龙、全蝎、蜈蚣搜风止痉；夜寐不安者，加石菖蒲、远志、炒酸枣仁宁心安神。

3. 重视心理干预 药物治疗的同时，需与心理干预、教育干预相结合。

（1）行为矫正疗法 当患儿出现面部及肢体抽动时，立即利用对抗反应来加以控制。

（2）行为转移法 患儿一旦出现症状时，立即转移患儿的注意力。

（3）心理支持法 通过对患儿和家长的心理咨询，调适其心理状态，消除病耻感，采用健康教育指导患儿、家长、老师正确认识本病，淡化患儿的抽动症状。

（4）教育干预 鼓励患儿多参加文体活动等放松训练，避免接触不良刺激，如打电玩游戏、看惊险恐怖片、吃辛辣食物等。家长应与学校老师多沟通交流，并通过老师引导同学不要嘲笑或歧视患儿。鼓励患儿大胆与同学及周围人交往，增进社会适应能力。

第六章 肾系疾病

第一节 肾病综合征

肾病综合征（简称肾病）是一组由多种病因引起的肾小球滤过膜通透性增加，导致血浆内大量蛋白质从尿中丢失的临床综合征。以大量蛋白尿、低蛋白血症、高胆固醇血症及不同程度的水肿为主要临床表现。肾病综合征是西医学病名。根据病因可分为先天性、原发性和继发性3类。本节以原发性肾病为主要内容。肾病是儿童时期的一种常见病。多发生于2～8岁小儿，其中以3～5岁为发病高峰，男女比例为3.7：1。部分患儿因多次复发，病程迁延，少数患儿因频繁反复、耐药而为难治，严重影响其身体健康，甚至可发展为慢性肾功能衰竭而死亡。

小儿肾病属于中医学水肿范畴，且多属阴水，以肺脾肾三脏虚弱为本，尤以脾肾虚弱为主。水肿病首见于《黄帝内经》。书中指出水肿的发病与外感及肺脾肾功能失调有关。明·张介宾《景岳全书·肿胀》就《素问·水热穴论》等篇的论述阐释道："凡水肿等证，乃脾肺肾三脏相干之病。盖水为至阴，故其本在肾；水化于气，故其标在肺；水惟畏土，故其制在脾。"元代朱震亨将水肿归纳为"阳水""阴水"两大类，使水肿的证候及病因病机学说渐趋完善。《医宗金鉴·幼科杂病心法要诀·水肿门》注曰："阴水者，因脾、肾虚弱也。脾虚不能制水、肾虚不能主水，以致外泛作肿、内停作胀。"对于水肿的治疗，《黄帝内经》首先提出攻逐、发汗、利小便三大法则；《金匮要略》发挥了"开鬼门，洁净府"的治疗原则。《万氏家藏育婴秘诀·肿病证治》说："治肿之方，诸家只知治湿多利小便之说。执此一端，遽用泄水之药，则一泄而水消，乃曰得泄之力，殊不知脾愈泄而愈虚，不逾旬日，肿复如初。此世人只知泄水为最，而不知十补勿一攻之论，往往多死者矣。"《证治汇补·水肿》则总结提出"治分阴阳""治分汗渗""湿热宜清""寒湿宜温""阴虚宜补""邪实当攻"的多种治疗原则，对于后世治疗各种水肿以及当今治疗肾病水肿，均有重要的指导意义。

现代对小儿肾病的中医研究不断深入。对中医辨证分型及证候变化规律的研究逐步客观化和规范化。随着医学研究的进展，中医辨证分型与原发性肾小球疾病临床病理类型的关系，中医辨证论治方药与激素、免疫抑制剂的合理联合应用研究等积累了丰富经验，提高了治疗肾病的疗效。

【病因病机】

多种病因可引起肾病，以小儿禀赋不足、久病体虚、外邪入里，导致肺脾肾三脏亏虚是发生本病的主要因素。而肺脾肾三脏功能虚弱，气化、运化功能失常，封藏失职，精微外泄，水液停聚，则是本病的主要发病机理。

1.肺脾肾脏亏虚　人体水液的正常代谢，水谷精微输布、封藏，均依赖肺气通调、脾气传输、肾气开阖及三焦、膀胱的气化来完成，若肺脾肾三脏虚弱，功能失常，必然导致"水精四布"的功能失调。水液输布失常，泛滥肌肤则发为水肿；精微不能输布、封藏而下泄则出现蛋白尿。

2.水湿内停为患　肾病的关键病理因素是水湿为患。水湿不仅是贯穿在病程始终的病理产物，成为损伤人体正气、阻碍气机运行的主要因素，同时又进一步伤阳、化热，使瘀血形成，是推动疾病发展的重要病理环节。水湿与脾肾虚之间互为因果，是肾病水肿发生的关键所在。

3.湿热内结　湿热也是肾病发生、发展、迁延反复的重要因素。其可因水湿内停、郁久化热而成湿热；或肾病日久、精微流失过多，阳损及阴，使真阴亏虚，虚热内生，热与湿互结而成湿热；更有因长期使用激素而助火生热，并易招致外邪热毒入侵，致邪热与水湿互结，酿成湿热。湿热久结，难解难分致气机壅塞、水道不利，进一步加重，从而使病情反复，迁延难愈。

4.血瘀凝滞　血瘀是导致肾病发病及缠绵难愈的又一重要病理因素，可存在于肾病整个病程之中。精不化气而化水，水停则气阻，气滞则血瘀；阳气虚衰，无力推动血液运行，血行瘀阻；或气不摄血，血从下溢，离经之血留而不去；或脾肾阳虚，温煦无能，日久寒凝血滞，均可导致血瘀；病久不愈，深而入络，致脉络瘀阻；阴虚生火，灼伤血络，血溢脉外，停于脏腑之间而成瘀，阴虚津亏、热盛血耗，使血液浓稠，流行不畅而致瘀；因虚或长期应用激素温热药伤真阴，脉络不和，血涩不通，亦可成瘀。

在肾病的发病与发展过程中，本虚与标实之间是相互影响、相互作用的，正虚易感外邪、生湿、化热致瘀而使邪实，可谓"因虚致实"；邪实又进一步耗伤脏腑之气，使正气更虚，从而表现出虚实寒热错杂、病情反复、迁延不愈的临床特点，尤其难治性病例更为突出。

【临床诊断】

1.病史　起病前可有外感风热、水湿、湿热等病史。

2.临床表现　以水肿为主要临床表现，为全身性水肿，多呈凹陷性阴水水肿，小便减少，严重者可有腹腔积液、胸腔积液。

3.并发症　少数可见湿浊水毒逆证（急性肾功能减退），以恶心呕吐、身重困倦或精神萎靡，血尿素氮、肌酐增高为主要表现。

4.辅助检查　本病以理化检查为主分为单纯型肾病和肾炎型肾病。

（1）单纯型肾病　具备四大特征。①大量蛋白尿［尿蛋白定性常在（+ + +）以上，24 小时尿蛋白定量 ≥ 50mg/kg］；②低蛋白血症（血浆白蛋白：儿童 < 30g/L，婴儿 < 25g/L）；③高脂血症（血浆胆固醇：儿童 > 5.72mmol/L，婴儿 > 5.2 mmol/L）；④不同程度的水肿。其中以大量蛋白尿和低蛋白血症为必备条件。

（2）肾炎型肾病　除单纯型肾病四大特征外，还具有以下四项中之一项或多项。①明显血尿：尿中红细胞 > 10 个 /HP（见于 2 周内 3 次以上离心尿标本）；②反复或持续高血压［学龄儿童血压 > 130/90mmHg（17.3/12 kPa），学龄前儿童血压 > 120/ 80mmHg（16.0/10.7 kPa）］，并排除激素所致者；③持续性氮质血症（血尿素氮 > 10.7mmol/L，并排除血容量不足所致者）。④血总补体量（CH_{50}）或血 C_3 反复降低。

【病证鉴别】

1.疾病鉴别　小儿肾病临床除需分为单纯型和肾炎型外，应与急性肾小球肾炎相鉴别：急性肾炎与肾病综合征均以浮肿及尿改变为主要特征，急性肾炎多为紧张性浮肿，以血尿为主，蛋白尿较轻且多为一过性；肾病则为指凹性浮肿，以大量蛋白尿为主，且伴低蛋白血症及高脂血症。

2. 证候鉴别　肾病综合征多以水肿为主要证候，临证常需从水肿的病因、病程、部位和伴随证候进行鉴别。

（1）阳水与阴水　阳水多因风邪、疮毒、水湿而起，临床多见于急性肾炎或肾病合并急性外感阶段，发病较急，肿多由面部开始，自上而下，继而全身，肿处皮肤绷急光亮，按之凹陷即起，常兼有寒、热等表证，属表、属实，病程一般较短，多如《金匮要略》所述之风水、皮水之类。阴水多因饮食劳倦，先天或后天因素所致的脏腑亏损，临床多见于肾病，其发病缓慢，肿多由足踝开始，自下而上，继之全身，肿处皮肤按之凹陷不易恢复，常伴脘痞腹胀，恶心呕吐，食少纳呆，神疲乏力，畏寒肢冷，或伴气喘不能平卧，大便溏薄等，属里、属虚或虚实夹杂，病程较长，多如《金匮要略》所述之正水、石水之类。

（2）水肿与鼓胀　二病均可见肢体水肿，腹部膨隆。水肿多为全身肿胀，阳水、阴水均可全身肿，但阴水者下肢肿甚，重症者才可见腹水而胀。鼓胀者主症是单腹胀大，面色苍黄，腹壁青筋暴露，四肢多不肿，反见瘦削。

【辨证论治】

1. 辨证要点　首先要区别本证与标证，权衡孰轻孰重。肾病的本证以正虚为主，有肺脾气虚、脾肾阳虚、肝肾阴虚及气阴两虚。肾病的初期、水肿期及恢复期多以气虚、阳虚为主；难治病例，病久不愈或反复发作或长期使用激素者，可由阳虚转化为阴虚或气阴两虚。而阳虚乃病理演变之本始。

肾病的标证以邪实为患，有外感、水湿、湿热、血瘀及湿浊。临床以外感、湿热、血瘀多见，水湿主要见于明显水肿期，湿浊则多见于病情较重或病程晚期。在肾病的发病与发展过程中，本虚与标实之间是相互影响、相互作用的，正虚易感受外邪、生湿、化热、致瘀而使邪实，所谓"因虚致实"；邪实反过来又进一步损伤脏腑功能，使正气更虚，从而表现出虚实寒热错杂、病情反复、迁延不愈的临床特点，难治性病例尤其突出。

在肾病不同阶段，标本虚实主次不一，或重在正虚，或重在标实，或虚实并重。一般在水肿期，多本虚标实兼夹，在水肿消退后或恢复期，则以本虚为主。

2. 治疗原则　肾病的治疗以扶正培本为主，重在益气健脾补肾、调理阴阳，同时注意配合宣肺、利水、清热、化瘀、祛湿、降浊等祛邪之法以治其标。在具体治疗时应根据各个阶段特点分期论治：如水湿、湿热、血瘀等邪实突出时，应先祛邪以急则治其标，兼以补虚；在水湿、湿热、血瘀等减缓或消失后，则扶正祛邪，标本兼治或继以补虚扶正为要。总之，应根据虚实偏颇及标本缓急，确定扶正与祛邪孰多孰少。

3. 证治分类

（1）本证

①肺脾气虚

证候　全身浮肿，面目为著，尿量减少，面白身重，气短乏力，纳呆便溏，自汗出，易感冒，或有上气喘息，咳嗽，舌质淡胖，苔薄白，脉虚弱。

辨证　本证以头面肿甚，自汗出，易感冒，纳呆便溏，自汗气短乏力为特点。轻证可无浮肿，但有自汗、易感冒的特点。本证多见于病程的早期或恢复期激素维持治疗阶段。

治法 益气健脾，宣肺利水。

方药 防己黄芪汤合五苓散加减。常用药：黄芪、白术益气健脾；茯苓、泽泻、猪苓、车前子健脾利水；桂枝、防己宣肺通阳利水。

浮肿明显者，加生姜皮、陈皮、大腹皮以利水行气；伴上气喘息、咳嗽者，加麻黄、杏仁、桔梗宣肺止咳；常自汗出而易感冒者，重用黄芪，加防风、煅牡蛎，取玉屏风散之意益气固表；若同时伴有腰脊酸痛者，多为肾气虚之证，加用五味子、菟丝子、肉苁蓉滋养肾气。

②脾肾阳虚

证候 全身明显浮肿，按之深陷难起，下肢尤甚，面白无华，畏寒肢冷，神疲倦卧，小便短少不利，可伴有胸水、腹水，纳少便溏，恶心呕吐，舌质淡胖或有齿印，苔白滑，脉沉细无力。

辨证 本证多见于大量蛋白尿持续不消，病情加剧者。临床以高度浮肿，面白无华，畏寒肢冷，小便短少不利为辨证要点。若肾阳虚偏重者，则形寒肢冷，面白无华，神疲倦卧为突出；若脾阳虚偏重者，则腹胀满，纳差，大便溏泄。

治法 温肾健脾，化气行水。

方药 真武汤合黄芪桂枝五物汤加减。常用药：制附子、干姜温肾暖脾；黄芪、茯苓、白术益气健脾；桂枝、猪苓、泽泻通阳化气行水。

腹部胀满，纳差者，加草果、厚朴、木香、大腹皮行气导滞；肢冷畏寒者，加淫羊藿、仙茅、巴戟天、杜仲温补肾阳；兼有咳嗽胸满气促不能平卧者，加用防己、椒目、葶苈子泻肺利水；兼有腹水者，加牵牛子、带皮槟榔行气逐水。

③肝肾阴虚

证候 浮肿或轻或重，头痛头晕，心烦躁扰，口干咽燥，手足心热，或有面色潮红，目睛干涩或视物不清，痤疮，失眠多汗，舌质红，舌苔少，脉弦细数。

辨证 本证多见于素体阴虚，过用温燥或利尿过度，尤多见于大量使用激素者，水肿或轻或无。临床以头痛头晕、心烦易怒、手足心热、口干咽燥、舌红少苔为特征。偏于肝阴虚者，则头痛头晕，心烦躁扰，目睛干涩明显；偏于肾阴虚者，口干咽燥、手足心热、面色潮红突出；阴虚火旺则见痤疮、失眠、多汗等。

治法 滋阴补肾，平肝潜阳。

方药 知柏地黄丸加减。常用药：熟地黄、山药、山茱萸滋补肝脾肾三阴以治其本；牡丹皮、茯苓、泽泻渗湿浊、清虚热以治其标；知母、黄柏、女贞子、旱莲草滋阴清热泻火。

肝阴虚突出者，加用沙参、沙苑子、菊花、夏枯草养肝平肝；肾阴虚突出者，加枸杞子、五味子、天冬滋阴补肾；阴虚火旺者，重用生地黄、知母、黄柏滋阴降火；有水肿者，加车前子、玉米须等以利水消肿。

④气阴两虚

证候 面色无华，神疲乏力，汗出，易感冒或有浮肿，头晕耳鸣，口干咽燥或长期咽痛，咽部暗红，手足心热，舌质稍红，舌苔少，脉细弱。

辨证 本证多见于病程较久，或反复发作，或长期、反复使用激素后，其水肿时有反复者。本证的气虚是脾气虚，阴虚是肾阴虚。其中气虚以汗出、反复感冒、神疲乏力为特点；阴虚则以头晕耳鸣、口干咽燥、长期咽痛、咽部暗红、手足心热为特征。此外，在激素撤减过程中，患儿由阴虚转向阳虚，而见神疲乏力，面色苍白，少气懒言，口干咽燥，头晕耳鸣，舌质由红转淡，此乃阴阳两虚之证，临床应注意辨别。

治法　益气养阴，化湿清热。

方药　六味地黄丸加黄芪。常用药：黄芪、生地黄、山茱萸、山药益气养阴；茯苓、泽泻、牡丹皮健脾利湿清热。

气虚证突出者，重用黄芪，加党参、白术增强益气健脾之功；阴虚偏重者，加玄参、怀牛膝、麦冬、枸杞子以养阴；阴阳两虚者，应加益气温肾之品，如淫羊藿、肉苁蓉、菟丝子、巴戟天等以阴阳并补。

（2）标证

①外感风邪

证候　发热，恶风，无汗或有汗，头身疼痛，流涕，咳嗽，或喘咳气急，或咽痛乳蛾肿痛，舌苔薄，脉浮。

辨证　本证可见于肾病的各个阶段，尤多见于肾病的急性发作之始，或缓解期复发之初。此乃气虚卫表不固，或者长期使用激素或其他免疫抑制剂，使免疫功能低下，卫外功能更差，易于感受风邪而致。临床应区别风寒或风热之不同。外感风寒以发热、恶风寒、无汗、头身痛、流清涕、咳痰稀白、舌质淡、苔薄白、脉浮紧为特点；外感风热则以发热、有汗、口渴、咽红、流浊或黄涕、舌质红、脉浮数为特征。如见喘咳气急，肺部细湿啰音者，则属风邪郁肺之证。

治法　外感风寒辛温宣肺祛风。外感风热辛凉宣肺祛风。

方药　外感风寒，麻黄汤加减。常用药：麻黄、桂枝、杏仁祛风散寒，发汗利水；荆芥、桔梗、连翘、牛蒡子、蝉蜕、僵蚕疏风宣肺。

外感风热，银翘散加减。常用药：金银花、连翘、牛蒡子辛凉透表，清热解毒；薄荷、荆芥、蝉蜕、僵蚕、柴胡、桔梗疏风透表，宣肺清热。

无论风寒、风热，如同时伴有水肿者，均可加茯苓、猪苓、泽泻、车前子宣肺利水；若有乳蛾肿痛者，可加板蓝根、蒲公英、冬凌草清热利咽。若出现风邪郁肺者，属风寒郁肺用小青龙汤加减以散寒宣肺；属风热郁肺用麻黄杏仁甘草石膏汤加减以清热宣肺。

②水湿内停

证候　全身广泛浮肿，肿甚者可见皮肤光亮，可伴有腹胀水臌，水聚肠间，辘辘有声，或见胸闷气短，心下痞满，甚有喘咳，小便短少，脉沉。

辨证　本证以中度以上水肿，伴水臌（腹水）、悬饮（胸水）为特征。此外，尚可结合触诊、叩诊，腹胸部 B 超、X 线等检查，不难确诊。水臌责之于脾肾肝；悬饮责之于肺脾。

治法　一般从主症治法。伴水臌、悬饮者可短期采用补气健脾、逐水消肿法。

方药　防己黄芪汤合己椒苈黄丸加减。常用药：黄芪、白术、茯苓、泽泻益气健脾，利湿消肿；防己、椒目祛风利水；葶苈子、大黄泻肺逐水。

脘腹胀满者，加大腹皮、厚朴、莱菔子、槟榔以行气除胀；胸闷气短，喘咳者，加麻黄、杏仁、紫苏子、生姜皮、桑白皮宣肺降气利水；若水臌、悬饮，胸闷腹胀，大小便不利，体气尚实者，可短期应用甘遂、牵牛子、大枣攻逐水饮。

当单纯中药不能奏效时，可配合输注血浆或白蛋白及西药利尿剂短期应用。

③湿热内结

证候　皮肤脓疱疮、疖肿、疮疡、丹毒等；或口黏口苦、口干不欲饮，脘闷纳差；或小便频数不爽、量少、有灼热或刺痛感、色黄赤混浊，小腹坠胀不适；或有腰痛、恶寒发热、口苦便秘，舌质红，苔黄腻，脉滑数。

辨证　湿热为肾病患儿最常见的兼夹证，可出现于病程各阶段，尤多见于足量长期使用激素或大量用温阳药之后。临证应区分上、中、下三焦湿热之不同。上焦湿热以皮肤疮毒为特征；中焦湿热以口黏口苦、脘闷纳差、苔黄腻为主症；下焦湿热则以小便频数不爽、量少、尿痛、小腹坠胀不适等为特点。此外，下焦湿热之轻证可无明显症状，但尿检有白细胞、脓细胞，尿细菌培养阳性。

治法　上焦湿热，清热解毒燥湿。中焦湿热，清热化浊利湿。下焦湿热，清热利水渗湿。

方药　上焦湿热，五味消毒饮加减。常用药：金银花、野菊花、蒲公英、紫花地丁、天葵子清热解毒；黄芩、黄连、半枝莲燥湿清热。

中焦湿热，甘露消毒丹加减。常用黄芩、茵陈、滑石清热利湿，泻火解毒；霍香、厚朴、白蔻仁行气畅中利湿；薏苡仁、猪苓、车前子利水渗湿。

下焦湿热，八正散加减。常用通草、车前子、萹蓄、滑石清热利湿通淋；栀子、大黄清热泻火；连翘、黄柏、金钱草、半枝莲清热解毒利湿。

④血瘀阻滞

证候　面色紫暗或晦暗，眼睑下青黯，皮肤不泽或肌肤甲错，有紫纹或血缕，常伴有腰痛或胁下有癥瘕积聚，唇舌紫暗，舌有瘀点或瘀斑，舌苔少，脉弦涩。

辨证　血瘀也为肾病综合征常见的标证，可见于病程的各阶段，尤多见于难治病例或长期足量用激素之后，临床以面色晦暗，唇暗舌紫，有瘀点瘀斑为特点。也有以上证候不明显，但长期伴有血尿或血液流变学检测提示有高凝情况，亦可辨为本证。

治法　活血化瘀。

方药　桃红四物汤加减。常用药：桃仁、红花、当归、生地黄、丹参、赤芍、川芎活血化瘀；党参、黄芪益气以助血运；益母草、泽兰化瘀利湿。

尿血者，选加仙鹤草、蒲黄炭、旱莲草、茜草、三七以止血；瘀血重者，加水蛭、三棱、莪术活血破血；血胆固醇过高，多从痰瘀论治，常选用泽泻、瓜蒌、半夏、胆南星、山楂以化痰活血；若兼有郁郁不乐，胸胁胀满，腹胀腹痛，嗳气呃逆等气滞血瘀症状，可选加郁金、陈皮、大腹皮、木香、厚朴以行气活血。本证之高黏滞血症，可用水蛭粉装胶囊冲服，每日1.5～3g为宜。

⑤湿浊内停

证候　纳呆，恶心或呕吐，身重困倦或精神萎靡，水肿加重，舌苔厚腻，血尿素氮、肌酐增高。

辨证　本证多见于水肿日久不愈，水湿浸渍，脾肾衰竭，水毒潴留，使湿浊水毒之邪上逆而致。临床以恶心呕吐、纳差、身重困倦或精神萎靡，血尿素氮、肌酐增高为辨证要点。

治法　利湿降浊。

方药　温胆汤加减。常用药：半夏、陈皮、茯苓、生姜燥湿健脾；姜竹茹、枳实、石菖蒲行气利湿降浊。

呕吐频繁者，加代赭石、旋覆花降逆止呕；舌苔黄腻，口苦口臭之湿浊化热者，可选加黄连、黄芩、大黄解毒燥湿泄浊；肢冷倦怠、舌质淡胖之湿浊偏寒者，可选加党参、淡附片、吴茱萸、姜汁黄连、砂仁等以寒温并用，温中清热；若湿邪偏重，舌苔白腻者，选加苍术、厚朴、薏苡仁燥湿平胃。

【其他疗法】

中药成药

（1）肾康宁片　每片 0.33g。每服 ＜3 岁 2 片、3～6 岁 3 片、＞6 岁 4 片，1 日 2～3 次。用于脾肾阳虚证。

（2）济生肾气丸　水蜜丸每袋 6g。小蜜丸每袋 9g。水蜜丸：每服 ＜3 岁 2g，1 日 2 次；3～6 岁 4g、＞6 岁 6g，1 日 2～3 次。小蜜丸：每服 ＜3 岁 3g、3～6 岁 6g，1 日 2～3 次；＞6 岁 9g，1 日 2 次。用于脾肾阳虚证。

（3）强肾片　每片 0.63g。每服 ＜3 岁 2 片、3～6 岁 3 片、＞6 岁 4 片，1 日 3 次。用于肾病之阴阳两虚兼血瘀者。

（4）知柏地黄丸　小蜜丸 30 粒重 6g。每服 3～6 岁 2g、＞6 岁 3g，1 日 2～3 次。用于肝肾阴虚兼湿热证。

（5）黄葵胶囊　每粒装 0.5g。每服 ＜3 岁 1 粒、3～6 岁 3 粒、＞6 岁 4 粒，1 日 3 次。用于肾病迁延反复之湿热证。

【预防调护】

1. 预防

（1）尽量寻找病因，若有皮肤疮疖痒疹、龋齿或扁桃体炎、甲癣等病灶应及时处理。

（2）注意接触日光，呼吸新鲜空气，防止呼吸道感染。保持皮肤及外阴、尿道口清洁，防止皮肤及尿路感染。

2. 调护

（1）水肿明显者应卧床休息，病情好转后可逐渐增加活动。

（2）显著水肿和严重高血压时应短期限制水钠摄入，摄入食盐量 1～2g/d，并控制水入量。病情缓解后不必继续限盐。

（3）水肿期每日应准确记录患儿的出入量、体重变化及电解质情况。

（4）水肿期，应给清淡易消化食物。蛋白质摄入 1.5～2g/（kg·d），以动物蛋白（乳、鱼、蛋、禽、牛肉等）为宜，避免过高或过低。

【临证备要】

1. 掌握病情变化规律　肾病多属中医"水肿"之阴水范畴。其正虚是肾病疾病发生的关键，但在病情的发生发展过程中，常因感受外邪（风寒、风热）或湿热、水湿、瘀血、湿浊而致本虚标实、虚实错杂，从而导致病情反复，迁延难愈。在肾病不同阶段，标本虚实主次不一。在水肿期，多本虚标实兼夹，在水肿消退后，则以本虚为主。在本病早期和未用激素治疗之前，多表现为浮肿明显、面色苍白、畏寒肢冷、乏力纳差、腹胀便溏、舌质淡胖、苔白或白腻，脉沉无力等证，此属阳虚，多由肺脾气虚阳虚或脾肾阳虚所致。患病日久，尤其在用足量激素以后，患儿出现面色潮红、盗汗、烦躁易怒、头痛眩晕、手足心热、舌红少苔、脉细数等，则属阴虚，此多为病久不愈，阳损及阴；或激素助阳生热，或湿热郁久，热盛伤阴致肝肾阴虚所致。总之，肾病本证的病情演变，发病初始及恢复期多以肺肾气虚、脾肾阳虚证候为主，难治病例病久不愈或反复发作或长期使用激素者，可阳损及阴，肾病及肝，出现肝肾阴虚或气阴两虚之证。

2. 把握临床治疗特点

（1）分清标本缓急　肾病的治疗以扶正培本为主，重在益气健脾补肾、调理阴阳，同时配合宣肺、利水、清热、活瘀、化湿降浊等祛邪之法以治其标。在肾病的不同阶段，应根据本虚与标实的轻重缓急、解决主要矛盾。

（2）分清难易　肾病有难易之分，病程短、药物治疗敏感者易治；病程长、反复发作或药物治疗不敏感者属难治病例。此外，肾病水肿的轻重与蛋白尿轻重密切相关，尿蛋白愈多，浮肿愈明显，可见蛋白尿是最关键的环节，辨证时应予重视。难治性肾病的疗程较长，一般认为在尿蛋白消失后，仍应巩固治疗半年以上，难治病例常需一年或更长时间。

（3）分别轻重　单纯中药治疗效果欠佳者，应配合必要的西药如利尿剂、糖皮质激素、免疫抑制剂等综合治疗。对肾病之重证，出现水凌心肺、邪侵心肝或湿浊毒邪内闭之证，应配合西药救治。

（4）按激素的用量分期治疗　在配合应用西药糖皮质激素类药物时，要根据阴阳之消长、标本之缓急，以及糖皮质激素的作用与副作用来调整患儿机体状态，以提高疗效、减轻副作用。一般分三个阶段：

①激素诱导初期：多祛邪为主，以改善症状。适用于水肿严重阶段，需足量激素以诱导缓解，而患儿风热湿毒等邪实正盛，加之大量激素治疗，常阻碍气机，导致水湿难消、水肿加重，故应大剂中药先祛邪以安正。常用治法如利水消肿、祛风宣肺、清热解毒、活血化瘀等。

②激素诱导中后期：以调理阴阳为主，补偏救弊。适用于激素足量治疗后的缓解期。此时多数患者尿多肿消，尿蛋白减少或转阴，但实邪未尽，常见咽红、苔腻、纳差等症，治疗宜在祛邪的基础上佐以益气健脾之品。在激素应用一段时间后，多表现面红口干、兴奋多语、头晕或痛、烦热盗汗、血压高、满月脸等阴虚火旺症状，治当滋阴潜阳，泻火纠偏，以减轻激素副作用，恢复机体阴阳平衡。另有部分患儿水肿未尽，尿蛋白阴转缓慢，血浆蛋白不升或上升不理想，临床可见夜尿多而水肿难消，下半身肿甚，按之没指、乏力、纳差、舌淡等阳虚之象，显示对激素低敏感或抗药，治宜温补肾阳，期望发挥中西药协同作用，提高疗效。

③激素撤减期：以扶正为主，以防复发。适应于激素维持量及停药以后。本阶段多数患儿病情稳定，少有症状，仅少数患儿一旦激素减少或停用，极易引起肾病复发。此时常见面色苍白、乏力怕冷、纳差舌淡、易感外邪等肺脾气虚或脾肾阳虚之证；或虽有虚热之面红舌赤，但见食欲大减、少气懒言、易于感冒等阴阳两虚的临床表现。治当扶正为主，重在补益肺脾肾，调节气阴阳，仍要注意佐以祛邪，以防邪侵病复。

第二节　急性肾小球肾炎

急性肾小球肾炎简称急性肾炎，临床以急性起病，以血尿为主，伴不同程度蛋白尿，可有水肿、高血压，或肾功能不全等特点的肾小球疾病。本病多见于感染之后，多数是由 A 组 β 族溶血性链球菌感染引起，少数可由其他细菌、病毒等引发，本节主要讨论链球菌感染后肾小球肾炎。

本病是小儿时期常见的一种肾脏疾病。以 5 ～ 14 岁多见，小于 2 岁少见。男女比例约为 2 ∶ 1。发病后病情轻重悬殊，轻者除实验室检查异常外无明显临床症状，重者可出现并发症（急性循环充血、高血压脑病及急性肾功能不全）。多数患儿于发病 2 ～ 4 周内消肿，肉眼血尿消失，血压恢复正常，残余镜下血尿多于 3 ～ 6 个月内消失。中西医结合治疗措施的开展，使本病严重并发症明显减少，预后良好。

本病为西医学命名，中医古代文献中无肾炎病名记载，但据其主要临床表现，可归属于"水肿""尿血"范畴。中医古代文献中相关论述很多，如《灵枢·水胀》曰："水始起也，目窠上微肿，如新卧起之状，其颈脉动，时咳，阴股间寒，足胫肿，腹乃大，其水已成矣，以手按其腹，随手而起，如裹水之状。"描述了本病的主要症状以及水肿的特点。对于本病的病机，《医宗金鉴·幼科心法要诀》说："小儿水肿，皆因水停于肺脾二经。"有关其治疗，早在《素问·汤液醪醴论》就有"开鬼门、洁净府"，即发汗、利小便的方法，在此基础上，历代又增加了逐水、清热等多种治法。

【病因病机】

本病病因主要为感受风邪、湿热、疮毒，邪毒入里，损伤脏腑，导致肺脾肾功能失调。病位主要在肺脾肾，风、热、毒与水湿互结，水道通调、水液运化、开阖失司，水液代谢障碍而为水肿；热伤下焦血络而致尿血。水毒泛滥可致邪陷心肝、水凌心肺、水毒内闭之证。若湿热久恋，伤阴耗气，可致阴虚邪恋或气虚邪恋，使病程迁延；病久入络，致脉络阻滞，尚可出现尿血不止、面色晦滞、舌质紫等瘀血之证候。

1. 感受风邪　外感风邪，夹热或夹寒，侵犯肌表，导致肺气失宣，肃降无权，水液不能输布，以致风遏水阻，风水相搏，内侵脏腑经络，外泛肌肤而发为水肿，称之为"风水"。正如《证治汇补·水肿》所言："肺主皮毛，风邪入肺，不得宣通，肺胀叶举，不能通调水道，下输膀胱，亦能作肿。"

2. 疮毒内侵　皮肤疮疖、丹毒等湿热毒邪，郁遏肌表，内犯脏腑，致使肺失通调、脾失健运、肾不化水，水无所主，流溢肌肤，发为水肿。

3. 热伤血络　感受风热之邪，或风寒化热，侵犯肌表，肺失宣肃，不能通调水道，水热互结，下迫膀胱，灼伤血络而尿血；疮毒内归，入侵营血，伤及膀胱血络则尿血。

4. 邪陷心肝　湿热邪毒，郁阻脾胃，内陷厥阴，致使肝阳上亢，肝风内动，邪陷心包，心窍闭阻，而出现头痛、眩晕，甚则神昏、抽搐。

5. 水凌心肺　水邪泛滥，上凌心肺，损及心阳，闭阻肺气，心失所养，肺失肃降，而出现喘促、心悸，甚则发绀。

6. 水毒内闭　湿浊内盛，脾肾衰竭，三焦壅塞，气机升降失司，水湿失运，湿毒不得通泄，致使水毒内闭，而发生少尿、无尿等危重证候。

【临床诊断】

1. 病史　前驱感染病史：本病发病前多有链球菌的前驱感染，以呼吸道及皮肤感染为主。在前驱感染后经 1 ～ 3 周无症状的间歇期而急性起病。

2. 临床表现

（1）急性期常可出现全身不适、乏力、食欲不振、发热、头痛、头晕、咳嗽、气急、恶心、呕吐、腹痛及鼻出血等症状。

（2）浮肿及尿量减少：70% 的病例有水肿，一般仅累及眼睑及颜面部，重者 2～3 天遍及全身，呈非凹陷性阳水水肿。肉眼血尿严重者可伴有尿量减少。

（3）血尿：50%～70% 为肉眼血尿，一般 1～2 周转为显微镜下血尿。

（4）高血压：30%～80% 患儿病初有血压增高。

（5）蛋白尿：程度不等。有 20% 可达肾病水平。蛋白尿患者病理上常呈严重系膜增生。

（6）非典型病例可无水肿、高血压及肉眼血尿，仅发现镜下血尿。

3. 并发症　重症早期可出现以下并发症（变证）。

（1）高血压脑病（邪陷心肝）　常发生在疾病早期，血压可达 150～160mmHg/100～110mmHg 以上。年长儿会主诉剧烈头痛、呕吐、复视或一过性失明，严重者突然出现惊厥、昏迷。具有高血压伴视力障碍、惊厥、昏迷三项之一即可诊断。

（2）严重循环充血（水凌心肺）　常发生在起病 1 周内，患儿出现呼吸急促和肺部有湿啰音时，应警惕循环充血的可能性，严重者可出现呼吸困难、端坐呼吸、颈静脉怒张、频咳、咳粉红色泡沫痰、两肺满布湿啰音、心脏扩大，甚至出现奔马律、肝大而硬、水肿加剧。

（3）急性肾功能不全（水毒内闭）　常发生于疾病初期，出现尿少、尿闭等症状，引起暂时性氮质血症、电解质紊乱和代谢性酸中毒，一般持续 3～5 日，不超过 10 日。

4. 实验室检查

（1）尿检均有红细胞增多。尿蛋白可在"＋"～"＋＋＋"，且与血尿的程度平行。也可见透明、颗粒管型。

（2）血清总补体及 C_3 可一过性明显下降，6～8 周恢复正常。非链球菌感染后肾小球肾炎（如病毒或其他细菌性肾炎）补体 C_3 可不降低。

（3）抗链球菌溶血素"O"抗体（ASO）可增高。

（4）抗脱氧核糖核酸酶 B 或抗透明质酸酶升高。

（5）纤维蛋白降解产物（FDP）增多。

【病证鉴别】

1. 疾病鉴别

（1）与血淋鉴别　两者均表现为血由尿道而出，血淋同时伴小便滴沥涩痛或疼痛难忍，无水肿；急性肾炎尿血小便无疼痛，多伴有水肿。

（2）与肾病综合征鉴别　两者均可有血尿、水肿表现。肾病以水肿、大量蛋白尿、低蛋白血症、高脂血症为特征。本病以血尿、水肿、高血压为特点，不伴低蛋白血症、高脂血症。

2. 证候鉴别

（1）风水相搏证与湿热内侵证鉴别　风水相搏证以水肿甚为特点，起病急，水肿发展迅速，常伴随发热恶风、头痛身疼、咽红肿痛、咳嗽等外感证候为特点。湿热内侵证水肿或轻或重，尿血较著，伴尿短、烦热口渴、发病前常有疮疖病史为特点。

（2）常证与变证　本病初起以水肿、尿少、血尿为特点，若全身水肿严重，持续尿少，甚至尿闭，出现眩晕、视物模糊、头痛、腹大心悸、气促胸闷、衄血、嗜睡、抽搐等证候，则为变证。

【辨证论治】

1. 辨证要点　本病主要采用八纲辨证和脏腑辨证。

（1）辨八纲　起病急，变化快，水肿从上而下发展，按之凹陷随手而起，尿色红，或伴发热、恶风、咳嗽、咽痛者，属阳证；全身明显水肿，胸闷气急，不能平卧，面色苍白，唇指青紫，嗜睡，尿少或尿闭者，属阴证。发热，恶寒，咽不红，水肿以眼睑、头面部为甚，脉浮紧者，属表寒证；发热，咽红，咽痛，咳嗽，脉浮数者，属表热证；由皮肤疮疖而起，全身水肿，口苦，口渴，心烦，舌红，苔黄腻者，属里热证。本病急性期起病急，病程短，水肿明显，尿色红或黄，属实证；邪气过盛，出现变证，面色苍白，唇指青紫，嗜睡，尿闭，或病情迁延不愈，水肿消退，疲倦乏力，面色萎黄，汗多，手足心热者，属虚证或虚实夹杂证。

（2）辨脏腑　发热，恶风寒，咳嗽，咽红咽痛，水肿肿势甚，皮色光亮者，病位在肺；水肿，头身困重，食少纳呆，呕恶，苔腻者，病位在脾；全身水肿明显，尿少，病位在肾；尿色红，血尿者，病位在肾与膀胱；眩晕，视物模糊，烦躁，抽搐者，病位在肝；嗜睡，昏迷、心悸者，病位在心。

2. 治疗原则　本病分急性期、恢复期论治。急性期邪实为患，以祛邪为治疗原则；恢复期正虚邪恋为主，扶正祛邪为治疗原则；邪实内陷时，急则治其标为原则。急性期常用宣肺利水、清热凉血、解毒利湿等法；恢复期应根据正虚与余邪孰多孰少，灵活运用补虚及祛邪诸法。如在恢复期之早期，以湿热未尽为主，治宜祛除湿热余邪，佐以养阴或益气，后期则湿热已渐尽，应以扶正为主，佐以清热、化湿；若纯属正气未复，则宜以补虚为法。

本病治疗不宜过早温补，以免闭门留寇。掌握补益不助邪、祛邪不伤正的原则。对于变证，应根据证候分别采用平肝息风、清心利水、泻肺逐水、温阳扶正、解毒利尿等治法，同时应积极配合西医急救措施。

3. 证治分类

（1）急性期

1）常证

①风水相搏

证候　水肿自眼睑开始迅速波及全身，以头面部肿势为著，皮色光亮，按之凹陷随手而起，尿少色赤，微恶风寒、或伴发热，咽红咽痛，鼻塞咳嗽，舌质淡，苔薄白或薄黄，脉浮。

辨证　本证多见于病程早期，外感风邪而诱发。以起病急，水肿发展迅速，全身水肿，头面部为甚、伴风热或风寒表证为特点。临床以风热为多。

治法　疏风宣肺，利水消肿。

方药　麻黄连翘赤小豆汤合五苓散加减。常用药：麻黄辛温发汗解表，起"开鬼门"之功；杏仁肃肺止咳；连翘疏风清热；赤小豆利水消肿解毒；桂枝温阳化气；白术、茯苓健脾渗湿利水；猪苓、泽泻、车前子利水消肿；甘草调和诸药。

咳嗽气喘者，酌加葶苈子、紫苏子、射干、桑白皮等泻肺平喘；风寒证明显、骨节酸楚疼痛者，加羌活、荆芥疏风散寒；眩晕、头痛、口苦者，去麻黄，加浮萍、钩藤、牛膝、蒺藜平肝泻火；血尿重者，加小蓟、茜草、仙鹤草清热活血止血。本病初起风热蕴结于咽喉者，可用银翘散合五苓散加减以疏风清热，利咽解毒，利水消肿。

②湿热内侵

证候 头面肢体浮肿或轻或重，尿血，小便短赤，烦热口渴，头身困重，舌质红，苔黄腻，脉滑数。近期常有疮疖病史。

辨证 本证多见于疮毒内侵患儿，或病程中期、后期，水肿减轻或消退之后持续阶段。以血尿、烦热口渴、头身困重、舌质红、苔黄腻等证候为特点。

治法 清热利湿，凉血止血。

方药 五味消毒饮合小蓟饮子加减。常用药：金银花、野菊花、蒲公英、紫花地丁清热解毒；栀子清泄三焦之火；小蓟、蒲黄、藕节凉血止血并能散瘀，使血止而不留瘀；滑石、淡竹叶清热利湿；甘草清热解毒，调和诸药。

小便赤涩者，加白花蛇舌草、石韦、金钱草清热利尿；皮肤疮毒、丹毒者，加苦参、白鲜皮、地肤子清热利湿解毒；口苦口黏者，加茵陈、郁金清热利湿；大便秘结者，加大黄泻火降浊；口苦心烦者，加淡竹叶、黄芩泻火除烦。

2）变证

①邪陷心肝

证候 肢体面部水肿，头痛眩晕，烦躁不安，视物模糊，口苦，恶心呕吐，甚至抽搐、昏迷，小便短赤，舌质红，苔黄糙，脉弦数。

辨证 本证多见于病程早期，血压明显增高者。以头痛眩晕、烦躁、呕吐，甚至抽搐、昏迷等证候为特点。

治法 平肝泻火，清心利水。

方药 龙胆泻肝汤合羚角钩藤汤加减。常用药：龙胆清肝经实火；黄芩、栀子、生地黄清心泻火；羚羊角、钩藤、白芍、菊花平肝息风；泽泻、车前子、淡竹叶清热利水。

大便秘结者，加大黄、芒硝通便泻火；头痛眩晕较重者，加夏枯草、石决明平肝潜阳；恶心呕吐者，加竹茹、胆南星化浊降逆止呕；昏迷抽搐者，可加服牛黄清心丸或安宫牛黄丸解毒息风开窍。

②水凌心肺

证候 全身水肿明显，咳频气急，胸闷心悸，不能平卧，烦躁不宁，面色苍白，甚则唇甲青紫，舌质黯红，苔白腻，脉沉细无力。

辨证 本证多见于病程早期，水肿严重的患儿。以全身严重水肿、频咳气急、胸闷心悸、不能平卧为特点。

治法 泻肺逐水，温阳扶正。

方药 己椒苈黄丸合参附汤加减。常用药：葶苈子、大黄泻肺逐水；防己、椒目、泽泻、桑白皮、茯苓皮、车前子利水消肿；人参、制附子温阳扶正。

本证之轻症，也可用三子养亲汤加减，以理肺降气，利水消肿。常用药：紫苏子、葶苈子、白芥子、香橼皮、大腹皮、葫芦、炙麻黄、杏仁、甘草。

若见面色灰白，四肢厥冷，汗出脉微，是心阳虚衰之危象，应急用独参汤或参附龙牡救逆汤回阳救逆固脱。

③水毒内闭

证候 全身水肿，尿少或尿闭，色如浓茶，头晕头痛，恶心呕吐，嗜睡，甚则昏迷，舌质淡胖，苔垢腻，脉象滑数或沉细数。

辨证　本证多见于病程早期，常因持续少尿或无尿引起，故尿少尿闭为其突出证候，同时伴头晕头痛、恶心呕吐、嗜睡或昏迷等危重证候为特点。本证在本病发展过程中易于出现，临床轻重不一，进展很快，需注意早期诊断。

治法　通腑泄浊，解毒利尿。

方药　温胆汤合附子泻心汤加减。常用药：大黄、黄连、黄芩清实火，泄浊毒；姜半夏、胆南星、竹茹、枳实降气化浊；泽泻、车前子利水消肿；制附子、生姜温阳化浊。

呕吐频繁者，先服玉枢丹辟秽止呕。不能进药者，可以上方浓煎为 100 ～ 200mL，待温，保留灌肠，每日 1 ～ 2 次；也可用解毒保肾液以降浊除湿解毒，药用大黄 30g、六月雪 30g、蒲公英 30g、益母草 20g、川芎 10g，浓煎为 200mL，每日分 2 次保留灌肠。昏迷惊厥加用安宫牛黄丸或紫雪，温水溶化后鼻饲。

（2）恢复期　若水肿消退，尿量增加，血压下降，血尿及蛋白尿减轻，即标志病程进入恢复期，此期为正气渐虚，余邪留恋阶段，在恢复期早期，常以湿热留恋为主，后期以正虚为主，临床以阴虚或气阴两虚证多见。

①阴虚邪恋

证候　乏力头晕，手足心热，腰酸盗汗，或有反复咽红，舌质红，舌苔少，脉细数。

辨证　本证为恢复期最常见的类型，可见于素体阴虚，或急性期曾热毒炽盛者。临床以手足心热、腰酸盗汗、舌红苔少、镜下血尿持续不消等肾阴不足表现为特点。

治法　滋阴补肾，兼清余热。

方药　知柏地黄丸合二至丸加减。常用药：知母、黄柏滋阴降火，清虚热；生地黄、山茱萸、山药滋补肾阴；牡丹皮、泽泻、茯苓泻湿浊、清虚热；女贞子、旱莲草滋阴清热，兼以止血。

血尿日久不愈者，加仙鹤草、茜草凉血祛瘀止血；舌质黯红者，加三七、琥珀化瘀止血；反复咽红者，加玄参、土牛膝、板蓝根清热解毒利咽。

②气虚邪恋

证候　身倦乏力，面色萎黄，神疲纳呆，腹胀便溏，自汗出，易于感冒，舌淡红，苔薄白，脉缓弱。

辨证　本证多见于素体肺脾气虚、病久耗伤正气患儿。临床以乏力纳少、便溏或大便不实、自汗、易于感冒等证候为特点。

治法　健脾益气，佐以化湿。

方药　参苓白术散加减。常用药：党参、黄芪补益脾气；茯苓、白术、山药健脾助运；砂仁、陈皮理气健脾；白扁豆、薏苡仁健脾化湿；甘草调和诸药。

血尿持续不消者，可加三七、琥珀活血化瘀止血；舌质淡暗或有瘀点者，加丹参、红花、泽兰活血化瘀。

【其他疗法】

1. 中药成药

（1）银黄口服液　每支 10mL。每服＜ 3 岁 5mL，1 日 3 次；3 ～ 6 岁 10mL，1 日 2 次；＞ 6 岁 10mL，1 日 3 次。用于急性期风水相搏证、湿热内侵证。

（2）肾炎片　每片 0.3g。每服＜ 3 岁 2 片、3 ～ 6 岁 3 片、＞ 6 岁 4 片，1 日 3 次。用于急

性期风水相搏证、湿热内侵证。

（3）知柏地黄丸　小蜜丸 30 粒重 6g。每服 3 ～ 6 岁 2g、> 6 岁 3g，1 日 2 ～ 3 次。用于恢复期阴虚邪恋证。

（4）参苓白术颗粒　每袋 3g。每服 < 3 岁 1.5g，1 日 2 次；3 ～ 6 岁 1.5g，1 日 3 次；> 6 岁 3g，1 日 2 ～ 3 次。用于恢复期气虚邪恋证。

（5）黄葵胶囊　每粒 0.5g。每服 < 3 岁 1 粒、3 ～ 6 岁 3 粒、> 6 岁 4 粒，1 日 3 次。用于恢复期或病程迁延之湿热邪恋证。

2. 药物外治

（1）外贴穴位法　二丑方：煅黑牵牛子、煅白牵牛子、煅牙皂各 75g，木香、沉香、乳香、没药各 9g，琥珀 3g。上药用砂糖研细末，调和，外贴气海穴，每 2 日换药 1 次。用于急性期水肿兼有腹部胀气者。

（2）沐浴法　羌活、麻黄、苍术、柴胡、紫苏梗、防风、荆芥、牛蒡子、柳枝、忍冬藤、葱白各适量。加水煮上药，待药液煎至适量，取出，至其降至 40℃时沐浴，汗出即可，1 日 1 次。用于风水相搏证。

（3）灌肠法　大黄 15 ～ 30g，黄柏 15 ～ 20g，白头翁 30g。水煎至 200mL。药温 37℃缓慢灌入直肠，每次 100mL，1 日 2 次，保留 30 ～ 60 分钟。用于水毒内闭证。

【预防调护】

1. 预防

（1）适当加强身体锻炼，增强体质，提高抵抗力。

（2）积极预防各种感染。已患感染性疾病者及时治疗，尤其是上呼吸道和皮肤细菌感染。

2. 调护

（1）彻底治疗上呼吸道、皮肤、中耳等部位的细菌感染。

（2）病初应注意休息，尤其水肿、尿少、高血压明显者应卧床休息。待血压恢复、水肿消退、尿量正常后逐渐增加活动。

（3）水肿期应每日准确记录尿量、入水量和体重，以掌握水肿增减情况，限制盐和水摄入。急性期血压增高者应每日测 2 次血压（必要时可随时测），以了解病情，预防高血压脑病发生。高度水肿和明显高血压时，应忌盐，严格限制水入量。尿少尿闭时，应限制高钾食物。

（4）急性期，尤其有水肿、尿量减少、氮质血症者，应限制蛋白质摄入，以减轻肾脏排泄负担。

（5）水肿期应保持皮肤，尤其皱褶处的清洁。

【临证备要】

1. 血尿治疗　由于时代的限制，古人对急性肾炎的关注主要集中在水肿，非肉眼血尿不能观察到，对血尿的论述和治疗针对肉眼血尿，现代增加了显微镜下观察是否有血尿的方法，扩大了对血尿的认识。急性肾炎镜下血尿维持时间长，病程中常有反复，成为现代中医恢复期治疗的重点。合理的辨证和辨病治疗，能够缩短血尿的持续时间。

（1）清热解毒凉血法的运用　血尿是由热邪损伤肾脏血络，血溢脉外所致，故清热解毒凉血是尿血重要的治疗方法。在急性期配合利水消肿法同用，水肿消退以清热解毒为要，不可过早进补，以防闭门留寇。恢复期继佐以清热解毒法，直至镜下血尿消退。常用药物有水牛角、生地黄、牡丹皮、赤芍、白茅根、茜草、连翘、栀子、小蓟、藕节、金银花、蒲公英、紫花地丁、黄柏、侧柏叶等。

（2）后期以养阴清热为法　后期镜下血尿轻，消退慢，无热毒证候者，常表现为气阴不足，治疗以益气养阴，佐以清热凉血活血为主，不可过度攻伐，以免损伤正气。

2. 活血祛瘀法应贯穿治疗始末　早在《金匮要略·水气病脉证并治》已有"血不利则为水"的论述，提出了瘀血与水肿的密切关联。急性肾小球肾炎的主要病理变化是肾小球程度不等的弥漫性增生性炎症及渗出性病变，肾小球局部毛细血管腔狭窄甚或闭锁、塌陷，微循环障碍，故急性肾小球肾炎病理产物瘀血常贯穿病程始终。活血化瘀中药现代药理发现具有扩张肾脏微血管、增加血流量、改善局部缺血、促进炎症消散，以及抗变态反应的作用，能改善肾脏毛细血管的通透性、减轻血尿；增加纤维蛋白的溶解性和抑制血小板的凝集、改善肾脏代谢；具有较强的抗氧自由基的作用；还发现具有抗感染、免疫抑制作用。因此，活血化瘀法应贯穿于本病的早、中、晚期。早期常用清热凉血、活血止血法，后期阴虚血热镜下血尿不解，常用养阴凉血、活血止血法。常用的活血祛瘀中药有当归、川芎、丹参、小蓟、红花、三七、琥珀等。

第三节　尿　血

尿血是指血从尿道排出、排尿无疼痛为特征的一种病证。又名溺血、溲血。随着出血量多少不同，小便可呈淡红色、鲜红色、茶褐色或伴血块夹杂而下，临床可单独出现，也可兼见水肿、少尿、发热等证候。本病西医学称血尿。尿血是儿科临床常见的证候之一，可发于任何年龄和季节，易反复发作，迁延难愈，归属于中医血证范畴。肉眼即可见尿液呈"洗肉水"色或血样甚至有凝块者，称为"肉眼血尿"；仅在显微镜下发现红细胞增多者，称为镜下血尿。由于时代所限，中医古籍所言的尿血是指肉眼血尿，现代中医学则将镜下血尿也包括在内。

尿血在《黄帝内经》已有论述，称为"溺血"。《素问·气厥论》云："胞移热于膀胱，则癃、溺血。"阐述了尿血的病机，指出尿血为膀胱之病变。《金匮要略·五脏风寒积聚病脉证并治》首次提出尿血病名，曰："热在下焦者，则尿血。"小儿尿血最早记载于《诸病源候论·小儿杂病诸候·尿血候》，云："小儿心脏有热，乘于血，血渗于小肠，故尿血也。"明代《证治准绳·幼科·诸失血证》说："儿有积热，小便出血者，实热用清心莲子饮，虚热用六味地黄丸。"将本病按虚实证治。历代对于小儿尿血的辨证治法不断完善，直至今日，在临床上仍有重要的指导意义。

【病因病机】

尿血的病因较复杂，可分为外感、内伤两类，常见的病因有外感热邪、正气亏虚、瘀血内阻等。病机可分成邪实、正虚邪恋及正虚三种。本病初起多以邪实为主，常由热伤血络而致；迁延不愈，正气耗伤，则表现为正虚邪恋；日久邪去，正气亏虚未复，则以正虚为主，以气不摄血、阴虚火旺常见。血溢脉外而成瘀，瘀血既是病理产物，亦可成为致病因素，往往兼见于诸证。尿血病位主要在膀胱与肾，常涉及肺脾等脏。

1. 热伤血络　风热外犯于肺，通调水道失司，邪热下迫膀胱，灼伤血络；外感湿热，过食辛热炙煿，脾胃积热，下注于膀胱，损伤血络；肌肤疮毒，由表入里，侵犯营血，迫血妄行，膀胱血络损伤；热病伤阴，久病耗阴，肾阴亏虚，阴虚火旺，灼伤血络，均可见尿血。

2. 气不摄血　脾胃为后天之本，气血生化之源。若患儿素体脾虚，或饮食不节，损伤脾胃，均可使脾失健运，中气不足，统摄无权，血不归经，下渗水道，血随尿出。

3. 瘀血阻滞　外伤跌仆，手术之后，或失治误治，或久病伤络，均可使气滞血瘀，阻滞经络，瘀血蓄结于下焦，络伤血溢，渗入膀胱而成尿血。

【临床诊断】

1. 临床表现　肉眼血尿者小便颜色异常，呈淡红色、鲜红色、洗肉水样、茶褐色等，甚则夹血块。排尿时无疼痛。

2. 实验室检查　尿液分析：新鲜清晨中段离心尿红细胞 ≥ 3 个 / 高倍视野 (HPF)，或红细胞计数 ≥ 800/mL；12 小时尿沉渣红细胞计数 (Addis 计数) > 50 万。

【病证鉴别】

1. 疾病鉴别

（1）与血淋鉴别　两者均见血由尿道而出，血淋同时伴小便滴沥涩痛或疼痛难忍；而尿血则无疼痛。两者以小便疼痛有无为鉴别要点，其中不痛者为尿血，淋漓刺痛者为血淋。

（2）与石淋鉴别　两者均有血随尿而出，但石淋尿时常有砂石随尿而出，小便滞涩不畅，或伴腰腹部绞痛不适，若砂石随小便排出则疼痛停止。尿血一般无结石排出，亦无腰腹部疼痛等不适。必要时可以查 B 超是否有泌尿系结石加以鉴别。

2. 证候鉴别

（1）热伤血络证与湿热下注证的鉴别　热伤血络证常有外感或皮肤疮痈病史，常伴有发热、口渴、烦躁等症状。湿热下注证常伴有尿急、尿频，或伴发热，苔黄腻为特点。

（2）阴虚火旺证与气不摄血证的鉴别　两者都以镜下血尿为主，病程较长。阴虚火旺证以伴咽干、手足心热，或有低热、盗汗、舌红、苔少等阴虚证候为特点；气不摄血证以面色萎黄、疲倦乏力、纳呆便溏等气虚证候为特点。

【辨证论治】

1. 辨证要点　本病辨证，重在辨清病因、病性和虚实。本病初起以邪实为主，尿色鲜红，伴发热、咳嗽、咽红、咽痛、乳蛾红肿为风热外犯；伴皮肤疮痈、发热、烦躁为疮毒内侵；伴尿急尿频、苔黄腻为湿热下注。病程长，迁延不愈，多为虚证。尿色淡红，镜下血尿，伴咽干、手足心热、颧红盗汗、舌红苔少为阴虚火旺；伴面色萎黄、气短乏力、纳呆便溏为气不摄血。尿色暗红，反复不愈，伴少腹刺痛、舌暗瘀点瘀斑，为瘀血内阻。

2. 治疗原则　尿血的治疗遵循血证治疗原则，予治火、治气、治血。实证尿血以祛邪止血为主，在疏风清热、清热利湿、清热解毒的基础上佐以凉血止血；虚证尿血则以扶正止血为主，在养阴、益气的基础上，应分别配合凉血止血、摄血止血之法。正虚邪恋证，扶正祛邪兼顾，在养阴、益气的基础上，注意配合清热、化瘀、止血之法。

3. 证治分类

（1）邪热外犯

证候　尿色鲜红，无尿痛，或有发热，口渴，舌质红，舌苔黄，脉数。风热引起者，常伴发热，咳嗽，咽红，咽痛，乳蛾肿大；疮毒内侵者，伴皮肤疮痈，发热，烦躁。

辨证　本证以尿色鲜红，伴发热、口渴、烦躁为特点，多急性起病。多为肉眼血尿，也可

NOTE

为镜下血尿。发病前常有风热外犯或皮肤疮痛病史，日久可转化成他证。

治法　清热解毒，凉血止血。

方药　银翘散加减。常用药：金银花、连翘、牛蒡子清热解毒；淡竹叶、芦根清热利尿；藕节、小蓟、荔枝草清热凉血止血；甘草清热解毒、调和诸药。

发热者，加石膏、黄芩以清热泻火；咽喉肿痛者，加板蓝根、土牛膝清热利咽，解毒消肿；咳嗽者，加桑白皮、桔梗、鱼腥草清肺止咳；皮肤疮痛者，加蒲公英、紫花地丁、野菊花清热解毒。

（2）湿热下注

证候　尿色鲜红，尿急，尿频，无尿痛，或有发热，口渴，口干，大便秘结，舌质红，苔黄腻，脉滑数。

辨证　本证以起病急，尿色鲜红，尿急，尿频，或小便短涩，或伴发热，舌质红，苔黄腻等湿热蕴结下焦证候为特点。多为肉眼血尿，也可为镜下血尿。

治法　清热利湿，凉血止血。

方药　八正散加减。常用药：木通、车前草、滑石、萹蓄清热利湿；小蓟、栀子清热解毒，利尿凉血；瞿麦清热利尿；甘草梢清热泻火利尿。

大便干结者，加大黄泻热通便；尿血量多者，加地榆、蒲黄化瘀止血；小腹胀痛者，加延胡索、乌药、川楝子疏肝行气止痛。

（3）阴虚火旺

证候　尿血屡发，色鲜红或淡红，咽干，口渴，手足心热，或有低热、颧红、盗汗，咽红，舌质红，舌苔少，脉细数。

辨证　本证以血尿反复，伴咽干、咽红、手足心热、舌红少苔等阴虚内热证为特点。多为镜下血尿。常由邪热外犯证、湿热下注证迁延伤阴而来。

治法　滋阴降火，凉血止血。

方药　知柏地黄丸加减。常用药：生地黄、牡丹皮、山茱萸滋阴清热；泽泻、山药、茯苓利湿；知母、黄柏清虚热；旱莲草、小蓟凉血止血。

咽干咽红者，加玄参、麦冬滋阴清热；低热颧红盗汗者，加地骨皮、鳖甲滋阴降火；腰膝酸软者，加桑寄生、川续断补肝肾，强筋骨。

（4）气不摄血

证候　久病尿血，色淡，面色萎黄，神疲乏力，气短懒言，纳呆便溏，或兼齿衄、肌衄，舌质淡，脉细弱。

辨证　本证以镜下血尿日久不愈，伴面色萎黄，纳呆便溏等脾气虚弱证候为特征。由实证日久不愈，邪去正虚而成。

治法　补气摄血。

方药　归脾汤加减。常用药：黄芪、人参、白术补脾益气；当归、白芍、龙眼肉补血养血；茯神、远志宁心安神；木香理气醒脾，又防药物滋腻碍胃；白茅根、地榆止血；炙甘草、大枣调和脾胃。

纳少便溏者，加山药、苍术健脾助运；血虚著者，加生地黄、川芎、鸡血藤以补血；尿血量多者，加藕节炭、三七止血化瘀。

（5）瘀血内阻

证候 尿色紫暗成块，或鲜血与血丝或瘀块相兼，尿血反复不愈，伴少腹刺痛拒按，或可触及包块，或时有低热，舌质暗或有瘀斑瘀点，舌苔薄，脉沉涩。

辨证 本证多有外伤跌仆、手术创伤，或尿血久病不愈史。临床以尿血夹有血块，腹痛拒按或有包块，及舌暗有瘀点瘀斑血瘀证候为特点。

治法 活血化瘀，通络止血。

方药 血府逐瘀汤加减。常用药：桃仁破血行滞；红花活血祛瘀；赤芍、川芎活血化瘀；牛膝活血通络，祛瘀止痛；生地黄、当归养血活血；桔梗、枳壳宽胸行气；柴胡疏肝解郁，升达清阳；甘草调和诸药。

尿血量多者，加紫草、茜草、三七活血止血；外伤所致者，可加云南白药、三七以化瘀止血；瘀血郁久化热者，加黄柏、牡丹皮、琥珀清热凉血。

【其他疗法】

1. 中药成药

（1）银黄口服液 每支 10mL。每服 < 3 岁 5mL，1 日 3 次；3 ～ 5 岁 10mL，1 日 2 次；> 6 岁 10mL，1 日 3 次。用于邪热外犯证。

（2）八正散颗粒 每袋 2.2g。每服 < 3 岁半袋，1 日 2 次；3 ～ 5 岁半袋，1 日 3 次；> 6 岁 1 袋，1 日 3 次。用于湿热下注证。

（3）黄葵胶囊 每粒 0.5g。每服 < 3 岁 1 粒、3 ～ 6 岁 3 粒、> 6 岁 4 粒，1 日 3 次。用于膀胱湿热证。

（4）血府逐瘀口服液 每支 10mL。每服 < 3 岁 5mL，1 日 3 次；3 ～ 5 岁 10mL，1 日 2 次；> 6 岁 10mL，1 日 3 次。用于瘀血内阻证。

2. 针灸疗法 实证：小肠俞、关元、大敦。1 日 1 次，留针 15 分钟，用泻法。虚证：三阴交、脾俞、肾俞、血海、气海、复溜。1 日 1 次，留针 15 分钟，用补法。

【预防调护】

1. 预防

（1）加强锻炼，增强体质，防止外邪入侵。

（2）清淡饮食，避免过食辛辣燥热、肥甘厚腻之品。

（3）注意卫生，勤换内裤，保持外阴清洁。

（4）避免不必要的泌尿道创伤性检查，以减少血尿发生。

2. 调护

（1）肉眼血尿者应注意卧床休息，避免剧烈活动。

（2）过敏体质者，忌食鱼、蛋、虾蟹等发物。

（3）尿血时注意观察尿色深浅变化及有无血块，并记录尿量。

【临证备要】

1. 尽早明确诊断 尿血既可是一个疾病，也常是疾病中的一个症状，可发于任何年龄和季节，见于多种疾病的过程中，其中 98% 见于泌尿系疾病，尤其多见于各种原因导致的肾脏疾病、尿路疾病，如肾小球疾病、感染、畸形等，亦可见于全身性疾病，如过敏性紫癜、系统性红斑狼疮、流行性出血热等，只要是无痛性血尿，均可归属本病的范畴。尿血明确诊断有时需较长时间，在未明确具体疾病诊断之前，可按尿血辨证治疗，明确诊断后，再按相应的疾病系统治疗。

2. 辨证辨病结合　现代中医对不同病因、不同病理类型尿血之辨证论治规律的研究日渐深入，尤其对各种类型的肾小球疾病性尿血的辨证论治积累了丰富经验，临床实践证明确有一定疗效。目前，尿血的传统辨证与辨病相结合，宏观与微观相结合的研究正在深化。在实验研究方面，对不同中医证型进行了尿相位差镜检、血液流变学指标以及肾脏病理类型的研究；在临床方面，小蓟饮子、知柏地黄丸、银翘散等经典方剂辨证治疗小儿尿血时有报道，疗效显著，同时中成药的使用逐渐推广，增加了尿血的治疗手段。这些研究为提高诊断与治疗水平提供了基础。

第四节　热　淋

热淋是以小便频数短涩，淋漓刺痛，或伴发热腰痛为特征的疾病，婴幼儿不能自诉不适，常以小便时烦躁、哭闹，发热为主要表现。热淋是淋证中最常见的一种。本病相当于西医学的泌尿道感染，以急性尿路感染为多。一般女孩多于男孩，新生儿或婴幼儿早期男性却高于女性。婴幼儿时期发病率较高，其中婴儿期约占总数的40%。

淋证之名首见于《黄帝内经》，有"淋""淋溲""淋满"等名称。《中藏经》首开淋证分类之先河，提出了淋有冷淋、气淋、劳淋、膏淋、砂淋、虚淋、实淋、热淋八种。其后历代医家对热淋论述很多，不少医家认为热淋为其他诸淋之基础，热淋日久，可致诸淋发生。如清代尤在泾在《金匮翼·诸淋》中指出："初者热淋、血淋，久则煎熬水液，稠浊如膏如砂石也。"《诸病源候论·小儿杂病诸候·热淋候》说："热淋者，三焦有热气，传于肾与膀胱，而热气流入于胞，而成淋也。"指出了小儿热淋的病因病机。《幼科金针·五淋》说："淋病有五，热淋、冷淋、血淋、气淋、食淋是也。名虽不同，小儿得之，不过肾热流于膀胱，故令水道不利，小便赤少而数，小腹急痛引脐，当以八正散治之。又有热甚出血，导赤散治之。"提出了本病实热证候的治法主方。

【病因病机】

热淋的病因，初起主要责之感受湿热之邪，可由外感而成，也可由内生而成。湿热之邪，下迫膀胱而成热淋。若先天禀赋不足、失治，病程迁延，湿热煎熬，耗气伤阴，则可致正虚邪恋。日久不愈，正气大亏，又以正虚为主。病变部位主要在膀胱，与脾、肾也有密切关系，并可涉及心肝二经。

1. 外感湿热　护养不当，外阴不洁，秽浊之邪上犯膀胱；或坐地嬉戏，湿热上熏膀胱；或皮肤疮毒，湿热内侵，流注膀胱。

2. 内蕴湿热　恣食肥甘厚味，脾胃运化失常，积湿生热，流注膀胱；心经热盛，移热小肠而致；或肝胆湿热下迫膀胱而成。

3. 气阴两虚　素有气阴亏虚，或热淋日久不愈，湿热煎熬，耗伤气阴，湿热留恋不解。

4. 脾肾亏虚　由于先天禀赋不足，脾肾亏虚，或由于热淋反复发作，损伤脾肾所致。

【临床诊断】

1. 病史 可有尿片污染、外阴不洁、坐地嬉戏等病史。

2. 临床表现 起病急，以小便频数，淋漓涩痛，或伴发热、腰痛等为特征。婴幼儿以小便时烦躁、哭闹、发热为主要表现。

3. 实验室检查

（1）尿常规 清洁中段尿沉渣中白细胞计数＞5个/HP；白细胞聚集成堆或见白细胞管型及蛋白尿者则诊断价值更大，后二者常提示肾脏受累。

（2）尿培养 尿细菌培养阳性，定量培养菌落数在 10^5/mL 以上可确诊。

【病证鉴别】

1. 疾病鉴别

（1）与尿血鉴别 两者均可见小便异常，尿常规血细胞超过正常值。热淋以小便淋漓刺痛，尿常规以白细胞增多为主，常伴有发热；尿血一般无发热，小便无疼痛，尿常规以红细胞增多为主。

（2）与急性肾炎鉴别 两者均可见尿常规血细胞增多。急性肾炎以血尿、水肿、高血压为其主要表现，无尿痛、发热。热淋以尿频、尿急、尿痛为特征，尿常规以白细胞增多为主，常伴发热。

2. 证候鉴别

（1）膀胱湿热证与里热炽盛证的鉴别 两者均有小便频数涩痛，或小便时烦躁、哭闹不安。膀胱湿热证全身证候轻，以小便不适为主要表现。里热炽盛证以发热，甚或高热不退，面红目赤，心烦口渴等全身证候重为特点。

（2）气阴两虚证与脾肾阳虚证的鉴别 两者均属虚证，病程迁延不愈，小便频数涩痛时作时止。气阴两虚证以面色㿠白，神疲乏力，五心烦热，潮热盗汗等气阴两虚证候为特点；脾肾阳虚证以尿频清长，夜尿多，面色无华，四肢欠温，甚则生长发育迟缓为特点。

【辨证论治】

1. 辨证要点 本病辨证，重在辨清病因、病性和虚实。初起多属实证热证，临床上又有湿重、热重之分。湿重者以尿频淋漓，胸闷，恶心呕吐，苔厚腻，脉濡为特征；热重者以尿频尿痛明显，发热恶寒，面红目赤，心烦口渴，舌红苔黄，脉数为特征。病程迁延不愈，耗气伤阴，损伤脾肾，可出现虚实夹杂之证。其气虚者神疲乏力，气短懒言；阴虚者五心烦热，潮热盗汗；阳虚者小便清长，大便溏薄，四肢欠温，甚则下肢浮肿；湿热未清者小便淋漓涩痛。

2. 治疗原则 热淋治疗以清热通淋为基本法则。热淋以实证为主，治以清热解毒，利湿通淋。临证时要分清湿热之邪孰轻孰重而治之，湿重者以清热利湿通淋为主，热重者以清热泻火解毒为主。病程较久者，以正虚邪恋、正虚为主，需兼顾扶正祛邪，治以益气养阴或健脾温肾，佐以清热通淋。

3. 证治分类

（1）膀胱湿热

证候 小便频数，点滴而下，急迫不爽，尿色黄赤，灼热刺痛，心烦，小腹胀满，或腰痛，大便秘结，婴幼儿则小便时烦躁、哭闹不安，或有发热，舌质红，苔黄腻，脉滑数或濡数，指纹紫。

辨证　本证为热淋中最常见的证候，多见于热淋初起，以尿频、尿急、尿痛为特点。婴幼儿常表现为小便时烦躁、哭闹不安，或伴发热恶寒等证候。本证若失治，常发展为里热炽盛证。

治法　清热解毒，利湿通淋。

方药　八正散加减。常用药：木通、车前草、滑石、萹蓄清热利湿通淋；小蓟、栀子清热解毒，利尿凉血；瞿麦清热利尿；甘草梢清热泻火利尿。

发热恶寒者，加柴胡、黄芩和解退热；恶心呕吐者，加竹茹、藿香清胃和中，降逆止呕。

（2）里热炽盛

证候　小便频数，或小便时烦躁、哭闹不安，小便短赤，发热，面红目赤，唇红，心烦口渴，或大便秘结，舌质红，舌苔黄，脉滑数，指纹紫滞。

辨证　本证多由尿片不洁、外阴不洁引起，湿热邪毒入侵，里热炽盛。以壮热，面红目赤，心烦口渴，小便频数，或小便时烦躁、哭闹不安等证候为特征。

治法　清热泻火，利尿通淋。

方药　导赤散合白虎汤加减。常用药：生地黄清热泻火凉血；竹叶、木通清热利尿通淋；石膏、知母清热泻火；甘草清热解毒，调和诸药。

伴恶寒者，加薄荷、蝉蜕透表散邪；小便涩痛者，加滑石、车前草清热利尿；恶心呕吐者，加竹茹、藿香清胃和中，降逆止呕；腹胀纳呆者，加麦芽、大腹皮行气开胃。

（3）气阴两虚

证候　病情缠绵，尿频淋漓，时作时休，面色萎黄或潮红，神疲乏力，气短懒言，五心烦热，口干盗汗，舌质淡，舌苔少，脉细数无力，指纹淡。

辨证　本证由禀赋不足，或治疗不彻底，病程缠绵，久病气阴亏虚，膀胱湿热留恋不去。以病久未愈，气阴两虚证候兼见小便频数淋漓为特点。

治法　益气养阴，利湿通淋。

方药　生脉散合导赤散加减。常用药：人参益气生津；麦冬养阴清热；五味子生津止渴；木通、生地黄清热利湿通淋；竹叶清热利尿；甘草清热解毒，调和诸药。

食少纳呆者，加白术、陈皮、炒麦芽、焦山楂健脾助运；心烦口渴者，加栀子、淡豆豉清热除烦；潮热盗汗者，加龟甲、地骨皮滋阴清热；夜寐不安者，加酸枣仁、远志宁心安神；小便淋漓涩痛者，加萹蓄、乌药、车前子清热通淋。

（4）脾肾阳虚

证候　病久不愈，尿频清长，夜尿增多，或有轻微涩痛，面色无华，少气懒言，四肢欠温，小腹坠胀，纳呆便溏，或伴下肢浮肿，甚则生长发育迟缓，舌质淡，苔薄腻，脉沉细无力，指纹淡。

辨证　本证由先天禀赋不足，病程较长，耗伤脾肾阳气。以面色无华，气短懒言，四肢欠温，反复小便频数为特征。

治法　温补脾肾，利湿通淋。

方药　右归丸加减。常用药：制附子温补肾阳；肉桂温壮下元；鹿角胶补肾填精；炒杜仲、菟丝子补肾固精；枸杞子、山茱萸滋补肾精；白术、茯苓健脾助运；泽泻、车前子利湿通淋。

夜尿增多者，加桑螵蛸、益智仁益肾缩尿；下焦湿热未清者，加萹蓄、瞿麦、蒲公英清热利湿；偏于脾虚者，加党参、黄芪健脾益气；下肢浮肿者，加半枝莲、桂枝、玉米须利水消肿。

【其他疗法】

1. 中药成药

（1）八正散颗粒 每袋2.2g。每服＜3岁半袋，1日2次；3～5岁半袋，1日3次；＞6岁1袋，1日3次。用于膀胱湿热证、里热炽盛证。

（2）热淋清颗粒 每袋4g。每服＜3岁半袋，1日2次；3～5岁半袋、＞6岁1袋，1日3次。用于膀胱湿热证。

（3）尿感宁颗粒 每袋5g。每服＜3岁半袋，1日2次；3～5岁半袋、＞6岁1袋，1日3次。用于膀胱湿热证。

2. 针灸疗法

（1）急性期 主穴：委中、下髎、阴陵泉、束骨。配穴：热重加曲池；尿血加血海、三阴交；少腹胀满加曲泉；寒热往来加外关。用泻法。腰痛取耳穴：肾、腰骶区。

（2）慢性期 主穴：委中、阴谷、复溜、照海、太溪。腰背酸痛加关元、肾俞；多汗补复溜、泻合谷；尿频尿痛加中极、阴陵泉。气阴两虚证，加照海、中脘；脾肾阳虚证，灸关元、肾俞。

【预防调护】

1. 预防

（1）增加营养，提高机体抵抗力。

（2）加强儿童卫生教育，注意卫生，不坐泥地，勤换内裤。

（3）婴儿要及时更换尿布，大小便后注意清洗臀部。

2. 调护

（1）急性期患儿须卧床休息。

（2）尽量多饮水。

（3）发热病人饮食宜清淡，忌食辛辣刺激食品。

【临证备要】

1. 婴幼儿热淋诊断要点 婴儿、小幼儿不能诉说小便时的痛苦，常表现为小便时烦躁、哭闹不安，若用尿片时，更难被家长发现。往往出现发热后，以发热首诊，常无咳嗽、流涕、呕吐、腹泻等证候，亦易误诊。故对于小于2岁的发热儿童，若无明确感染灶，需注意泌尿道感染可能，可予尿常规检查以协助诊断。

2. 反复热淋需辨病 部分儿童热淋反反复复，时轻时重，疗效欠佳，迁延日久，可影响儿童生长发育。需进行全面检查以进一步寻找病因，明确诊断。如小儿泌尿系统畸形、膀胱输尿管反流等病导致慢性泌尿系统感染，可行泌尿系彩超、泌尿系统造影以协助诊断。免疫缺陷所致者，可行免疫学检查以协助诊断。辨证与辨病结合，才能取得较好疗效，以免延误病情。

第五节 尿 频

尿频是由多种原因导致的以小便频数为特征的病证。西医学的白天尿频综合征、泌尿道感染、泌尿系结石、肿瘤等疾病均可出现尿频症状，儿科临床以白天尿频综合征（神经性尿频）和泌尿道感染为常见。泌尿道感染已在本章热淋篇论述。本节所讨论的主要指白天尿频综合征，可伴尿急，不伴有尿痛、遗尿、排尿困难、发热、浮肿等。婴儿时期因脏腑之气化功能尚不完善，小便次数较多，若无尿急及其他不适，尿常规检查正常，则不属病态。

尿频是儿科常见病，一年四季均可发生，多发于学龄前后儿童，年长儿发病率低。本病经过及时治疗，预后良好。《黄帝内经》中已有关于尿频的论述，如《素问·脉要精微论》云："水泉不止者，膀胱不藏也。"隋唐时期多将尿频归入淋证中论述，宋代《幼幼新书·诸血淋痔》已将"小儿淋证"和"小便数"分别论述。清·罗国纲《罗氏会约医镜·论小便不痛》说："小儿之多小便，由阳气尚微，不能约束，宜于温补……但凡论小便数者，切勿以热拟，热必赤涩而痛，纵有短少而艰涩者，是肾水将竭，及气虚不传送故也。"明确指出小儿小便数多为阳气虚而失于约束所致，宜用温补，不能作为热证治疗。

【病因病机】

尿频的病因主要有小儿先天禀赋不足，或后天养护失调，或病久失于调治，损伤正气，诸虚终及肾，肾阳不足，以致膀胱气化失常，约束无力而造成小便频数，难以自制。除肾与膀胱因虚而致功能失常之外，尿频的发生与脾的关系也很重要。《灵枢·口问》曰："中气不足，溲便为之变。"中气主要指脾之阳气。脾阳亏虚，则运化失职，精微清气上升无能，水津不能四布而过多下输膀胱，以致小便频数甚至失禁。水属阴，气为阳，气不制水由于阳不制阴产生。肾气、脾气不能约束膀胱水道，主要在于阳气不足不能收摄阴液。病位主要在肾、脾、膀胱，与心、肝也有一定关系。心主神明、肝主疏泄，患儿因心情紧张不能自主控制而尿频，也常因心阴不足，或心火内亢、或疏泄失职，情志失控而致小便失摄。

1. 脾肾阳虚　小儿先天不足，素体亏虚，病后失调，导致脾肾阳气不足。肾主封藏而司二便，肾阳虚则下元不固，气化不利，开阖失司；脾主运化而制水，脾阳虚则中气下陷，运化失常，水失制约。故肾虚、脾虚均可导致膀胱失约，而致小便频数，甚则滴沥不止。

2. 肺脾气虚　病后失调，肺脾气虚。肺气虚宣降失常气津不布，脾气虚运化无力升清无能，水谷清气不能上输于肺而布散全身，导致水津不布而下行，以致尿频发生。

3. 阴虚火旺　素体阴虚或热病之后阴液耗伤，肾阴不足，不能潜阳，虚火内生，下移膀胱，膀胱约束无力而致尿频。或肾阴不足，不能上济心火，心火下迫，移热膀胱，均可致尿频发生。

4. 肝郁脾虚　情志不舒，肝失疏泄，肝郁横逆犯脾，脾失健运，水液输布失常，膀胱失约，而致尿频。

尿频病机有虚、实两端，但总是以虚为主，单纯实证少见。病位主要在肾、脾、膀胱，肾气不足膀胱失约、肺脾气虚水津不布、肾阴不足心火过亢为虚证，肝郁脾虚者为虚实夹杂。

【临床诊断】

1. 临床表现　年龄一般在2～11岁，多见于学龄期儿童。醒时小便频数，点滴淋沥，甚则数分钟1次，入睡后消失。反复发作，每次尿量较少，总尿量正常。无尿痛和排尿哭闹史，不伴有遗尿、尿潴留、尿失禁、排尿困难、发热、腰痛、浮肿、血尿、多饮等。

2. 辅助检查　尿常规、血常规、肾功能检查正常。中段尿细菌培养阴性。泌尿系统彩超检查正常。

【病证鉴别】

1. 疾病鉴别

（1）热淋　多有外阴不洁、坐地嬉戏等湿热外侵，或湿热内蕴传于下焦病史。起病急，以小便频数，淋沥涩痛，或伴发热、腰痛等为特征。小婴儿往往尿频、尿急、尿痛的局部症状不突出而表现为高热等全身症状。尿常规示白细胞增多或见脓细胞、白细胞管型，中段尿细菌培养阳性。尿频虽然尿次频繁，但无尿痛、发热，尿常规等检查正常，可资鉴别。

（2）遗尿　患儿睡眠较深，不易唤醒，每夜或隔几日发生尿床，甚则每夜尿床数次，尿常规及尿细菌培养无异常发现；部分患儿腰骶部核磁共振或 X 线片显示隐性脊柱裂；泌尿系统 B 超或可见膀胱容量小。遗尿发于寐中、尿频发于寤时，二者区别明显。

2. 证候鉴别

（1）脾肾阳虚证与肺脾气虚证的鉴别　二者均可见面色少华、神疲乏力、纳少腹胀等脾虚表现。脾肾阳虚证尚有手足不温、便溏溲清的阳虚表现；肺脾气虚证有易于汗出、面白气短的气虚特征。

（2）虚证与实证的鉴别　除肺脾肾不足外，尿频阴虚火旺证以肾阴不足为特点，表现为手足心热、口干咽燥、舌红少苔、脉细数，夹有虚火。少数患儿表现为肝郁脾虚的特征，在肝为实、在脾为虚，是虚实夹杂证。但本病终以正气亏虚为主，这两种证候皆以虚象为重，实证证候为轻。

【辨证论治】

1. 辨证要点　本病辨证，关键在于辨虚实寒热。起病缓，病程长，小便频数，多属虚证。若伴神疲乏力，面白形寒，手足不温者，为脾肾阳虚所致；面色萎黄，多汗消瘦、倦怠乏力，食欲不振为肺脾气虚所致。若见低热、盗汗、五心烦热等症，则为阴虚内热之证。急躁易怒，症状常随情志变化而变化，伴神疲乏力，饮食不振，属肝郁脾虚证。

2. 治疗原则　本病治疗要分清虚实，虚证宜温补肺脾肾或滋阴清热，实证宜疏肝理气除烦。病程日久或反复发作者，多为本虚标实、虚实夹杂之候，治疗要标本兼顾，攻补兼施，但总以补益气阳为要。

3. 证治分类

（1）脾肾阳虚

证候　病程日久，小便频数，点滴而下，入睡自止，神倦乏力，面色㿠白，食欲不振，畏寒肢冷，手足不温，大便稀薄，舌质淡，或有齿痕，苔薄腻或薄白，脉细弱。

辨证　本证以病程较长，小便频数、纳呆便溏，畏寒肢冷为特点。多见于先天不足或后天调护失宜，或久病之后，临床多表现为病情反复，病程较长。偏脾阳虚者大便稀薄、面色㿠白；偏肾阳虚者畏寒肢冷、脉沉细弱。

治法　温阳化气，固涩下元。

方药　桑螵蛸散加减。常用药：桑螵蛸补肾固精，龙骨收敛固涩；人参大补元气，茯苓健脾宁心；龟甲、菟丝子补肾固脬；石菖蒲、远志开窍宁神。

畏寒肢冷者，加巴戟天、肉桂温补肾阳；食欲不振者，加炙鸡内金、焦六神曲健脾助运；腹胀便溏者加炒苍术、陈皮、炮姜温脾燥湿；病情反复者加芡实、金樱子补肾固涩。

（2）肺脾气虚

证候　小便频数，点滴而出，不能自控，入睡即止，神倦乏力，面色萎黄，容易汗出，形体消瘦，精神倦怠，食欲不振，大便稀薄，舌质淡，舌苔白，脉缓弱。

辨证　本证以小便频数，面色萎黄，易汗消瘦、倦怠乏力为特点。或伴有反复呼吸道感染，感染后尿频加重。其偏脾气虚者大便稀薄、形体消瘦；偏肺气虚者常自汗出、易罹外感。

治法　补益肺脾，固摄缩尿。

方药　补中益气汤合缩泉丸加减。常用药：黄芪补益肺脾，固表止汗；人参、白术、炙甘草益气健脾；陈皮理气行滞；柴胡、升麻升阳举陷；益智仁温肾固精缩尿；乌药温肾散寒理气；山药健脾补肾益气。

食欲不振者加炙鸡内金、炒麦芽、炒谷芽健脾助运；反复易感者重用黄芪加防风益气固表；多汗者加煅龙骨、煅牡蛎收敛止汗；大便溏薄者加芡实、莲子健脾止泻。

（3）阴虚内热

证候　病程日久，小便频数或短赤，低热，盗汗，颧红，五心烦热，唇咽干燥，舌质红，舌苔少，脉细数。

辨证　本证以小便频数、盗汗，五心烦热，舌质红，苔少为特点。多见于素体阴虚或热病之后阴液耗伤者。

治法　滋阴补肾，清热降火。

方药　知柏地黄丸加减。常用药：熟地黄滋阴补肾；山茱萸滋养肝肾；山药健脾补气；泽泻、茯苓降浊利湿；知母、黄柏、牡丹皮配伍滋阴清热降火。

五心烦热者，加淡竹叶、莲子心清心火；盗汗加煅龙骨、煅牡蛎敛阴止汗；睡眠不安者加柏子仁、麦冬滋阴安神。

（4）肝郁脾虚

证候　小便频数，尿急，量少，症状常因情志变化而变化，常反复发作，平素精神抑郁或急躁易怒，胸闷太息，小腹胀满，肠鸣矢气，大便溏结不调，或伴有神疲乏力，饮食不振，舌苔薄白，或有齿痕，脉细弦。

辨证　本证以小便频数，烦躁易怒，神疲乏力为特点。多见于所愿不遂，或管教不当，或思想压力较大所致。

治法　疏肝解郁，畅利小便。

方药　逍遥散加减。常用药：柴胡疏肝解郁，当归养血和血，白芍柔肝缓急，归、芍与柴胡同用，补肝体而助肝用，使血和则肝和，血充则肝柔。白术、茯苓、甘草健脾益气。

烦躁易怒者，加牡丹皮、栀子清肝降火；嗳气胁痛者，加紫苏梗、郁金疏肝理气；腹胀明显者加木香、槟榔理气消积；食欲欠佳者加焦六神曲、炒麦芽健脾助运；夜眠不安加茯神、酸枣仁宁心安神。

【其他疗法】

1. 中药成药

（1）缩泉胶囊　每粒 0.3g。每服＞5 岁 3 粒，1 日 3 次。用于脾肾阳虚证。

（2）知柏地黄丸　小蜜丸 30 粒重 6g。每服 3～6 岁 2g、＞6 岁 3g，1 日 2～3 次。用于阴虚内热证。

2. 针灸疗法　百会、关元、中极、三阴交。针刺，每日 1 次或隔日 1 次。用于脾肾阳虚证。

3. 耳穴贴压　主穴：肾、膀胱、皮质下、三焦等。配穴：精神紧张，心神不宁加神门、心穴；肺脾气虚加肺、脾穴。每日按压 3～5 次，每穴按压 1～2 分钟，每次贴压后保留 3～7 日（学龄前儿童 3～4 日，学龄期儿童 5～7 日），贴压 3 次为 1 疗程。

【预防调护】

1. 预防

（1）合理饮食，避免摄入过多高糖高盐食物。

（2）锻炼身体，增强体质。

2. 调护

（1）营造舒适宽松的生活环境，避免不良环境因素和精神因素的刺激，分散注意力，消除精神紧张。

（2）小便频数期间注意勤换尿湿的衣裤，保持清洁。

【临证备要】

1. 掌握病机辨证要领　正虚是尿频发生的关键，多表现为脾肾不足之象。四肢消瘦，食欲不佳，舌淡苔白为脾虚之象；发育迟缓，手足不温是肾虚下元不固之征。心主神明，患儿心情紧张不能自主而尿频，为心阴不足，心肾不交的表现。因肝气郁结，水道通调失职，膀胱失约，而致尿频者，多表现为急躁易怒，症状随情志变化。

2. 把握治疗护理特点

（1）注意效不更方　本病虽属慢性病，但只要用药对症则往往收效甚捷，但即使尿频症状很快好转，也要继续用药一段时间以期巩固，不可骤然停药，否则易于复发。此外，还可结合针灸、推拿等疗法综合治疗。

（2）注重心理疏导　指导并鼓励患儿参与憋尿训练活动，记录每天相邻 2 次排尿行为的时间间隔，若有进步，即结合患儿喜好在物质上做出适当奖励和语言上的称赞表扬，逐渐使排尿间隔延长到正常。看护人员不要数次提醒患儿排尿行为，也不在言语与行为上对其尿频现象进行指责与惩罚。

第六节　遗　尿

　　遗尿是指 5 岁以上的小儿睡中小便频繁自遗，醒后方觉的一种小儿肾系疾病。婴幼儿时期，由于发育未全，脏腑娇嫩，"肾常虚"，排尿的自控能力尚未完善，夜间尿床非为病态；3 岁以后若尿床频繁，则可按遗尿给以调治；年龄 5 岁以上的儿童，睡中经常遗尿，轻者数日一次，重者一夜数次，则应积极治疗。年长儿若因白天游戏玩耍过度，夜晚熟睡不醒，偶然发生尿床，亦可观察后再考虑是否需要药物治疗。本病的发生男孩多于女孩，部分有家族史。病程较长，易反复发作。遇寒冷、阴雨天及劳累常常症状加重。遗尿多自幼延续而来，但也有始于儿童时期的。有的持续数月后消失，而后又再出现；有的长期持续，直至性成熟时才消失；个别的成年人也有遗尿。本病若长期不愈，可使儿童产生自卑感，影响儿童生长发育和身心健康。

　　历代文献中称本病为遗溺、遗尿、尿床。"遗溺"病名最早见于《素问·宣明五气篇》："膀胱不利为癃，不约为遗溺。"《诸病源候论·小儿杂病诸候·遗尿候》云："遗尿者，此由膀胱有冷，不能约于水故也……肾主水，肾气下通于阴，小便者，水液之余也，膀胱为津液之腑，既冷气衰弱，不能约水，故遗尿也。"历代对于遗尿多从肺脾肾不足，尤其是肾与膀胱虚寒论治，但也有认为亦有属于热证者，如清·沈金鳌《幼科释迷·大小二便》说："遗尿有寒热异因。"

【病因病机】

遗尿的病因责之先天禀赋未充、后天发育迟滞；肺、脾、肾三脏功能失调；心肾不交、肝经湿热下注。其中尤以肾气不固、下元虚寒所致的遗尿最为多见。《灵枢·本输》云："三焦者，入络膀胱，约下焦，实则癃闭，虚则遗溺。"表明本病之病性多为虚证，病变脏腑主要在膀胱，与三焦气化功能失调有关。《黄帝内经》进一步阐述水道运行与肺脾肾脏和膀胱相关。《素问·经脉别论》云："饮入于胃，游溢精气，上输于脾，脾气散精，上归于肺，通调水道，下输膀胱，水精四布，五经并行。"《素问·逆调论》云："肾者水脏，主津液。"肾为水脏，主水，司二便，令膀胱开阖有度；肺主行水，为水之上源，肺气肃降，通调水道，下输膀胱；脾主运化水液，居中焦，为水液升降之枢纽。故遗尿作为水液代谢异常之疾病，乃由于肺、脾、肾三脏及膀胱的输布、排泄功能失调。本病的病机关键为三焦气化不利，不能约束膀胱。

1.下元虚寒 肾为先天之本，主水，司二便；膀胱主藏尿液，与肾相为表里。先天禀赋未充、后天发育迟滞，肾气不足，无以温养，导致下元虚寒，膀胱气化功能失调，闭藏失司，不能约束水道而遗尿。如《仁斋直指小儿附遗方论·大小便诸证》中云："小便者，津液之余也。肾主水，膀胱为津液之腑，肾与膀胱俱虚，而冷气乘之，故不能约制。其水出而不禁，谓之遗尿。睡里自出，谓之尿床。此皆肾与膀胱俱虚夹冷所致也。"

2.肺脾气虚 肺主敷布津液，通调水道，下输膀胱；脾主运化水湿，喜燥恶湿而能制水。若肺虚治节不行，气虚下陷，不能固摄；脾虚失于健运，不能运化水湿，水无所制，则决渎失司，膀胱不约，津液不藏，而成遗尿，即所谓"上虚不能制下"。清·尤怡在《金匮翼·小便不禁》中云："肺脾气虚，不能约束水道而病不禁。"

3.心肾失交 心主神明，内寄君火，肾主水液，内藏相火，水火既济则心有所主，肾有所藏。遗尿小儿多有睡眠较深、难以唤醒或醒后神志朦胧等现象，也有梦中小便遗出于床上者。其病机为心火独亢，或久病失调伤及肾阴，致水火不济，心肾失交，君火动越于上，相火应之于下，夜梦纷纭，膀胱失约，见梦中遗尿。

4.肝经湿热 肝主疏泄，调畅气机，通利三焦水道，肝之经脉循阴器抵少腹。若肝经湿热，下迫膀胱，三焦水道通利失司，膀胱约束不利而致遗尿。诚如《证治汇补·遗尿》所言："遗尿……又有夹热者，因膀胱火邪妄动，水不得宁，故不禁而频来。"李时珍在《本草纲目·百病主治药上·溲数遗尿》中亦云："肝遗热于膀胱则遗尿。"

此外，尚有自幼缺乏教育，没有养成良好的夜间主动起床排尿习惯，或3岁以后仍用"尿不湿"，任其自遗者。《景岳全书·遗溺》说："其有小儿从幼不加检束而纵肆常遗者，此惯而无惮，志意之病也，当责其神，非药所及。"近年来认为，心理因素如婴幼儿时期遭受强烈的精神刺激，生活中发生某些重大变化，紧张、焦虑等也会导致遗尿的发生。

【临床诊断】

1.病史 可有不良排尿习惯包括使用尿不湿过久史，或过度疲劳、精神紧张等病史，部分可有父母遗尿的家族史。

2.临床表现 小儿寐中小便自出，醒后方觉。5岁以上小儿每周至少有2次尿床，持续3个月以上，可诊断为遗尿。3～5岁的小儿每周尿床5次以上，也可按遗尿及早诊治。

3.辅助检查

（1）原发性遗尿 尿常规、尿细菌培养均无异常，泌尿系统彩超或可见膀胱容量小，腰骶部 X 线摄片可见隐性脊柱裂。

（2）继发性遗尿　可见于包茎、泌尿系统畸形、脊髓损伤、大脑发育不全、糖尿病、尿崩症、蛲虫病局部刺激、便秘等疾病，应作相应检查以协助诊断。

【病证鉴别】

1. 疾病鉴别

（1）热淋　热淋可有睡中尿出，但与遗尿不同的是，多数伴有尿频、尿急、排尿涩痛的临床症状，白天清醒时小便也急迫难耐而尿出，每次尿量不多，尿常规检查有白细胞，中段尿培养有细菌生长。

（2）尿失禁　尿失禁临床表现为尿液自遗，无论昼夜，不分寤寐，多有先天发育不全或脑髓损伤病史。而遗尿仅在寐中尿出，清醒时没有症状，是两病的鉴别要点。

（3）尿频　尿频是以小便次数明显增加，甚则一日数十次，而无尿急、尿痛症状。尿频主要表现为白天尿意频繁，入睡后消失，而遗尿是睡中尿出，这是两病的鉴别要点。

2. 证候鉴别　遗尿是肾系疾病，因虚致病者占绝大多数。本病证候多属先天不足，下元虚寒；或后天不足，肺脾气虚；还有部分水火不济，心肾失交，这三个证候均为虚证，其中以下元虚寒最为多见。另有极少数实证遗尿，为肝经湿热证。下元虚寒者可见夜间小便清长，量多次频，甚则一夜数次，病程长而迁延不愈；肺脾气虚者表现为日间尿频而量多，小便清长，大便溏薄，自汗易感；心肾失交者可见梦中小便自遗，白天多动少静，夜间寐不安宁；肝经湿热者则遗尿但每次尿量较少，色黄臊臭，性情急躁。

遗尿患儿随着年龄增长，多数肾气渐充，病情向愈，若延至青春期性发育成熟仍然迁延不愈的则较重，常属先天不足、下元虚寒证。

【辨证论治】

1. 辨证要点　本病以八纲辨证为纲，重在辨虚实寒热，病变均在膀胱失约，而与肾阳不足、脾气亏虚、肺失宣降相关。本病虚寒者多，实热者少。虚寒者病程长，体质弱，小便清长，量多次频，舌质淡，或舌体胖嫩，边有齿印，兼见面白神疲、肢冷自汗、纳少乏力、大便溏薄、反复感冒等症。实热者病程短，体质尚壮实，小便量少，尿黄味臊，舌质红，苔黄，兼见面红唇赤、烦躁夜惊、睡眠不宁等症。

2. 治疗原则　本病治疗，以温补下元、固涩膀胱为基本原则。肺脾气虚者治以健脾益气；水火失济者治以清心滋肾；肝经湿热者治以清利湿热。

3. 证治分类

（1）下元虚寒

证候　睡中经常遗尿，甚则一夜数次，醒后方觉，天气寒冷时加重，小便清长，神疲乏力，面色少华，形寒肢冷，腰膝酸软，舌质淡，苔白滑，脉沉无力。

辨证　本证多见于先天肾气不足，体质虚寒及有隐性脊柱裂的患儿。病程较长，迁延难愈。以睡中遗尿，尿量多，次数频繁，伴见形寒肢冷、腰膝酸软等虚寒诸症为特征。

治法　温补肾阳，培元固脬。

方药　菟丝子散加减。常用药：菟丝子、巴戟天、补骨脂、肉苁蓉、制附子温补肾阳以温下元；山茱萸、覆盆子、五味子、牡蛎、桑螵蛸益肾固涩以缩小便。

伴有寐深沉睡不易唤醒者，加炙麻黄以醒神；兼有郁热者，酌加栀子、黄柏兼清里热。

（2）肺脾气虚

证候　睡中经常遗尿，日间尿频而量多，小便清长，大便溏薄，面色少华或萎黄，神疲乏力，食欲不振，动则多汗，经常感冒，舌质淡，苔薄白，脉弱无力。

辨证　本证多见于反复外感、哮喘频发，或喂养不当，消瘦羸弱的患儿。以夜间遗尿，同时白天尿频量多，伴见神疲乏力、便溏、自汗、易感冒等虚弱诸证为特征。

治法　健脾补肺，固摄小便。

方药　补中益气汤合缩泉丸加减。常用药：党参、黄芪、白术、甘草补气；陈皮理气；当归养血；升麻、柴胡升提中气；益智仁、山药、乌药温脾固涩。

寐深难以唤醒者，加石菖蒲清心醒神；纳呆者加鸡内金、焦山楂、焦六神曲开胃消食；大便稀溏者，加炮姜温脾散寒；自汗量多者，加煅牡蛎敛汗固涩。

（3）心肾失交

证候　梦中遗尿，寐不安宁，烦躁叫扰，多梦易惊，多动少静，难以自制，或有五心烦热，形体较瘦，舌质红，舌苔少，脉沉细数。

辨证　本证多见于白天玩耍过度小儿。以梦中小便自遗，伴见多梦易惊、寐不安宁、五心烦热等心火偏亢、肾阴不足诸证为特征。

治法　清心滋肾，安神固脬。

方药　交泰丸合导赤散加减。常用药：生地黄、竹叶、灯心草、甘草清心降火；黄连、肉桂交通心肾，清火安神。使水火既济，阴平阳秘。

五心烦热者，加五味子、酸枣仁、牡丹皮、山茱萸养阴安神；烦躁叫扰者，加龙骨、牡蛎、白芍、龟甲潜阳摄阴。

（4）肝经湿热

证候　睡中遗尿，小便量少色黄，尿味臊臭，性情急躁，夜卧不安或寐中龂齿，甚则目睛红赤，舌质红，舌苔黄，脉数有力。

辨证　本证多见于脾气暴躁儿童。以睡中遗尿，小便量少，色黄臊臭，兼见夜寐龂齿、性情急躁，甚则目睛红赤为特征。

治法　清利湿热，泻肝止遗。

方药　龙胆泻肝汤加减。常用药：龙胆、黄芩、栀子、柴胡、生地黄泻肝清热；车前子、泽泻、通草清热利湿；甘草调和诸药。

性情急躁，大便干结者，加决明子、柏子仁、瓜蒌子润燥安神；夜卧不宁，龂齿梦呓者，加胆南星、黄连、茯神化痰清心；舌苔黄腻者，加竹茹、薏苡仁、黛蛤散清化痰热。

【其他疗法】

1. 中药成药

（1）小儿遗尿宁颗粒　每袋 5g。每服 5～7 岁 5g，1 日 2 次；8～14 岁 5g，1 日 3 次。用于下元虚寒证。

（2）缩泉丸　每瓶 54g。每服 3～6 岁 2g、>6 岁 3g，1 日 3 次。用于下元虚寒证。

（3）补中益气口服液　每支 10mL。每服 <6 岁 5mL、>6 岁 10mL，1 日 2～3 次。用于肺脾气虚证。

2. 针灸疗法

（1）体针　主穴：关元、肾俞、膀胱俞、足三里、夜尿点。配穴：三阴交、三焦俞、阳陵泉、委中。下元虚寒，加命门、太溪；肺脾气虚，加肺俞、脾俞；心肾不交，加内关；肝经湿热，加中极、行间；睡眠较深，加神门、心俞。每次留针 15 ~ 20 分钟，每日或隔日 1 次，7日为 1 疗程。用于下元虚寒证、肺脾气虚证、肝经湿热证。

（2）耳穴　取遗尿点、皮质下、肾、肺、脾。用胶布将王不留行籽固定于所选穴位，每次按压 5 ~ 10 分钟，1 日 2 次。双耳轮换。

3. 激光照射　取穴关元、气海、足三里、三阴交。以氦氖激光照射，每穴照射 5 ~ 10 分钟，隔日 1 次，6 ~ 10 次为 1 疗程，连用 2 ~ 3 个疗程。用于下元虚寒证和肺脾气虚证。

4. 敷贴疗法　取丁香 1 份、肉桂 2 份、益智仁 4 份、覆盆子 4 份，共研细末，过 200 目筛后装瓶备用。每次取 3g 药粉，用黄酒调制成药饼，药饼直径为 2cm，厚 0.5cm，敷于脐部，每晚 1 次，次晨除去。

5. 行为疗法　进行膀胱功能训练，白天鼓励患儿多饮水，尽量延长两次排尿之间的时间间隔，并鼓励患儿在排尿过程中，中断 1 ~ 10 秒钟后再把尿液排尽，以训练膀胱括约肌功能，达到自主控制排尿的目的。也可采用夜间叫醒法，在掌握患儿夜间排尿规律基础上，定时唤醒孩子排尿，鼓励患儿醒后自主排尿，以站起后主动排尿为目的。

【预防调护】

1. 预防

（1）勿使患儿白天玩耍过度，避免过度疲劳及精神紧张。

（2）晚餐不进稀饭、汤水；睡前 2 小时起禁止饮水、牛奶、饮料、汤药等液体类食物，不食用利尿食品。

（3）临睡前将小便排净。

（4）保持大便通畅，预防反复外感，积极治疗咳嗽。

2. 调护

（1）夜间尿湿后要及时更换裤褥，保持干燥及外阴部清洁。

（2）夜间定时唤醒孩子排尿时，要确保小儿完全清醒。

（3）坚持排尿训练，仍然使用尿不湿者必须解除。

（4）不体罚，不责骂，消除紧张心理，建立信心，积极配合治疗。

【临证备要】

1. 虚实寒热皆有，肾虚为主　小儿之体，稚阴稚阳，脏腑娇嫩，形气未充，心肝有余，肺脾肾三脏不足，故从春秋战国之时医家便提出遗尿病因病机以虚为主，指出先天肾气不足，三焦气机不利，膀胱虚寒失约发为遗尿；后天不足，肺脾气虚，水运失司亦可发病。汉唐宋金元时期，医家对遗尿的观点基本不变，依然是因虚致病，突出肾虚在发病过程中的作用。明清医家则认识到除了膀胱、三焦、肺、脾、肾外，心、肝二脏对遗尿的影响不可忽视，指出除了先天不足和后天失养造成的虚寒致病外，心火亢盛、肝经有热也可见此病。近现代医界则在前人认识基础上，结合当代发病特点，认为遗尿病因病机主要为先天不足、后天失养、饮食不节、情志失调，致使三焦气化不利、膀胱失于约束而成，虚实寒热皆有，但以肾虚为主。

2. 需要综合治疗，疗程宜长　遗尿多迁延反复，治疗疗程至少需要 3 ~ 6 个月。除辨证处方之汤药外，可结合多种其他疗法，如针灸疗法、行为疗法、外治疗法、使用遗尿报警器，或联合西药垂体后叶加压素等。对长期患病的年长儿，造成有心理影响的，要进行心理疏导。

3. 重视日常调护，综合治理　遗尿的病情可受外界多种因素影响。饮食不当、作息紊乱时病情难以控制；咳嗽、便秘时病情加重；天寒多雨时遗尿频发；情绪紧张焦虑时遗尿反复；过于疲劳时亦可诱发；游泳、溜冰阶段则病情迁延不愈；长期夜间使用尿不湿者必然影响自主排尿功能形成。故而，临床治疗需要慎起居、调情志、节饮食、正确选择运动方式。

第七节　五迟、五软

五迟、五软是小儿生长发育障碍的病证。五迟指立迟、行迟、语迟、发迟、齿迟，五软指头项软、口软、手软、足软、肌肉软，二者均为小儿虚弱病证。五迟、五软既可单独出现，也可同时存在。本病由于先天禀赋不足、后天调护失宜引起，亦有产伤或外伤所致者。若症状较轻，或由后天调护失当引起，治疗及时，常可康复；若证候复杂，病程较长，属先天禀赋不足引起者，往往成为痼疾，预后欠佳。五迟、五软包括西医学之脑发育不良、脑性瘫痪、智能低下、脑炎后遗症等多种病证，也有因养育教养不当、营养不良等所致者。

《诸病源候论·小儿杂病诸候》已有关于小儿五迟五软的记载，如"齿不生候""数岁不能行候""头发不生候""四五岁不能语候"。钱乙在《小儿药证直诀·杂病证》中描述本病为"长大不行，行则脚细；齿久不生，生则不固""发久不生，生则不黑"。《张氏医通·婴儿门》分析本病病因病机为"皆胎弱也，良由父母精血不足，肾气虚弱，不能荣养而然。"在治疗和预后方面，曾世荣在《活幼心书·五软》中提出"治法用调元散补肾，地黄丸渐次调养，日久乃安。若投药不效，亦为废人。"

【病因病机】

五迟、五软的病因多为先天禀赋不足，也有因后天调养失宜所致。本病病机，可概括为正虚和邪实两个方面。正虚是肝肾心脾不足，气血虚弱，精髓不充；邪实为痰瘀阻滞心经脑络，心脑神明失主所致。

1. 先天因素　父母精血虚损、禀赋有异，或孕期调摄失宜，精神、起居、饮食、用药不慎等致病因素损伤胎元之气，或年高得子，或堕胎不成而成胎，或早产儿先天精气未充，髓脑未满，脏气虚弱，筋骨肌肉失养而成。

2. 后天因素　分娩时难产、产伤，颅内出血；或胎盘早剥、脐带绕颈，生后护理不当，发生窒息、中毒；或温热病后，因高热、惊厥、昏迷造成脑髓受损；或喂养失调，脾胃亏损，气血虚弱，精髓不充，致生长发育障碍。

肾主骨，肝主筋，脾主四肢肌肉，人能站立行走，需要筋骨肌肉协调运动。若肝肾脾不足，则筋骨肌肉失养，可现立迟、行迟；头项软而无力，不能抬举；手软无力而下垂，不能握举；足软无力，难于行走。齿为骨之余，若肾精不足，可见牙齿迟出；发为血之余、肾之苗，若肾气不充，血虚失养，可见发迟或发稀而枯。心主血脉，开窍于舌，言为心声，脑为髓海，语言为智慧的一种表现，若心气不足，肾精不充，脑髓不足，则语言迟缓。脾开窍于口，又主肌肉，若脾气不足，则可见口软乏力，咀嚼困难，肌肉软弱，松弛无力。若因产伤、外伤因素损伤脑髓，瘀阻脑络，或热病后痰火上扰，痰瘀阻滞，蒙蔽清窍，使窍道不通，心脑神明失主，肢体活动失灵。若痰浊瘀血阻滞心经脑络，也可使元神无主，心窍昏塞，神明失聪，表现为智力低下，语言发育迟缓。

【临床诊断】

1. 病史 胎禀不足、孕期调护失宜、药物损害、产伤、窒息、早产，以及喂养不当史，或有家族史，父母为近亲结婚者。

2. 临床表现

（1）小儿2～3岁还不能站立、行走，为立迟、行迟；初生无发或少发，随年龄增长，仍稀疏难长为发迟；12个月时尚未出牙以及牙齿萌出过慢为齿迟；1～2岁还不会说话为语迟。

（2）小儿半岁前后颈项仍软弱下垂为头项软；吸吮、咀嚼无力，时流清涎为口软；手臂不能抓握上举为手软；2岁以后尚不能站立、行走为足软；肌肉松弛无力为肌肉软。

（3）五迟、五软不一定悉具，但见一二症者即可作出相应诊断。临床还应根据小儿生长发育规律，早期发现五迟五软的变化，不应等待生长发育迟缓症状显著后才作确诊和治疗。

3. 辅助检查 可作智商测试检测智能水平。染色体、头颅CT、肌电图及相关理化检查以协助诊断原发病。

【病证鉴别】

1. 疾病鉴别

（1）佝偻病 见于3岁以下婴幼儿，多有少晒太阳、维生素D摄入不足史，虽可见五迟五软表现，但程度轻，伴多汗、易惊等表现，并有明显的骨骼改变，一般运动功能尚无明显改变，无智力低下，预后好。

（2）解颅（脑积水） 亦可有五迟五软见症，多伴有智力低下。以颅骨骨缝裂开、头颅增大、叩之呈破壶音、目珠下垂呈落日状为特征。

2. 证候鉴别 五迟、五软多属于虚证，临证主要从症状体征判断所属脏腑以及结合病史、病程进行鉴别。肝肾不足患儿可见其坐、立、行走、牙齿发育明显迟于同龄小儿，颈项、肌肉萎软或肢体瘫痪，手足震颤，步态不稳，智力低下；心脾两虚患儿可见智力低下，面黄肌瘦，语言迟钝，四肢萎软，肌肉松弛，多卧少动，步态不稳，食欲不佳，口角流涎，咀嚼无力，头发稀疏枯槁等；若有产伤、外伤病史，病程较长，可致痰瘀阻滞心经脑络，患儿失聪失语，意识不清，反应迟钝，动作不自主，或口中流涎，喉中痰鸣，或者关节僵硬，肌肉软弱，或见癫痫发作，或见舌体瘀点瘀斑等。

【辨证论治】

1. 辨证要点

（1）辨脏腑 立迟、行迟、齿迟、头项软、手软、足软，主要在肝肾脾不足；语迟、发迟、肌肉软、口软，主要在心脾不足。脑性瘫痪、智力低下者，常在虚证基础上兼有痰浊瘀血阻滞心经脑络。

（2）辨病因 能明确是先天因素的脑病（包括遗传变性）及染色体病，可归属于先天不足，病多在肝肾脑髓；代谢营养因素所致者病多在脾；不良环境，社会心理损伤，伴发精神病者，病多在心肝；感染、中毒、损伤、物理因素所致者，多属痰浊瘀血为患。

（3）辨轻重 五迟、五软仅见一二症者，病情较轻；五迟、五软并见，病情较重；脑性瘫瘫伴重度智力低下或癫痫者病重。

2. 治疗原则　五迟、五软多属于虚证，以补为其治疗大法。如脑发育不良多属肝肾两虚，宜补养肝肾，益精填髓。脑性瘫痪、智力低下者多属心脾两虚，宜健脾养心、益智开窍。若因难产、外伤、中毒，或温热病后等因素致痰瘀阻滞者，治宜涤痰化瘀，通络开窍。本病要力争早期发现，及时治疗。并可配合针灸、推拿等多种疗法，教育及功能训练等综合措施，以提高疗效。

3. 证治分类

（1）肝肾亏虚

证候　筋骨萎软，发育迟缓，坐起、站立、行走、生齿等明显迟于正常同龄儿，头项萎软，天柱骨倒，头颅方大，目无神采，反应迟钝，囟门宽大，夜卧不安，舌质淡，舌苔少，脉沉细无力，指纹淡。

辨证　本证多见于脑发育不全、脑白质营养不良等脑病及出生后脑损伤等症。以肌肉萎弱，运动功能发育迟缓，牙齿不能按期生长，头型方大，囟门宽大，反应迟钝，脉沉细无力为特征。严重者可见肢体瘫痪。

治法　补肾填髓，养肝强筋。

方药　加味六味地黄丸加减。常用药：熟地黄、山茱萸滋养肝肾；鹿茸温肾补精；五加皮强筋健骨；山药健脾益气；茯苓、泽泻健脾渗湿；牡丹皮凉血活血。

齿迟者加鹿茸、何首乌、龙骨、牡蛎补肾壮骨；立迟、行迟者加牛膝、杜仲、桑寄生补肾强筋；头项软者加锁阳、枸杞子、菟丝子、鹿角胶补肾填髓；易惊、夜卧不安者加酸枣仁、远志安神定志；智力低下，反应迟钝者加益智仁、巴戟天补肾益智。

（2）心脾两虚

证候　语言发育迟缓，精神呆滞，智力低下，头发生长迟缓，发稀萎黄，四肢萎软，肌肉松弛，口角流涎，吮吸咀嚼无力，或见弄舌，食欲欠佳，大便秘结或溏泻，舌质淡胖，舌苔少，脉细缓，指纹淡。

辨证　本证多为久病体弱、甲状腺功能低下等代谢性疾病及脑炎后遗症，以语言迟钝，精神呆滞，智力低下，头发稀疏，口角流涎，纳食欠佳，舌淡胖，脉细缓为特征。

治法　健脾养心，补益气血。

方药　调元散加减。常用药：人参、黄芪、山药、白术、茯苓、甘草益气健脾；当归、熟地黄、白芍、川芎补血养心；石菖蒲开窍益智。

语迟失聪者加远志、郁金益智开窍；四肢萎软者加桂枝、牛膝、续断温经通阳；流涎者加益智仁温脾摄涎。

（3）痰瘀阻滞

证候　失聪失语，反应迟钝，意识不清，动作不由自主，或吞咽困难，口流痰涎，喉间痰鸣，或关节强硬，肌肉软弱，或有癫痫发作，舌体有瘀斑瘀点，舌苔腻，脉沉涩或滑，指纹紫滞。

辨证　本证多见于颅脑产伤及外伤者，脑炎后遗症，或者先天性脑发育不良者。以病程较长，失语失聪，反应迟钝，动作不自主，喉中痰鸣，或者关节僵硬，舌上瘀点瘀斑，脉沉涩为特点。

治法　涤痰开窍，活血通络。

方药　通窍活血汤合二陈汤加减。常用药：半夏、陈皮、茯苓、远志、石菖蒲涤痰开窍；桃仁、红花、郁金、丹参、川芎、赤芍、麝香活血通络。

心肝火旺有惊叫、抽搐者，加黄连、淡竹叶、羚羊角清心安神；躁动者加龟甲、天麻、牡蛎滋阴安神定志；大便干结者加大黄泻下通便；关节酸痛、屈伸不利者加伸筋草、地龙舒筋活络；并发癫痫者，参考瘀血痫治疗。

【其他疗法】

1. 中药成药

（1）六味地黄口服液　每支 10mL。每服 < 6 岁 5mL、> 6 岁 10mL，1 日 2 次。用于肝肾亏虚证。

（2）归脾丸　每瓶 200 丸。每服 1 ～ 3 岁 3 ～ 4 丸（捣碎化开）、4 ～ 7 岁 6 ～ 7 丸、> 7 岁 8 ～ 10 丸，1 日 3 次。用于心脾两虚证。

（3）小儿智力糖浆　每支 10mL。每服 < 1 岁 2mL、1 ～ 3 岁 3 ～ 5mL、3$^+$ ～ 5 岁 6 ～ 8mL、> 5 岁 10mL，1 日 3 次。用于心脾两虚证。

2. 针灸疗法

（1）体针疗法　上肢瘫取肩髃、手三里、合谷；下肢瘫取环跳、髀关、阳陵泉、悬钟、解溪；颈项软瘫取天柱、大椎、列缺；腰部软瘫取肾俞、命门、腰阳关；二便失禁取上髎、次髎、中极、关元穴。

（2）靳三针针法　主穴：智三针、四神针、脑三针、颞三针。配穴：舌三针、语言区、手智针、足智针、痫三针。

操作：头部穴平刺 0.5 ～ 0.8 寸，智三针向后平刺，四神针向百会方向平刺，脑三针、颞三针沿皮向下刺，舌三针向舌根方向斜刺，其余各穴常规针刺，采用平补平泻手法。每 10 ～ 20 分钟捻转 1 次，治疗配合者，留针 1 小时，治疗体位不易固定、年龄较小的患儿，仅头部留针。适用于心脾两虚证。

【预防调护】

1. 预防

（1）大力宣传优生优育知识，避免近亲结婚。婚前、孕期进行健康检查，以减少先天性遗传性疾病的发生。

（2）怀孕后孕母保持心情舒畅，营养丰富，多晒太阳，慎用对胎儿有害的药物，避免损伤胎元之气。

（3）婴儿出生后应加强调护，提倡母乳喂养，及时添加辅食，保证营养均衡。并适当进行体格锻炼，注意防治各种急、慢性疾病。

2. 调护

（1）饮食调理，以富有营养和易消化的食物为主，注意营养搭配合理。

（2）注意患儿日常生活及安全护理，尤其是立迟、行迟者。

（3）配合治疗，加强功能锻炼和日常训练。

【临证备要】

1. 辨别脏腑虚实，分证论治　本病病因有先天禀赋不足，亦有产伤及后天调养失调者。肾

NOTE

主骨、肝主筋、脾主肌肉，根据临床症状判断所属脏腑病变轻重，分别以补肾壮骨、补肝强筋、补脾养肉为重。同时，本病兼痰瘀阻滞心经脑络、四肢经络，虚实夹杂证者亦属常见，当补益扶正与化痰活血通络合用。

2. 采用综合措施，坚持治疗　本病应及时发现，尽早治疗，治疗疗程需长，一般以 3 个月为 1 疗程，重复治疗 1 ～ 2 年。可将有效方剂制成丸剂、散剂、膏剂，长期服用。同时应配合针灸、推拿、教育以及功能训练等综合措施，并教会家长给患儿做功能锻炼、智力教育、推拿按摩萎软肢体等配合治疗。本病属于顽疾，需综合治疗、加强调护，假以时日，方可能获得改善。

第八节　性早熟

性早熟是指女孩 8 岁以前、男孩 9 岁以前出现第二性征的内分泌疾病。随着社会经济的进步、环境的改变，本病发病率有逐步增高的趋势，目前已经成为小儿临床最常见的内分泌疾病之一。本病好发于女孩，女孩发病率为男孩的 4 ～ 5 倍。城市发病率高于农村。经济发达地区的发病率高于欠发达地区。春夏季节发病明显多于秋冬季节。不同国家、种族的发病率差异很大。部分患者有家族史。临床上性早熟分为真性（中枢性）、假性（外周性）及部分性（不完全性）三种类型，以真性性早熟危害性最大。真性性早熟中无特殊原因可查明者，称为特发性真性性早熟，80%～ 90% 的女性患儿为特发性真性性早熟，而男性患儿多数为器质性病变引起，故男性真性性早熟患儿应特别注意探查原发疾患。真性性早熟的干预越早疗效越好，若失治则会影响终身高。中医药对性早熟早中期的治疗疗效确切，对已有月经来潮的患儿则往往需要联合西药治疗。

古代文献中无此病病名，乃 20 世纪下半叶方出现的儿科新病种。但中医古籍中有性早熟案例的零星记载。明·李时珍《本草纲目·妇人月水》云："女子二七天癸至，七七天癸绝，其常也。有女十二、十三而产子，如《褚记室》所载平江苏达卿女十二受孕者。"根据临床表现，宋·窦汉卿《疮疡经验全书》中"乳疬"的描述应该包括性早熟儿童乳房发育异常在内。月经早潮则属于"月经先期"的范畴。

【病因病机】
古代文献中对儿童正常生长、发育、性成熟的描述及机理分析有较深刻的认识。早在《素问·上古天真论》中就明确指出："女子七岁，肾气盛，齿更发长。二七而天癸至，任脉通，太冲脉盛，月事以时下，故有子……丈夫八岁，肾气实，发长齿更。二八，肾气盛，天癸至，精气溢泻，阴阳和，故能有子。"肾为先天之本，与生长发育生殖密切相关。经络学说认为乳头、阴部皆为足厥阴肝经所络。脾为后天之本，气血生化之源，脾虚痰湿壅滞，气机不畅，气滞血瘀，冲任失调。足阳明胃经行贯乳中；足太阴脾经络胃上膈，布于胸中；乳头属肝，乳房属脾胃。因此，性早熟与肾、肝、脾胃密切相关。

本病的病因有先天因素，也有后天因素。先天因素包括先天禀赋及父母遗传。《沈氏女科辑要笺正·经水》言："二七经行，七七经止，言其常也，然禀赋不齐，行止皆无一定之候。"儿童稚阴稚阳之体加之先天禀赋不足，阴阳更容易失去相对的平衡，使月经来潮的时间提前。后天因素多由疾病、营养过剩、过食某些滋补品、误服某些药物、夜间光照时间过长、过早接触"儿童不宜"的影视作品等引起。其病变脏腑主要在肾、肝、脾三脏。病机关键在于体内脏腑阴阳平衡失调，肾阴不足、相火妄动；肝气郁结、郁而化火；脾虚湿滞、冲任失调，从而导致天癸早至。

1. 阴虚火旺 肾藏精，主生长发育与生殖，为先天之本。小儿肾常虚，在致病因素作用下，易出现肾之阴阳失衡，常为肾阴不足，不能制阳，虚火内扰，相火偏亢，引动天癸早至。虚火上炎，则烦躁易怒，面红潮热；阴虚内热，则手足心热，口干舌燥；虚热扰动心神，则夜寐不安；虚火伤及冲任，则月经早潮。

2. 肝郁化火 肝藏血，主疏泄，主司调节气机。小儿肝常有余，若因疾病或情志失调，导致肝气郁结，日久化火，肝火亢盛，引动相火，血海浮动，加之火热内扰，灼伤冲任，导致天癸早至。肝郁气滞，阻遏于胸，不通则痛，则乳房疼痛，胸闷胁胀；肝郁化火，则烦躁易怒，口苦咽干；肝经湿热熏蒸于上，则脸部出现痤疮；肝经湿热流注于下，则带下增多、臭秽色黄。

3. 痰湿壅滞 脾统血，主运化水谷精微及水湿。《脾胃论·脾胃盛衰论》曰："百病皆由脾胃衰而生。"小儿脾常不足，若饮食不节，长期偏好膏粱厚味，损伤脾胃，致脾失健运，谷反为滞，水反为湿，内湿不运，聚而成痰，痰湿阻络，气血运行不畅，伤及冲任，冲任失调，引动天癸早至，乳房发育，月经早潮。营养过剩，膏脂壅积，则形体肥胖；痰湿壅阻，气机不畅，则胸闷喜叹息；痰湿流注下焦，伤及任、带，则带下清稀量多；痰湿郁久化热，则口苦黏腻，大便秘结、带下黄浊。

【临床诊断】

1. 病史 部分患儿有误服含激素药品或服用某些滋补品史、过早接触"儿童不宜"影视作品的个人史，或有父母性早熟的家族史。

2. 临床表现 女孩在8岁之前、男孩在9岁之前出现第二性征发育征象。女孩多数先有乳房增大，随后阴唇发育，色素沉着，继之阴道分泌物增多，出现阴毛、腋毛，其后出现月经来潮。男孩先出现睾丸增大，继之阴茎增粗，可有阴茎勃起，阴囊皮肤皱褶增加、着色，出现阴毛、腋毛、痤疮以及胡须、喉结，变声，甚至有夜间遗精。

3. 辅助检查 中枢性性早熟：①血清促性腺激素水平基础值升高，达到青春期水平，如血清黄体生成素（LH）基础值 > 5.0IU/L。GnRH激发试验：LH峰值/尿促卵泡素（FSH）峰值 > 0.6。②性腺增大；女孩卵巢容积 > 1mL，并见多个直径 > 4mm的卵泡；男孩睾丸容积 > 4mL。③线性增长加速。④骨龄大于实际年龄1岁以上。⑤血清性激素水平升高达到青春期水平。⑥中枢神经系统器质性病变时，头颅核磁共振成像（MRI）可见有异常改变。

【病证鉴别】

1. 疾病鉴别

（1）真性性早熟与假性性早熟的鉴别 真性性早熟是由下丘脑-垂体-性腺轴提前发动，功能亢进所致，可导致生殖能力提前出现。假性性早熟是由于内源性或外源性性激素的作用，导致第二性征提前出现，患儿并不具备生殖能力。真性性早熟的LH基础值升高，GnRH激发试验显示LH峰值/FSH峰值 > 0.6；假性性早熟则不升高。

（2）特发性性早熟与器质性性早熟的鉴别 特发性者，一般查无原因。器质性者，先天性甲状腺机能减低症者骨龄显著落后，甲状腺素低下；性腺肿瘤者性激素增加极甚；先天性肾上腺皮质增生者见有皮肤色素沉着，肾上腺肥大；颅内肿瘤者头颅 MRI 可见占位性病变。

（3）部分性性早熟与真性性早熟的鉴别　部分性性早熟包括单纯乳房发育、单纯阴毛早现、单纯月经早潮三种类型，表现为孤立的一个性征提前出现，不伴有其他表现。真性性早熟则有一组先后出现的青春期征象，同时伴有性腺增大，出现身高的突然增长，骨龄超前。有些部分性性早熟会转化为真性性早熟。

2. 证候鉴别　本病在不同地区有不同的常见证候。中国北方地区肝郁化火证偏多，火热之象较盛，主要表现为急躁易怒，乳房硬结疼痛，胸胁胀满，或有面部痤疮增多，或有带下臭秽色黄，舌红苔薄黄。江浙及南方沿海地区以阴虚火旺证和痰湿壅滞证偏多，阴虚火旺证主要表现为形体偏瘦，心烦易怒，面红潮热，手足心热，夜寐不安，舌红少苔；痰湿壅滞证主要表现为形体肥胖，饮食自倍，嗜食肥甘，胸闷喜叹息，或见带下清稀量多，或见痰湿郁久化热而显的口苦黏腻、带下黄浊、大便秘结之症，舌苔多厚腻。

【辨证论治】

1. 辨证要点　性早熟的基本特征为第二性征提前出现。本病以脏腑辨证为纲，先辨脏腑，后辨虚实。病在肾者，属虚证，为肾阴亏虚，症见潮热盗汗，五心烦热，舌红少苔，脉细数。病在肝者，属实证，为肝郁化火，症见急躁易怒，胸胁胀闷，乳房硬结疼痛，舌红苔黄，脉弦细数。病在脾者，属虚实夹杂，为痰湿壅滞、冲任失调，症见躯脂满盈，胸闷叹息，大便秘结或不调，带下清稀，口中黏腻，舌苔腻，脉濡数。

2. 治疗原则　本病治疗旨在调整脏腑阴阳，使冲任有节、气血调和，恢复患儿正常年龄应有的发育状态。根据病变涉及脏腑，结合虚实状况，采用不同的治法。虚者补之，实者泻之，虚实夹杂者攻补兼施。阴虚火旺者治以滋阴降火，肝郁化火者施以疏肝泄火，痰湿壅滞者则当健脾化痰。性早熟的治疗需要长期用药，特别是特发性真性性早熟，一般需要维持到正常青春期开始的年龄方可停药。整个治疗过程中注意顾护胃气，不可过用苦寒之品。对于月经早潮、预测身高不理想的患儿可联合西药治疗。

3. 证治分类

（1）阴虚火旺

证候　女孩乳房早发育，白带早现，或阴毛早现，或月经早潮；男孩睾丸阴茎提前增大，或阴毛早现，或遗精早现。形体多消瘦，面红潮热，盗汗，五心烦热，口渴喜饮，夜寐不安，舌质红，苔少或花剥，脉细数。

辨证　本证患儿多形体消瘦。临床除第二性征提前出现外，面红潮热，盗汗，五心烦热，舌红少苔或花剥，脉细数等阴虚火旺证候为辨证要点。

治法　滋补肾阴，清泻相火。

方药　知柏地黄丸加减。常用药：知母、生地黄、玄参滋补肾阴；黄柏、牡丹皮清热泻火；泽泻、茯苓、山药健脾以滋肾；鳖甲滋阴软坚。

五心烦热者加竹叶、莲子心清心除烦；潮热盗汗者加地骨皮、白薇养阴清热；阴道出血者加茜草、仙鹤草凉血止血。

（2）肝郁化火

证候　女孩乳房及内外生殖器提前发育，白带早现，或阴毛早现，或月经早潮；男孩阴茎及睾丸提前增大，或阴毛早现，或遗精早现。伴乳房硬结疼痛，胸胁胀闷，急躁易怒，面部痤疮，舌质红，舌苔黄，脉弦数。

辨证 本证临床除第二性征提前出现外，急躁易怒，乳房胀痛，胸胁胀闷，舌红苔黄，脉弦数为辨证要点。

治法 疏肝解郁，清热泻火。

方药 丹栀逍遥散加减。常用药：柴胡、枳壳疏肝解郁；牡丹皮、栀子清血中之伏火；龙胆、夏枯草清肝经之实火；生地黄、当归、白芍养阴和血，以制肝火，祛邪而不伤正；甘草调和诸药。

乳房胀痛者加香附、郁金、瓜蒌皮疏肝理气；带下色黄而臭秽者，加椿根皮、黄柏清热燥湿；面部痤疮量多，加桑白皮、黄芩清泻肺热。方中龙胆应从小剂量开始，逐渐加量，以免过量而克伐胃气。

（3）痰湿壅滞

证候 女孩乳房发育及内外生殖器提前发育，或阴毛早现，或月经早潮；男孩阴茎及睾丸提前增大，或阴毛早现，或遗精早现。伴躯脂满盈，身体困重，胸闷喜叹息，口中黏腻，大便不调，女孩带下清稀量多，舌苔腻，脉濡数。

辨证 本证患儿多形体肥胖，喜食厚味滋腻之品。临床除第二性征提前出现外，躯脂满盈，胸闷喜叹息，口中黏腻，舌苔腻，脉濡数为辨证要点。本证日久，郁而化热，可成痰热互结证，湿重于热者，大便稀溏，喜静懒言，带下清稀色白，舌淡苔白腻；热重于湿者，大便秘结，带下色黄秽浊，口苦，面部痤疮，舌质红，苔黄腻。

治法 健脾燥湿，化痰散结。

方药 二陈汤加减。常用药：半夏燥湿化痰；茯苓、白术、陈皮理气健脾；海藻、昆布、山慈菇软坚散结；麦芽、山楂理气消结。

带下清稀量多者，加芡实、苍术、椿根皮燥湿止带；大便稀溏者，加炒山药、炒扁豆健脾渗湿；大便秘结者，加枳实、槟榔行气导滞。形体肥胖者，加荷叶、丹参、瓜蒌皮利湿消脂。方中山慈菇有小毒，应小剂量使用，中病即止。

【其他疗法】

1. 中药成药

（1）知柏地黄丸 小蜜丸30粒重6g。每服3～6岁2g、>6岁3g，1日2～3次。用于阴虚火旺证。

（2）大补阴丸 水蜜丸每200粒60g。每服<3岁2g、3～6岁4g、>6岁6g，1日2次。用于阴虚火旺证。

（3）丹栀逍遥丸 每袋6g。每服<3岁2g、3～6岁4g、>6岁6g，1日2次。用于肝郁化火证。

2. 针灸疗法

（1）耳穴贴压法 取交感、内分泌、肾、肝、神门、脾。先将耳郭用75%酒精消毒，以探棒找到阳性反应点，然后将带有王不留行籽或磁珠的胶布贴于阳性反应点处，手指按压，使耳郭有发热胀感。每日按压3～5次，每次5分钟，1周换贴1次，两耳交替。用于各证。

（2）体针 取穴三阴交、血海、肾俞，配关元、中极，针用补法，每周2～3次，用于阴虚火旺证。取穴肝俞、太冲，配期门，针用泻法，每周2～3次。用于肝郁化火证。

【预防调护】

1. 预防

（1）幼儿及孕妇禁止服用含有性激素类的滋补品，如人参蜂皇浆、鹿茸、新鲜胎盘、花粉等，以预防假性性早熟的发生。

（2）儿童不使用含性激素的护肤品。

（3）不食用含促生长添加物的合成饲料喂养的禽畜类食物。

（4）不看"儿童不宜"影视作品。

（5）控制体重，避免肥胖。

（6）减少夜间光照时间。

（7）哺乳期妇女不服用避孕药。

2. 调护

（1）对患儿及家长说明性早熟发生的原因，解除其思想顾虑。提醒家长注意保护儿童，开展儿童自我保护教育，避免遭受凌辱，造成身心创伤。

（2）对已有心理问题的性早熟患儿，由心理医生介入进行疏导。

【临证备要】

1. 诊断须严格把握性别与年龄 性早熟是一个跟生长发育相关的疾病，在正常情况下，男孩和女孩的生长发育是有先后差别的。《素问·上古天真论》中就详尽叙述了女子以七计数，男子以八计数的生长发育过程，现代儿童进入青春期的年龄比古代一般提前了2年左右。在正常情况下，青春期来临男孩晚于女孩。另外，青春期发育是每个孩子都必须经历的阶段，都会有第二性征的出现，只有在特定的年龄，即女孩8岁、男孩9岁，在这之前提前出现了第二性征才是病态的，才是性早熟。因此，在临床上一定注意发育症状与年龄是否匹配，以利于明确诊断。

2. 治疗过程中须注意顾护脾胃 儿童处于生长发育期，需要脾胃运化水谷精微以资脏腑肌肉骨骼的增长。性早熟是一种以性发育提前为特征的疾病，治疗需要长期用药。因此，在遣方用药抑制提前出现的性征同时，需要兼顾正常的脏腑肌肉骨骼的增长，必须时时顾护胃气，不可过用苦寒之品，以防克伐过度，气血乏源，影响了正常的体格增长。

3. 按照病情选择中西医药治疗 性早熟的中医辨证治疗对于单纯性乳房早发育、假性性早熟中外源性原因者，以及特发性性早熟早期和中期有较好的疗效，且副作用少，但对于月经早潮、预测身高不理想的患儿则以联合西药治疗为好。西药促性腺激素释放激素拟似剂（GnRHa）适用于病程较长、病情较重的特发性真性性早熟患儿，缺点是长期使用对患儿的生长轴、甲状腺轴有一定的抑制作用，相当部分患儿需要配合生长激素甚至甲状腺素治疗，同时要注意到该药价格比较昂贵。由肿瘤引起的性早熟应及早手术治疗，其他器质性病变导致的性早熟也应针对病因进行治疗。因此，针对不同的患儿采用中药、西药还是中西药联合疗法，需要根据病情斟酌确定。

第七章　时行疾病

第一节　麻　疹

麻疹是感受麻疹时邪（麻疹病毒）引起，以发热，咳嗽，鼻塞流涕，泪水汪汪，口腔两颊近白齿处可见麻疹黏膜斑，周身皮肤按序泛发麻粒样大小的红色斑丘疹，疹退时皮肤有糠麸样脱屑和色素沉着斑为特征的小儿急性外感热病。本病中西医病名一致。发病者以10岁以下儿童居多，其中以入托前儿童为主，其次是幼托儿童、学生等。四季均可发病，冬春季节多发。发病前1～2周有与麻疹患者接触史。因其具有传播迅速，反复流行，发病率高等特点，属温疫范畴。曾是危害儿童健康最为严重的温病之一，历史上被列为儿科四大要症之首。20世纪80年代以来，随着麻疹减毒活疫苗预防接种的推广，本病发病率显著下降，但散发病例和局部流行仍不时发生，婴儿麻疹比例增多，较大儿童及成人患者病情较重。

有关麻疹的最早记载见于宋·钱乙《小儿药证直诀·疱疹候》："面燥腮赤，目胞亦赤，呵欠顿闷，乍凉乍热，咳嗽喷嚏，手足梢冷。"各地称谓不同，如川广俗称麻子、北方俗称疹子、浙江俗称瘄子、江苏俗称痧子。中医药诊治麻疹历史悠久，经验丰富。在明清时期曾有一大批麻疹专著专论，如明·王肯堂《证治准绳·幼科·麻疹》将本病分为初热期、见形期、收没期，被沿用至今；清·谢玉琼《麻科活人全书》对于麻疹临床表现、病因病机、顺证逆证的辨证论治及理法方药等有全面的阐述，为后世留下了宝贵的经验。

【病因病机】

本病病因为麻疹时邪。主要病位在肺脾，涉及心营及肝。如清·谢玉琼《麻科活人全书·麻疹骨髓赋》所述："先起于阳，后归于阴，毒兴于脾，热流于心，脏腑之伤，肺则尤甚。"发病机理为麻疹时邪病毒上受，首先犯肺，肺失宣发，邪热盛行，内窜于营，血络受损，外溢肌肤，发而为疹。病变过程中有顺证或逆证的不同。顺证指人体正气相对强盛，正邪交争，正气可以抗邪外出，疾病向愈；逆证指邪毒深重，正不敌邪，疾病转为重症、危症。顺证首见初热期，麻疹时邪侵袭肺卫，肺卫失宣；渐入见形期，邪毒入里化热，从肺传胃传脾，内窜营分，毒泄肌肤；其后进入收没期，邪退正虚，气阴耗损。若麻毒炽盛，或失治、误治，或发疹期间复感外邪，则易发生逆证，常见邪毒壅肺，炼液成痰，痰热互结，宣肃失司；或痰火互结，上攻咽喉；或邪陷心肝，闭窍动风。

1. 时邪侵袭　冬春之季，春风过暖或应寒反暖，风阳盛行，风夹热生，麻疹时邪流行。小儿肺脾常虚，卫外不固，易被时邪侵袭。风为阳邪，其性升散；肺为华盖，居于上焦，合于皮毛。麻疹时邪性似风热，并具疠气特点。若小儿调摄不当，正气亏虚，极易被麻疹时邪侵袭而

NOTE

发病，或接触麻疹患者，相互染易，以致麻疹流行。

2. 卫热窜营　麻疹时邪毒性峻厉，传染性强，从卫而入，首犯手太阴肺，正邪斗争，肺卫失宣，故见发热恶寒、鼻塞流涕、咳嗽咽痛等症。因为戾毒为害，病邪过盛，并有风热善行数变之性，邪热不易外达从卫而解，反而内窜逼入营分。营主血络，营阴热炽，正气奋起抗争，驱邪外泄，故见口内两颊麻疹黏膜斑，随之耳后、发际、颈项、头面、胸腹、四肢顺序出现红色斑丘疹。如热轻邪少，则疹色淡红、量少、稀疏；若热甚毒重，则疹色紫红、量多、稠密。如正气尚可，抗邪外出，疹出3～4日，其后皮疹按出疹顺序开始消退，皮肤有糠麸样脱屑和色素沉着，热降脉静，为正胜邪退的表现，邪热通过疹出而外泄，疾病向愈。抗邪之后，气阴受伤，可见口干少饮，咳嗽减轻，或声音嘶哑，大便干少，舌红少津。此为顺证。

3. 邪毒闭肺　如为低龄婴幼儿，体质稚弱，或当小儿患病之后复感新邪，或不重调护，或失治、误治等，则正气受损，抗邪无力，邪毒炽盛，从卫入气，侵犯肺系之麻毒或复感外邪内攻于肺，正邪交争，肺热壅盛，肺气怫郁，热炼痰生，痰热闭肺，出现壮热持续，烦躁不安，精神萎靡，咳嗽气喘，憋闷，鼻翼扇动，呼吸困难，喉间痰鸣。肺主气，肺朝百脉。肺热壅盛，气机郁闭，则血滞瘀阻，热瘀互结，见口唇发绀，面色青灰，皮疹融合、稠密、紫暗或见瘀斑，乍出乍没。此为逆证之一。

4. 邪毒攻喉　麻疹时邪首犯肺系，咽喉为肺之通道，邪热既犯肺经肺脏，亦上攻咽喉之窍。婴幼儿体弱或复感外邪，或调护不当及失治、误治之时，时毒炽热，乘机上攻咽喉，炼液为痰，痰火互结，气道壅塞，故现高热不退，咽喉肿痛或溃烂，吞咽不利，饮水呛咳，声音嘶哑，声如犬吠，喉间痰鸣，咳嗽气促，喘憋，呼吸困难等。此为逆证之二。

5. 毒陷心肝　叶天士《温热论·温病大纲》说："肺主气属卫，心主血属营。"麻疹时邪，实属戾气，邪重毒盛，侵犯肺卫，内窜于营，迫近心血。肝藏血，主筋，为风木之脏。若感邪较甚，或遇婴幼儿体弱，或复感外邪，或调护不当及失治、误治等，初为麻毒热极生风，热邪炼液为痰，风、痰、火相扇，邪毒深入营血，则引发肝风妄动，动血耗血，神明闭阻，肝脉拘急，表现高热不退，烦躁不安，神昏谵妄，四肢抽搐，喉间痰鸣，皮疹融合、稠密、紫暗或瘀斑，舌紫绛等。此为逆证之三。

【临床诊断】

1. 病史　发病前1～2周有与麻疹患者接触史。

2. 临床表现

（1）典型患者病程分三期　①初热期：发热，2～3天后在口腔两颊近臼齿处黏膜可见麻疹黏膜斑，为直径约1毫米的白色斑点，周围红晕，可累及整个颊黏膜，伴恶风、鼻塞流涕、咳嗽、双目畏光红赤、泪水汪汪。②见形期：发热3～4天后于耳后、发际、颈项、头面、胸腹、四肢顺序出现红色斑丘疹，稠密、紫红，伴壮热、烦躁、咳嗽加重，目赤眵多，纳差，甚至谵妄、抽搐。③收没期：出疹后3～4天，皮疹按出疹顺序开始消退，皮肤有糠麸样脱屑和色素沉着，发热减退。

（2）目前临床上轻症不典型病例增多，可以发热不显著、早期现出皮疹、全身症状不重，逆证少见，病程显著缩短。

3. 并发症　病情严重时，常见皮疹稠密融合、紫黯、乍出乍没，或紫癜瘀斑，壮热不退，易于出现变证。如烦躁不安、咳嗽频作、喘促、呼吸困难的邪毒闭肺变证；咽喉肿痛、溃烂、声音嘶哑、咳声如犬吠、喘憋的邪毒攻喉变证；烦躁不安，神昏谵妄，四肢抽搐的毒陷心肝变证。

4. 实验室检查

（1）采血前 8 ~ 56 天内未接种过含麻疹成分减毒活疫苗，出疹后 28 天内血标本中麻疹 IgM 阳性。

（2）咽拭子、尿液标本中麻疹病毒核酸阳性或分离到麻疹病毒。

【病证鉴别】

1. 疾病鉴别　与感冒鉴别：麻疹在出疹前与感冒症状相似，如在流行地区、有麻疹患儿接触史，有发热、恶风、鼻塞流涕、咳嗽者，若见双目红赤、泪水汪汪，应疑为麻疹，2 天后在口腔两颊近臼齿处见到麻疹黏膜斑则可确诊。鉴别诊断有困难者需作病毒病原学检查以确定诊断。

2. 证候鉴别　本病顺证主要从初热期邪犯肺卫而起，皮疹量少色淡有序，伴发热恶风，咳嗽，泪水汪汪，咽红肿痛，舌边尖红、苔薄黄，脉浮数等；见形期邪入肺胃气分，高热，全身红色斑丘疹、稠密、紫红，伴壮热、烦躁、咽红肿痛，咳嗽加重，口渴欲饮，便秘，舌红绛、苔黄腻，脉洪数等；收没期余邪未净，阴津耗伤，见低热，皮疹按出疹顺序开始消退，皮肤有糠麸样脱屑和色素沉着，口干，咳嗽减轻，或声音嘶哑，便干，舌红少津、苔薄，脉细数等。逆证：常见高热不退，皮疹融合、稠密、紫暗或见瘀斑，乍出乍没。如为邪毒闭肺，常见烦躁不宁，咳嗽气喘，喉间痰鸣，口唇发绀等；如为邪毒攻喉，则见烦躁不宁，咽喉肿痛或溃烂，声嘶，咳声如犬吠，喉间痰鸣，气促，喘憋，面唇发绀等；如为毒陷心肝则见烦躁不安，神昏谵妄，四肢抽搐，喉间痰鸣等。轻症患儿则三期为时较短、界限不清，症状较轻，逆证少见，多能较快康复。

【辨证论治】

1. 辨证要点　本病以卫气营血辨证为纲，结合辨顺、逆之证为要。正如叶天士所述斑疹"宜见而不宜见多"，麻疹的颜色、形态、顺序及伴随的全身脉证预示着邪气的轻重、病情的传变及疾病的预后等。如疹色红润，量少稀疏，出疹有序，收没如期，邪犯肺卫为先，继而热炽肺胃气分，内窜营分血络，后期疹消热退，气阴受损，未传心肝，为正气抗邪，邪随疹去，所谓"宜见"，预后良好，为顺证。若疹色深紫、稠密，或紫暗、瘀斑，或疹出无序，乍出乍没，或时隐时现，邪热内结，深入营血，闭窍动风，如合并邪毒闭肺、邪毒攻喉、毒陷心肝等，属急危重症，为逆证。《景岳全书·痘疹诠》记有辨疹之吉凶："或热或退五六日而后出者轻；透发三日而渐没者轻；淡红滋润头面匀净而多者轻；头面不出者重；红紫黯燥者重；咽喉肿痛不食者重；冒风没早者重；热移大肠变痢者重；黑黯干枯一出即没者不治；鼻扇口张目无神者不治；鼻青粪黑者不治；气喘心前吸者不治。"可供参考。

2. 治疗原则　治疗麻疹，素有"麻不厌透""麻喜清凉"之论。麻为阳毒，以透为顺，以清为要，因此，麻疹以透疹清热为基本法则。顺证有宣透、清解、养阴之序：初热期麻毒郁表，治须宣肺透疹，使麻毒由表而出；见形期，热炽肺胃，治当清热解毒、透疹达邪，使麻毒得解，壅盛之热得清；收没期肺胃阴伤，以虚为主，治当甘寒以养肺胃。逆证的治疗以透疹息风、解毒、扶正为基本原则。如邪毒闭肺，治以清热解毒、涤痰平喘，佐以辛凉透疹；邪毒攻喉，治以清热解毒、清利咽喉，佐以解毒透疹；毒陷心肝，治以平肝、开窍醒神，佐以解毒透疹。麻疹变证的重症患儿，还应中西医配合治疗。

NOTE

3. 证治分类

（1）顺证

①邪犯肺卫（初热期）

证候　发热，2～3天后在口腔两颊近臼齿处可见麻疹黏膜斑，直径约1mm的白色斑点，周围红晕，1～2天可累及整个颊黏膜。恶风，头身痛，鼻塞流涕，咳嗽，双目畏光、红赤，泪水汪汪，咽红肿痛，精神不振，纳食减少，舌边尖红，苔薄黄，脉浮数，指纹淡紫。

辨证　本证为麻疹初期，也称疹前期。起病较急，发热与恶风同时并见，伴咽痛、咳嗽，以双目畏光、红赤，泪水汪汪，口腔两颊近臼齿处可见麻疹黏膜斑为特点，全身皮疹尚未透出。

治法　辛凉透表，清宣肺卫。

方药　宣毒发表汤加减。常用药：升麻、薄荷、牛蒡子辛凉清解，疏风泄热；荆芥、防风疏风散邪，解表透疹；连翘、葛根解肌透疹，清热生津；前胡、桔梗、甘草宣肺利咽，化痰止咳。

发热恶寒，鼻塞清涕者，加紫苏叶、白芷解表散寒；热甚烦躁者，加金银花、金荞麦、淡竹叶散热除烦；咽痛红肿者，加马勃、玄参、射干利咽消肿。

②邪入肺胃（见形期）

证候　发热，起病3～4天后于耳后、发际、颈项、头面、胸腹、四肢顺序出现红色斑丘疹、稠密、紫红，伴壮热、烦躁、咽红肿痛，咳嗽加重，目赤眵多，纳差，口渴欲饮，大便秘结，小便短赤，舌质红绛，苔黄腻，脉洪数，指纹紫。

辨证　此证在出疹期。发热3～4天后，从多部位出现皮疹至疹点透齐。于耳后、发际、颈项、头面、胸腹、四肢顺序出现红色斑丘疹、稠密、紫红，最后手心、足底、鼻准部见疹为疹点透齐。发热起伏，常与微汗并见，皮疹又随潮热、汗出而透。皮疹按期透发、顺序而出、疹点透齐、疹出后热退烦减为顺；若无序而出，或出而不透，或疹出而热不退、烦不减者，或出现各种重症者为逆，须密切观察，注意防范。

治法　清泄肺胃，解毒透疹。

方药　清解透表汤加减。常用药：金银花、连翘、桑叶、菊花、蝉蜕辛凉清解，散邪透疹；升麻、葛根、牛蒡子清凉生津，解肌透疹；紫草、牡丹皮清营凉血，解毒透疹。

壮热烦躁者，加石膏、知母、栀子清气泄热；咳嗽剧烈者，加桑白皮、葶苈子、杏仁泻肺止咳；痰多、色黄者，加前胡、浙贝母、鱼腥草、黄芩清肺化痰；目赤眵多者，加栀子、菊花、青葙子清肝明目；皮疹稠密、色紫、量多者，加丹参、赤芍、大青叶凉营解毒透疹；壮热不退、烦躁抽搐者，加钩藤、羚羊角凉肝息风。

③阴津耗伤（收没期）

证候　出疹后3～4天，皮疹按出疹顺序开始消退，皮肤有糠麸样脱屑和色素沉着，发热减退，神宁疲倦，纳食增加，口干少饮，咳嗽减轻，或声音嘶哑，大便干少，舌红少津，苔少，脉细数，指纹淡紫。

辨证　此为麻疹顺证后期。从皮疹透齐至疹点收没，约3～4天。皮疹先出者先没，依次减退，皮肤糠麸样脱屑和色素沉着，伴热退神宁，疲倦，饮食渐增。

治法　清透余邪，养阴益气。

方药　沙参麦冬汤加减。常用药：南沙参、麦冬、玉竹、天花粉滋养肺胃，生津养液；桑叶、菊花清透余热；扁豆、甘草养胃扶正。

咳嗽不止者，加桑白皮、杏仁、桔梗、款冬花化痰理气止咳；低热不尽者，加银柴胡、白薇清解余热；潮热盗汗者，加煅牡蛎、麻黄根、地骨皮清虚热、止盗汗；大便干者，加瓜蒌子、冬瓜子、火麻仁清热通便；食欲欠佳者，加炒麦芽、炒谷芽、焦山楂开胃助运。

（2）逆证

①邪毒闭肺

证候　壮热持续，烦躁，精神萎靡，咳嗽气喘，憋闷，鼻翼扇动，呼吸困难，喉间痰鸣，口唇发绀，面色青灰，不思进食，皮疹融合、稠密、紫暗或见瘀斑，乍出乍没，大便秘结，小便短赤，舌质红绛，苔黄腻，脉滑数，指纹紫滞。

辨证　此是麻疹逆证重症之一，为合并肺炎喘嗽。以麻疹暴出，皮疹融合、稠密、紫暗或见瘀斑，伴身热升高，壮热不退，咳嗽气促，喉间痰鸣，甚则鼻翼扇动，呼吸困难，口唇发绀，面色青灰为特征，容易引起心阳暴脱之危证。

治法　清热解毒，宣肺开闭。

方药　麻黄杏仁甘草石膏汤加味。常用药：炙麻黄宣肺平喘；石膏泄肺降气，清热生津；杏仁、前胡止咳平喘；葶苈子、紫苏子、桑白皮肃肺涤痰平喘；黄芩、虎杖清泄肺热，解毒活血；桔梗、甘草、芦根清热利咽生津。

昼夜咳甚者，加百部、地龙、炙枇杷叶止咳解痉；痰多难咯者，加浙贝母、天竺黄、鲜竹沥清化痰热；皮疹稠密、色紫者，加紫草、丹参、桃仁凉营活血；大便干结、舌绛苔黄芒刺多者，加黄连、知母、大黄泻火解毒。

如心阳暴脱，皮疹骤没，面色青灰，汗出肤冷，脉搏细微数疾者，急用参附龙牡救逆汤加味，回阳救逆。

②邪毒攻喉

证候　高热不退，咽喉肿痛或溃烂，吞咽不利，饮水呛咳，声音嘶哑，咳声重浊，声如犬吠，喉间痰鸣，咳嗽气促，喘憋，呼吸困难，胸高胁陷，面唇发绀，烦躁不安，皮疹融合、稠密、紫暗或见瘀斑，舌质红，苔黄腻，脉滑数，指纹紫。

辨证　麻疹病程中出现咽喉肿痛或溃烂，吞咽不利，饮水呛咳，声音嘶哑，声如犬吠，喉间痰鸣为特征。若是喘憋，呼吸困难，胸高胁陷，面唇发绀，为合并急喉风，属麻疹急危重症，须防喉头梗阻而窒息。

治法　清热解毒，利咽消肿。

方药　清咽下痰汤加减。常用药：玄参、射干、桔梗、甘草、牛蒡子、紫苏子、葶苈子清宣肺气，利咽下痰；金银花、板蓝根、蒲公英清热解毒；薄荷、荆芥散邪透疹；全瓜蒌、浙贝母化痰散结；前胡清肺降气。

身热烦躁、皮疹稠密者，加紫草、牡丹皮、赤芍清热凉营透疹；痰多稠粘者，加桑白皮、鲜竹沥、天竺黄；大便干结者，加大黄、玄明粉通腑泄热。若出现呼吸困难、面唇发绀者，须及时采用中西医结合救治，必要时行气管切开。

③毒陷心肝

证候　高热不退，烦躁不安，神昏谵妄，四肢抽搐，喉间痰鸣，皮疹融合、稠密、紫暗或见瘀斑，大便秘结，小便短赤，舌紫绛，苔黄燥起刺，脉弦数，指纹紫、达命关。

辨证 为麻疹急危重症，合并脑炎等神经系统疾患。以麻疹中出现神昏、抽搐等症状为特征。神昏谵语，烦躁不安为热闭心包，机窍失灵，神明错乱的表现；四肢抽搐，喉间痰鸣，为热极生风，痰火阻滞，肝脉拘急所致。

治法 清心开窍，平肝息风。

方药 羚角钩藤汤加减。常用药：羚羊角、钩藤、菊花凉肝息风；茯神、远志宁心安神，化痰定志；竹茹、浙贝母清热化痰通络；龙胆、栀子、黄芩清肝泄热；生地黄、白芍、甘草养肝柔肝，缓急止痉。必要时加用安宫牛黄丸。

痰涎壅盛者，加石菖蒲、胆南星、郁金、鲜竹沥涤痰开窍；抽搐不已者，加僵蚕、蜈蚣、地龙息风止痉；腹胀便秘者，加大腹皮、大黄泄热除胀。

【其他疗法】

1. 中药成药

（1）小儿肺热咳喘口服液 每支 10mL。每服 1～3 岁 10mL，1 日 3 次；4～7 岁 10mL，1 日 4 次；8～12 岁 20mL，1 日 3 次。用于邪入肺胃证、邪毒闭肺证。

（2）双黄连口服液 每支 10mL。每服＜3 岁 10mL，1 日 2 次；3～6 岁 10mL，1 日 3 次；＞6 岁 20mL，1 日 2 次。用于邪犯肺卫证、邪入肺胃证。

（3）小儿羚羊散 每瓶 1.5g。每服 1 岁 0.3g、2 岁 0.375g、3 岁 0.5g，1 日 3 次。用于邪毒闭肺证、毒陷心肝证。

（4）安宫牛黄丸（散） 每丸 3g。每服＜3 岁 1/4 丸、4～6 岁 1/2 丸，1 日 1 次。用于毒陷心肝证。

2. 熏洗疗法 用麻黄、芫荽、浮萍加水和黄酒适量，煮沸。先熏蒸患儿，待水温适宜用毛巾蘸取药液，敷洗头面胸背、四肢。用于初热期、见形期，皮疹透发不畅者。

【预防调护】

1. 预防

（1）按计划接种麻疹减毒活疫苗。在流行期间有麻疹接触史者，可及时注射丙种球蛋白以预防麻疹发病。

（2）麻疹流行期间，勿带小儿去公共场所和流行区域，减少相互染易。

（3）尽早发现麻疹患儿，隔离至出疹后 5 天，合并肺炎者延长隔离至出疹后 10 天。一般对接触者宜隔离观察 14 天，已作过免疫接种者观察 4 周。

2. 调护

（1）卧室空气流通，温度、湿度适宜，避免直接吹风受寒和过强阳光刺激。

（2）饮食清淡、易消化，见形期忌油腻辛辣之品，收没期根据食欲逐步增加饮食。

（3）保持双目、口鼻、肌肤的洁净，擦洗时避免着凉。

（4）对于重症患儿要密切观察病情变化，及早发现变证，早期处理。

【临证备要】

1. 重视非典型麻疹诊断治疗 由于麻疹减毒活疫苗的普及接种，目前麻疹多为散发病例或局部流行，且小婴儿及较大儿童发病比例增多。其临床证候常不典型，如早期的口腔麻疹黏膜斑不明显，初热期、见形期及收没期三期的病程常较短，没有明确三期规律，全身症状相对较轻，给诊断带来困难，临证应重视其流行病史、接触史及预防接种史，必要时作病毒病原学检查诊断。这类患儿一般不会发生变证。对非典型麻疹轻症患儿的治疗，可取辛凉透疹解毒法，多能较快康复。

2.透疹达邪是本病基本治则　本病发热、出疹是正邪相争、正气驱邪外出的征象，因而是顺证的表现，如果不能按时、有序出疹，则是正不压邪的表现，便有转为逆证的可能。所以，不能随意使用退热药，除热毒壅盛者外不可过用苦寒药，临床妄用退热遏邪而产生逆证者不再少见。在初热期、见形期总以辛凉透疹达邪为要义，葛根、荆芥、防风、升麻、蝉蜕、牛蒡子等疏风透疹药煎煮内服，芫荽、浮萍、西河柳煎汤熏洗皆属常用。

3.解毒安正为逆证治疗原则　除前述逆证的论治之外，麻疹逆证如为热毒壅盛，麻毒内陷所致皮疹暴出，疹稠色暗者治宜清热解毒，佐以透疹；如为素体正虚，抗邪无力所致皮疹逾期未出，或疹稀色淡者，治宜益气升提，佐以透疹；如为调护失当，寒邪所袭，致皮疹隐没者，治宜散寒解表，佐以透疹；如为调护不当，饮食不节，损伤脾胃，泄泻疹没者，治宜健脾和胃，佐以透疹。如毒迫肠腑，泄泻急迫者，治宜清热利湿，佐以解毒透疹；麻毒入目，目赤肿痒者，治宜清肝明目，佐以清凉透疹。

第二节　奶　麻

奶麻是由感受奶麻时邪引起的一种急性出疹性外感热病，临床以突然高热，持续 3～5 天后热退疹出，全身皮肤出现麻粒样玫瑰红色小丘疹为特征。因其形似麻疹而并非麻疹，故又称为"假麻"。本病西医学称为幼儿急疹，多由人疱疹病毒 6、7 型感染所致。四季均可发生，以冬、春季节为多。发病者以 6 个月至 1 岁婴儿最多，6 个月以内和 3 岁以后少见。本病预后良好，很少有并发症，病后可获得持久免疫力。由于婴幼儿活动范围较小，不易造成流行。

有关奶麻的最早记载见于《万氏家传痘疹心法·疹毒症治歌括》："凡小儿……遍身红疹点，俗呼奶麻子是也。"《麻痘定论·分别各麻各样调治论》说："凡小儿乳麻瘾疹风热麻，不在正麻之列，不由胎毒而出，是感风热湿热而出，乃皮肤小病……总无关利害。倘热不退，用荆芥发表汤以散之。"明确指出了奶麻的病因、预后与治疗。

【病因病机】

本病病因为外感奶麻时邪，主要病位在肺脾。奶麻时邪由口鼻而入，侵袭肺卫，邪郁肌表，入里与气血相搏，热蕴肺脾，正气抗邪，疹透肌肤，邪毒外泄，热退疹出。极少数患儿神气怯弱，高热之初，热扰肝经，可致神昏抽搐，但片刻即能缓解。本病来势虽盛，但为时短暂，不致气阴大伤，预后良好。

1.邪郁肌表　冬春之季，应寒反暖或春风过暖，奶麻时邪播散。奶麻时邪性似风热，兼具时行邪毒特点。婴幼儿肺脏娇嫩，卫外不固，易被奶麻时邪侵袭，偶或因接触奶麻患儿，相互染易。奶麻初起，奶麻时邪由口鼻而入，侵袭肺卫，邪郁肌表，入里与气血相搏，热蕴肺脾，故见高热、烦躁，饮食减少，或见呕吐、泄泻，咽红，舌质偏红，舌苔薄黄，指纹浮紫。

2.毒透肌肤　正气抗邪，邪透肌肤，邪毒外泄，故热退疹出，肌肤出现麻粒样玫瑰红色小丘疹。疹点稀疏，乃邪毒不盛，病情较轻；只极少数疹点稠密，疹色较暗，为邪毒较重。奶麻并非正麻，奶麻时邪非麻疹时邪之比，故躯干、臀部疹点较多，面部及四肢疹点较少。疹点消退快，疹退后无脱屑及色素沉着。正气抗邪外出，气阴受伤，故舌质偏红，苔薄少津。

【临床诊断】

1. 临床表现　发病年龄多在 18 个月以内，尤多见于 6～12 个月婴儿。突然高热，全身症状轻微，发热 3～5 天后骤然热退，随即出现麻粒样玫瑰红色小丘疹，躯干、臀部疹点较多，面部及四肢疹点较少。可见枕部、颈部及耳后淋巴结轻度肿大。1～2 天后疹点消退，疹退后无脱屑及色素沉着。

2. 实验室检查　血常规：白细胞总数偏低，分类以淋巴细胞为主。

【病证鉴别】

1. 疾病鉴别

（1）与感冒鉴别　奶麻发热与感冒初期发热常不易鉴别。感冒较少出现持续高热，且鼻塞、喷嚏、流涕、咳嗽等症状较明显；奶麻持续高热而其他症状不重，但可有囟填。

（2）与麻疹鉴别　麻疹发热起伏如潮，伴有明显的咳嗽、喷嚏流涕、泪水汪汪，口腔两颊近臼齿处可见麻疹黏膜斑，周身皮肤按序布发麻粒样红色斑丘疹，出疹时发热更高，疹退时皮肤有糠麸样脱屑和色素沉着斑。而奶麻除发热外，其他症状不重，热退疹出是其特征，疹退后无脱屑及色素沉着。

（3）与药物疹鉴别　药物疹出疹前有用药史，皮疹有明显痒感，婴幼儿多因瘙痒而烦闹，不一定有发热，若发热者则不会因皮疹显露而退。

2. 证候鉴别　本病因奶麻时邪由口鼻而入引起，邪侵肺卫，郁于肌表，入里与气血相搏，热蕴肺脾，故突然发热、烦躁、饮食减少，或见呕吐、泄泻，偶见抽搐，咽红，舌质偏红，舌苔薄黄，指纹浮紫。正气抗邪，邪透肌肤，邪毒外泄，则热退身凉，肌肤出现麻粒样玫瑰红色小丘疹，迅速康复。

【辨证论治】

1. 辨证要点　本病以卫气营血辨证为纲，病位以卫气为主，一般不入营血。发热的高低、热程的长短、皮疹的稠稀，伴随症状的有无，体现了邪气的轻重。病初邪郁肌表，症见急起高热，持续 3～5 天，除发热外，一般全身症状轻微。热退之际或稍后，皮疹透发。出疹后病情迅速好转。少数患儿因邪热过盛，热扰心肝，可出现烦躁不宁、甚至神昏抽搐等症。

2. 治疗原则　本病治疗以疏风清热为基本法则。邪郁肌表者，治以疏风清热，宣透邪毒；热退疹出后，治以清热解毒透邪。

3. 证治分类

（1）邪郁肌表（发热期）

证候　突发高热（体温可达 39℃～40℃或更高），持续 3～5 天，稍有烦躁，可有囟填，但精神如常，饮食减少，或见呕吐、泄泻，偶见抽搐，咽红，舌质偏红，舌苔薄黄，指纹浮紫。

辨证　本证属奶麻初起常见证候。以突发高热，持续 3～5 天，其他伴随症状不重为特征。

治法　疏风清热。

方药　银翘散加减。常用药：金银花、连翘清热解毒透表；薄荷、淡豆豉疏散风热，宣散表邪；桔梗利咽；芦根、竹叶清热生津；甘草调和诸药。

壮热不退，烦躁不安，加栀子、蝉蜕清热除烦；烦躁惊跳，加钩藤、僵蚕祛风镇惊；热郁脾胃，时作呕恶，加竹茹、生姜和胃降逆；食欲不振，大便溏薄，加焦六神曲、炒麦芽运脾止泻。

（2）毒透肌肤（出疹期）

证候　热退身凉，肌肤出现麻粒样玫瑰红色小丘疹，躯干、臀部疹点较多，面部及四肢疹点较少，约 1 ~ 2 天疹点消退，疹退后无脱屑及色素沉着，舌质偏红，苔薄少津，指纹淡紫。

辨证　本证以身热骤降，疹点透发为特征。

治法　解毒透疹。

方药　化斑解毒汤加减。常用药：生地黄、玄参凉血养阴；知母、石膏泻火解毒；连翘、淡竹叶清热解毒；升麻解毒透疹；甘草调和诸药。

皮肤痒甚加白鲜皮祛风止痒；口干肤燥加南沙参、麦冬养阴润肺；食欲不振加鸡内金、炒麦芽健脾和胃；大便干结，加火麻仁、瓜蒌子润肠通便。

【其他疗法】

中药成药

（1）板蓝根颗粒　每袋 10g。每服 5g，1 日 2 次。用于邪郁肌表证。

（2）清开灵颗粒　每袋 3g。每服 < 1 岁 1.5g、1 ~ 3 岁 3g、3 ~ 6 岁 4.5g、6 ~ 13 岁 6g，1 日 2 ~ 3 次。用于邪郁肌表证热盛者。

【预防调护】

1. 预防

（1）及时隔离患儿，至出疹后 5 天。

（2）在托幼机构如发现可疑患儿，应隔离观察 7 ~ 10 天。

（3）奶麻高发季节，不带婴幼儿去公共场所，避免与奶麻患儿接触。

2. 调护

（1）患病期间居家休息，多饮水，避风寒，防感冒。

（2）饮食忌油腻，宜清淡、富营养、易消化。

（3）持续高热者可用物理降温，必要时暂用退热剂，防止发生高热惊厥。

【临证备要】

1. 注意早期诊断识别　本病出疹前的症状与普通感冒相似，但有以下 3 点有助于早期诊断：①精神食欲尚可，与突发高热不相对称；②此时咽峡部可有小溃疡或斑丘疹；③部分患儿有囟填。

2. 辨别病情轻重施治　奶麻不比麻疹，病情总体不重。其轻者，发热不高，热程不长，伴随症状轻微，不必假以汤药，施以中成药或注意调护即可愈。其重者，突发高热，体温可达 39℃ ~ 40℃ 或更高，持续 3 天以上，烦躁，可有囟填，甚或抽搐，治以辛凉宣透，必要时佐以平肝息风之品，亦不可妄用苦寒之药冰覆病邪。

第三节　风　疹

风疹是感受风疹时邪（风疹病毒）引起，以轻度发热、咳嗽，全身皮肤出现细沙样玫瑰色斑丘疹，耳后及枕部臖核肿大为特征的一种急性出疹性外感热病。本病一年四季均可发生，但冬春季节好发，且可造成流行。1～5岁小儿多见。一般症状较轻，预后良好。本病在古代又有风痧、风瘾、瘾疹、隐胗等名称。

"风疹"病名，首见于西汉马王堆古墓出土的《养生方》："汗出不可露卧及浴，使人振寒热，风疹也。"后代文献中其他与风疹相关的记载还有：《金匮要略·中风历节病脉症并治》："邪气中经则身痒而瘾疹。"《诸病源候论·小儿杂病诸候·风瘙隐胗候》："小儿因汗解脱衣裳，风入腠理，与气血相搏，结聚起，相连成隐胗，风气止在腠理，浮浅，其势微，故不肿不痛，但成隐胗瘙痒耳。"《麻疹活人全书·正麻奶麻风瘾不同论》："风瘾者……乃皮肤小疾，感风热客于肺脾二家所致，不在正麻之列。"这些论述与风疹的病因病机及症状基本相符。

【病因病机】

本病病因为感受风疹时邪。主要病变在肺卫，可涉及心营。风疹时邪自口鼻而入，首先犯肺，正邪相争，肺卫失宣，进而时邪内盛，犯入气营，燔灼肺胃，血络损伤，溢于肌肤，则泛发红疹。若邪毒夹痰阻滞少阳经络，则耳后、枕部臀核肿胀。

1. 邪犯肺卫　风疹时邪首犯肺系，肺卫失宣，故可见发热、恶风、咳嗽、流涕等。太阴热邪，内窜于营，营主血络，营热则血络损伤，外泄于肌肤，发为红疹，色泽淡红，分布均匀。若邪毒内窜，阻滞少阳经络，则耳后、枕部臀核肿胀。

2. 邪入气营　少数患儿时邪毒甚，壅盛于肺胃，内犯气营，气营两燔，可见壮热、烦渴、便秘、尿赤、皮疹鲜红或深红，疹点分布较密。偶因邪毒炽盛，出现内陷心肝的严重变证。

【临床诊断】

1. 病史　本病流行期间，有风疹接触史。

2. 临床表现　冬春两季发病较多。多见于学龄前及学龄期儿童，6月以下婴儿少见。发热1天左右，皮肤出现淡红色斑丘疹，初见于头面部，迅速向下蔓延，1天内布满躯干和四肢，但手掌足底大多无皮疹。出疹2～3天后，发热渐退，皮疹逐渐隐没，皮疹消退后，可有皮肤少量糠麸样脱屑，但无色素沉着。一般全身症状较轻，但常伴耳后及枕部臀核肿大、左胁下痞块轻度肿大。

3. 实验室检查

（1）血常规　白细胞总数减少，分类计数淋巴细胞相对增多。

（2）直接免疫荧光法检测，在鼻咽部分泌物中可查见风疹病毒抗原。患儿双份血清抗体效价增加4倍以上时可确诊。亦可检测特异性IgM抗体，出疹5～14天阳性率可达100%。新生儿血清特异性IgM抗体阳性可诊断为先天性风疹。

【病证鉴别】

1. 疾病鉴别

（1）与麻疹鉴别　麻疹病情一般比风疹为重，发热，咳嗽，鼻塞流涕，眼泪汪汪，口腔两颊黏膜近白齿处可见麻疹黏膜斑，周身皮肤按序泛发麻粒样大小的红色斑丘疹，疹退时皮肤有糠麸样脱屑和色素沉着斑。轻症不典型麻疹病例与风疹鉴别诊断有困难者，需作病毒病原学检查以确定。

（2）与奶麻鉴别　奶麻多发生于2岁以下的婴幼儿，突然高热，持续3～4天后热退，但全身症状轻微。身热始退，或热退稍后即出现玫瑰红色皮疹，皮疹以躯干、腰部、臀部为主，面部及肘、膝关节等处较少。皮疹出现1～2天后即消退，疹退后无脱屑及色素沉着斑。与风疹多为低热，发热 1 天左右随即出疹有明显区别。

2. 证候鉴别 本病大多为邪犯肺卫证，邪入气营证少见。前者轻度发热，疹点稀疏细小，疹色淡红，轻度瘙痒，伴恶风、喷嚏、流涕、咳嗽，舌边尖红，舌苔薄白或薄黄，脉浮数。后者壮热口渴，烦躁哭闹，疹色鲜红或紫暗，皮疹稠密，甚至融合成片，大便秘结，舌质红绛，舌苔黄糙，脉象洪数等。

【辨证论治】

1. 辨证要点 本病以卫气营血辨证为纲，主要分辨证候的轻重。以低热，疹色淡红、稀疏，其他症状轻者常为邪气较轻，属邪犯肺卫证，病情不重，预后良好。以壮热口渴，烦躁不宁，疹色红紫或紫暗，疹点稠密，其他症状较重者，常为邪犯气营，病情较重。

2. 治疗原则 本病以疏风清热为基本治则。轻者邪犯肺卫，治以疏风散邪，泄热透疹；重者邪入气营，治以清气凉营，解毒透疹。

3. 证治分类

（1）邪犯肺卫

证候 发热恶风，喷嚏流涕，轻微咳嗽，精神疲倦，饮食欠佳，皮疹先起于头面、躯干，随即遍及四肢，分布均匀，疹点稀疏细小，疹色淡红，一般 2～3 日渐见消退，肌肤轻度瘙痒，耳后及枕部臁核肿大触痛，舌边尖红，舌苔薄白，或薄黄，脉浮数。

辨证 此证为轻症，临床多见。起病较急，以低热恶风、疹点稀疏细小、耳后及枕部臁核肿大触痛为特征。

治法 疏风散邪，泄热透疹。

方药 银翘散加减。常用药：金银花、连翘、淡竹叶清热透邪；薄荷、牛蒡子疏风泄热；荆芥、淡豆豉疏风散邪；桔梗、甘草宣肺止咳。

耳后及枕部臁核肿大触痛者，加蒲公英、夏枯草、浙贝母清热解毒散结；咽喉红肿疼痛者，加土牛膝、木蝴蝶、板蓝根清热利咽；肌肤瘙痒者，加蝉蜕、僵蚕祛风止痒。

（2）邪入气营

证候 壮热口渴，烦躁哭闹，疹色鲜红或紫暗，疹点稠密，甚至可见皮疹融合成片或成片皮肤猩红，大便秘结，小便短黄，舌质红绛，舌苔黄糙，脉象洪数。

辨证 此为重症，临床较少见。为邪热炽盛，热扰气营所致。以壮热口渴，烦躁哭闹，疹色鲜红或紫暗，疹点稠密为特征。

治法 清气凉营，解毒透疹。

方药 透疹凉解汤加减。常用药：桑叶、薄荷、牛蒡子、蝉蜕疏风泄热，透疹达邪；连翘、黄芩、紫花地丁清热解毒，透热转气；赤芍、紫草凉营活血。

口渴引饮者，加天花粉、鲜芦根清热生津；大便干结者，加大黄、玄明粉泻火通腑；皮疹稠密，疹点紫暗者，加生地黄、牡丹皮、丹参清热凉血。

【其他疗法】

中药成药

（1）蒲地蓝消炎口服液 每支 10mL。每服 <1 岁 3mL、1～3 岁 5mL、3～5 岁 7mL、>5 岁 10mL，1 日 3 次。用于邪犯肺卫证。

（2）热毒宁注射液 每支 10mL。3～5 岁 0.5mL/kg·d，每日最高剂量 3～5 岁 ≤10mL、

6 ～ 10 岁 10mL、11 ～ 13 岁 15mL、14 ～ 17 岁 20mL，以 5% 葡萄糖注射液或 0.9% 氯化钠注射液 50 ～ 200mL 稀释后静脉滴注，1 日 1 次。用于邪入气营证。

【预防调护】

1. 预防

（1）风疹流行期间，不带易感儿去公共场所。

（2）小儿如与风疹病人密切接触，可口服板蓝根颗粒 3 日。

（3）保护孕妇，尤其在妊娠早期，应避免与风疹病人接触。对易感儿童及婚前女子可接种风疹疫苗。

2. 调护

（1）患儿在出疹期间不宜外出，防止复感外邪。

（2）注意休息与保暖，衣服宜柔软宽松。多饮开水，饮食清淡。

（3）皮肤瘙痒者，避免搔抓。

【临证备要】

1. 预防先天性风疹综合征　本病患儿一般毒轻病浅，能较快痊愈。但孕妇预防本病则需要重视，如《诸病源候论·妇人妊娠病诸候》所说："……故云时气也，妊娠遇之，重者伤胎也。"妊娠早期孕妇若是感染风疹病毒，可以引起流产、死胎，或所生的新生儿为未成熟儿，患先天性心脏畸形、白内障、耳聋、发育障碍等，即先天性风疹综合征。在孕前三个月注射风疹疫苗，可以预防本病发生，并减少孕期注射疫苗对胎儿的影响。

2. 疏风泄热是本病基本治则　清代《麻疹活人全书·正麻奶麻风瘾不同》中指出："风瘾者，也有似于麻疹，乃发在幼孩甫生一月、半周、一岁之间，时值天气炎热，感风热而作，不由于胎毒，乃皮肤小疾，感风热客于肺脾二家所致，不在正麻之列。"对风疹的病因、病位及与麻疹的不同有所论述。明确本病的病因为风热病邪；病位为肺脾；与麻疹病因及病情不同，属"皮肤小疾"。可见本病常见为轻症，由风热病邪致病，以卫气营血辨证而以卫分为主，治以疏风泄热达邪为纲。

3. 解毒凉血消风当配合使用　本病多见邪犯肺卫证，也有少数风热化火，燔灼气营，治宜清气凉营，解毒透疹。如见疹点色红或紫暗者，可增凉血解毒之品，如板蓝根、赤芍、生地黄、牡丹皮清热凉血；瘙痒甚者，可加僵蚕、乌梢蛇、地肤子等消风止痒。

第四节　丹　痧

丹痧是感受猩红热时邪引起的，临床以发热，咽喉肿痛腐烂，全身布满鲜红色皮疹，疹退皮肤脱屑为特征的急性外感热病。丹：指色鲜红赤；痧：指全身满布鲜红色细小如沙的皮疹。本病四季都可以发病，冬春季节较多。北方发病率高于南方。各年龄都可发病，3 ～ 7 岁发病率较高，6 个月以内婴儿少发。本病如诊断治疗及时，预后良好，但也有少数病例可合并心悸、水肿、痹证等。西医学由 A 族 β 型溶血性链球菌感染引起的猩红热与本病一致，可按本病诊治。

丹痧具有强烈的传染性，亦称为"疫痧""疫疹""疫喉""疫喉痧""疫毒痧""时喉痧"

等；又因咽喉肿痛腐烂，皮肤色赤猩红，皮疹细小如沙，故又称"烂喉痧""烂喉丹痧"。病名最早见于清代顾玉峰《痧喉经验阐解》。清代以前对本病鲜有记载。清·叶天士《临证指南医案·疫门》中描述了丹痧的临床特点，并提出了治疗大法，如"今喉痛丹痧，舌如朱，神躁暮昏。上受秽邪，逆走膻中，当清血络，以防结闭，然必大用解毒，以驱其秽。"清代有关本病的专著较多，如夏春农的《疫喉浅论》、陈耕道的《疫喉草》等皆对本病的发生发展机理、论治理论和防治经验等有详细论述。

【病因病机】

本病病因为猩红热时邪。病位主要在肺胃、营血。时邪首犯肺卫，继而由卫入气，炽盛于肺胃。若热毒鸱张，深入营血，则气营（血）两燔，甚者内陷厥阴。后期邪毒渐去，阴津耗损，多为肺胃阴伤。

1. 邪袭肺卫　猩红热时邪自口鼻而入，首犯肺胃。咽喉为肺胃之门户，皮毛与肌肉分别为肺胃所主。热毒充斥肺胃，肺气不宣，卫受邪郁，则见发热恶寒；肺胃热毒上攻咽喉，故红肿疼痛；热毒外溢，则皮肤潮红，丹痧隐现。

2. 毒炽气营　时邪从卫入气，毒侵肺胃，蕴结咽喉，血败肉腐，故咽喉肿痛腐烂，甚至化脓。若热毒鸱张，深入营血，则气营（血）两燔，出现壮热烦渴，皮疹如丹，成片成斑。舌为心之苗，邪毒内炽，心火上炎，热盛则肿，并邪热耗津伤阴，故见舌苔剥脱、芒刺肿大、状如草莓，形成"草莓舌"。若邪毒炽盛，内陷厥阴，闭阻心窍则神昏谵语；引动肝风则壮热抽搐。

3. 余毒阴伤　若正能抵邪，病至后期，邪毒渐去，阴津耗损，多表现为肺胃阴伤证候，如低热、咽痛、唇口干燥、痧疹消退、皮肤脱屑、干咳、纳呆、便干等。

在本病病变过程中或恢复期，因邪毒炽盛，入营动血，脏腑受损。如遇体虚多病，或失治误治，或调护不当者，可致邪毒伤于心络，耗损气阴，心失所养，则多汗、乏力、心悸、脉结代等；或余邪热毒流窜经络筋肉，关节不利，可致关节红肿疼痛；或热毒内传，留滞三焦，水气不化，开阖失调，水湿内停，肾络受损，则见水肿、尿血等症。

【临床诊断】

1. 病史　有与丹痧患者接触史。

2. 临床表现　典型病例的临床表现可分为 3 期。

（1）前驱期　一般不超过 24 小时。起病急骤，高热，畏寒，咽痛，吞咽时加剧，可有呕吐，咽及喉核充血、疼痛，软腭充血、有细小红疹或出血点，舌苔白，芒刺肿大如草莓。颈项、颌下瘰核肿大、压痛。

（2）出疹期　多在发热第 1～2 天出疹，皮疹最早见于耳后、颈部、腋下和腹股沟处，于24 小时内很快由上而下遍及全身，其时高热，然后热势渐降。皮疹为红色细小丘疹，呈鸡皮样，抚摸时似砂纸感，皮疹密集，疹间皮肤潮红，皮疹压之褪色，伴咽喉肿痛、乳蛾糜烂化脓。颜面潮红，不见皮疹，口唇周围相对苍白，形成"环口苍白圈"。皮肤皱褶处如腋窝、肘窝、腹股沟等处，皮疹更密，可夹出血点，形成明显的横纹线，称为"帕氏线"。起病 4～5 天时，白苔脱落，舌面光滑鲜红，芒刺肿大如草莓。颈项瘰核肿大、压痛。少数可见逆传心包、闭窍动风证。

（3）恢复期　皮疹多在 1 周内消退，身热渐退，1 周末至第 2 周开始皮肤脱屑，躯干常呈糠样脱屑，皮疹严重者四肢、手掌、足底可引起片状脱皮。脱皮后无色素沉着。

3. 并发症　部分患儿在病后 1～4 周可产生痹证（风湿热）、水肿（肾小球肾炎）等并发症。

4. 实验室检查

（1）血常规　白细胞总数及中性粒细胞增高。

（2）C 反应蛋白 (CRP) 升高。

（3）咽拭子细菌培养　可分离出 A 族乙型溶血性链球菌。

【病证鉴别】

1. 疾病鉴别　麻疹、奶麻、风疹、丹痧的鉴别诊断如下表。

表 7-1　麻疹、奶麻、风疹、丹痧鉴别诊断表

项　目	麻　疹	奶　麻	风　疹	丹　痧
潜伏期	6～21 天	7～17 天	14～21 天	1～7 天
初期症状	发热，咳嗽，流涕，泪水汪汪	突然高热，一般情况好	发热，咳嗽，流涕，枕部淋巴结肿大	发热，咽喉红肿、化脓疼痛
出疹与发热的关系	发热 3～4 天出疹，出疹时发热更高	发热 3～4 天出疹，热退疹出	发热 1/2～1 天出疹	发热数小时～1 天出疹，出疹时热高
特殊体征	麻疹黏膜斑	无	无	环口苍白圈，草莓舌，贫血性皮肤划痕，帕氏线
皮疹特点	玫瑰色斑丘疹自耳后发际→额面、颈部→躯干→四肢，3 天左右出齐。疹退后遗留棕色色素斑、糠麸样脱屑	玫瑰色斑疹或斑丘疹，较麻疹细小，发疹无一定顺序，疹出后 1～2 天消退。疹退后无色素沉着，无脱屑	玫瑰色细小斑丘疹自头面→躯干→四肢，24 小时布满全身。疹退皮肤可有少量糠麸样脱屑，无色素沉着	细小红色丘疹，皮肤猩红，自颈、腋下、腹股沟处开始，2～3 天遍布全身。疹退后无色素沉着，有大片脱屑脱皮
血常规	白细胞总数下降，淋巴细胞升高	白细胞总数下降，淋巴细胞升高	白细胞总数下降，淋巴细胞升高	白细胞总数升高，中性粒细胞升高

2. 证候鉴别　本病由猩红热时邪致病，攻窜、流走之性明显，邪入机体，发则卫气营血迅速传变。初期多见发热、恶寒、咽喉肿痛、痧点隐现，为毒侵肺卫证；极期多见壮热口渴，烦躁不安，咽喉糜烂有白腐，皮疹猩红如丹或紫暗如斑，舌光红，芒刺多，为毒邪炽盛，气营两燔证；后期多见口渴唇燥，干咳食少，便秘，皮肤脱屑，舌红少津等，属痧后阴伤证。

【辨证论治】

1. 辨证要点　本病以卫气营血辨证为纲，结合辨顺、逆之证。本病热毒炽盛，传变迅速，甚时气营血俱燔，虽卫气营血各期界限不太清晰，但临床上可分初、中、后期。初期，以卫气（营）同病为主；中期，以气营两燔或气营血俱燔为特征；后期，主要为余毒伤阴。其中中期热毒极盛，病情最重，可出现热毒内陷心肝，甚至内闭外脱等险恶证候。同时，由于本病起病急、传变快、病情较重，须结合辨顺、逆之证。如痧疹红润，咽喉浅表糜烂，随着疹子的出齐而脉静身凉者，系正气不衰，能使热毒透达，属于顺证；若痧疹稠密重叠，颜色紫赤，或急现急隐，咽喉肿痛，乳蛾糜烂化脓，神昏谵语，呼吸不利，体温骤降，脉数无力者，则为正不胜邪，邪毒内陷，属于逆证。

2. 治疗原则　本病以清热解毒利咽为基本治疗原则，结合卫、气、营、血分证论治。病初

时邪郁肺卫，治宜辛凉宣透，清热利咽。出疹期毒炽气营，气营（血）两燔，宜清气凉营，泻火解毒，甚则凉血解毒，如有毒闭心包者则清心开窍、如有内闭外脱者则开闭固脱、如有内陷厥阴肝风内动者则凉肝息风。恢复期痧后阴伤者，宜清解余毒，养阴生津。若发生心悸、水肿、痹证，则参照相关病证论治。中西医结合治疗方法可提高疗效。

3. 证治分类

（1）邪郁肺卫

证候　发热恶寒，继之高热头痛，无汗面赤，咽喉红肿疼痛，或伴呕吐腹痛，皮肤潮红，丹痧隐现，点如锦纹，舌边尖红，苔薄白而干或薄黄，脉浮数，指纹淡紫。

辨证　见于本病初起，为时较短。以发热恶寒，咽喉红肿疼痛，丹痧隐现为特征。与其他出疹性疾患比较，发热后咽喉肿痛明显，1天内可见肌肤潮红、痧点隐隐为特征。

治法　辛凉宣透，清热利咽。

方药　解肌透痧汤加减。常用药：桔梗、甘草、射干、牛蒡子清热利咽；荆芥、蝉蜕、浮萍、淡豆豉、葛根疏风解肌散邪；金银花、连翘、大青叶、僵蚕清热解毒。

乳蛾肿痛者，加板蓝根、玄参清咽解毒；汗出不畅者，加防风、薄荷疏风散邪；颈项瘰核肿大者，加夏枯草、紫花地丁、浙贝母解毒化痰散结。

（2）毒炽气营

证候　壮热烦躁，口渴引饮，汗出面赤，咽喉红肿疼痛，甚则乳蛾糜烂、化脓，皮疹密布，色红如丹，红晕如斑，见疹1、2天舌质红有芒刺，3、4天后舌绛芒刺肿大，如草莓样，舌苔黄，脉洪数，指纹紫。

辨证　本症见于本病的出疹期，由邪侵肺卫证入里化火，热毒炽盛，气营两燔而成。以壮热烦躁口渴、咽喉肿痛、乳蛾糜烂化脓、痧疹密布色红如丹、草莓舌为特征。此时邪毒已盛，蕴结壅滞，攻窜流走，耗伤正气，需密切观察发热、疹色、神情、脉象等，慎防内闭外脱等变证发生。

治法　清气凉营，泻火解毒。

方药　凉营清气汤加减。常用药：石膏、水牛角、赤芍、牡丹皮清气凉营；黄连、黄芩、连翘、蒲公英泻火解毒；生地黄、石斛、芦根、玄参清热生津。

丹痧布而不透，壮热无汗者，加淡豆豉、浮萍发表透邪；舌苔糙黄，大便秘结，咽喉腐烂者，加大黄、虎杖通腑泻火。

若邪毒内陷心肝，出现神昏、抽搐等症，可选用紫雪丹、安宫牛黄丸清心开窍，息风镇惊。若热毒损伤心阳，出现面色灰白，气息微弱，多汗肢冷，脉微欲绝者，当以参附龙牡救逆汤回阳固脱。

（3）痧后阴伤

证候　午后低热，咽部糜烂疼痛减轻，唇口干燥，痧疹消退，皮肤脱屑，干咳无痰，纳食呆滞，大便秘结，舌红少津，脉细数。

辨证　本证见于痧毒外透之后，肺胃阴津耗伤。以口干唇燥，皮肤干燥脱屑，干咳，便干，舌红少津为特征。热毒未清者有低热、咽部疼痛等症。

治法　养阴生津，清热利咽。

方药　用清咽养营汤加减。常用药：太子参（西洋参）、天冬、麦冬、生地黄、玄参甘寒养阴；白芍、甘草酸甘化阴；知母、天花粉清泄余热兼以生津养液；茯神宁心安神。

低热咽痛者，加水牛角、牡丹皮清热凉血解毒或青蒿、金银花解毒透邪；午后潮热者，加地骨皮、银柴胡、鳖甲清解虚热；食欲不振者，加扁豆、炒麦芽、佛手健脾醒胃；大便秘结者，加瓜蒌子、火麻仁清肠润燥。

若后期合并心悸、水肿、痹证等，应按相关病证论治。

【其他疗法】

1. 中药成药

（1）蒲地蓝消炎口服液　每支 10mL。每服 < 1 岁 3mL、1 ～ 3 岁 5mL、3 ～ 5 岁 7mL、> 5 岁 10mL，1 日 3 次。用于邪郁肺卫证。

（2）五福化毒片　每片重 0.1g。每服 3 ～ 6 岁 5 片、7 ～ 14 岁 7 片，1 日 3 次。用于毒炽气营证。

（3）热毒宁注射液　每支 10mL。3 ～ 5 岁 0.5mL/kg·d，每日最高剂量 3 ～ 5 岁 ≤ 10mL、6 ～ 10 岁 10mL、11 ～ 13 岁 15mL、14 ～ 17 岁 20mL，以 5% 葡萄糖注射液或 0.9% 氯化钠注射液 50 ～ 200mL 稀释后静脉滴注，1 日 1 次。用于毒炽气营证。

2. 外治疗法

（1）锡类散　取药少许吹咽部。用于咽喉肿痛。

（2）珠黄散　取药少许吹咽部。用于咽喉肿痛、溃烂。

3. 针刺疗法　发热咽痛，取穴风池、天柱、合谷、曲池、少商、膈俞、血海、三阴交。每次选穴 2 ～ 3 个，用泻法。1 日 1 次。

【预防调护】

1. 预防

（1）流行季节减少到公共场所活动，提倡戴口罩。

（2）在流行期间，对易感儿可用黄连素液喷咽喉。

2. 调护

（1）对患儿分泌物及卧具、玩具等严格消毒处理。对病室进行空气消毒。

（2）已接触患儿的健康者，需检疫观察 12 天。密切接触的带菌者应隔离。患儿及疑似病人应隔离治疗不少于 7 天，至症状消退，咽拭子培养连续 3 次阴性，无并发症时方解除隔离。

（3）急性发热期间应卧床休息，热降时也不宜过多活动，以防并发症发生。

（4）居室应安静，保持空气流通。

（5）饮食宜清淡，进食易消化食物，禁食辛辣刺激之品。咽部肿痛甚者，可用温盐水漱口，保持口腔黏膜清洁。

（6）出现皮疹和脱屑时避免搔抓。

【临证备要】

1. 解毒泄热是本病治则　本病起病急骤，传变迅速，可致流行，临床以咽喉肿痛糜烂，肌肤丹痧密布等为特征，属温疫范畴。温热邪毒从口鼻而入，壅滞于肺胃，充斥表里，卫气营血同病；继而热毒攻窜，内燔营血，甚则毒陷心肝，或内闭外脱。后期常见余毒伤阴。治疗可参《疫喉浅论·喉痧论治》提出的："首当辛凉透表，继用苦寒泄热，终宜甘寒救液。"即初期邪在肺卫，治以辛凉透邪，兼清气营；中期注重苦寒泄火解毒，气营（血）两清，若见毒陷心肝或内闭外脱，则急予清心开窍、凉肝息风或开闭固脱；后期治宜清泄余毒，甘寒生津养液。针对咽喉红肿糜烂，可配合外治法，内外并治。本病忌用辛温升提之品，因辛温之品易助热伤阴，加重病情。而近代名医丁甘仁提出的治疗烂喉丹痧"以畅汗为第一要义"，是指以汗出通畅与否作为卫气是否已畅，营卫是否调和的标志，而不是用辛温发汗的方法治疗本病。

2. 继发他病当随证治疗 在病变过程中，因邪毒炽盛，入营动血，脏腑受损，如遇体虚多病，或失治误治，或调护不当者，可致邪毒伤于心络，耗损气阴，心失所养，则多汗、乏力、心悸、脉结代等，治宜益气养阴，宁心安神；或余邪热毒流窜经络筋肉，关节不利，可致关节红肿疼痛，治宜解毒通络，消肿止痛；或热毒内传，留滞三焦，水气不化，开阖失调，水湿内停，肾络受损，则见水肿、尿血者，治宜清热利湿，凉血活血。具体辨证论治方法，当参心悸、痹证、水肿等病处理。

第五节　水　痘

水痘是由水痘时邪（水痘－带状疱疹病毒）引起的一种以皮肤出疹为主的小儿急性传染病，临床以发热，皮肤分批出现皮疹，斑疹、丘疹、疱疹及结痂，且上述皮疹可同时存在为主要特征。因其形态如痘，色泽明净如水泡，故中西医均称为水痘。本病在各年龄儿童均可发生，以6～9岁学龄期儿童最为多见。全年均可发生，以冬春季节多见。本病重症可发生肺炎、脑炎等并发症。水痘患者为本病主要传染源，通过呼吸道或接触病人疱疹内的疱浆可传播，人群对水痘普遍易感。感染水痘后一般可获得终身的免疫力，但以后可以发生带状疱疹。水痘的潜伏期为10～21天，结痂后病毒消失，故传染期自发疹前24小时至病损结痂约7～8天。

中医古代文献中，《小儿药证直诀·疮疹候》中"其疮出有五名：肝为水疱，以泪出如水，其色青小……"文中水疱即为水痘。《小儿卫生总微论方·疮疹论》有"其疮皮薄，如水泡，破即易干者，谓之水痘。"明确了本病病名。《证治准绳·幼科》说："小儿痘疮有正痘与水痘之不同……其疮皮薄如水泡，破即易干，而出无渐次，白色或淡红，冷冷有水浆者，谓之水痘。"描述了水痘的皮疹特点及其与天花的鉴别。《医宗金鉴·痘疹心法要诀》则提出了水痘的治疗主方："水痘皆因湿热成，外证多与大痘同，形圆顶尖含清水，易胀易靥不浆脓，初起荆防败毒散，加味导赤继相从。"

【病因病机】

本病病因是水痘时邪从口鼻而入，侵于肺脾，湿热蕴蒸，透于肌表而成水痘。病机关键是湿热蕴郁肺脾。

1. 邪郁肺卫 肺主宣发肃降。水痘时邪从口鼻而入，侵犯肺卫，则卫表不和，宣肃失司，出现发热、流涕、咳嗽等肺卫表证；病邪深入，蕴郁肺脾，脾失健运，水湿内停，邪正交争，水痘湿热时邪透于肌表，则水痘布露。因病尚在表，正盛邪轻，故水痘稀疏，疹色红润，疱浆清亮。

2. 毒炽气营 水痘湿热时邪蕴蒸，郁而化热，毒热炽盛，内传气营。气分毒热充斥，则见壮热、烦躁、口渴等症；毒传营分，透发肌肤，则痘疹稠密，色紫暗，疱浆混浊。若患儿体质虚弱，水痘时行邪毒炽盛，易化热化火，正不胜邪，内窜心肝可引起壮热不退，神昏、抽搐等邪陷心肝之变证；小儿肺脏娇嫩，感邪后若邪毒内侵，闭郁于肺，肺失宣肃，则出现高热、咳嗽、气喘、鼻扇、口唇青紫等邪毒闭肺之变证。

【临床诊断】

1. 病史 发病前 2～3 周有水痘接触史。

2. 临床表现

（1）常证 临床可分为前驱期和出疹期。前驱期可无症状或仅有轻微症状，可有发热，多为低热，伴全身不适、头痛、咽痛、纳差等症状，持续 1～2 天即迅速进入出疹期。皮疹可发于全身，呈向心性分布，躯干部较密集，常伴瘙痒感，分批出现，初期皮疹为红色斑疹、丘疹，24 小时后变为疱疹，2～3 天结痂，高峰期斑疹、丘疹、疱疹、结痂同时存在，形态椭圆，大小不一，周围红晕，愈后不留瘢痕，无色素沉着。

（2）先天性水痘综合征 孕母水痘史，先天性畸形，低出生体重，皮肤瘢痕，该型水痘易发生弥漫性水痘感染、智力低下。

（3）轻重病症 接种过水痘疫苗或二次感染者，症状较轻微。先天性免疫缺陷或获得性免疫缺陷，或正在接受免疫治疗的儿童二次感染后，病情危重，预后差。

3. 并发症 本病可并发变证，多发生于体质虚弱患儿，皮疹稠密，疱疹较大，疹色赤紫，根盘红晕明显，疱浆浑浊。其高热、呕吐、神昏、惊厥者为邪陷心肝之变证；高热、咳剧、气喘、口唇青紫者为邪毒闭肺之变证。

4. 实验室检查

（1）血常规 白细胞总数正常或稍低，亦可见白细胞总数稍增高，分类计数淋巴细胞可增高。

（2）血清学检查 补体结合高滴度或双份血清抗体滴度 4 倍以上升高可明确病原。

（3）病原学检查 将疱疹液直接种入人胎羊膜组织培养分离病毒、免疫荧光法检测病毒抗体。用聚合酶链反应（PCR）检测患儿呼吸道上皮细胞和外周血白细胞中的特异性病毒 DNA 是敏感、快速的早期诊断方法。

【病证鉴别】

1. 疾病鉴别

（1）麻疹、奶麻、风疹、丹痧 这几种疾病同样为出疹性传染病，但其所出皮疹皆为斑丘疹，与水痘的疱疹有明显的区别。

（2）脓疱疮 好发于炎热夏季，多见于头面部及肢体暴露部位，病初为红色斑丘疹，继而为疱疹，很快成脓疱，疱液浑浊，成批出现，疱疹较大、易破溃，疱液可培养出细菌。水痘的疱疹内液体澄清，疱疹较小。

（3）水疥（丘疹样荨麻疹） 本病多见于婴幼儿，系皮肤过敏性疾病，常由昆虫叮咬引起，皮疹多见于四肢，可分批出现，为红色丘疹，顶端有小水疱，壁较坚实，痒感显著，周围无红晕，不结痂。

2. 证候鉴别 水痘时邪从口鼻而入，侵犯肺脾，肺气宣肃失司，脾失健运，水湿内停。邪正交争，水痘时邪夹湿透于肌表，出现发热、流涕、咳嗽，水痘稀疏、疹色红润、疱浆清亮等症，是为邪伤肺卫证；重者水痘时邪与湿邪相搏结，郁而化热，毒热炽盛，内传气营，则见壮热、烦躁、口渴，痘疹稠密、色紫暗、疱浆混浊等症，是为毒炽气营证。若患儿体质虚弱，邪毒炽盛，可引起变证，如神昏抽搐的邪陷心肝证，或发热咳喘的邪毒闭肺证。

【辨证论治】

1. 辨证要点 本病辨证主要辨轻重，即辨卫分、气分、营分。根据全身及局部症状辨别。轻证邪在卫分为主，痘疹细小稀疏，色红润，疱浆清亮，出现 1～2 批即可痊愈，或伴微热、流涕、咳嗽等症；重证邪在气分、营分，痘疹稠密，疹形大，色赤紫，疱浆浑浊，出现 5～6 批不等，伴有高热、烦躁等症。若出现壮热不退、昏迷、抽搐或咳嗽气喘、鼻扇、口唇青紫等，则为邪陷心肝及邪毒闭肺之变证。

2. 治疗原则 本病治疗以清热解毒化湿为基本法则。清热宜分清表热、里热，表热宜辛凉宣散，里热宜根据在气、营、血分之不同，分别施以清气泻热、清营透热、凉血解毒等法。祛湿亦根据湿邪在表、在里不同而分别采用芳香化湿、淡渗利湿之法。同时应视热与湿之轻重而治疗有侧重，目的是使邪热得清，水湿得化，则水痘自除。对邪陷心肝及邪毒闭肺之变证，治以息风开窍、开肺化痰之法，必要时采取中西医结合方法抢救治疗。

3. 证治分类

（1）邪伤肺卫

证候 全身性皮疹，向心性分布，躯干为多，点粒稀疏，疹形细小，疹色红润，根盘红晕不显，疱浆清亮，此起彼伏，瘙痒感，伴有发热、多为低热，恶风或恶寒，头痛，鼻塞，流涕，喷嚏，咳嗽，纳差，舌质红，苔薄白，脉浮数，指纹浮紫。

辨证 本证为水痘之轻证。以痘疹稀疏，疹形细小，疱浆清亮，低热流涕为特点，病在肺卫，全身症状不重。

治法 疏风清热，利湿解毒。

方药 银翘散合六一散加减。常用药：金银花、连翘、竹叶清热解毒；薄荷辛凉解表；牛蒡子、桔梗宣肺利咽；六一散清热利湿。

咽喉肿痛明显者，加板蓝根、山豆根、蒲公英解毒利咽；皮肤瘙痒明显者，加白鲜皮、地肤子祛风止痒；咳嗽有痰者，加前胡、浙贝母止咳化痰；素体气虚，疹稀色淡、液少皮皱者，加黄芪、薏苡仁益气化湿。

（2）邪炽气营

证候 全身性皮疹，分布范围较广，痘点密布，根盘红晕较著，疱疹形大，疹色红赤或紫暗，疱浆浑浊，甚至出血性皮疹，口腔、睑结膜、阴部可见疱疹，壮热，烦躁，口渴欲饮，面赤唇红，口舌生疮，牙龈肿痛，纳差，大便干结，小便短赤，舌质红绛，舌苔黄糙而干或苔黄腻，脉滑数，指纹紫滞。

辨证 本证为水痘之重证。以痘点密布，疱疹形大，疹色红赤或紫暗，疱浆浑浊，壮热，烦躁为特点，时邪深入，全身症状重。

治法 清气凉营，解毒化湿。

方药 清胃解毒汤加减。常用药：升麻清热透疹；黄连、黄芩清热解毒；石膏清气分之热；牡丹皮、生地黄凉营清热；紫草、碧玉散清热凉营化湿。

口舌生疮、大便秘结者，加大黄、玄明粉、瓜蒌通腑泻火；口唇干燥、津液耗伤者，加麦冬、芦根、天花粉养阴生津；壮热者，加水牛角、赤芍清热凉血。

本病变证虽不多，但也需要引为注意。在邪炽气营阶段，因患儿体质虚弱，邪毒炽盛，易化热化火，正不胜邪，内窜心肝而引起壮热不退，神昏、抽搐等邪陷心肝之变证，治以清热解毒、息风开窍，予羚角钩藤汤合清瘟败毒饮加减。若邪毒内侵，闭阻于肺，肺失宣肃，则出现高热、咳嗽、气喘、鼻扇、口唇青紫等邪毒闭肺之变证，治以清热解毒、开肺定喘，予麻黄杏仁甘草石膏汤合黄连解毒汤加减。

【其他疗法】

1. 中药成药

（1）小儿豉翘清热颗粒　每袋2g。每服6月～1岁1～2g，1^+～3岁2～3g，3^+～6岁3～4g，6^+～9岁4～5g，＞9岁6g，1日3次。用于邪伤肺卫证。

（2）黄栀花口服液　每支10mL。每服2.5～3岁5mL、3^+～6岁10mL、6^+～10岁15mL、＞10岁20mL，1日2次。用于邪伤肺卫证、邪炽气营证。

（3）羚珠散　每支0.6g。每服＜1岁0.5支、1～3岁0.5～1支、＞3岁1支，1日3次。用于邪炽气营证、邪陷心肝证。

（4）喜炎平注射液　每支50mg。儿童按体重5～10mg/kg（0.2～0.4mL/kg），最高剂量不超过250mg，加入5%葡萄糖注射液或0.9%氯化钠注射液100～250mL稀释，静脉滴注，1日1次。用于邪炽气营证、邪陷心肝证。

2. 药物外治　青黛30g，煅石膏50g，滑石50g，黄柏15g，冰片10g，黄连10g。共研细末，和匀，拌油适量，调搽患处。用于水痘搔破继发感染。

【预防调护】

1. 预防

（1）接种水痘减毒活疫苗。水痘流行期间不去公共场所。

（2）隔离水痘患儿不少于发病后2周。消毒水痘患儿污染的被服、用具及居室。对有接触史的易感儿检疫3周。

（3）正在使用大剂量激素、免疫功能低下受损、恶性病患儿以及接触过患儿的孕妇、患水痘母亲的新生儿在接触水痘72小时内注射丙种球蛋白作被动免疫。

2. 调护

（1）保持室内空气流通、新鲜，保持皮肤清洁，修剪指甲、防止搔抓，内衣要柔软勤换，以防擦破皮肤。

（2）多饮温开水，饮食宜清淡、易于消化，忌食辛辣炙煿等刺激性食物。

（3）水痘伴发热患儿禁止使用水杨酸制剂。禁止使用糖皮质激素，已用者减至维持量。预防继发感染。密切观察重症水痘患儿病情变化，及早发现变证。

【临证备要】

1. 病机关键在湿热蕴蒸肺脾　水痘时邪属于湿热邪毒，从口鼻而入，侵犯肺脾。肺宣肃失司、脾失运化水湿，邪正交争，水痘时邪夹湿透于肌表而病发轻症；水痘时行湿热邪毒郁而化火，毒热炽盛，内传气营而病发重症。若患儿体质虚弱，邪毒炽盛可引起变证。

2. 治疗法则以解毒化湿为本　对于水痘时行湿热邪毒总以解毒化湿为要。但本病多病在卫分，予疏风清热佐以化湿即可解毒；少数邪入气分、营分者，需要清气凉营、化湿解毒。故本病治疗需解毒、化湿合用，这是本病与前列出疹性时行疾病治疗的区别。

第六节　顿　咳

顿咳，是由顿咳时邪（百日咳杆菌等）引起的小儿急性传染病，临床以阵发性痉挛性咳嗽和痉咳后伴有特殊的鸡鸣样吸气性吼声为特征。本病包含了西医学百日咳和百日咳综合征。5岁以下特别是婴幼儿最易患本病，10岁以上儿童较少发病。一年四季均可发生，以冬春季节为多。病程较长，可持续 2～3 个月以上。年龄愈小，病情大多愈重，年幼体弱儿甚至危及生命。本病通过飞沫传播，人类是唯一宿主，潜伏期是 5～21 天，患者在开始出现咳嗽症状的 4 周内具有传染性，传染期可长达 6 周。自 1974 年全球实施扩大免疫规划以来，百日咳的发病率逐渐下降，但近年来百日咳杆菌感染率又呈上升趋势，出现了小婴儿及年长儿患病率上升的现象。另外，一些由腺病毒、呼吸道合胞病毒、副百日咳杆菌等引起的表现为痉挛性咳嗽、鸡鸣样吼声等的百日咳综合征，也可归属于中医学顿咳范畴。

早在《黄帝内经》中就有类似顿咳症状的记载。如《素问·咳论》云："肺咳之状，咳而喘息有音，甚则唾血……肝咳之状，咳则两胁下痛……此皆聚于胃，关于肺，使人多涕唾而面浮肿气逆也。"《小儿药证直诀》《活幼心书》等儿科专著均描述了本病的主要临床症状。明代起有天哮、顿咳、顿嗽、顿呛、疫咳、鹭鸶咳等关于本病的记载。明·秦昌遇《幼科金针·天哮》云："夫天哮者……盖因时行传染，极难奏效。其症咳起连连，而呕吐涎沫，涕泪交流，眼胞浮肿，吐乳鼻血，呕衄睛红。"确切地描述了本病症状表现，指出了本病的传染性。清·林佩琴《类证治裁·咳嗽论治》："肺实嗽必顿咳抱首，面赤反食，当利膈化痰……顿咳至声不出者，痰郁火邪，桔梗汤加贝母、枇杷叶。"论述了本病的病机和治法。

【病因病机】

本病病因是顿咳时邪侵入肺系，病机为邪毒夹痰胶结气道，致肺失宣肃，肺气上逆。病位在肺，可累及肝、胃、大肠、膀胱，重者内陷心肝。

1. 邪犯肺卫，肺失宣肃　小儿肺常不足，易感时邪，时疫之邪从口鼻而入，首伤肺卫，肺失宣肃，卫表失则咳嗽、流涕、喷嚏，或有发热。

2. 痰火阻肺，肺气上逆　疫邪化火，灼津为痰，痰火胶结，深伏于肺，气道阻塞，肺失宣肃，气逆上冲则咳嗽加剧，痉咳阵作，痰随气升，待痰涎吐出后，气道通畅，咳嗽暂缓。由于病程日久影响他脏，犯胃则致胃气上逆而见呕吐；犯肝则肝气横逆而见两胁作痛，甚则肝郁化火见目睛出血；化火灼伤血络还可见衄血、痰中带血；肺与大肠相表里、肺为水之上源，肺气宣降失常，则膀胱、大肠失约，故痉咳时可见二便失禁。婴幼儿体禀不足，肺脏娇弱，痰热壅盛，闭阻于肺可引起咳喘气促之肺炎喘嗽；痰热内陷心肝可造成昏迷、抽搐之变证。

3. 气阴耗伤，肺脾两虚　病之后期，邪气渐退，肺之阴津耗伤，痉咳频频呕吐，长期拒食伤及脾气，可见肺脾气虚或肺阴亏虚。

【临床诊断】

1. 病史　发病前 1～3 周有顿咳接触史。

2. 临床表现　本病病程一般经过三期。

（1）初咳期　感冒样症状，有轻咳，伴流涕、喷嚏，或有发热，咳嗽频次和程度逐渐加重，持续 1～2 周。

（2）痉咳期　以阵发性、痉挛性咳嗽为特征，每次发作连咳十数声或数十声，咳嗽末有高音调鸡鸣样吸气性吼声，痉咳可反复发作，直至咳出大量黏稠痰液，常引起呕吐，伴面目浮肿、目睛出血、舌下生疮等。此期持续 2～6 周，甚至更长时间。年幼体弱儿可不出现典型痉咳症状，但可出现窒息、惊厥。

（3）恢复期　痉咳逐渐减轻至停止，此期持续约 2～3 周。

3. 并发症　若婴幼儿体禀不足，可并发昏迷、抽搐之邪陷心肝变证，或发热、咳嗽、痰鸣、气喘之肺炎喘嗽变证。

4. 实验室检查

（1）血常规　以淋巴细胞增高为特征的白细胞增多症。白细胞总数可达 $(20～50)×10^9/L$，其中淋巴细胞可占 60%～90%。

（2）细菌培养　取患儿的鼻咽拭子或鼻咽抽吸物可培养出百日咳杆菌、副百日咳杆菌。

（3）血清学检测　酶联免疫吸附试验方法检测急性期和恢复期的双份血清特异性抗体滴度，恢复期较急性期增高 4 倍可诊断。

（4）核酸检测　核酸扩增法如 PCR 是诊断顿咳，包括百日咳杆菌、腺病毒、呼吸道合胞病毒等非常敏感的方法，特异性强。在发病 3 周内取鼻咽拭子或鼻咽抽吸物送检。

【病证鉴别】

1. 疾病鉴别

（1）咳嗽、肺炎喘嗽　两病之咳嗽无鸡鸣样吸气性吼声，常伴发热，肺部听诊有干性或湿性啰音，胸部 X 线片有炎症改变。

（2）气管、支气管异物　起病突然，呛咳，无鸡鸣样吸气性吼声，有异物吸入史，必要时作支气管镜检查可确诊。

2. 证候鉴别　小儿肺常不足，易感时邪，顿咳时邪从口鼻而入，首伤肺卫，肺失宣肃，卫表失和则出现咳嗽、流涕、喷嚏，或有发热等邪犯肺卫证。疫邪化火，痰火胶结，气道阻塞，肺失宣肃，气逆上冲则咳嗽加剧，出现痉咳阵作等肺气上逆证，病程日久影响他脏，犯胃则见呕吐；犯肝则见两胁作痛及目睛出血；损伤血络可见衄血、痰中带血；膀胱、大肠失约见二便失禁。若婴幼儿体禀不足，可见痰热闭阻之肺炎喘嗽或痰热内陷心肝的昏迷、抽搐之变证。疾病后期，邪衰正虚，表现为气阴两虚证。

【辨证论治】

1. 辨证要点　本病以脏腑辨证，病位在肺，可涉心肝，再按疾病分期，予风、火、痰辨证。初咳期为邪犯肺卫证，辨风寒、风热，咳嗽痰稀色清、鼻流清涕者为风寒；咳嗽痰稠色黄、鼻流浊涕者为风热。痉咳期痰火胶结、肺气上逆，其痉咳痰黄稠难咯、目赤鼻衄、舌红为痰火伏肺；呕逆、胁痛、咯痰带血、目衄者兼木火刑金；痉咳痰稀色清易咯、舌质不红、苔白为痰浊阻肺；咳嗽、气喘、痰鸣、鼻扇者可为痰热闭阻之肺炎喘嗽变证；出现昏迷、抽搐者则为痰热内陷心肝之变证。恢复期邪衰正虚，辨阴虚、气虚，面白自汗、咳嗽无力、痰液稀薄、纳少神疲、舌淡苔白为气虚；面色潮红、神烦口干、干咳少痰或无痰、消瘦盗汗、舌红苔少为阴虚。

2. 治疗原则　本病治疗以泻肺清热、化痰降逆为基本法则。初咳期宣肺化痰、疏风散邪；痉咳期泻肺涤痰降逆；恢复期健脾益肺或润肺养阴。变证者，痰热闭肺则清热解毒、宣肺化痰；

邪陷心肝则清热化痰、开窍息风。

3. 证治分类

（1）邪犯肺卫（初咳期）

证候 初起喷嚏、流涕，咳嗽，或有发热，2～3天后咳嗽逐渐加重，日轻夜重，痰稀白量不多，或痰稠黄不易咯出，舌质红，苔薄白或薄黄，脉浮，指纹浮红或浮紫。

辨证 本证以咳嗽日渐加重、日轻夜重为特点，咳嗽痰稀色清、鼻流清涕者为风寒证；咳嗽痰稠色黄、鼻流浊涕者为风热证。

治法 疏风解表，宣肺止咳。

方药 外感风寒，杏苏散加减。常用药：杏仁、紫苏叶、枳壳、桔梗、白前、橘红、法半夏、百部等辛温发散，温肺化痰，理气化痰。风寒郁表较重，加麻黄、荆芥、防风解表散寒；痰阻较甚或兼气促者，加麻黄、瓜蒌、紫苏子、远志。外感风热，桑菊饮加减。常用药：桑叶、菊花、连翘、薄荷疏风清热以宣肺卫；瓜蒌、冬瓜子、桔梗、前胡、胆南星、芦根化痰利肺以畅肺气。

（2）痰火阻肺（痉咳期）

证候 阵发性痉咳，连咳持续，日轻夜重，痰液黏稠，咳剧时咳后伴鸡鸣样吸气性吼声，呛出痰涎及食物后痉咳暂止，可伴呕吐、胁痛、舌下生疮、目睛出血、咯血、衄血、二便失禁，舌质红，苔薄黄或黄腻，脉滑数，指纹紫滞。小婴儿可伴窒息、神昏、抽搐。

辨证 本证以阵发性痉咳，伴鸡鸣样吸气性吼声，夜间咳剧，痰液黏稠为特点。呛咳呕吐为肺胃气逆；胁痛目衄为肝火犯肺；二便失禁为肺气宣降失司。

治法 泻肺清热，涤痰降逆。

方药 桑白皮汤合葶苈大枣泻肺汤加减。常用药：桑白皮、黄芩、前胡、百部、黛蛤散清肺化痰止咳；黄连、栀子泻火泄热；葶苈子、苏子、杏仁、半夏、炙枇杷叶涤痰降逆止咳。

痰稠难咯，加浙贝母、海浮石清化痰热；痉咳严重者，加僵蚕、地龙、蝉蜕解痉镇咳；剧咳胸胁疼痛、目睛出血者，加龙胆、郁金、胆南星、牡丹皮清肝泻火；呕吐频繁，加旋覆花、代赭石降气镇逆；痰中带血、衄血者，加侧柏叶、白茅根、三七凉血止血。

若咳剧、气喘、痰鸣、鼻扇，合并肺炎喘嗽痰热闭肺，予开肺清热、涤痰定喘，用麻黄杏仁甘草石膏汤加味。出现神识昏迷、肢体抽搐者，为痰热内陷心肝，予泻火涤痰、息风开窍，用羚角钩藤汤加减，合牛黄清心丸。

（3）气阴耗伤（恢复期）

证候 痉咳缓解，咳嗽减轻，可见干咳少痰或无痰，咳声嘶哑，面唇潮红，虚烦盗汗，睡卧不安，手足心热，口干，舌质红，苔少，脉细数。或咳声无力，痰白清稀，气短懒言，神疲自汗，食少纳呆，大便溏薄，舌质淡，苔薄白，脉细弱。

辨证 肺阴不足证以干咳少痰或无痰，咳声嘶哑，面唇潮红、虚烦盗汗、手足心热，舌质红，苔少为特点；肺脾气虚证以咳声无力，痰白清稀，气短懒言，神疲自汗，食少纳呆，大便溏薄，舌质淡，苔薄白为特点。

治法 养阴润肺，益气健脾。

方药 肺阴不足证，沙参麦冬汤加减。常用药：沙参、麦冬、玉竹、天花粉养阴润肺；桑白皮、炙款冬花、百部、苦杏仁肃肺止咳。盗汗者，加地骨皮、五味子、浮小麦清热敛汗；声音嘶哑者，加木蝴蝶、桔梗、玄参利咽清热；干咳日久不愈者，加乌梅、诃子养阴敛肺；睡眠不宁者，加酸枣仁、合欢皮、夜交藤宁心安神；大便干结者，加全瓜蒌、郁李仁、火麻仁润肠通便。肺脾气虚证，人参五味子汤加减。常用药：党参、茯苓、白术、甘草健脾益气；五味子敛肺纳气；百部、紫菀、杏仁宣肺止咳；法半夏、陈皮燥湿化痰。自汗者，加黄芪、浮小麦、牡蛎益气固表；不思饮食，胃纳不佳者，加砂仁、六神曲、鸡内金助运开胃。

【其他疗法】

1. 中药成药

（1）小儿百部止咳糖浆　每瓶 100mL。每服 < 2 岁 5mL、≥ 2 岁 10mL，1 日 3 次。用于邪犯肺卫证。

（2）百咳静糖浆　每瓶 100mL。每服 1 ～ 2 岁 5mL、3 ～ 5 岁 10mL，1 日 3 次。用于痰火阻肺证。

（3）二冬膏　每瓶 62g。每服 5g，1 日 2 次。用于肺阴不足证。

2. 针刺疗法　主穴取合谷、尺泽、肺俞，配穴取曲池、丰隆、内关。用泻法，不留针。1 日 1 次，5 次为 1 疗程。用于痉咳期。

【预防调护】

1. 预防

（1）接种百白破三联疫苗。

（2）易感儿在疾病流行期间避免去公共场所。对于密切接触患儿的易感儿应检疫观察 3 周。

2. 调护

（1）患儿隔离至起病后 3 周。

（2）保持居室通风良好，环境安静舒适，避免各种刺激诱发痉咳。

（3）痰液黏稠者可雾化吸入、吸痰。

（4）小婴儿患病期间要密切观察，发生窒息、神昏、抽搐时及时抢救。

（5）保证睡眠，必要时使用镇静剂减少患儿因恐惧、烦躁而引发的痉咳。

（6）进食易消化且富有营养的食物，忌食煎炸、辛辣刺激之品。

【临证备要】

1. 按初咳期、痉咳期、恢复期分阶段辨证　顿咳临床发病阶段性证候变化明显，可分期辨证。初咳期为邪犯肺卫证，辨风寒、风热。痉咳期痰火胶结、肺气上逆，辨痰火、痰浊。恢复期邪衰正虚，辨阴虚、气虚。婴幼儿体禀不足，可见变证，需辨其痰热闭肺与邪陷心肝。

2. 治疗以治肺为主，他脏兼治，多法为辅　顿咳以痉咳为突出症状，痉咳期持续时间长、症状重，肺气上逆为关键病机，治疗以泻肺涤痰降逆为主。若累及其他脏腑则按其相应症状表现，采取平肝、解痉、止呕、清心、凉血之法并治。配合推拿、针刺疗法有辅助治疗作用。

第七节　痄　腮

痄腮是因感受痄腮时邪（腮腺炎病毒）引起的一种时行疾病。临床以发热、耳下腮部漫肿疼痛为主要特征。本病大多预后良好，少数患儿可见邪陷心肝、毒窜睾腹之变证。本病一年四季都有发生，但以冬春两季多见，好发年龄为 5～15 岁，学龄儿童发病率较高，无免疫力的成人也可发病，感染后可获得持久的免疫力。本病西医名流行性腮腺炎。本病主要通过空气飞沫、直接接触、唾液污染食具和玩具等途径传播。传染源为患者及隐性感染者。

痄腮病名首见于金·窦杰《疮疡经验全书·痄腮》："痄腮，毒受在耳根、耳聤，通于肝肾，气血不流，壅滞颊腮，此是风毒症。"提出了本病的病名、病位和病因病机。明·秦昌遇《幼科金针·痄腮》说："此症乃四时不正之气，感而发之也……感之者，寒热交作，以致项前结肿，状若鳗肿，故名之。极易传染。"明确本病为传染病。清·高秉钧《疡科心得集·辨鸬鹚瘟耳根痈异证同治论》称本病为鸬鹚瘟，并说："夫鸬鹚瘟者，因一时风温偶袭少阳，络脉失和，生于耳下，或发于左，或发于右，或左右齐发……此证永不成脓，过一候自能消散。"指出本病因风温时邪袭于少阳经络，以其"永不成脓"的特点可以与耳根痛（发颐）鉴别。

【病因病机】

本病发病的原因是感染风温时邪，其主要病机为邪毒从口鼻而入，壅阻足少阳经脉，与气血相搏，凝滞于耳下腮部。

1. 邪犯少阳　风温时邪从口鼻而入，首犯肺卫，肺卫失宣，故初期可见发热、恶寒、咽痛、头痛等症；邪毒走窜犯于足少阳胆经，胆经起于目外眦，上抵头角，经耳前耳后，绕耳而行，邪毒循经上攻腮颊，与气血相搏，气滞血瘀，凝滞于耳下腮部，则腮部肿胀疼痛。

2. 热毒蕴结　若感邪较重，毒热炽盛，壅阻于少阳经脉，气血凝滞不通，则致腮部肿胀疼痛，坚硬拒按，张口咀嚼不便；热毒炽盛，则高热不退；邪热扰心，则烦躁不安；热毒内扰脾胃，则致纳少、恶心、呕吐；热邪伤津，则致口渴欲饮，尿少而黄。

足少阳胆经与足厥阴肝经互为表里，病则相互传变，邪毒滞留可传入足厥阴肝经。足厥阴肝经循少腹，络阴器，邪毒窜入睾腹，蕴结不散，可见睾丸肿胀、疼痛，或少腹疼痛等症，此为毒窜睾腹之变证。若热毒炽盛，邪盛正衰，邪陷厥阴，扰动肝风，蒙蔽心包，可见高热、抽搐、昏迷等症，此为邪陷心肝之变证。

【临床诊断】

1. 病史　发病前 2～3 周有痄腮（流行性腮腺炎）接触史。

2. 临床表现　好发于冬春季节。初起可有发热，头痛等，1～2 天后，出现耳下腮部肿胀疼痛，通常先见于一侧，继而波及另一侧，也有两侧同时肿大或始终限于一侧者，腮腺肿大为以耳垂为中心的漫肿，边缘不清楚，表皮不红，触之微热并有轻度压痛及弹性感。肿胀部位疼痛，咀嚼时疼痛加重，腮腺管口红肿，或同时有颌下腺肿大。

3. 并发症　可并发脑膜脑炎、睾丸炎、附睾炎、卵巢炎、胰腺炎、心肌炎等。

4. 实验室检查

（1）血常规　可见血白细胞总数正常或偏低，淋巴细胞相对增多。

（2）血清和尿淀粉酶测定　血清及尿中淀粉酶活性与腮腺肿胀相平行，发病早期血清及尿淀粉酶增高，2 周左右恢复至正常。

（3）病原学检查　发病早期从患儿唾液、脑脊液、尿或血中可分离出腮腺炎病毒。用补体结合试验或 ELISA 法检测抗 V（Virus）和抗 S（soluble）两种抗体，S 抗体在疾病早期的阳性率为 75%，可作为近期感染的证据，6～12 个月逐渐下降消失，病后 2 年达最低水平并持续存在。

【病证鉴别】

1. 疾病鉴别

（1）发颐 相当于西医之化脓性腮腺炎。腮腺肿大多为单侧，表皮泛红，疼痛剧烈，拒按，可有波动感，按压腮腺可见口腔内腮腺管口有脓液溢出。无传染性。血常规检查可见血白细胞总数及中性粒细胞增高。痄腮表皮不红，疼痛轻，无化脓，血白细胞总数及中性粒细胞不高。

（2）臖核 相当于西医学淋巴结炎。在颈前、耳前后、颌下等部位均可以发生，应注意鉴别。其肿大部位不是以耳垂为中心，质地坚硬、边缘清楚，可有局部红肿热痛、化脓，腮腺管口不红肿。血白细胞总数和中性粒细胞可有明显增多。

2. 证候鉴别

（1）辨轻重 轻证无热或低热，腮肿较轻，无明显张口困难。重证高热不退，腮肿明显，肿痛拒按，张口困难。

（2）辨表里 表证为疾病初期，可无热或低热，腮部肿胀，一侧或两侧腮部漫肿疼痛，边缘不清，肿胀但不坚硬。里证可见高热不退，头痛呕吐，口渴引饮，腮部肿胀比较坚硬。如毒热壅盛，内陷心肝，则可见神昏、反复抽风等症；如邪毒引睾窜腹，则见少腹疼痛，一侧或两侧睾丸肿痛。

【辨证论治】

1. 辨证要点 本病以经络辨证为主，同时辨常证、变证。根据全身及局部症状，若但见耳下腮部肿痛，而无神志障碍、抽搐，无睾丸肿痛或少腹疼痛者，为常证，病在足少阳胆经；若见睾丸肿痛、少腹或上腹疼痛，恶心呕吐，高热不退，神昏抽搐，多为变证，病在足厥阴肝经。

2. 治疗原则 以清热解毒、消肿散结为基本治则。常证总需疏利少阳、散结消肿，初起病轻者配合疏风清热，病情加重热毒蕴结者加重清热解毒。变证需疏利厥阴、清热解毒，邪陷心肝证治以息风开窍，毒窜睾腹证治以清肝活血。治疗过程中宜结合外治疗法，有助于局部肿胀的消退。

3. 证治分类

（1）常证

① 邪犯少阳

证候 轻度发热、恶寒，或有头痛、咽痛，一侧或两侧耳下腮部漫肿疼痛，张口不利，咀嚼不便，舌质红，苔薄白或薄黄，脉浮数。

辨证 此为轻证。以轻度发热、耳下腮部漫肿疼痛为特点，全身症状不重。

治法 疏风清热，散结消肿。

方药 柴胡葛根汤加减。常用药：柴胡、黄芩清利少阳；石膏、连翘清热解毒；牛蒡子、桔梗清热利咽；天花粉清热生津消肿。

腮部肿胀明显，加板蓝根、夏枯草、僵蚕散结消肿；腮肿质硬者，加赤芍、牡丹皮、郁金疏经活血。

② 热毒蕴结

证候 高热，一侧或两侧耳下腮部肿胀疼痛，坚硬拒按，张口咀嚼困难，或有烦躁不安，头痛，口渴欲饮，大便秘结，尿少而黄，咽红肿痛，舌质红，舌苔黄，脉滑数。

辨证 此为痄腮重症。以耳下腮部肿胀疼痛，坚硬拒按，张口咀嚼困难，同时有高热，烦躁，口渴，头痛等全身症状为特征，腮部及全身症状均较重，易产生变证。

治法 清热解毒，软坚散结。

方药 普济消毒饮加减。常用药：柴胡、黄芩清利少阳；黄连、连翘、板蓝根清热解毒；牛蒡子、桔梗、玄参、薄荷清热利咽、消肿散结；僵蚕、蒲公英解毒通络，化痰散结；甘草清解咽喉。

壮热，口渴者，加石膏、知母清气分之热；腮部肿胀质硬，加夏枯草、牡丹皮、牡蛎软坚散结；大便秘结加大黄、芒硝通腑泄热。

（2）变证

① 邪陷心肝

证候 在腮肿的同时，出现高热不退，烦躁不安，头痛项强，呕吐，嗜睡神昏，四肢抽搐，舌质红，舌苔黄，脉滑数。

辨证 以高热、耳下腮部肿胀，同时见神昏嗜睡、头痛项强、恶心呕吐、反复抽搐为特征。

治法 清热解毒，息风开窍。

方药 清瘟败毒饮加减。常用药：水牛角、生地黄、石膏、牡丹皮、赤芍清热凉营；栀子、黄连、连翘、生甘草清热解毒；竹叶、玄参清热生津；钩藤、僵蚕平肝息风。

头痛剧烈、恶心呕吐者，加龙胆、黄芩、天竺黄泻肝降火；高热、神昏者，配用安宫牛黄丸清心开窍；抽搐频作者，配用紫雪凉肝息风。

② 毒窜睾腹

证候 腮部肿胀渐消，出现一侧或双侧睾丸肿胀疼痛，或少腹疼痛，痛时拒按，舌质红，舌苔黄，脉弦数。

辨证 以睾丸肿胀、疼痛，或脘腹、少腹疼痛为特征。

治法 清肝泻火，活血止痛。

方药 龙胆泻肝汤加减。常用药：龙胆、栀子泻肝胆实火；黄连、黄芩清热泻火；柴胡、川楝子疏肝利胆；荔枝核、延胡索理气散结止痛；桃仁、赤芍活血消肿。

睾丸肿大明显者加青皮、莪术、蒲公英理气消肿；腹胀便秘者加大黄、枳壳、木香行气通腑。

【其他疗法】

1. 中药成药

（1）蒲地蓝消炎口服液 每支 10mL。每服 1～3 岁 5mL、3～5 岁 7mL、>5 岁 10mL，1 日 3 次。用于邪犯少阳证。

（2）五福化毒片 每片重 0.1g。每服 3～6 岁 5 片、7～14 岁 7 片，1 日 3 次。用于热毒蕴结证。

（3）安宫牛黄丸 每丸 3g。每服 <3 岁 1/4 丸、4～6 岁 1/2 丸、>6 岁 3/4 丸，1 日 1 次，用于邪陷心肝证热入心包者。

（4）紫雪 每瓶 1.5g。每服 1 岁 0.3g、5 岁以内每增 1 岁递增 0.3g，1 日 1 次；5 岁以上小儿酌情服用，最大剂量 1.5～3g，1 日 2 次。用于邪陷心肝证热盛动风者。

（5）热毒宁注射液 每支 10mL。3～5 岁 0.5mL/kg·d，每日最高剂量 3～5 岁 ≤10mL、6～10 岁 10mL、11～13 岁 15mL、14～17 岁 20mL，以 5% 葡萄糖注射液或 0.9% 氯化钠注

射液 50～200mL 稀释后静脉滴注，1 日 1 次。用于热毒蕴结证、邪陷心肝证。

2. 药物外治

（1）如意金黄散 适量，以醋、蛋清或茶水调匀外敷患处，1 日 1～2 次。用于腮部肿痛。

（2）玉枢丹（紫金锭） 每次 0.5～1.5g，以醋或水调匀，外敷患处，1 日 2 次。用于腮部肿痛。

（3）新鲜仙人掌 1 块，去刺、洗净后捣泥或切成薄片，贴敷患处，1 日 2 次。用于腮部肿胀。

（4）新鲜败酱草 每次 50g，煎汤熏洗患处，1 日 2 次。用于腮部肿痛及毒窜睾腹之变证。

3. 针灸疗法

（1）取穴翳风、合谷、颊车、外关。高热配曲池、大椎；睾丸肿痛配太冲、血海、三阴交。用泻法，强刺激，1 日 1 次。用于腮部肿痛及毒窜睾腹之变证。

（2）将角孙穴处头发剃去，常规皮肤消毒，取灯心草蘸麻油，点燃后，迅速触点穴位，闻及"叭"的响声，立即提起，1 日 1 次，连用 3～4 次。用于腮部肿痛。

4. 激光疗法 用氦氖激光照射少商、合谷、阿是穴。每穴照射 5～10 分钟，1 日 1 次，连用 3～5 天。用于腮部肿痛。

【预防调护】

1. 预防

（1）流行性腮腺炎流行期间，易感儿应少去公共场所，避免感染。

（2）发现患儿应及时隔离治疗直至腮肿完全消退后 3 天。有接触史的易感儿童应隔离观察。

（3）在流行期间，对未曾患过本病的儿童，可给予腮腺炎免疫球蛋白。

（4）应用流行性腮腺炎减毒活疫苗或麻腮风疫苗（麻疹、流行性腮腺炎、风疹三联疫苗）预防接种。

2. 调护

（1）患病期间应隔离治疗。患儿的衣被，用具等物品均应煮沸消毒。居室用食醋加水熏蒸，每次 30 分钟，每日 1 次，进行空气消毒。

（2）患儿应卧床休息直至热退，并发睾丸炎者可适当延长卧床时间。

（3）以清淡、半流质饮食为宜，每餐后用淡盐水或漱口水清洗口腔。

（4）对睾丸肿大痛甚者，可给予局部冷敷，并应用丁字带将肿胀的阴囊托起，以减轻疼痛。

【临证备要】

1. 循经络传变辨证治疗 本病是风温邪毒壅阻于足少阳胆经所致，其证有轻、重之别。邪犯少阳为轻证，局部腮肿及全身症状都较轻，临床应用疏风清热之柴胡葛根汤等方药，可促使其早日痊愈；热毒蕴结为重证，全身症状和局部腮肿均较重，故用清热解毒，软坚散结的普济消毒饮治疗，这是常法。有少数患儿病由足少阳胆经传变至足厥阴肝经，出现高热不退、烦躁、神昏、抽搐，治疗宜清热解毒，息风开窍；出现睾丸肿痛、少腹疼痛，应用清肝泻火，活血止痛之法。变证患儿病情重者必要时应中西医结合治疗。

2. 取内治外治结合应用 本病的治疗，以内治法为主，但对腮腺肿胀或睾丸肿痛局部配合药物外敷等外治法，有助于消肿止痛，提高疗效。

第八节 手足口病

手足口病是由感受手足口病时邪引起，以发热，手、足、口咽等部位斑丘疹、疱疹为主要特征的一种急性出疹性外感热病。可引发手足口病的肠道病毒有 20 多种（型），其中以柯萨奇病毒 A16 型（CoxA16）和肠道病毒 71 型（EV71）较为常见。手足口病轻重悬殊，轻症病例多由 CoxA16 引发，重症病例多为 EV71 所致。四季均可发生，4～7 月为发病高峰。发病年龄以 1～5 岁多见。轻症病例预后较好，重症病例并发症多，甚或危及生命。由于引发本病的肠道病毒种型多，病愈后可再染发病。若小儿调摄不当，接触手足口病病人，相互染易，易造成流行。

本病最早于 1957 年由新西兰学者 Seddon 描述，1959 年英国 Atsop 根据本病病变分布特点命名为手足口病，此前国内外对于此病均无报道。但是，中医古籍中"湿温""疮疹""疱疹""时疫"等的有关论述，对于我们以中医学理论认识和治疗本病是有一定借鉴价值的。隋·巢元方《诸病源候论·小儿杂病诸候·头面身体诸疮候》云："脏腑热甚，热气冲发皮肤，而外有风湿折之，与气血相搏，则生疮。"认为疮疹的发生与脏腑内热和外感风湿有关。宋·钱乙《小儿药证直诀·疮疹候》说："始发潮热三日以上，热运入皮肤，即发疮疹，而不甚多者，热留肤腠之间故也。"提出疮疹出而不甚多的病机为"热留肤腠"。清·王孟英《温热经纬·卷五》说："甘露消毒丹……暑湿时疫之邪尚在气分，悉发，此丹治之立效。"推荐甘露消毒丹作为治疗暑湿时疫之主方。

【病因病机】

本病病因为感受手足口病时邪，属于湿温疫毒。病位主要在肺脾，可累及心肝。湿温疫毒时邪由口鼻而入，侵袭肺卫，蕴于肺脾，正邪相争，邪透肌肤而发疱疹。病变过程中有轻症、重症的不同。轻症邪毒较轻，人体正气相对强盛，正邪交争，抗邪外出，疾病向愈；重症染毒深重，正不胜邪，邪毒可侵心伤肺、内陷心肝、损经伤络，出现诸多变证。

1. 邪犯肺脾　夏秋之季，湿温疫毒时邪流行，接触手足口病病人相互染易。小儿肺脾常虚，卫外不固，易被时邪侵袭。手足口病初起，湿温疫毒时邪由口鼻而入，侵袭肺卫，邪毒蕴于肺脾，正邪交争，湿毒外发，故见发热，咳嗽，流涕，口腔疱疹、溃疡，手、足部斑丘疹、疱疹。

2. 湿热毒盛　感邪较重，湿温疫毒充斥内外，邪毒炽盛，犯气窜营，气营两燔，毒透肌肤，故见壮热持续，烦躁不安，口腔疱疹、溃疡较多，口痛、拒食、口臭，便秘，手、足疱疹稠密，或成簇出现，可延及臀部和肘、膝，疹色紫黯，疱浆混浊，根盘红晕显著等症。

3. 邪陷心肝　感邪深重，正不胜邪，邪毒不能外透肌肤，进而内陷心肝，故见壮热持续，烦躁、谵语，或萎靡、嗜睡、神昏、抽搐，疱疹稠密紫黯，疱浆浑浊，或疱疹形小而数少，或者无疹，舌质红绛，苔黄燥起刺，脉弦数有力。此为变证之一。

4. 邪伤心肺　感邪深重，邪毒不能外透肌肤，毒伤心肺，心脉受损，肺气大伤，故见身热不退，频咳喘促，烦躁不能平卧，甚则面色苍白、唇甲青紫、咯粉红色泡沫痰，疱疹稠密、延及肘、膝、臀部，疱浆浑浊，但也有疱疹稀少者，脉沉迟或脉微欲绝。此为变证之二。

5. 邪毒侵心　正不胜邪，邪毒侵犯心脉，心阳受损，血脉瘀阻，故见疱疹渐消，心胸痹痛，心悸怔忡，烦躁不宁，唇甲青紫，面白无华，多汗乏力，四肢不温，舌质紫黯，脉微或见结代。此为变证之三。

6. 湿毒伤络 感邪深重，正不胜邪，邪毒不能外透肌肤，进而伤经损络，故见肢软无力，抬举困难，触之疼痛，肢体震颤、惊惕，甚则吞咽困难，跛行，舌质红，苔黄腻，脉濡数或数而无力。此为变证之四。

【临床诊断】

1. 病史 发病前 1～2 周有手足口病患者接触史。

2. 临床表现 突然起病，发热，口腔（咽、腭为主，可见于颊部、齿龈、舌部、唇内）疱疹、溃疡，手、足部斑丘疹、疱疹，可延及臀部和肘、膝，根盘有红晕，疱浆较少。疹退后无瘢痕或色素沉着。可伴有咳嗽、流涕、口痛、拒食。

3. 并发症 病情严重者，可出现邪陷心肝、邪伤心肺、邪毒侵心、湿毒伤络等变证。

4. 实验室检查 咽拭子、疱疹液、痰液或粪便标本中 CoxA16、EV71 等病毒核酸检测阳性或分离出肠道病毒。

【病证鉴别】

1. 疾病鉴别

（1）与水痘鉴别 水痘由感受水痘时邪引发，头面、躯干疱疹较多，四肢疱疹少，疱疹壁薄，易破溃结痂，同一时期斑丘疹、疱疹、结痂并现是其特征。手足口病皮疹以疱疹为主，主要出现在口腔、手掌、足底、臀部。

（2）与疱疹性咽峡炎鉴别 疱疹性咽峡炎也由柯萨奇病毒引起，常突然起病，发热，口腔疱疹、溃疡类似手足口病，但疱疹很少累及颊部、齿龈以及口腔以外的皮肤，咽痛明显。

（3）与水疥鉴别 水疥皮疹为风团样斑丘疹，中央有水疱，好发于四肢伸侧及躯干部，有明显瘙痒感。常反复发作，一般无全身症状。

2. 证候鉴别 本病主要辨常证、变证。常证中多数为邪犯肺脾轻证，以发热，咳嗽、流涕，口、手、足部斑丘疹、疱疹为主要表现；部分湿热毒盛者气营两燔为重证，常见壮热，烦躁，手、足、口腔疱疹稠密、色紫黯，口腔溃疡、口痛、拒食、口臭，便秘等症状。重症多在一地区同时出现，并容易发为变证。变证疱疹可多可少，邪陷心肝证以壮热、烦躁、谵语、嗜睡、神昏、抽搐为主要表现；邪伤心肺证以频咳、喘促，胸闷、心悸、烦躁不安、咯粉红色泡沫样痰为主要表现；邪毒侵心证以心胸痹痛、心悸怔忡、唇甲青紫、脉微或见结代为主要表现；湿毒伤络证以肢体无力、扪之微热、触之疼痛、惊惕肉瞤、跛行，继则肉消肢枯为主要表现。

【辨证论治】

1. 辨证要点 本病以卫气营血辨证为纲，结合脏腑经络辨证。发热的高低，热程的长短，疱疹的稠密与稀疏、疱浆浑浊与否、根盘红晕是否明显，伴随症状如何，可以辨别证候的轻重。轻症病在肺脾、卫分为主；重症湿热蒸盛、邪入气营。变证则当从证候区分邪陷心肝证、邪伤心肺证、邪毒侵心证和湿毒伤络证。

2. 治疗原则 本病治疗以清热祛湿解毒为基本原则。轻证治以宣肺解表、清热化湿；重证宜分清热重、湿重，分别以清热解毒、利湿化湿为主治疗。若出现邪毒内陷，伤及心、肝、肺诸脏以及经络者，更当及时加强清热解毒，并配伍息风镇惊、泻肺逐水、益气通阳、活血通络等法。变证患儿病情重且传变迅速，需中西医结合治疗抢救。

3. 证治分类

（1）常证

①邪犯肺脾

证候　急性起病，发热或不发热，流涕、咳嗽，纳差、恶心、口腔疱疹、溃疡，口痛、流涎，手、足部斑丘疹、疱疹，根盘红晕不著，疱浆清亮，分布稀疏，舌质红，苔薄黄腻，脉浮数。

辨证　本证为手足口病轻证，除手足部、口腔疱疹外，全身症状不著为其特征。偏肺气失宣者，发热恶寒、流涕咳嗽；偏脾运失职者，纳差、恶心、泄泻。若为高热，或身热持续，则易转为重证。

治法　宣肺解表，清热化湿。

方药　甘露消毒丹加减。常用药：滑石化湿清热；金银花、连翘、黄芩透表清热；藿香、石菖蒲、白蔻仁芳香化湿；薄荷、射干疏风利咽；浙贝母清化热痰；甘草调和诸药。

高热者，加柴胡、大豆黄卷、石膏清热透表；恶寒者，加荆芥、防风疏风解表；肌肤瘙痒者，加白鲜皮、蝉蜕祛风止痒；恶心纳差者，加紫苏梗、竹茹、焦六神曲理气和胃。

（2）湿热毒盛

证候　壮热持续，烦躁，口渴，口臭，口腔疱疹、溃疡较多，流涎，口痛、拒食，手、足部斑丘疹、疱疹，分布稠密，或成簇出现，可延及臀部和臂、腿部，疹色紫暗，根盘红晕显著，疱浆浑浊，小便黄赤，大便秘结，舌质红绛，舌苔黄腻，脉滑数。

辨证　本证为手足口病之重症，多见于年幼儿及感邪较重者，以手、足、口部及四肢、臀部疱疹，伴全身较重症状为特征。也有疱疹不著，全身症状明显者。偏于热重者，高热不退，口渴引饮，口腔溃疡多，疼痛流涎；偏于湿重者，低热起伏，口苦而黏，皮肤疱疹显著，瘙痒不适。若未能及时清解，可侵心伤肺、内陷心肝、损经伤络，出现各种变证。

治法　清气凉营，解毒化湿。

方药　清瘟败毒饮加减。常用药：水牛角、黄连、黄芩、石膏、知母清热泻火解毒；生地黄、牡丹皮、玄参清热凉血养阴；连翘、淡竹叶清热解毒利湿；升麻解毒透疹；甘草调和诸药。

烦躁不安者，加栀子、淡豆豉清心除烦；皮肤瘙痒者，加蝉蜕、白鲜皮祛风止痒；大便秘结者，加大黄清热泻火通便；热甚惊惕者，加羚羊角粉、钩藤清热息风；高热神昏者，加服安宫牛黄丸。

（3）变证

①邪陷心肝

证候　壮热持续，烦躁，谵语，或萎靡、嗜睡、神昏、抽搐，疱疹稠密紫暗，疱浆浑浊，或疱疹形小而数少、甚则无疹，舌质红绛，苔黄燥起刺，脉弦数有力，指纹紫滞。

辨证　本证由邪毒炽盛，内陷手厥阴心包经和足厥阴肝经所致。临证以病情突然加重，见高热、烦躁、嗜睡、易惊、抽搐、神昏等心肝二经证候为特征。若失于救治，易出现内闭外脱证。

治法　息风镇惊，清热解毒。

方药　羚角钩藤汤合清瘟败毒饮加减。常用药：羚羊角、钩藤清热息风镇惊；水牛角、石膏、知母、黄连、黄芩、栀子清热解毒；生地黄、玄参，牡丹皮清热凉血养阴；甘草调和诸药。

高热神昏者，加服安宫牛黄丸清热解毒、开窍安神；抽搐重加紫雪镇痉息风开窍；昏迷重加至宝丹涤痰开窍安神。

②邪伤心肺

证候　身热不退，频咳、喘促，胸闷、心悸，不能平卧，烦躁不安，甚则面色苍白、唇指青紫、咯粉红色泡沫样痰，疱疹稠密，可延及臀部、四肢，疱浆浑浊，也有疱疹稀疏者，舌质紫黯，苔白腻，脉沉迟或脉微欲绝，指纹沉紫。

辨证　本证由邪毒伤及心肺，心肺阴阳皆虚，肺失通调，心失行血，水气上犯所致。临证以胸闷心悸、咳频气急、口唇发绀、咯吐粉红色泡沫痰为特征。病情危重，急需救治。

治法　泻肺逐水，解毒救逆。

方药　己椒苈黄丸合参附汤加减。常用药：葶苈子、防己、大黄、椒目泻肺逐水；桑白皮、前胡泻肺降气祛痰；人参、炙甘草、制附子益气回阳救逆；金银花、蚤休、车前子清热解毒利湿。

咯血者，去制附子、防己、椒目，加水牛角、生地黄、青黛、牡丹皮、阿胶清热养阴，润肺止血；若面色灰白、四肢厥冷、汗出脉微者，重用人参、制附子，加山茱萸、龙骨、牡蛎益气回阳救逆。

③邪毒侵心

证候　疱疹渐消，心胸痹痛，心悸怔忡，烦躁不宁，唇甲青紫，面白无华，多汗乏力，四肢不温，舌质紫黯，苔白腻，脉微或见结代，指纹沉紫。

辨证　本证由感邪深重，正不胜邪，邪毒侵犯心脉，血脉瘀阻而成。以心胸痹痛，心悸怔忡，唇甲青紫，多汗乏力，脉微或见结代为主症，重者可见心阳虚脱危候。

治法　清热化湿，宁心通络。

方药　葛根黄芩黄连汤合血府逐瘀汤加减。常用药：葛根解热生津；黄芩、黄连、虎杖清热燥湿，泻火解毒；川芎、赤芍活血通络；桔梗开胸行气；生地黄、麦冬清热养阴；人参、桂枝、炙甘草益气通阳复脉。

胸闷甚者，加薤白、瓜蒌通阳散结，开胸行气；心悸怔忡、脉结代者，重用炙甘草，加苦参、丹参、桃仁、龙骨，必要时加制附子益气通阳复脉、活血通络。若心阳欲脱者，宜以回阳救逆为主，急用参附龙牡救逆汤加减。

④湿毒伤络

证候　一个或多个肢体萎软无力，肌肉松弛，不能抬举，肢体扪之微热、触之疼痛、惊惕肉颤，可伴低热、呛咳、吞咽困难、跛行，久则肉消肢枯，舌质红，苔黄腻，脉濡数或数而无力，指纹紫。

辨证　本证由湿热邪毒浸渍经络，络脉痹阻，气血运行不畅，筋脉肌肉失养所致。以肢体痿软无力，甚或瘫痪为辨证要点。

治法　清热利湿，活血通络。

方药　四妙丸加味。常用药：苍术、黄柏、薏苡仁清热利湿；蚕沙、萆薢利湿化浊；防己、木瓜祛风除湿，舒经活络；川芎、丹参活血通络；牛膝活血舒筋，引药下行。

低热起伏加青蒿、银柴胡清退虚热；肢体震颤、惊惕者，加羚羊角、僵蚕、钩藤息风定惊；胸脘痞闷加藿香、厚朴、法半夏、茯苓化湿和中；小便涩痛加淡竹叶、栀子、小蓟清热利尿通淋；病久血瘀络阻者，加鸡血藤、桃仁、赤芍、全当归活血通络。若湿热清而肢体萎软无力，肉消肢枯，跛行，宜补气活血，强筋健骨为主，以补阳还五汤为主方，同时配合推拿、针灸等法治疗。

【其他疗法】

1. 中药成药

（1）金莲清热泡腾片 每片4g。每服1～3岁1片、>3岁2片，1日3次。用于邪犯肺脾证。

（2）康复新液 每瓶100mL。每服≤1岁3mL、>1岁5mL，1日3次。用于邪犯肺脾证。

（3）蒲地蓝消炎口服液 每支10mL。每服<1岁3mL、1～3岁5mL、3～5岁7mL、>5岁10mL，1日3次。用于邪犯肺脾证。

（4）开喉剑喷雾剂（儿童型） 每瓶15mL。每次2喷，1日3～5次，喷口腔疱疹、溃疡处。用于口腔疱疹、溃疡。

（5）六神丸 每1000粒重3.125g。每服1岁1粒，2岁2粒，3岁3～4粒，4～8岁5～6粒，9～10岁8～9粒、>10岁10粒，1日3次。用于口腔疱疹、溃疡。

（6）羚珠散 每支0.6g。每服<1岁1/2支、1～3岁1/2～1支、>3岁1支，1日3次。用于邪陷心肝证。

（7）热毒宁注射液 每支10mL。3～5岁0.5mL/kg·d，每日最高剂量3～5岁≤10mL、6～10岁10mL、11～13岁15mL、14～17岁20mL，以5%葡萄糖注射液或0.9%氯化钠注射液50～200mL稀释后静脉滴注，1日1次。用于湿热毒盛证、邪伤心肝证、邪伤心肺证。

2. 漱口疗法 黄芩10g，黄连10g，黄柏10g，五倍子15g，薄荷10g，淡竹叶10g。煎水100mL，漱口，1日3次。用于口腔疱疹、溃疡。

3. 灌肠疗法 羚羊角粉0.15g，钩藤10g，天麻5g，石膏15g，黄连5g，大黄5g，炒栀子5g，菊花10g，薏苡仁10g，全蝎5g，僵蚕10g，牡蛎15g。煎水100mL。1～3岁20mL、3～5岁30～50mL，保留灌肠，轻者每日1次，重症每日2次。用于湿热毒盛证、邪陷心肝证。

【预防调护】

1. 预防

（1）手足口病流行期间，不带孩子去人群密集场所，避免与手足口病患儿接触。

（2）及时隔离患儿，至症状体征消失后10天。

（3）及时消毒患儿的日常用品、食具，并清理患儿粪便及其他排泄物。

（4）饭前便后、外出返回后要洗手，预防病从口入。

2. 调护

（1）患病期间注意休息，保持室内空气流通。多饮水，避风寒，防复感。

（2）饮食宜清淡，富营养，易消化。忌食辛辣、过烫等刺激性食物。饮食前后用淡盐水漱口。

（3）注意保持皮肤清洁，不能搔抓疱疹，以防邪毒入侵。对皮肤破溃染毒者，取金黄散或青黛散用麻油调后外涂。

（4）注意观察病情变化，及早发现变证，并及时处理。

【临证备要】

1. **知常达变分清病情轻重**　手足口病时邪属于湿温疫毒，相互染易，易造成流行。病情轻重悬殊，轻症病例预后较好，重症病例并发症多，甚或危及生命。因此，临床应首先分辨病情轻重，及时处理，以防生变。发热的高低、热程的长短、疱疹的稠密与稀疏、疱浆浑浊与否、根盘红晕是否显著、伴随症状如何，是判断病情轻重的主要指标。轻症病例常为 CoxA16 感染，重症病例多见为 EV71 感染，在同一地区同一时期流行的常为同一种病毒。轻症感邪较轻，人体正气相对强盛，正能胜邪，疾病能按期向愈。重症感邪深重，正不胜邪，邪毒不能外透肌肤，常症状较重，并可侵心伤肺、内陷心肝、损经伤络，出现诸多变证，需及早发现并处理。

2. **治病求本勿忘解毒化湿**　本病由湿温疫毒蕴于肺脾而发，多数为轻症，但重症易于演变为变证。治疗应始终围绕清热解毒、化湿透邪，肺经热毒宜清解透邪、脾经湿浊宜芳香化湿、湿热毒盛当解毒祛湿。即使是发生变证者，也要在息风镇惊、泻肺救逆、宁心通络、活血通络的同时，勿忘清热利湿，并在并发心、肺、脑、循环等功能衰竭时，配合西医抢救治疗。

第八章　寄生虫病

第一节　蛔虫病

蛔虫病是似蚓蛔线虫（简称蛔虫）寄生于人体肠道所引起的一种寄生虫病，是小儿最常见的肠道寄生虫病之一，临床以反复发作的脐周疼痛，时作时止，饮食异常，大便下虫或粪便镜检有蛔虫卵为主要特征。古代将蛔虫称为"长虫""蛟蛕""蛕虫""蚘虫"。成虫寄生于人体小肠，劫夺水谷精微，妨碍正常的消化吸收，对儿童生长发育影响较大。若蛔虫误入邻近器官，可引起严重的并发症，甚至危及生命。

本病无明显的季节性。男女老幼皆可感染。小儿由于脾胃薄弱，未养成良好的卫生习惯，故感染率高于成人，尤多见于 3～10 岁的儿童。农村感染率高于城市，发病与粪便污染和卫生习惯不良有密切关系。近年来由于卫生条件改善，本病发病率已经明显下降。蛔虫病有不同表现，轻者可无症状，或仅见脐周时有疼痛；久则耗伤小儿气血，面黄肌瘦，形成蛔疳；重者可能出现并发症，其中以蛔厥证、虫瘕证多见，需积极救治。

我国古代对于肠道虫证的记载很早，《素问·咳论》曰："胃咳之状，咳而呕，呕甚则长虫出。"《灵枢·厥病》说："肠中有虫瘕及蛟蛕……心肠痛，憹作痛，肿聚，往来上下行，痛有休止，腹热喜渴，涎出者，是蛟蛕也。"《金匮要略·趺蹶手指臂肿转筋阴狐疝蛔虫病脉症治》提出："蛔厥者，乌梅丸主之。"《幼幼集成·虫痛证治》立槟榔丸、集成肥儿丸等治疗方药，并推荐苦楝皮单方"诚天下打虫第一神方"。古代医籍对于蛔虫寄生于肠腑及其产生的并发症有明确论述，治疗方法及创立方剂至今仍为临床所用。

【病因病机】

本病主要是吞入了感染性蛔虫卵所致。其病位主要在脾胃、肠腑，可影响到胆腑。由于小儿缺乏良好的卫生习惯，双手接触不洁之物后，吮吸手指，以手抓取食物，或食用未清洗干净的生冷瓜果，或饮用不洁之水，或尘土中的蛔虫卵经口鼻吸入口中，以致食入虫卵，引发本病。此外，饮食不节，过食生冷肥甘，损伤脾胃，积湿成热或素体脾胃虚弱，均可为蛔虫滋生创造有利条件。如《景岳全书·诸虫》所说："或由湿热，或由生冷，或由肥甘，或由滞腻，皆可生虫……然以数者之中，又惟生冷生虫为最。"指出乱吃生冷不洁之物为最常见的病因。现代研究表明，误食感染性蛔虫卵后，大多数被胃酸杀灭，少数蛔虫卵进入小肠孵化为蚴虫，蚴虫侵入肠壁静脉，经血管移行于肝、心、肺，再经咽喉吞下，在小肠内发育为成虫。成虫寄生肠道而产生本病的一系列病理变化。

1. 虫踞肠腑　蛔虫成虫寄踞肠内，频频扰动，致肠腑不宁，气机不利。小肠盘复于腹内中部，故腹痛多发生在脐周，虫静则疼痛缓解。蛔虫扰动胃腑，胃气上逆，则见呕恶、流涎；蛔虫上窜，随胃气上逆，形成吐蛔。虫踞肠腑，劫取水谷精微，损伤脾胃，脾失健运，积滞不化，则食欲异常，饮食不荣肌肤而见消瘦。重者面黄肌瘦，精神疲乏，甚至肚腹胀大，四肢瘦弱，形成蛔疳。虫聚肠内，脾胃失和，内生湿热，熏蒸于上，可见患儿夜卧不安、龇齿、面部白斑、白睛蓝斑、嗜食异物等症。

2. 虫窜胆腑　蛔虫好动而尤喜钻孔，当受到某些刺激，如寒温不适或食糜异常，使蛔虫受扰，则更易在肠腑中窜动。若蛔虫上窜，钻入胆道则发生蛔厥。虫体阻塞胆道，气机不利，疏泄失常，表现为右上腹部剧烈绞痛，伴有呕吐，或为胆汁、或见蛔虫，甚则肢冷汗出，形成"蛔厥"之证。正如《金匮要略·趺蹶手指臂肿转筋阴狐疝蛔虫病脉症治》中说："蛔厥者，当吐蛔，令病者静而复时烦，此为脏寒，蛔上入膈，故烦。须臾复止，得食而呕。又烦者，蛔闻食臭出，其人当自吐蛔。"

3. 虫聚成瘕　蛔虫性喜团聚，若大量蛔虫壅积肠中，互相扭结，聚集成团，可致肠道阻塞，格塞不通，形成虫瘕。肠腑气机阻塞，不通则痛，故腹痛剧烈，腹部扪之有条索状物；胃失通降，腑气上逆，而见恶心呕吐和大便不通。

【临床诊断】

1. 病史　可有大便排蛔、吐蛔史。

2. 临床表现　反复脐周疼痛，时作时止，腹部按之可有条索状物或团块，轻揉可散，食欲异常，形体消瘦，可见挖鼻、咬指甲、睡眠磨牙、面部白斑。

3. 并发症　若是阵发性剧烈腹痛，伴恶心呕吐，甚或吐出蛔虫者，需注意变证发生。蛔厥者，腹痛位于剑突下、右上腹，可伴有畏寒发热，甚至出现黄疸；虫瘕者，腹痛位于脐腹部，腹部可扪及虫团，按之柔软可动。

4. 实验室检查

（1）大便病原学检查　应用直接涂片法或厚涂片法或饱和盐水浮聚法检出粪便中蛔虫卵，可以确诊。但粪检未查出虫卵也不能排除本病。

（2）必要时可采用血清学检测蛔虫抗原或特异性抗体。

【病证鉴别】

1. 疾病鉴别　与腹痛为主症的其他疾病进行鉴别。如食积腹痛，则见脘腹部胀痛，拒按，腹痛欲泻，泻后痛减，且伴有其他积滞证候；如是中寒腹痛，则有腹痛阵发，得温则舒，伴小便清长，大便稀溏等症。

2. 证候鉴别　本病从腹痛部位上来看，肠蛔虫证与蛔厥、虫瘕有不同表现。一般肠蛔虫证以脐周疼痛为主，按之偶有条索状感，无明显压痛；蛔厥则右上腹或剑突下突然发生阵发性剧烈绞痛，并放射至右肩胛部及腰背部；虫瘕疼痛部位可因阻塞部位不同而不同，多在脐腹部，按之可及大小不等的条索状或团块状物，其形状与部位常可变化。从腹痛程度上来看，肠蛔虫证腹痛轻重不一，时作时止；蛔厥是阵发性剧烈绞痛致屈体弯腰，哭叫打滚，而疼痛缓解时则可活动如常；虫瘕腹痛为持续而阵发性加重，起病急，疼痛剧烈，但腹部无肌紧张。

【辨证论治】

1. 辨证要点　本病以六腑辨证为纲。肠蛔虫证最为多见，虫踞肠腑，以发作性脐周腹痛为主要症状。病程短者多为实证，病久则虚实并见。蛔虫入膈，窜入胆腑，腹痛在右上腹或剑突下，呈阵发性剧烈绞痛，痛时肢冷汗出，多有呕吐，且常见呕吐胆汁和蛔虫，为蛔厥证，初多寒厥，继而化热，形成寒热错杂证。虫瘕者，虫团聚结肠腑，腹部剧痛不止，阵发性加重，腹部可扪到条索状或团状包块，伴有剧烈呕吐，大便多不通。蛔厥、虫瘕皆为急症。

2. 治疗原则 治疗以驱蛔杀虫为主，辅以调理脾胃之法，具体应用应视患儿体质强弱、病情缓急区别对待。体壮者，当先驱虫，后调脾胃；体弱者，驱虫扶正并举；体虚甚者，应先调理脾胃，继而驱虫。如病情较重，腹痛剧烈，或出现蛔厥、虫瘕等并发症者，根据蛔虫"得酸则安，得辛则伏，得苦则下"的特性，先予酸、辛、苦等药味，以安蛔止痛，待急症缓解后再择机驱虫。如并发症严重，有外科手术适应证者，应及时给手术治疗。

3. 证治分类

（1）肠蛔虫证

证候 脐腹部疼痛，轻重不一，时作时止；或不思食，或嗜异食；大便不调，或泄泻、或便秘，或便下蛔虫；面色多萎黄，可见面部白斑，白睛蓝斑，唇内粟状白点，夜寐龄齿。甚者，形体消瘦，肚腹胀大，青筋显露，腹部可扪及条索状物，时聚时散。舌苔多见花剥或腻，舌尖红赤，脉弦滑。

辨证 本证以脐腹疼痛，时作时止，饮食异常，大便下虫或粪检见蛔虫卵为辨证要点。若湿热内蕴，面部常见白斑，睡眠不宁，龄齿；若兼有脾胃虚弱，则见不同程度形体消瘦，面色无华；若反复染虫，迁延不愈，形体消瘦，肚腹胀大，可发展成"蛔疳"。

治法 驱蛔杀虫，调理脾胃。

方药 使君子散加减。常用药：使君子、芜荑、苦楝皮杀虫驱蛔，调理脾胃；槟榔杀虫下虫；甘草调和诸药。

腹胀满，大便不畅加大黄、青皮或玄明粉杀虫泻下；腹痛明显加川楝子、木香、延胡索行气止痛；呕吐加竹茹、生姜降逆止呕。驱虫之后，用异功散或参苓白术散加减，调理脾胃。虫积日久，脾虚胃热，可用攻补兼施之肥儿丸，杀虫消积，调理脾胃。

（2）蛔厥证

证候 有肠蛔虫证的症状。突然腹部绞痛，弯腰屈背，辗转不宁，肢冷汗出，恶心呕吐，常吐出胆汁或蛔虫。腹部绞痛呈阵发性，疼痛部位在右上腹或剑突下，疼痛可暂时缓解减轻，但又反复发作。重者腹痛持续而阵发性加剧，可伴畏寒发热，甚至出现黄疸。舌苔白或黄或腻，脉弦或紧或数。

辨证 本证以右上腹或剑突下绞痛，肢冷汗出，呕吐为辨证要点。多有肠蛔虫证的病史，常因胃肠湿热，或腹中寒甚，或寒热错杂，使虫体受扰，入膈钻胆，气机逆乱所致。以寒热夹杂多见，偏寒重者呕吐清水，面白肢冷，舌苔白腻，脉缓；偏热重者发热，呕吐胆汁，舌苔黄腻，脉滑数。若并发肝脓肿，甚至腹腔蛔虫，经药物治疗无效者，应及时手术治疗。

治法 安蛔定痛，继之驱虫。

方药 乌梅丸加减。常用乌梅味酸安蛔止痛；细辛、椒目辛能伏蛔；黄连、黄柏苦能下蛔，配伍使用，辛开苦降，和中止呕。干姜、制附子、桂枝暖中散寒以安蛔；当归、党参扶持正气；延胡索、白芍行气缓急止痛。

疼痛剧烈加木香、枳壳行气止痛；兼便秘腹胀加生大黄、玄明粉、枳实通便驱虫；湿热壅盛，胆汁外溢，发热，黄疸，去干姜、制附子、桂枝等温燥之品，酌加茵陈、栀子、郁金、黄芩、大黄、枳壳清热利湿，安蛔退黄。若确诊为胆道死蛔，不必先安蛔，可直接予大承气汤加茵陈利胆通腑排蛔。

（3）虫瘕证

证候 有肠蛔虫症状。骤作阵发性脐腹剧烈疼痛，部位不定，频繁呕吐，可呕出蛔虫，大便不下或量少，腹胀，腹部可扪及质软的可移动团块。病情持续不缓解者，见腹硬、压痛明显、肠鸣，无矢气。舌苔白或黄腻，脉滑数或弦数。

辨证 本证以脐腹剧痛，伴呕吐、便秘，腹部条索或团状柔软包块，可移动为辨证要点。多先有肠蛔虫证病史，因成虫较多扭结成团，阻塞肠腔而形成。若阻塞不全，尚可排少量大便；完全阻塞则大便不下，腹痛及呕吐较重，并可能出现阴伤，甚至阴阳气不相顺接，阳气外脱。早期可先考虑药物、推拿等法治疗，若梗阻不得缓解，出现腹硬、压痛、反跳痛，腹部闻及金属样肠鸣或气过水声，应及时手术治疗。

治法 通腑散结，驱虫下蛔。

方药 驱蛔承气汤加减。常用大黄、玄明粉、枳实、厚朴行气通腑散蛔；乌梅味酸制蛔，使蛔静而痛止；椒目味辛以驱蛔，性温以温脏祛寒；使君子、苦楝皮、槟榔驱蛔下虫。

【其他疗法】

1. 中药成药

（1）化虫丸 每袋 6g。每服 2～6g，1 日 1～2 次，空腹或睡前服。用于肠蛔虫证。

（2）使君子丸 每瓶 60g。每服 6～9g，1 日 1 次。用于肠蛔虫证。

2. 单方验方 使君子仁，文火炒黄嚼服。每岁 1～2 粒，最大剂量不超过 20 粒，晨起空腹服，连服 2～3 天。服时勿进热汤热食。平素大便难排者，可于服药后 2 小时以大黄开水泡服，导泻下虫。用于驱蛔。

3. 针灸疗法

（1）迎香透四白、胆囊穴、内关、足三里、中脘、人中。强刺激，泻法。用于蛔厥证。

（2）天枢、中脘、足三里、内关、合谷。强刺激，泻法。用于虫瘕证。

【预防调护】

1. 预防

（1）注意个人卫生，饭前便后洗手，不吃生菜及未洗净的瓜果，不饮用生水，以减少虫卵入口的机会。

（2）不随地大便，妥善处理好粪便，切断传染途径，保持水源及食物不受污染，减少感染机会。

2. 调护

（1）便后、饭前须洗手，不直接用手抓取食物。饮食宜清淡，少食辛辣、炙煿及肥腻之品，以免助热生湿。

（2）服驱虫药宜空腹，服药后要注意休息，多饮水和保持大便通畅，注意服药后反应及排便、排虫情况。

（3）蛔厥时，口服食醋 60～100mL，有安蛔止痛作用。

【临证备要】

1. 确定临床诊断 以反复发作的脐周疼痛，时作时止，腹部按之有条索状物或团块，轻揉可散，食欲异常，形体消瘦，可见挖鼻、咬指甲、睡眠磨牙、面部白斑等症状可提示本病可能，大便下虫或粪便镜检有蛔虫卵为主要诊断依据。近年来，因卫生条件改善，发病率下降，患者肠蛔虫数减少，镜检大便蛔虫卵检出率甚低，采用厚涂片法或饱和盐水浮聚法、增加检测次数可提高检出率，必要时也可以采用免疫学检测方法检查。

2. 把握施治要领 肠蛔虫证，体质壮实者，以驱虫为主，后调脾胃；体质虚弱者，攻补兼施；体虚甚者，应先调理脾胃，继而驱虫。如腹痛剧烈，或出现蛔厥、虫瘕等并发症者，当先安蛔止痛，待急症缓解后再择机驱虫。

推拿疗法治疗蛔厥、虫瘕证有一定疗效，配合捏法可帮助虫团松解。若推拿前 1 小时口服植物油 50 ～ 100mL，则效果更好。一般经过 30 ～ 40 分钟按摩后，虫团可能松解，腹痛明显减轻，梗阻则可缓解。

如并发症严重，经内科治疗不能缓解者，应注意检查腹部体征及全身状况，必要时须及时给予手术治疗。

3. 注重预防管理 本病预防极为重要，因为本病主要是小儿缺乏良好的卫生习惯，食用或接触不洁之物后，食入虫卵所致。所以，只要注意个人卫生，减少虫卵入口的机会，切断传染途径，便不易患病。

第二节 蛲虫病

蛲虫病是由蠕形住肠线虫（简称蛲虫）寄生人体所致的小儿常见肠道寄生虫病，以夜间肛门及会阴部瘙痒，或见到蛲虫为特征。蛲虫色白，形细小如线头，俗称"线虫"。西医学亦称之为蛲虫病。本病无明显的季节性。蛲虫卵对外界的抵抗力强，易于传播，患者是唯一的传染源。感染方式可经肛门－手－口直接感染，或人群之间相互传染，在幼儿园等集体儿童机构或家庭中，容易造成反复互相传播。儿童感染率高于成人，2 ～ 9 岁儿童感染率最高，尤以集体机构的儿童高发。蛲虫的寿命不超过 2 个月，如果无重复感染可自行痊愈。因此，本病强调预防为主，防治结合，杜绝重复感染，否则药物治疗也不易奏效。

隋·巢元方《诸病源候论·九虫病诸候》首次提出蛲虫的命名、形态和寄生部位："蛲虫至细微，形如菜虫也，居胴肠间。"宋·赵佶《圣济总录·蛲虫》说："蛲虫甚细微，若不足虑者。然其生化众多，攻心刺痛，时吐清水，在胃中侵蚀不已，日加羸瘦……蛲虫咬人下部痒。"认为本病轻者不足虑，主要临床症状是下部瘙痒，若繁殖过多，则可产生各种症状，乃至羸瘦。明·龚廷贤《寿世保元·九虫形状》说："蛲虫者，九虫内之一虫也，在于肠间。若脏腑气爽则不妄动，胃弱阳虚，则蛲虫乘之，轻者或痒，或虫从谷道中溢出，重者侵蚀肛门疮烂。"认为轻者脏腑无明显病变，重者则为胃弱阳虚，并可产生肛门疮烂的并发证。

【病因病机】

病因主要是吞入有感染性的蛲虫卵。蛲虫寄生于人体回盲部，夜间移向直肠，当人睡眠后，部分雌虫可自肛门爬出，在肛周皮肤的湿润区排卵，刺激皮肤而引起瘙痒。小儿用手指搔痒，手指及指甲内沾染虫卵，若再以手摄取食物，或吮吸手指，虫卵即被吞入消化道，在小肠下段及大肠内发育为成虫。此外，虫卵也可借污染的衣服、被褥、玩具、尘埃等，直接或间接进入消化道；部分虫卵在肛门外孵化，逸出的幼虫再爬进肛门，侵入大肠，而造成逆行感染。雌虫排卵后大多死亡，但有的也可再返回肛门或侵入邻近的阴道、尿道等器官。

蛲虫成虫寄生肠内，夺取人体水谷精微，造成脾胃受损，运化失司，湿热内生等一系列病理改变。蛲虫夜间移行于肛门，湿热下注，则见肛门瘙痒、尿频、尿急、遗尿，或肛门湿疹；若湿热上扰心神，则烦躁、睡眠不宁；蛲虫扰动，气机不利，可见恶心、腹痛；虫积日久，夺取水谷精微，损伤脾胃，患儿纳食减少，气血不足，无以滋养肌肤，则见面黄肌瘦，神疲乏力。

【临床诊断】

1. 病史　有以手摄取食物、吮手指、光臀坐地等不良卫生习惯史。

2. 临床表现　以夜间肛门及会阴部瘙痒，睡眠不安为主要临床表现，可并见腹痛、尿频、遗尿等症。粪便中可见成虫，或夜间在肛周和会阴部可查见白色细线状成虫。

3. 实验室检查　因蛲虫不在肠内产卵，故大便直接涂片法不易查见虫卵。必须从肛门周围皮肤皱襞处直接采集标本，常用方法有：①透明胶纸法：用透明胶纸粘擦肛门周围皮肤，虫卵即被粘于胶面，然后将纸平贴在玻片上，镜检虫卵。②棉签拭子法：用蘸有生理盐水的消毒棉签拭擦肛周，然后将擦拭物洗入饱和生理盐水，用漂浮法查虫卵。检查均宜在清晨便前进行，检出率与检查次数有关，如系阴性时，应连续检查 2 ～ 3 天。

【病证鉴别】

1. 疾病鉴别　与蛔虫、姜片虫、绦虫等其他肠道寄生虫病鉴别：蛲虫至细微，仅长 1 厘米左右，与其他寄生虫有明显区别。

2. 证候鉴别　本病多属虫踞肠腑证，除肛门瘙痒、排出蛲虫外可无明显症状，重者可有湿热内生，产生腹痛、纳差、烦躁、肛门赤烂等症。

【辨证论治】

1. 辨证要点　本病采用脏腑辨证，病在脾胃与肠腑。病初多属实证，轻者一般无明显全身症状，仅有肛门及会阴部瘙痒，尤以夜间明显，以致患儿睡眠不宁；重者蛲虫较多，湿热内生，可见烦躁、夜惊、磨牙、食欲不振、腹痛、肛门赤烂；若蛲虫侵入邻近器官，可引起尿道炎、阴道炎、输卵管炎等。若病程较久，耗伤气血，可引起一些全身症状，以脾胃虚弱为主，但一般证候较轻。

2. 治疗原则　本病的治疗以驱虫止痒为主，常内服、外治相结合。蛲虫常踞于直肠和肛门，故外治法很重要，外治多采用直肠给药和涂药法，湿热内生者需兼清化湿热。对病久脾胃虚弱者，在驱虫、杀虫时，应注意调理脾胃。本病必须重视预防，防治结合，才能达到根治的目的。

3. 证治分类

证候　肛门、会阴部瘙痒，夜间尤甚，睡眠不安。或注意力不集中，烦躁，夜惊，磨牙，或尿频、遗尿、肛门赤烂，或女孩前阴瘙痒、分泌物增多，或食欲不振、形体消瘦、面色苍黄，舌质淡，苔薄白，脉平或细。

辨证　本证以肛周瘙痒，夜间尤甚，肛周、大便中见到蛲虫为特征。病初无明显全身症状，因瘙痒难忍，患儿搔抓常令肛周皮肤破溃、糜烂；蛲虫爬向前阴或钻入尿道，湿热下注，见阴道分泌物增多，腹痛或尿频、尿急、遗尿；蛲虫寄生日久，损伤脾胃，则神疲，食欲不振，面黄肌瘦。

治法　杀虫止痒，结合外治。

方药　驱虫粉（验方）内服。外用蛲虫软膏或百部煎剂。常用药：使君子，大黄等。使君子粉杀虫，大黄粉泻下虫体，以 8：1 比例混合。共为细末，每次剂量 0.3g×（年龄 +1），1 日 3 次，饭前 1 小时吞服，每日总量不超过 12g，疗程为 7 天。此后每周服药 1～2 次，可防止再感染。外用蛲虫药膏于每晚临睡前洗净肛门后涂药；或用百部 30g，浓煎至 30mL，每晚做保留灌肠，连续 10 日。

湿热下注，肛周溃烂，加黄柏、苍术、百部、苦参、地肤子清热燥湿，杀虫止痒；尿频加黄柏、苍术、滑石清热燥湿，利水通淋；腹痛加木香、楝实行气缓急止痛；烦躁、夜惊、磨牙加胡黄连、连翘清热安神；食少，面黄肌瘦加党参、茯苓、陈皮、砂仁、六神曲健脾理气。

【其他疗法】

1. 中药成药

化虫丸　每袋 6g。每服 2～6g，1 日 1～2 次，早晨空腹或睡前用温开水送下。用于杀虫消积。

2. 药物外治

（1）蛲虫药膏　每支 10g。每晚临睡前，用温水将肛门周围洗净，将射管装在管口，轻轻插入肛门中，挤压管袋后端，将药膏挤进肛门。

（2）百部 50g，苦楝皮 10g，乌梅 6g。加水适量，煎煮取汁 20～30mL，保留灌肠，连续 3 天为 1 疗程。用于驱杀蛲虫。

（3）百部 50g，苦参 25g。共研细末，加凡士林调成膏状，每晚睡前用温水洗肛门后涂药膏，连用 7 天。用于杀虫止痒。

（4）大蒜汁　大蒜 30g。捣碎，冷开水浸 24 小时，过滤取汁，每晚睡前用 10～15mL 保留灌肠。7 日为 1 个疗程。用于杀虫。

【预防调护】

1. 预防

（1）加强卫生宣教，普及预防蛲虫感染的知识，改善环境卫生，切断传播途径。

（2）注意个人卫生，养成良好卫生习惯，不吮吸手指，勤剪指甲，餐前、便后洗手。

2. 调护

（1）便后、餐前洗手，不用手抓取食物进口。

（2）勤洗肛门，穿满裆裤，防止小儿用手搔抓肛门。

（3）患儿床单及内衣应勤洗换，并用开水煮沸，玩具等物品可用 0.5% 碘液消毒，以杀死虫卵。

【临证备要】

1. 确定临床诊断

以夜间肛门及会阴部瘙痒，粪便中可见成虫，或夜间在肛周和会阴部可见白色线状成虫为主要临床特征。查见蛲虫或检出虫卵可确定诊断。

2. 把握治疗特点

以驱虫止痒为基本治则，常内服、外治相结合。由于蛲虫常踞于直肠和肛门，故外治法很重要，外治多采用直肠给药和涂药法。尤以直肠给药最有效，轻症可以单用外治法取效。对病久脾胃虚弱者，在驱虫、杀虫同时，应注意调理脾胃。

3. 注重预防管理

本病预防极为重要，只要注意个人卫生，勤剪指甲、饭前便后洗手、不用手抓取食物进口、不搔抓肛门，不随地大便、妥善处理好粪便，幼儿尽早穿满裆裤，玩具、

NOTE

用具、被褥常清洗消毒，能够断绝蛲虫卵入口的机会。切断传染途径，便可以防止蛲虫感染，已经患蛲虫病的儿童也可以不药而愈。

第三节 绦虫病

绦虫病是寄生于人体的各种绦虫成虫或幼虫所引起的疾病，临床以腹痛，泄泻，饮食异常，乏力，大便排出绦虫节片为特征。绦虫的种类较多，寄生人体的有三十多种，引起本病的以猪带绦虫最为常见，牛带绦虫次之。本病分布甚广，多发生于喜食生肉或者未煮熟的猪、牛肉的地区，以少数民族偏僻地区发病率较高，甚至形成局限性流行。本病以青壮年多见，儿童随年龄增长感染率增高。猪带绦虫和牛带绦虫预后一般良好，但病程长者可影响儿童生长发育，由猪带绦虫引起的囊尾蚴病，远较肠绦虫病对人体的危害性大，可引起癫痫、瘫痪，甚至失明。

因绦虫病患者大便不时排出扁平而白的脱落节片，故古籍又称之为"扁白虫""寸白虫""白虫"。《金匮要略·禽兽鱼虫禁忌并治》已经认识到："食生肉……变成白虫。"《诸病源候论·九虫病诸候》说："白虫长一寸……白虫相生，子孙转大，长至四、五尺，亦能杀人。"对绦虫的形状做了具体的描述。《东医宝鉴·虫》记载："寸白虫色白形扁，踞肠胃中，时或自下，乏人筋力，耗人精气。"说明本病日久可以损伤脏腑功能，造成体质下降等。

【病因病机】

绦虫病的产生，主要是由于进食含有囊尾蚴的生的或未煮熟的猪、牛肉。成虫寄生在人的小肠，虫卵随粪便排出体外，被猪或牛吞食后，在其肌肉组织中发育成囊尾蚴，人若食入含有囊尾蚴的生的或未煮熟的猪、牛肉即可受感染。感染绦虫的人是绦虫病的传染源，也可以作为猪带绦虫的中间宿主，在人和牛、犬之间传播。若误食猪带绦虫卵，或由于肠腑气机逆乱，小肠内的绦虫妊娠节片反流入胃中，虫卵中的六钩蚴孵出，穿过胃壁进入血液，可在人体不同部位发生囊虫病。

1. 虫踞肠腑 囊尾蚴进入小肠，在胆汁刺激下，头节翻出吸附于肠壁，长出节片，形成链体，约经过 3 个月发育为成虫。虫体长约数米，在肠内扰乱气机，导致腹痛、腹胀、恶心呕吐、饮食异常、大便不调。虫踞肠中日久，劫夺精微，损伤脾胃，气血化源不足，致使患儿面色萎黄、消瘦、乏力等。

2. 囊虫移行 猪带绦虫的幼虫在人体内移行，可在许多部位停留，其中以皮下肌腠、脑、眼等处多见。虫踞人体不仅使脾胃虚弱，湿浊内生，蕴积成痰，同时也造成局部气血凝滞。幼虫夹痰夹瘀，蕴结于皮肤肌腠之间，形成囊虫结节；若幼虫夹痰浊上犯头目，使脑络精明受阻，则形成头目部囊虫。

【临床诊断】

1. 病史 有吃生的或未煮熟的猪肉、牛肉饮食史。

2. 临床表现 肛门自动逸出或大便排出乳白色扁长如带状绦虫节片，有腹痛、泄泻、恶心、食欲减退或亢进，及头痛、头晕、注意力不集中等症状。猪绦虫合并囊虫病者多可扪及皮肤腠理结节；重者头痛，恶心呕吐，甚至癫痫发作，瘫痪；或眼花、视力减退，甚至失明。

3. 实验室检查

（1）肠绦虫病　大便检查发现绦虫卵或绦虫节片。寻找节片是简便而可靠的诊断方法，且阳性率高于检查虫卵。检查虫卵可用肛门拭子法或直接涂片法，由于绦虫虫卵不直接排入患儿肠道，故并非每一病例皆可从粪便中查获虫卵。

免疫学诊断：抗原皮内试验、补体结合试验、乳胶凝集试验等可选用，阳性率为73.3%～99.2%。

对可疑病例做肠道钡餐检查，有助于诊断。

（2）囊虫病　大便检查发现绦虫卵或绦虫节片。皮下或肌肉结节活体组织检查有囊尾蚴。囊尾蚴寄生时间长，可能钙化而在 X 线检查时显影。怀疑脑囊虫病可作脑 CT、MRI 扫描。眼囊虫病用眼底镜检查，易于发现病灶。

免疫学诊断可做酶联免疫吸附试验 (EUSA)、酶联免疫电印迹试验 (EITB)、间接荧光抗体试验 (IFAT)、间接血凝试验 (IHA) 等，过去多用这些方法检查抗囊尾蚴抗体，但阳性不能说明是既往感染还是现症感染，不能说明患者是否已经治愈。而检测循环抗原优于检测抗体，能做到早期诊断，并能考核临床治疗效果，常用方法有各种 ELISA 及其改良方法、酶联免疫电印迹试验、斑点免疫金染色法 (dot–IGS)、斑点免疫金银染色法 (dot–IGSS) 等。

【病证鉴别】

疾病鉴别　囊虫病症状具有多样性，皮下或肌腠的结节易误诊为痰核瘰疬，活体组织检查可以鉴别。脑囊虫病癫痫型应与其他原因所致的癫痫相鉴别。囊虫病患儿多同时有肠绦虫病或曾有绦虫病史，故检查是否有肠绦虫病感染对鉴别诊断有很大帮助。

【辨证论治】

1. 辨证要点　本病以脏腑辨证为纲。肠绦虫病病情相对较轻，几乎所有的患儿都有排绦虫节片史。初起多属实证，病久脾胃虚弱之象渐显，部分患儿可能并发虫瘕或肠痈。囊虫病病情轻重不一，轻者仅皮下或肌腠结节沉着多年，重者多为脑囊虫病或眼囊虫病，囊虫病病程进展缓慢，多在 5 年以内，个别长达 17～25 年。脑囊虫病症状极为复杂多样，从无症状到引起猝死不等。癫痫发作、颅内压增高和精神症状是其三个主要表现。其中癫痫发作是最突出的症状。

2. 治疗原则　肠绦虫病以驱绦下虫和调理脾胃为基本治则。病初体实者，当驱泻虫体；病久体虚者，以驱虫为主，辅以调理脾胃，或先调脾胃，再予驱虫，或驱虫与调理脾胃并举。囊虫病的治疗应驱虫与化痰息风、活血化瘀、软坚散结等法结合，并注意标本兼顾，驱虫后及时调理脾胃，恢复其运化功能。囊虫病治疗根据其寄生部位，也可选择手术摘取。

3. 证治分类

（1）绦虫踞肠

证候　大便中发现白色节片或节片自肛门自动逸出，肛门作痒，部分患儿有腹胀或腹痛、泄泻，大便不调，食欲异常；少数患儿有夜寐不宁，磨牙，皮肤瘙痒；病程长者伴体倦乏力，面黄肌瘦，纳呆，便溏，舌淡，脉细。

辨证　本证以大便排出或肛门逸出绦虫节片为特征。疾病初起，尚未影响脾胃功能，一般无明显全身症状，部分患儿有肛门瘙痒，烦躁不安。虫踞日久或虫数较多，损伤脾胃功能，则泄泻，不思饮食，体倦乏力，面黄肌瘦。若大量虫体结团形成虫瘕，或并发肠痈，按虫瘕、肠痈论治。

治法　驱绦下虫。

方药　驱绦汤。常用南瓜子、槟榔驱杀绦虫，槟榔尚有泻下虫体的作用。取南瓜子（带壳）50～90g 炒熟去壳，晨起空腹服之，2 小时后取整槟榔 10～40g 打碎水煎取汁 40～60mL，顿服。若无泄泻，半小时后可服泻药，如玄明粉。

驱虫后继以健脾丸调理脾胃，若脾胃虚弱之象明显，应先调补脾胃，后予驱虫。腹痛较重者，加延胡索、香附行气止痛；腹胀者，加厚朴、苍术行气燥湿；夜寐不安者，加酸枣仁、首乌藤养心安神；心脾亏虚者，可用归脾汤加减。

（2）囊虫移行

证候　皮肤肌腠间扪及囊虫结节，或头痛、头晕、恶心呕吐，可见癫痫发作，或精神异常，或视物障碍，甚至失明，少数患儿可出现瘫痪，舌苔多白腻，脉弦滑。

辨证　本证以皮肤肌腠间扪及囊虫结节，癫痫发作，头痛，头晕，视物障碍等症为特征。痰瘀互结于皮肤肌腠者见圆形或椭圆形结节，直径约 0.5～1.2cm，以头部、躯干多见，肉眼不易察觉，常须用手扪按，或作 CT 检查。痰浊上扰头目，临床表现复杂多样，大多同时伴有皮下结节，引动肝风见癫痫发作；上扰清窍，脑络受阻则可见头痛、头晕、恶心呕吐，或痴呆、嗜睡、幻觉等精神异常，甚至个别患者因幻觉、妄想而自杀。痰浊上注于目可见眼花、视物不清甚至失明。

治法　毒杀虫体，结合涤痰息风、豁痰开窍、活血化瘀、软坚散结等法。囊虫结节视寄生部位，如有可能应手术摘除。

方药　囊虫丸。常用雷丸、干漆、黄连毒杀虫体；僵蚕、芫花、橘红、茯苓、生川乌涤痰息风；水蛭、大黄、桃仁、牡丹皮、五灵脂活血化瘀。可以用囊虫丸成药服用。

皮肤肌腠结节者，可配以海藻玉壶汤化痰散结，活血化瘀；抽搐者，可配以定痫丸化痰息风，开窍定痫；瘫痪者，配以涤痰汤合止痉散祛风解痉，涤痰通络。抗囊虫治疗后以六君子汤益气健脾，化湿除痰。对自体感染引起囊虫病者，最好先彻底驱杀绦虫，再治疗囊虫病，以免反复自体感染使病情加重。

【其他疗法】

1. 中药成药

（1）化虫丸　每袋 6g。每服 3～7 岁 2g、>7 岁 3～6g，1 日 1～2 次。早晨空腹或临睡前用温开水送服。用于绦虫踞肠证。

（2）囊虫丸　每丸 3g。每服 3～7 岁半丸，1 日 3 次；>7 岁 1 丸，1 日 2～3 次。空腹温开水送服。用于囊虫移行证。

2. 单方验方

（1）改良南瓜子槟榔汤　带皮生南瓜子 50～150g，槟榔 30～120g。小儿酌减剂量。同时放入砂锅中，加水 300～600mL，煎煮 30～60 分钟，取汁 150～350mL，清晨空腹服用，30～60 分钟后冲服硫酸镁 5～30g，1～6 小时内驱出完整虫体。用于绦虫踞肠证。

（2）驱绦散　南瓜子 150g，使君子 30g，山楂肉 30g，槟榔 100g，芒硝 10g。小儿酌减剂量。先将南瓜子、使君子、山楂肉研成细末，清晨空腹顿服。服药后 2 小时将槟榔、芒硝煎汤服下。一般用药 1 次，如虫体排出不完整，次日如法再服 1 次。用于绦虫踞肠证。

（3）槟榔雷丸散　生槟榔 9g，生雷丸 3g。共研细末，顿服，每小时 1 次，连服 4～5 次，若服最后一次未见泄泻者，另加芒硝 20 ～ 30g，煎汤服下。小儿酌减。用于绦虫踞肠证。

（4）消囊净 半夏 3 份，陈皮 3 份，茯苓 4 份，白芥子 4 份，薏苡仁 4 份，雷丸 3 份。研细炼蜜为丸，每丸重 9g。每次 1 丸，1 日 2 次，小儿酌减，疗程 3 ～ 6 个月。用于囊虫移行证。

【预防调护】

1. 预防

（1）做好肉类检疫，禁食含有囊尾蚴的肉类。

（2）加强科普宣传，使人们了解食用生肉或半生肉的危害。改进烹调方法和不良的饮食卫生习惯，切生熟肉的刀砧要分开，避免偶然的污染而造成感染。

（3）做好人粪管理，不使猪、牛、羊等接触人的大便，切实做到人畜分居，使牲畜免受感染。

2. 调护

（1）服药前晚禁食或稍进软食，晨起空腹服药，使药物与虫体能更好的接触，服药后加服泻药或多饮水，有利于虫体从体内排出。

（2）服用驱虫药后，排便时应坐在放有温水的便盆上，使温水与体温相近，以利于排虫完整。

（3）治疗猪带绦虫时，应避免呕吐，防止自身感染，引起囊虫病。

（4）驱虫后检查 24 小时全部粪便，寻找头节。对驱虫后未找到头节者，应随访 3 ～ 6 个月，若无绦虫节片或虫卵排出，也视为痊愈，否则需要重复治疗。

【临证备要】

按照病情选用治疗方法 治疗肠腑绦虫，首选南瓜子、槟榔疗法，驱杀绦虫疗效较好，副作用小。但如未能奏效，可选用西药吡喹酮、氯硝柳胺（灭绦灵）中一种。囊虫移行则病情较重，治疗疗程需长，药物治疗要密切观察可能产生的副作用。癫痫发作较频繁者，应以抗囊治疗与抗癫痫治疗配合应用；如能采用手术摘除者应予手术治疗。

第九章　初生儿疾病

第一节　胎　怯

胎怯是指初生儿体重低下，身材矮小，脏腑形气均未充实的一种病症。又称"胎弱"。本病相当于西医学所称的低出生体重儿，临床以出生体重 < 2500g 为特点，多见于早产儿和足月小样儿。本病为新生儿常见病之一。随着辅助生殖技术的发展，双胎、多胎、高龄孕产妇的增加，全球早产儿的发生率由 2005 年的 9.6% 已上升至 2010 年的 11.1%，我国约为 5% ～ 10%。目前随着围产医学及新生儿重症监护技术的提高，低出生体重儿的存活率已明显提升，但仍易并发新生儿窒息、黄疸、硬肿症、肺炎、败血症等疾病，死亡率也随着出生体重的减少而上升。出生时低体重不仅对体格发育有很大影响，还可影响小儿的智力发育。

胎怯的命名首见于宋·钱乙《小儿药证直诀·胎怯》："生下面色无精光，肌肉薄，大便白水，身无血色，时时哽气多哕，目无精彩。"明·万全《幼科发挥·胎疾》："胎弱者，禀受于气之不足也。"称为胎弱，并指出了本病的病因。《景岳全书·看小儿寿夭法》提出"凡怯弱者，宜专培脾肾为主"的治疗原则。《活幼心书·五软》提出"……用调元散、补肾地黄丸渐次调养，日久乃安"的治法。《幼幼集成·胎病论》提出了对于胎怯后天调理的重要性："若后天调理得宜者，十可保全一二，调元散助之。"可见历代对本病的治疗积累了丰富的经验。目前研究已表明，中医药发挥扶正调补先后天的优势，采用益气温阳、调补脾肾的方法治疗胎怯，早期干预，对防治并发症，降低死亡率，促进胎怯患儿后天体格生长和智能发育具有显著的疗效。

【病因病机】

胎怯的病因与多种影响胚胎的形成及胎儿在宫内生长发育的因素有关，属于中医学"胎萎不长"之类。病变脏腑主要在肾与脾，发病机理为化源未充，滋养不足，肾脾两虚。因肾藏精，为生长发育之本，脾主运化，为生长发育之源。若胎儿先天肾元未充，禀受于其父母之精血充养不足，先天之肾与后天之脾均虚弱，则胎萎不长，生后生长发育不良，导致胎怯的发生。正如《幼幼集成·胎病论》所言："非育于父母之暮年，即生于产多之孕妇。成胎之际，元精即已浇漓；受胎之后，气血复难长养，以致生来怯弱。"

1.**肾精薄弱**　胎儿先天禀受于父母之精而成肾精。父母身体强壮，肾精充足，精神愉悦，精力充沛，才能具备旺盛的孕育能力，形成正常胚胎。凡是影响父母健康的因素，都可以影响胚胎的形成与生长，而产生胎怯。正如《幼科发挥·胎疾》所言："夫男女之生，受气于父，成形于母。故父母强者，生子亦强；父母弱者，生子亦弱。"胎儿在母体内的生长发育，除以肾精为物质基础外，还需不断摄取来自母体的营养，若妊娠未足月而宫中受气不足，或其母孕期脾胃失调，未能充分吸收水谷精微化生气血以充养胎儿，或胞宫功能不全使胎儿禀受怯弱，均可致肾精薄弱，胎萎不长形成胎怯。其中以早产儿最为多见。

2. 脾肾两虚 肾藏精，是人体生命活动的物质基础，其中先天之精受之于父母，既是生命之源，又是生长发育之本。先天之精需赖后天之精不断滋养得以充实，后天之精须赖先天之精蒸化而吸收和转输。胎怯儿在成胎之际肾精不充，脾胃未能充盛而形小气弱。出生之后，肾精薄无以助脾胃之生化，脾气虚无以运乳食之精微。以致先后天脾肾两虚，则各脏腑无以滋生化育，其形态、功能均不成熟，五脏禀气未充，全身失于涵养而形成胎怯。以足月小样儿为多见。

3. 气阳虚衰 胎怯患儿之重症者，气阳虚衰，生机微弱，常发生危重变证。其常见者如肺气虚衰，则呼吸微弱无力，若发展至肺气衰竭，则有气脱而亡之虞；元阳衰微，则全身失于温煦，肌肤冰冷，生机垂危，随时可因阳亡而夭。

总之，胎怯是由多种原因所致的先天禀赋不足，小儿五脏皆虚，而病变的关键则在肾、脾两脏。

【临床诊断】

1. 病史 有造成先天不足的各种病因，如早产、多胎，孕妇体弱、高龄、疾病，辅助得孕，胎养不周及胎盘、脐带异常等。

2. 临床表现 出生时形体瘦小，肌肉瘠薄，面色无华，精神萎软，气弱声低，吮乳无力，筋弛肢软等。一般出生体重低于2500g。

【病证鉴别】

1. 疾病鉴别 胎怯多为低出生体重儿，是指出生体重＜2500g的新生儿，常见于早产儿和足月小样儿。两者主要区别在于胎龄，还可以从皮肤、头发、耳壳等外型去区别。

2. 证候鉴别 胎怯虽五脏皆虚，但以肾脾两虚为要。肾精薄弱证多见，以先天禀赋不足之象显著为证候要点；脾肾两虚证以脾胃虚弱证显著为证候要点；如兼见气弱声低、虚里动疾、易作瘛疭者，为五脏皆虚；胎怯一般胎龄越小、体重越轻，病情越重，需注意肺气虚衰、元阳衰微等变证。

【辨证论治】

1. 辨证要点 胎怯以脏腑辨证为纲，有五脏禀受不足之别及轻重之分。其肾虚者形体矮小，肌肤欠温，耳郭软，指甲软短，骨弱肢柔，睾丸不降；脾虚者肌肉瘠薄，痿软无力，吮乳量少，呛乳溢乳，便下稀薄，目肤黄疸；肺虚者气弱声低，皮肤薄嫩，胎毛细软；心虚者神萎面黄，唇爪淡白，虚里动疾；肝虚者筋弛肢软，目无光彩，易作瘛疭。胎怯变证，肺气虚衰者以呼吸气息微弱为主症；元阳衰微者以全身冰冷反应低下为主症。

2. 治疗原则 胎怯采用脏腑辨证，肾脾两虚是其病机关键，治疗以补肾培元为基本法则。临证应根据其不同证型，分别采取益肾充髓、补肾温阳、补气养血、温运脾阳等治法。亦可根据证情需要，给予肾脾并补，并配合五脏所虚予以施补。发生变证则需急予益气回阳、救逆固脱，同时需西医抢救。

3. 证治分类

（1）肾精薄弱

证候 体短形瘦，哭声低微，头大囟张，头发稀黄，耳郭薄软，肌肤不温，指甲软短，骨弱肢柔，乳腺结节不显，指（趾）甲软，未达到指（趾）端，男婴睾丸不降，女婴大阴唇未覆

NOTE

盖小阴唇，足底纹少，或有先天性缺损畸形，舌质淡红，苔薄白，指纹淡。

辨证 本证为胎怯最常见的证型，多见于早产儿，以肾精薄弱，元阳未充为特征。肾主胞胎，主骨，开窍于耳，其华在发，故本证候在形体、肢体、骨骼、耳郭等方面不足之象明显。

治法 益精充髓，补肾温阳。

方药 补肾地黄丸加减。常用药：紫河车、熟地黄、枸杞子、杜仲益肾充髓；鹿茸、肉苁蓉补肾温阳；茯苓、山药、陈皮健脾助运。

不思乳食者，加麦芽、谷芽、砂仁醒脾助运；兼见气虚者，加黄芪、党参健脾益气；肢体不温者，加制附子、巴戟天温补肾阳；唇甲青紫加红花、丹参、桂枝温经通络。

（2）脾肾两虚

证候 形体瘦弱，精神萎靡，啼哭无力，多卧少动，面色无华，皮肤干皱，肌肉瘠薄，手足如削，四肢不温，吮乳乏力，纳乳量少，呛乳溢乳，哽气多哕，腹胀腹泻，甚则皮肤黄染、水肿，舌质淡红，苔薄白，指纹淡。

辨证 本证多见于小于胎龄儿、双胎儿或高龄产妇所育胎儿，以脾肾两虚而脾胃虚弱证候显著为特征。脾主肌肉四肢，开窍于口，故本证的肌肉瘠薄、脾胃运化升降功能失调之象明显。

治法 健脾益肾，温运脾阳。

方药 保元汤加减。常用药：炙黄芪、人参、白术、茯苓补益脾胃；陈皮、甘草理气和中；肉桂、干姜温阳助运。

呕吐者，加姜半夏，以生姜易干姜和胃降逆；泄泻者，加苍术、山药运脾燥湿；腹胀者，加木香、枳壳理气助运；喉中痰多者，加姜半夏、川贝母化痰；气息微弱者，加坎脐、蛤蚧补肾纳气。

【预防调护】

1. 预防

（1）孕妇年龄不宜过大或过小。有慢性心、肝、肾疾病等的妇女应谨慎妊娠。

（2）孕妇必须注意营养，不可吸烟及饮酒。若有较严重的妊娠呕吐症，应及时治疗。

（3）孕期要保持心情愉悦，注意休息，妊娠后期不宜劳力过度。

（4）孕期应注意预防及积极治疗各种急性传染病和妊娠高血压综合征等。

（5）做好产前检查，发现胎萎不长者，可由孕母服药补肾培元，促进胎儿宫内发育。

2. 调护

（1）胎怯儿阳气不足，应注意保暖，可根据不同情况及条件采用各种保温措施。

（2）按体重、日龄计算热量，尽量母乳喂养，喂足奶量。喂服中药宜酌情时时喂之，缓慢增加。吞咽功能差者需静脉补充营养，也可采用胃管喂养。

（3）保持居室空气新鲜，一切用品均应消毒后使用，接触患儿者应戴口罩、帽子，防止患儿继发感染。

（4）密切观察患儿病情变化，及时发现并发症并加以处理。

（5）对重症之极低或超低出生体重儿，应置于新生儿重症监护室进行监护与管理。

【临证备要】

1. 五脏亏虚需兼顾 胎怯患儿虽以肾、脾两脏亏虚为主，但胎儿禀受母体之气血不足，五脏皆失所养而致发育不良，故本病不仅见一、二脏之证，而且常见三脏、四脏甚至五脏同病。

五脏皆虚者可以十全大补汤加减培元补虚，益气养阴。临证又应从五脏的生理特点加以辨别其亏虚偏胜，除肾虚、脾虚为共有外，注意肺虚、心虚、肝虚的各不同。偏肺虚者，重用炙黄芪、白术，加黄精，少佐防风补肺固表；偏心虚者，加西洋参、麦冬、龙骨养心安神；偏肝虚者，加枸杞子、龟甲、牡蛎滋阴息风。

2. 补肾培元是关键 胎怯患儿肾脾两虚，治当以补肾培元为原则，采取益肾充髓、补肾温阳等方法，以促进患儿发育成长。治疗当取药性强而力专之品，药味不宜多而须精，药量不宜大而须轻。补虚除用人参、炙黄芪等补气之外，可加紫河车、鹿茸、鹿角胶、坎脐等血肉有情之品以填精。在胎怯儿中应用，需注意剂量，每日用量人参 1～3g，鹿茸 0.1～0.3g，紫河车 0.5～1g。

3. 健运脾胃不可少 胎怯患儿先天已然不足，生后更有赖于脾胃化生气血加以弥补。但胎怯儿脾胃亏虚，运化力弱，吮乳消乳乏力，此时用药，不可一味注重本病之虚，过用补益之品，反可导致滋腻不化。须当缓缓健脾益气，加扶助运化的药物以促进其生化功能，待脾气渐强，能消乳汁后，缓加补肾、益肺、养心、滋肝之品。

4. 轻重缓急需辨清 胎怯儿体质薄弱、正气亏虚，病情变化快，常可出现低体温、低血糖、肺炎、黄疸、败血症等并发症，甚至出现呼吸衰竭等危重症，此时当先治其标或标本兼治，及时予以重症监护及西医抢救。胎怯重证如出现呼吸浅促或不匀，甚至呼吸困难或暂停等肺气虚衰变证时，可予独参汤加炙黄芪、制附子、红花、坎脐等以补肺益气固脱；如出现全身冰冷，反应极差，僵卧少动等元阳衰微变证时，应早予参附汤加炙黄芪、巴戟天、桂枝、细辛、红花等温补脾肾回阳。胎怯重症早期予中药干预，可降低死亡率。待病情好转后，转以培元治本为主，并宜持续治疗时日方能获效，减少并发症的发生，并促进其后天增长，追赶正常儿童的生长发育水平。

第二节 硬肿症

硬肿症是指新生儿由于寒冷或 / 和多种疾病引起的皮肤硬肿及低体温，重症甚至可发生多器官功能损害。西医学称为新生儿硬肿症，由于受寒所致者亦称新生儿寒冷损伤综合征。多于生后 1 周内发病，早产儿多见。本病在寒冷地区及寒冷季节易发生，若由于早产或感染所引起，夏季亦可发病。本病重症可并发肺炎、败血症，甚至肺出血等疾病而死亡。近 20 年来，随着居住条件改善，新生儿转运技术及保暖技术的普及，本病发病率已显著下降。

古代医籍中没有"硬肿症"的记载，但其与"胎寒""五硬"相似，《普济方·婴儿初生门》描述了胎寒的病因及症状："凡小儿胎中受寒于脏，伤动胞胎，生下不能将护，再伤风外，其候面色青白，四肢逆冷，手足颤动，似大人寒疟，或口噤不开，乃胎寒之候也。"五硬首见于《婴童百问·五硬》："五硬则仰头取气，难以动摇，气壅疼痛，连胸膈间，脚手心如冰，冷而硬，此为风症难治。"指出了其症状及预后。《保婴撮要·五硬》指出其病机为"阳气不营于四末也。"《万氏家藏育婴秘诀·胎疾》指出对胎寒的治疗"宜服温补之剂。"

【病因病机】

硬肿症的发生有内因和外因，初生小儿本为稚阴稚阳之体，尤其双胎儿、早产儿先天禀赋不足，阳气虚弱，为发病之内因。小儿初生，尤其是早产儿，若护养保暖不当，复感寒邪，或罹患他病，气血运行失常，为发病之外因。亦有少数患儿由于感受温热之邪而发病。本病的病变脏腑在脾肾，阳气虚衰、寒凝血涩是主要病机。

1. 感受寒邪 《诸病源候论·小儿杂病诸候·胎寒候》指出："小儿在胎时，其母将养取冷过度，冷气入胞，伤儿肠胃。"寒为阴邪，最易伤人阳气。先天禀赋不足之小儿，或先天中寒，或后天感寒，寒邪直中脏腑，伤脾肾之阳；或者生后感受他病，阳气受损，致虚寒内生。寒凝则气滞，气滞则血凝血瘀，产生肌肤硬肿。脾阳不振，水湿不化，则见水肿。

2. 肾阳虚衰 先天禀赋不足，阳气虚弱；或寒邪直中脏腑，脾肾阳气损伤。阳气虚衰，不能温煦肌肤，营于四末，故身冷肢厥。阳虚则内寒，寒凝则气滞血瘀，致肌肤僵硬，肤色紫暗。严重者血络瘀滞，血不循经而外溢，出现皮肤瘀斑。肾阳虚衰，水湿无以温化，故见水肿。阳气虚极，正气不支，直至阳气衰亡，可见气息微弱，全身冰冷，脉微欲绝之危症。

3. 热毒蕴结 少数患儿因感受温热之邪，毒热蕴结，耗气伤津，阴液不足，血脉不充，血受煎熬，运行涩滞，气血流行不畅，亦可致肌肤硬肿。此即如《医林改错·膈下逐瘀汤所治之症目》所云："血受寒则凝结成块，血受热则煎熬成块。"

【临床诊断】

1. 病史 寒冷季节，环境温度过低或保暖不当；早产儿或足月小样儿；窒息、产伤等所致的摄入不足或能量供给低下；严重感染史。

2. 临床表现 多在生后1周内发病。吮乳差，哭声低，反应低下；体温＜35℃，严重者＜30℃，腋温－肛温差由正值变为负值；四肢甚至全身冰冷；感染或夏季发病者可不出现低体温。硬肿的特点为：皮肤紧贴皮下组织不能移动，按之如橡皮，呈暗红色或青紫色，伴水肿者有指压凹陷。硬肿常呈对称性，发生顺序依次为下肢→臀部→面颊→上肢→全身。严重时肢体僵硬，不能活动，可出现多脏器功能损害。

3. 辅助检查

（1）血常规 白细胞总数升高或减少，中性粒细胞增高，血小板减少。

（2）血气分析 由于缺氧与酸中毒，可有血PH降低、PaO_2降低、$PaCO_2$增高。

（3）心电图 由于心肌损害，可表现Q-T延长，低电压、T波低平或S-T段下移。

（3）有DIC表现者，血DIC指标阳性。

【病证鉴别】

1. 疾病鉴别

（1）新生儿水肿 全身或局部水肿，但不硬，皮肤不红，无体温下降。全身水肿原因可有先天性心脏病、心功能不全、新生儿溶血症、低蛋白血症、肾功能障碍、维生素B1或维生素E缺乏等。局部水肿有时见于产道挤压所致，多为暂时性。

（2）新生儿皮下坏疽 常有难产或产钳分娩史。多发生于身体受压部位（枕、背、臀等）以及受损部位。病变局部皮肤发硬，略红肿，边界不清，迅速蔓延。病变中央转为软化，先呈暗红色，逐渐坏死变为黑色，形成溃疡，亦可融合成大片坏疽。

2. 证候鉴别

寒凝血涩证与阳气虚弱证相鉴别：前者多由气候寒冷，保温不当所致，表现为全身欠温，硬肿局限于臀部、小腿、上臂、面颊等部位，病情尚属轻症；后者多发生于胎怯患儿，阳气虚衰，或又感受寒邪，表现为全身冰冷，硬肿范围大，反应极差，全身症状重，属重症。此外，亦有少数患儿因感染热毒，热灼血凝，表现发热烦躁，肌肤硬肿紫红等，属热毒蕴结证。

【辨证论治】

1. 辨证要点 本病临床主要从虚、实、寒、瘀辨证。寒证全身欠温，僵卧少动，肌肤硬肿，是多数患儿共同的临床表现；其实证以外感寒邪为主，有保温不当病史，体温下降较少，硬肿范围较小；虚证以阳气虚衰为主，常伴胎怯，体温常不升，硬肿范围大。血瘀证在本病普遍存在，辨证要点为肌肤质硬色紫暗。本病轻症多属寒凝血涩证，重症多属阳气虚衰证。亦有少数热毒蕴结证。若患儿呼吸不匀、面青发搐、口鼻流血，属危症。

2. 治疗原则 本病治疗大法是温阳散寒，活血化瘀。根据临床证候不同，阳虚者应温补脾肾，脾肾阳气恢复则寒邪不易入侵；寒甚者宜散寒通阳，寒邪驱散则阳气通达；血瘀者宜行气活血，气行血行则瘀滞可散；热毒蕴结者宜清热解毒。治疗中可采取多种途径给药，内服、外治兼施。复温疗法在所必用。重症患儿应结合西医抢救以降低死亡率。

3. 证治分类

（1）寒凝血涩

证候 全身欠温，四肢发凉，反应尚可，哭声较低，肌肤硬肿，难以捏起，硬肿多局限于臀、小腿、臂、面颊等部位，色暗红，青紫，或红肿如冻伤，指纹滞。

辨证 本证为轻症，多系体弱小儿中寒而致，先天不足，阳气薄弱，复感外寒。临床表现以全身寒冷、气滞血瘀为主，硬肿部位比较局限。

治法 温经散寒，活血通络。

方药 当归四逆汤加减。常用药：当归、红花、川芎、桃仁、丹参活血化瘀；白芍和血；桂枝、细辛温经散寒。

硬肿甚者，加郁金、鸡血藤活血通络行瘀；气虚甚者，加人参、炙黄芪补气；寒甚四肢凉者，加制附子、干姜温阳散寒；腹胀气滞者，加木香、乌药行气助运。

（2）阳气虚衰

证候 全身冰冷，僵卧少动，反应极差，气息微弱，哭声低怯，吸吮困难，面色苍白，肌肤板硬而肿，范围波及全身，皮肤暗红，尿少或无，唇舌色淡，指纹淡红不显。

辨证 本证病情危重，多发生在胎怯患儿。阳气虚衰，或又感受寒邪，元阳不振，血脉瘀滞，硬肿范围大，全身症状重。可因阳气无力御邪而致发生肺炎，或因虚寒而血脉失于统摄导致肺出血。

治法 益气温阳，通经活血。

方药 参附汤加味。常用药：人参、炙黄芪补气；制附子、巴戟天温肾阳；桂枝、丹参、当归温经活血。

肾阳虚衰者，加鹿茸补肾壮阳；口吐白沫，呼吸不匀者，加僵蚕、石菖蒲、胆南星化痰开窍；血瘀明显者，加桃仁、红花、赤芍活血化瘀；肌肤肿胀，小便不利者，加茯苓、猪苓、生姜皮利水消肿。

（3）热毒蕴结

证候 肌肤硬肿紫红，发热，烦躁，面红，气粗，尿短赤，严重者少哭、少吃、少动，唇色紫红，指纹紫滞。

辨证　本病有少部分患儿因感染而致硬肿，无明显季节性，临床以发热、烦躁、面红、气粗、肌肤硬肿紫红为特征。

治法　清热解毒，活血化瘀。

方药　黄连解毒汤加减。常用药：黄连、黄芩、栀子清热解毒；川芎、丹参、红花活血化瘀；人参、茯苓、黄芪益气扶元。该方多苦寒之品，易伤脾胃，对于新生儿应注意中病即止。

【其他疗法】

1. 复温疗法　是治疗本病的重要措施。若肛温＞30℃，可通过减少散热，使体温回升。将患儿置于已预热至中性温度的暖箱中，一般在 6 ～ 12 小时内可恢复正常体温。若肛温＜30℃，一般均应将患儿置于箱温比肛温高 1 ～ 2℃暖箱中进行额外加温。每小时提高箱温 0.5 ～ 1℃（箱温不超过 34℃），在 12 ～ 24 小时内恢复正常体温。然后根据患儿体温调整暖箱温度。若无条件，可将患儿抱入怀中，或采用热水袋、温水浴、电热毯等方法。

2. 外治疗法

（1）生葱 30g，生姜 30g，淡豆豉 30g。捣碎混匀，酒炒，热敷于局部。1 日 1 次。用于寒凝血涩证。

（2）当归 15g，红花 15g，川芎 15g，赤芍 15g，透骨草 15g，丁香 9g，川乌头 7.5g，草乌头 7.5g，乳香 7.5g，没药 7.5g，肉桂 6g。研末，加羊毛脂 100g，凡士林 900g，拌匀成膏。油膏均匀涂于纱布上，加温后，敷于患处。1 日 1 次。用于阳气虚衰证。

3. 针灸疗法

（1）温灸　局部硬肿部位用艾条温灸。

（2）针灸　关元、气海、足三里。针后加灸。

【预防调护】

1. 预防

（1）做好围生期保健，避免早产，减少低体重儿的产生，防止产伤、窒息、保温不当，及时治疗诱发硬肿症的各种疾病。

（2）新生儿要做好保暖，产房温度不宜低于 24℃，尤其注意早产儿及低体重儿的保暖，必要时应放暖箱中保温。

（3）尽早开始喂养，保证充足的热量供应。

（4）出生后 1 周内的新生儿，应经常检查皮肤及皮下脂肪的软硬情况，及早发现，及时治疗。

（5）防止或减少新生儿感染的发生。

2. 调护

（1）注意消毒隔离，防止交叉感染。

（2）患儿衣被、尿布应清洁柔软干燥，勤更换睡卧姿势，严防发生并发症。

（3）给予足够热量，促进疾病恢复，对喂养困难者可给予部分或完全静脉营养。

（4）外治等治疗时，应动作轻柔，慎防皮肤破损而引起感染。

（5）并发器官功能损害者，及时转入新生儿重症监护病房（NICU），给予相应治疗。

【临证备要】

1. 辨清虚、寒、瘀之轻重　硬肿症的病理因素以虚、寒、瘀为主，实只是相对而言，临床须辨别虚、寒、瘀孰轻孰重。虚、寒、瘀并非一成不变，常互相转化，相互兼杂。阳虚者内寒，更易感阴寒之邪，可致重症；寒邪外袭，易伤阳气，亦可由实转虚；阳虚寒凝所致血瘀，因全身气血运行受阻，水湿不化，故肌肤硬肿范围广而重；外感寒邪致血瘀则局部为主，较轻。因此辨清虚、寒、瘀之轻重，治疗中既要兼顾，又要有所侧重。

2. 用药重在温阳活血　温阳散寒，活血化瘀为本病的基本治疗法则。由于初生儿气血未充，脏腑娇嫩，脾胃功能薄弱，故选方用药需力专而精简，尽快使得阳复寒祛，气行瘀散。温阳首选人参，其性温，大补元气、温通血脉，每日用量 3 ～ 6g；鹿茸生精补髓、益肾助阳、强筋健骨，每日用量 0.3 ～ 0.6g，以另外吞服为宜。散寒首选附子，其性热，为回阳救逆第一要药，每日用量 1 ～ 3g，但附子有毒，需用制附子、久煎，对极低体重儿应酌减用量，中病即止，不宜久用。血瘀在各证中均存在，又是肌肤硬肿的直接原因，活血首选川芎，其性温，为血中气药，可活血化瘀、行气开郁，每日用量 1.5 ～ 3g。

3. 综合疗法提高疗效　硬肿症治疗除辨证口服汤剂外，需中西医结合采用多种疗法以增加疗效。其中复温疗法尤为重要，重者应放入暖箱中逐步复温，以防患儿因复温过快不能适应而发生意外。同时可采取推拿、药浴及药物涂敷等给予局部治疗，起到改善微循环，活血化瘀消肿作用，但应注意初生儿皮肤娇嫩，手法应轻柔，以防硬肿部位破损而引起感染。重症患儿常伴有多脏器损害，需积极给予西医抢救以降低死亡率。

第三节　胎　黄

胎黄以婴儿出生后皮肤面目出现黄疸为主要特征，因产生原因与胎禀有关，故称"胎黄"或"胎疸"。西医学称胎黄为新生儿黄疸，包括了新生儿生理性黄疸和病理性黄疸如溶血性黄疸、胆道畸形、胆汁淤阻、肝细胞性黄疸等。本节主要论述病理性黄疸。

黄疸是诸疸的总称。胎黄属黄疸的范畴。早在两千多年前《黄帝内经》就提出了肤黄、目黄、小便黄为主症的"黄疸"这一病名，并指出了湿热搏结为其主要的病因病理。其后，汉·张仲景在《黄帝内经》基础上，把黄疸分为黄疸、谷疸、酒疸、女劳疸和黑疸五种。并创制了至今仍在临床上使用的著名方剂：茵陈蒿汤、栀子柏皮汤等。胎疸之名首见于隋《诸病源候论·小儿杂病诸候·胎疸候》，书中描述："小儿在胎，其母脏气有热，熏蒸于胎，至生下小儿，体皆黄，谓之胎疸也。"明确指出了本证产生的主要原因是由于孕母热毒熏蒸胎儿所致，并对胎黄的症状、体征作出论述。当时医家观察到的可能是病理性黄疸居多，所以多以胎疸命名。以后通过儿科医家更全面的临床观察，发现多数初生婴儿黄疸较轻，是不药而能自愈的。

【病因病机】

引起新生儿病理性黄疸的原因，有内因和外因两大类。内因为胎儿禀受孕母内蕴湿热之毒或阳虚寒湿之邪；外因主要为婴儿在胎产之时或出生之后，感受湿热或寒湿之邪，以湿热之邪较为多见。其病变脏腑在肝胆、脾胃。病机关键为胎禀湿蕴。

1. 湿热郁蒸　由于孕母素体湿盛或内蕴湿热之毒，遗于胎儿；或因胎产之时，出生之后，婴儿感受湿热邪毒，湿从热化，湿热郁蒸，肝失疏泄，胆汁外溢而致发黄。热为阳邪，故黄色鲜明如橘皮，属于阳黄。热毒炽盛，黄疸可迅速加深。

2. 寒湿阻滞　小儿先天禀赋不足，脾阳虚弱，湿浊内生；或生后为湿邪所侵，湿从寒化，寒湿阻滞，肝失疏泄，胆汁外溢而致发黄。寒为阴邪，故黄色晦暗如烟熏，属于阴黄。

3. 气滞血瘀　部分小儿禀赋不足，脉络阻滞，或湿热、寒湿蕴结肝经日久，气血郁阻，可致气滞血瘀而发黄。此因气机不畅，肝胆疏泄失常，络脉瘀积而致，故黄色晦暗，伴肚腹胀满，右胁下结成痞块，简称瘀黄。

胎黄重症可产生变证。如湿热化火，邪陷厥阴，可出现神昏、抽搐之险象，此为胎黄动风证；若正不胜邪，气阳虚衰，可致阳气暴脱，则成胎黄虚脱证。

此外，尚有因先天缺陷，胆道闭锁，胆液不能从常道疏泄，横溢肌肤而发黄者。

【临床诊断】

1. 病史　孕母可有内蕴湿热邪毒或阳虚寒湿，或滥用药物病史，或患儿胎产之时有感受湿热或寒湿病史。

2. 临床表现　黄疸出现早（出生 24 小时内），发展快，黄色明显，也可消退后再次出现，或黄疸出现迟，持续不退，日渐加重。肝脾可见肿大，精神倦怠，不欲吮乳，大便或呈灰白色。

3. 实验室检查

（1）血清胆红素、黄疸指数显著增高。

（2）尿胆红素阳性，尿胆原试验阳性或阴性。

（3）母子血型测定，可检测因 ABO 或 Rh 血型不合引起的溶血性黄疸。

（4）肝功能可正常或异常。

（5）肝炎综合征应做肝炎相关抗原抗体系统检查。

【病证鉴别】

1. 疾病鉴别　主要区别生理性黄疸和病理性黄疸。

（1）生理性黄疸　足月儿大多在生后第 2～3 天出现黄疸，4～5 天达高峰，5～7 天消退，最迟不超过两周；早产儿黄疸多于生后 3～5 天出现，5～7 天达高峰，7～9 天消退，最长可延迟到 3～4 周；每日血清胆红素升高＜85μmol/L（5mg/dL），血清胆红素足月儿＜221μmol/L、早产儿＜257μmol/L。在此期间，小儿一般情况良好，除有轻微食欲不振外无其他症状。

（2）病理性黄疸　出现早（出生后 24 小时以内）、发展快（血清总胆红素每天增加＞85μmol/L）、程度重（足月儿总胆红素＞221μmol/L，早产儿总胆红素＞257μmol/L）、消退迟（超过 2～3 周）或黄疸退而复现。足月儿总胆红素超过 342μmol/L 可引起胆红素脑病（核黄疸），损害中枢神经系统，遗留后遗症。

病理性黄疸应结合其伴随症状及相关检查进一步明确病因：①黄疸伴贫血，网织红细胞增高，为溶血性黄疸。②黄疸伴有中毒症状，如精神萎靡、不哭、体温不升或有波动，多为败血症。③黄疸伴消化道症状，血清胆红素有波动，多考虑新生儿肝炎。④ 1～3 周达高峰，3～12 周消退，停喂母乳 1～3 天黄疸明显减轻或消退有助于母乳性黄疸诊断。⑤黄疸伴肝脏进行性肿大，大便灰白，黄疸逐渐加深，多为胆道闭锁。

2. 证候鉴别　阳黄与阴黄的鉴别：阳黄属于热证，实证，黄色鲜明如橘皮，发病急，病程短，肤黄色泽鲜明，舌苔黄腻。阴黄属于寒证，虚证或虚实夹杂证，黄色晦暗如烟熏，黄疸日久不退，色泽晦暗，便溏色白，舌淡苔腻。

【辨证论治】

1. 辨证要点 胎黄以皮肤、面目发黄为主症，辨证首先要区别其性质，以黄疸出现的时间、程度、消退情况，结合全身症状以区别属生理性胎黄还是病理性胎黄。其次辨别病理性胎黄的阴阳属性，凡黄疸色泽鲜明如橘，烦躁多啼，口渴喜饮，舌红苔黄腻，属阳黄；黄疸色泽晦暗，久久不退，神疲肢凉，腹胀食少，大便稀溏，舌淡苔薄，则属阴黄。若肝脾明显肿大，腹壁青筋显露，为瘀积发黄。若黄疸急剧加深，四肢厥冷，脉微欲绝，为胎黄虚脱证；若黄疸显著，伴有尖叫抽搐，角弓反张，为胎黄动风证。此两种属胎黄变证。

2. 治疗原则 生理性黄疸可自行消退，不需治疗。病理性黄疸治疗以利湿退黄为基本法则。根据阳黄与阴黄的不同，分别治以清热利湿退黄和温中化湿退黄。气滞瘀积证以化瘀消积为主。由于初生儿脾胃薄弱，故治疗过程中尚须顾护后天脾胃之气，不可过用苦寒之剂，以防苦寒败胃，克伐正气。

3. 证治分类

（1）常证

① 湿热郁蒸

证候 面目皮肤发黄，色泽鲜明如橘，哭声响亮，不欲吮乳，口渴唇干，或有发热，大便秘结，小便深黄，舌质红，舌苔黄腻，指纹紫滞。

辨证 本证多因湿热蕴阻脾胃，肝胆疏泄失常而致，为阳黄证。临床表现起病急，黄色鲜明如橘，全身症状及舌象均为湿热壅盛之象。新生儿溶血性黄疸、肝细胞性黄疸多表现为此证。本证重症易发生胎黄动风和胎黄虚脱之变证。

治法 清热利湿退黄。

方药 茵陈蒿汤加减。常用药：茵陈、栀子、大黄清热利湿退黄；泽泻、车前子利水化湿；黄芩、金钱草清热解毒。

热重加虎杖、龙胆清热泻火；湿重加猪苓、茯苓、滑石渗湿利水；呕吐加姜半夏、竹茹和中止呕；腹胀加厚朴、枳实行气消痞。

②寒湿阻滞

证候 面目皮肤发黄，色泽晦暗，持久不退，精神萎靡，四肢欠温，纳呆，大便溏薄、色灰白，小便短少，舌质淡，舌苔白腻，指纹淡红。

辨证 本证多由孕母体弱多病，气血素亏，胎儿禀赋不足而致；或因湿热熏蒸日久不愈转化而成，为阴黄证。临床表现往往起病缓慢，病程较长，黄色晦暗，虚寒之象明显，预后较差。与阳黄证的鉴别可以从黄疸的色泽及全身寒热证象来区分。

治法 温中化湿退黄。

方药 茵陈理中汤加减。常用药：茵陈利湿退黄；干姜、白术温中燥湿；党参、甘草益气健脾；薏苡仁、茯苓健脾渗湿。

寒重加附片温阳；肝脾肿大，络脉瘀阻加三棱、莪术活血化瘀；食少纳呆加焦六神曲、砂仁醒脾开胃。

③气滞血瘀

证候 面目皮肤发黄，颜色逐渐加深，晦暗无华，右胁下痞块质硬，肚腹膨胀，青筋显露，或见瘀斑、衄血，唇色暗红，舌心瘀点，舌质黄，指纹紫滞。

辨证　此证病程较长，逐渐加重。除皮肤黄疸色泽晦暗无华外，还具有有形瘀积的临床表现。

治法　行气化瘀消积。

方药　血府逐瘀汤加减。常用药：柴胡、郁金、枳壳疏肝理气；桃仁、当归、赤芍、丹参行气活血化瘀。

大便干结加大黄通腑；皮肤瘀斑、便血加牡丹皮、仙鹤草活血止血；腹胀加木香、香橼皮理气；胁下癥块质硬加穿山甲、水蛭活血化瘀。

（2）变证

①胎黄动风

证候　黄疸迅速加重，嗜睡，神昏，抽搐，舌质红，舌苔黄腻，指纹淡紫。

辨证　此证往往在阳黄基础上发生。病情危重，来势急骤，极低出生体重儿容易发生此证。临床主要表现为面目深黄，伴神昏、抽搐。

治法　平肝息风退黄。

方药　茵陈蒿汤合羚角钩藤汤加减。常用药：羚羊角、钩藤、天麻平肝息风；茵陈、大黄、车前子利湿退黄；石决明、川牛膝、僵蚕、栀子、黄芩清热镇惊。

②胎黄虚脱

证候　黄疸迅速加重，伴面色苍黄、浮肿、气促、神昏、四肢厥冷、胸腹欠温，舌淡苔白，指纹淡。

辨证　本证为黄疸危证，多见于溶血性黄疸，关键在于阳气虚衰，而不是邪气亢盛。临床主要表现为黄疸迅速加重，伴面色苍黄、浮肿、气促、神昏、四肢厥冷等危候。

治法　温阳益气固脱。

方药　参附汤合生脉散加减。常用药：人参大补元气；制附子、干姜温补脾肾；五味子、麦冬敛阴；茵陈、金钱草利湿退黄。

【其他疗法】

1. 中药成药

（1）茵栀黄口服液　每支10mL。每日1支，分2～3次服用。用于湿热郁蒸证热偏重者。

（2）茵陈五苓糖浆　每瓶100mL。每服3mL，1日3次，连服5～7天。用于湿热郁蒸证湿偏重者。

（3）紫雪　每瓶1.5g。每服0.1～0.2g，1日1次。用于胎黄动风证。

2. 直肠滴注疗法　茵陈10g，栀子4g，大黄3g，黄芩4g，薏苡仁10g，郁金4g。水煎2次，浓缩过滤成25mL，1日1剂，直肠滴注，连用7日。用于湿热郁蒸证。

3. 针灸疗法　胆红素脑病后遗症患儿可配合针刺疗法，1日1次，补法为主。智力低下取穴百会、风池、四神聪、通里等；语言障碍取穴哑门、廉泉、涌泉、神门等；上肢瘫痪取穴肩髃、曲池、外关、合谷等；下肢瘫痪取穴环跳、足三里、解溪、昆仑；肘关节拘急取穴手三里、支正；指关节屈伸不利取穴合谷透后溪；手足抽动大椎、间使、手三里、阳陵泉。

【预防调护】

1. 预防

（1）妊娠期注意饮食卫生，忌酒和辛热之品。不可滥用药物。

（2）如孕母有肝炎病史或既往有不明原因的死胎、流产、新生儿重度黄疸史，孕妇及其丈夫均应进行 ABO、Rh 血型检查，不合者进行孕妇血清抗体检测并观察其动态变化，预防和治疗新生儿溶血病。

（3）注意保护新生儿脐部、臀部和皮肤，避免损伤，防止感染。

2. 调护

（1）婴儿出生后密切观察皮肤颜色的变化，及时了解黄疸出现时间及消退时间。

（2）新生儿注意保暖，早期开奶。

（3）注意观察胎黄患儿的全身证候，有无精神萎靡、嗜睡、吸吮困难、惊惕不安、两目直视、四肢强直或抽搐，以便对重症患儿及早发现和治疗。

【临证备要】

1. 辨证结合辨病 依据黄疸出现的时间、程度、消退的情况，结合全身症状区别生理性胎黄、病理性胎黄。病理性胎黄再辨阴阳：若病程短，肤黄色泽鲜明，舌苔黄腻者，为阳黄。若黄疸日久不退，色泽晦暗，便溏色白，舌淡苔腻者，为阴黄。还要做相关检查，以辨识溶血性黄疸（包括 ABO 溶血、Rh 溶血等）、梗阻性黄疸（先天性胆道闭锁等）、感染性黄疸（如肝细胞性黄疸、新生儿肺炎、败血症等），以及代谢异常（如母乳性黄疸、先天性甲状腺功能减低等）等因素引起的黄疸，以对治疗及预后有更准确的判断。

2. 辨识病情轻重 轻者仅见面目、皮肤发黄，精神饮食尚可；重者肝脾明显肿大，腹壁青筋显露，为瘀积发黄。若黄疸急剧加深，出现危急变证，四肢厥冷、脉微欲绝为胎黄虚脱证，伴有尖叫抽搐、角弓反张为胎黄动风证。各证治疗方案有很大区别，需要在辨证识病的基础上掌握应用。

3. 注重健脾活血 小儿脾常不足，初生儿脾胃尤其薄弱，故治疗过程中无论阳黄、阴黄均须顾护脾胃，苦寒之剂中病即止，或在用苦寒药治疗时佐以健脾之剂，以防苦寒败胃。胎黄持续不退者，往往因湿邪阻滞气机，进而肝络瘀阻，需及早配合使用疏肝通络活血之剂，待肝脾肿大质硬后才使用化瘀消癥之品则疗效难显矣。

第四节 脐部疾患（脐湿、脐疮、脐血、脐突）

脐部疾患是小儿出生后断脐结扎护理不善，或先天性脐部发育异常而发生的脐部病证。其中脐部湿润不干者称为脐湿；脐部红肿热痛，流出脓水者称为脐疮；血从脐中溢出者称为脐血；脐部突起者称为脐突。脐湿、脐疮、脐血的发病与接生断脐、护脐不当有密切关系；脐突的发生与先天因素有关。脐湿、脐疮西医学泛指新生儿脐炎；脐血西医学称脐带出血；脐突包括西医学所称脐疝、脐膨出。脐部疾患发生在新生儿期，一般预后良好。但是，若脐疮处置不当可酿成败血症等重症；若脐血与全身血液疾病有关，则病情较重；脐突患儿大多预后良好，可治愈。

古代医籍对脐部疾患记载甚多。《诸病源候论·小儿杂病诸候·脐疮候》说："脐疮由初生断脐，洗浴不即拭燥，湿气在脐中，因解脱遇风，风湿相搏，故脐疮久不瘥也。"提出了脐疮的病因病机。《证治准绳·幼科·脐风》说："《千金》有脐风、脐湿、脐疮，三者皆因断脐后为风湿伤而成。夫风入脐，脐肿腹胀，四肢不利，多啼不能乳，甚者发搐，为脐风。肿湿经久不干，为脐湿。风湿相搏，令脐生疮久不差，为脐疮。"提出了脐湿、脐疮、脐风的区别。《医宗金鉴·幼科心法要诀·脐突》说："婴儿热在腹中，无所发泄，故频频伸引，睡卧不宁，努胀，其气冲入脐间，所以脐忽肿赤，虚大光浮，名曰脐突。此乃胎热所致，非断脐不利之过也。内服犀角消毒饮，外敷二豆散，其肿自消，最忌寒凉之药敷于脐上，恐寒凝毒热，反而害也。"提出了脐突的内治外治法。

【病因病机】

脐部疾患由脐部护理不当，或脐部先天发育异常所致。

1. **脐湿、脐疮**　主要是由于断脐后护理不当，感受外邪所致。婴儿洗浴时，脐部为水湿所侵，或为尿液浸渍，或脐带未干，脱落过早，或为衣服摩擦损伤等，使湿浊浸淫皮肤，久而不干者，则为脐湿。若湿郁化热，或污秽化毒，则湿热之邪蕴郁，而致脐部红、肿、热、痛，进而湿热酿毒化火气滞血瘀，毒聚成疮，致脐部溃烂化腐，则为脐疮。

2. **脐血**　为断脐结扎失宜所致，亦有因胎热内盛或中气不足所致。断脐时，脐带结扎过松，可致血渗于外；结扎过紧，伤及血脉，亦可致血渗于外；或因胎热内盛，迫血妄行，以致断脐不久，血从脐溢。部分患儿先天禀赋不足，中气虚弱，脾不统血，亦可致脐血不止。

3. **脐突**　内因是由于初生儿先天发育不全，脐孔未全闭合，留有脐环，或腹壁部分缺损，腹壁肌肉嫩薄松弛。外因为啼哭叫扰或咳嗽屏气所致。啼哭、咳嗽致腹内压力加大，致小肠脂膜从缺损处突入脐中，成为脐突。

【临床诊断】

1. **病史**　有脐带处理不洁，尿液及水湿浸渍脐部或脐带根结痂撕伤等病史。

2. **临床表现**

（1）脐带根部或脱落后的根部见肿胀、渗液为脐湿。

（2）脐部有脓性分泌物渗出、气味臭秽者为脐疮。

（3）断脐后，血从脐孔渗出为脐血。

（4）脐部呈半球状或半囊状突出，虚大光亮，大小不一，以手按之，肿块可以回纳为脐突。

【病证鉴别】

1. **疾病鉴别**

（1）脐湿、脐疮与脐窦　均发生在脐部，可有分泌物及水液。脐湿以局部潮湿为主，脐疮红肿渗脓。脐窦是由于卵黄管在回肠端完全萎缩消失，在肢端留下一较短管道，合并感染时则产生脓性分泌物，甚至形成脓肿，必要时可用造影剂做X线检查鉴别诊断。

（2）脐突　包括西医学所称的脐疝与脐膨出。脐疝是肠管自脐部凸出至皮下，形成球形软囊，易于压回；脐膨出是部分腹腔脏器通过前腹壁正中的先天性皮肤缺损，突入脐带的基部，上覆薄而透明的囊膜，是较少见的先天性畸形，往往伴有其他先天性畸形，如肠旋转不良、肛门闭锁、膀胱外翻等。

（3）脐肉芽肿　脐带脱落后出现的息肉样的组织增生，呈米粒至黄豆大小，樱红色小肉芽，可引起出血、流脓。

2. **证候鉴别**　脐血鲜红渗泄，为胎热内盛；脐血色淡，缓渗不止，为脾虚气不摄血。

【辨证论治】

1. 辨证要点 脐湿、脐疮临床上应辨常证与变证。仅见脐部发红，创面肿胀，有脓水渗出，一般情况尚好为常证；若脐部红肿，有脓性或血性渗出，伴烦躁不宁，甚则昏迷抽风为变证。

对脐血应辨轻证、重证。轻证一般出血量少，患儿精神，吮乳俱佳，无明显全身不适症状；重证则出血量较多，烦躁不安或萎靡不振，拒乳，甚则同时出现吐血、便血。

2. 治疗原则 脐湿、脐疮的治疗以祛湿生肌、清热解毒为原则。若热毒炽盛，邪陷心肝则凉血清营，息风镇惊。轻证单用外治法即可，重证则需内外合治。

脐血的治疗应分清原因，不能见血止血。因脐带结扎失宜所致，应重新结扎；因胎热内蕴，迫血妄行所致，宜凉血止血；因中气不足，气不摄血而致，应益气摄血。

脐突的治疗以外治为主，如年龄已逾2岁仍未痊愈，应考虑手术治疗。

3. 证治分类

（1）脐湿

证候 脐带脱落以后，脐部创面渗出脂水，浸渍不干，或微见发红，舌质红，苔薄黄。

辨证 脐部渗出脂水，浸淫不干，无明显全身症状。

治法 收敛固涩。

方药 龙骨散。常用药：龙骨、枯矾收敛燥湿。外用，干撒脐部。

若局部红肿热痛者，按脐疮处理。

（2）脐疮

证候 脐部红肿热痛，甚则糜烂，脓水流溢，恶寒发热，啼哭烦躁，口干欲饮，唇红舌燥。舌质红，苔黄腻，指纹紫。

辨证 本症为脐湿的进一步发展，脐部红肿热痛，甚则糜烂，脓水流溢，可伴恶寒发热，啼哭烦躁等全身症状。

治法 清热解毒，佐以外治。

方药 犀角消毒饮加减。常用药：金银花、水牛角、甘草清热解毒；防风、荆芥、牛蒡子疏散风邪；黄连、连翘、蒲公英清解热毒。局部外用金黄散。

大便秘结，舌苔黄燥加大黄通腑泄热；脐部渗出混有血液加景天三七、紫草凉血止血；伴神昏、抽搐，加安宫牛黄丸或紫雪清心开窍，平肝息风。

（3）脐血

证候 断脐后，脐部有血渗出，经久不止，或见发热、面赤唇焦、舌红口干，甚则吐衄、便血、肌肤紫斑。或见精神萎靡、手足欠温、舌淡苔薄、指纹淡。

辨证 脐部有血渗出，经久不止。胎热内盛，可见脐血鲜红渗泄；脾虚气不摄血，可见脐血色淡，缓渗不止。

治法 结扎松脱者重新结扎脐带。胎热内甚者清热凉血止血，气不摄血者益气摄血。

方药 胎热内盛者茜根散加减。常用药：水牛角、生地黄、牡丹皮清热凉血；赤芍、紫草、仙鹤草活血止血。

气不摄血者用归脾汤加减。常用药：党参、黄芪、白术、甘草、山药健脾益气；大枣、当归养血补血；血余炭、藕节炭收敛止血。

尿血加大蓟、小蓟凉血止血；便血加槐花、地榆清肠止血；形寒肢冷加炮姜炭温脾止血。

NOTE

（4）脐突

证候　脐部呈半球状或半囊状突起，虚大光浮，大如胡桃，以指按之，肿物可推回腹内，啼哭叫闹时，又可重复突出。一般脐部皮色如常，精神、食欲无明显改变，亦无其他症状表现。但脐膨出可并发其他先天畸形，如肛门闭锁、膀胱外翻等。

辨证　脐部膨出，手按肿物可回腹内。临床以局部表现为主，精神、食欲等一般无明显改变。

治法　压脐法外治。先将突出脐部的小肠脂膜推回腹内，再以纱布包裹光滑质硬的薄片，垫压脐部，外用绷带扎紧。若脂膜突出过大，或不能回纳，并见哭闹不安，或年龄已逾2岁仍未见痊愈者，应考虑手术治疗。脐膨出的囊膜薄而透明，应及早手术治疗。

【其他疗法】

1. 中药成药

（1）小儿化毒散　每袋0.6g。每服0.3g，1日1次。用于脐疮。

（2）云南白药　每瓶4g。每次0.5g，外用敷脐，1日2次。用于脐血。

【预防调护】

1. 预防

（1）新生儿断脐时要严格无菌操作。

（2）进行脐带结扎操作时，松紧度适中，结扎部位离脐带根部应有1.5～2cm的距离。

（3）断脐后，应注意脐部残端的保护，防止尿便及洗浴浸渍，保持清洁干燥。

（4）脐部残端让其自然脱落。保持内衣和尿布的清洁、干燥、柔软，如有污染，及时更换。

2. 调护

（1）脐湿、脐疮在换药时要注意局部的消毒，若有干痂形成，切不可强剥，以免发生出血和伤及肉芽。防止脐疮脓液外溢污染健康皮肤，造成其他感染。

（2）脐血者应密切观察脐带结扎部位及全身的病情变化，如伴有皮肤出血，甚至其他部位出血，应考虑新生儿出血症，加用维生素K_1静脉滴注治疗。

（3）脐突者应减少婴儿啼哭叫扰，避免腹压增高。若啼哭频频，肿物久不回复，应注意检查其原因，及时作出相应处理。

【临证备要】

1. 脐湿、脐疮是一个疾病的两个阶段，轻重不一、治法有异　初起为脐湿，脐肿不甚，属轻证；重者为脐疮，为脐湿的进一步发展，以脐部红、肿、热、痛，甚则糜烂，脓水流溢为主要表现。脐湿单用外治法，脐疮需内外合治。脐湿、脐疮反复出现，要考虑先天性疾病如脐肠瘘、脐尿管瘘等其他疾病。

2. 脐血应整体考虑，注意他症　脐血如因脐带结扎失宜所致，应重新结扎；脐肉芽肿引起的出血创面不可用滑石粉，以免刺激肉芽增生，肉芽很小可局部烧灼，反复消毒保持干燥即可，若肉芽大可电灼或手术。

3. 脐突以外治为主，必要时手术　先用压脐法外治。若突出过大，不能回纳，并见哭闹不安，或年龄已逾2岁仍未见痊愈者，应考虑手术治疗。脐膨出往往伴有其他先天性畸形，应及早手术治疗。

第十章 其他疾病

第一节 原发性免疫性血小板减少症

原发性免疫性血小板减少症，既往亦称为特发性血小板减少性紫癜，是小儿常见的获得性自身免疫性、出血性疾病，临床以皮肤、黏膜出现瘀点瘀斑、压之不褪色、血小板减少，出血时间延长和血块收缩不良，骨髓中巨核细胞的发育受到抑制为特征。本病一年四季均可发生，以冬春季的发病率较高，见于各年龄时期，以2～6岁为高发。

本病属于中医学血证范畴，中医古籍中所记载的"血证""斑毒""虚劳""肌衄""鼻衄"等病证与本病有相似之处。如《诸病源候论·小儿杂病诸候·患斑毒病候》说："斑毒之病，是热气入胃，而胃主肌肉，其热夹毒，蕴积于胃，毒气熏发于肌肉，状如蚊蚤所啮，赤斑起，周匝遍体。"《小儿卫生总微论方·血溢论》说："小儿诸血溢者，由热乘于血气也，血得热则流溢，随气而上，从鼻出者为衄血，从口出者多则为吐血、少则为唾血。若流溢渗入大肠而下者，则为便血，渗入小肠而下者为溺血，又有血从耳目牙缝龈舌诸窍等出者，是血随经络虚处著溢，自皮孔中出也。"关于本病的辨证治疗，《景岳全书·血证》说："凡治血证须知其要，而血动之由唯火唯气耳。故察火者但察其有火、无火，察气者但察其气虚、气实。知此四者，而得其所以，则治血之法无余义矣。"这些论述对于我们认识和治疗原发性免疫性血小板减少症都具有一定指导价值。

【病因病机】

本病发病之内因是小儿素体正气亏虚，外因是外感风热时邪及其他异气。

本病病位主要在心、肝、脾、肾四脏，其主要病机在于热、虚、瘀。其热又有虚、实之分：实热是指胃火炽盛，或肝郁化火，或感受邪毒，内伏营血；虚热是指阴虚火旺，虚火内盛。虚者脾肾两虚，以致血液化生不足和失于统摄；或肝肾阴虚，阴虚内热，迫血妄行。瘀者由火热伤络，络伤血瘀；或气虚血瘀，瘀伤血络。本病的病机以虚为本，热瘀为标，多为本虚标实之证。急性期多因外感风热或疫毒之邪，热毒入侵，内扰营血，灼伤血络，迫血妄行，溢于脉外，出现皮肤黏膜紫癜或伴其他出血，多属实证。慢性期常因病程迁延，气血耗伤，以致脏腑气血虚损，以虚证为主。多表现为脾气虚弱、阴虚火旺和脾肾阳虚。出血之后，离经之血瘀于皮下体内，或反复出血，则成为虚实夹杂之证。

1. 风热伤络 小儿腠理疏松，表卫不固，不耐六淫邪侵。若外感风热邪毒，热毒郁于皮肤，伤于血络，致使血溢脉外，渗于皮下，则形成紫癜。

2. 血热妄行 外感之热毒或内生之郁热，舍于血分，迫血妄行，使络脉受灼损伤，血溢脉外，出于肌肤腠理，少则成点，多则成斑，弥漫散布，瘀积而成紫癜。

3. 气不摄血　素体脾气亏虚，失于统血摄血，血液不循常道，外溢肌肤形成紫癜。或疾病迁延日久，反复出血，气随血损，致气血两虚。气虚不能摄血，脾虚不能统血，血失统摄，溢于肌肤而成紫癜。

4. 阴虚火旺　反复大量出血之后，阴血耗损，肾阴不足，精血匮乏，虚火内生，灼伤络脉，血脉受损，则紫癜反复出现，病程迁延。

5. 脾肾阳虚　小儿禀赋不足，或病程迁延，反复出血，气随血耗，日久脾肾阳虚，精血难以化生，血脉失于温煦，络伤难以修复，紫癜经久难愈。

【临床诊断】

1. 病史　起病前常用感冒等病毒感染史。

2. 临床表现　皮肤、黏膜出血，多为散在性针状的皮内或皮下出血点，可形成瘀点或瘀斑，少数可见血肿。无明显肝、脾、淋巴结肿大。

3. 并发症　极少数可见颅内出血的严重并发症。

4. 实验室检查

（1）血常规　至少2次检查外周血象血小板计数减少，< 100×10^9/L，血细胞形态无异常。

（2）骨髓检查　巨核细胞增多或正常，有成熟障碍。

（3）血小板膜抗原特异性自身抗体　单克隆抗体特异性俘获血小板抗原试验，可有助于鉴别免疫性与非免疫性血小板减少症。

（4）排除引起血小板减少的其他疾病。

【病证鉴别】

1. 疾病鉴别　与继发性免疫性血小板减少症鉴别，如：药物诱导、狼疮相关性、艾滋病毒相关性、丙型肝炎病毒相关性、幽门螺杆菌感染相关性免疫性血小板减少症。这些疾病均有各自原发疾病的相应表现，然后出现免疫性血小板减少。

2. 证候鉴别　与温病发斑鉴别：温病热入营血常见发斑，其皮肤紫癜、斑疹形态及发无定处的分布与本病有相似之处，但伴随症状差异较大。温病发斑多伴壮热不退、烦躁、谵妄或昏迷不醒，病情重笃等全身证候，其皮肤紫癜仅是病情发生发展或加重过程中的伴随证。随全身发热及病情改善，紫癜很快消退，一般不再复发。

【辨证论治】

1. 辨证要点　根据起病急缓、病程、紫癜颜色等临床证候辨虚实，根据出血量的多少及伴随症状判断病情的轻重。一般急性起病，多为实证，伴外感风热证候者为风热伤络证，无风热表证者多为邪毒伤络、血热妄行证；病程迁延者逐渐转成慢性，证候由实转虚或虚实夹杂，多先耗气伤脾，继而气阴两虚，久则脾肾阳虚，辨证在于区别脾、肾，气、阴、阳亏虚之不同。离经之血便是瘀血，本病各证常有不同程度的瘀血，需辨别其血瘀证的轻重。

2. 治疗原则　本病不应见血治血，需遵审因治本的原则治疗。初起有风热表证者应疏风清热以宁络止血；血热妄行者应清热凉血以安络止血；气不摄血者予补气健脾以摄血；阴虚内热者予滋阴降火以宁血；脾肾阳虚者予温阳生髓以生血。如遇大出血等危重病例，急当回阳固脱，益气救逆，并需同时采用西医疗法以救治。

3. 证治分类

（1）风热伤络

证候 发病前常有外感，发热、微恶风寒、咳嗽、咽痛等，继见皮肤针尖大小的瘀点，或瘀斑，色红鲜明，见于躯干或四肢，分布不均，可伴有鼻衄、齿衄等，舌质红，苔薄黄，脉浮数。

辨证 本证多见于婴幼儿，常在冬春季发病，先有风热表证，继见皮肤紫癜，以急性期或慢性期急性发作时多见。本证易于转化为血热妄行证。

治法 疏风清热，凉血止血。

方药 银翘散加减。常用药：金银花、连翘、薄荷辛凉解表；板蓝根、鱼腥草清热解毒；赤芍、紫草解毒凉血；仙鹤草、藕节清热止血。

咽喉红肿者，加牛蒡子、虎杖、冬凌草清咽消肿；鼻衄者，加旱莲草、茜草根、小蓟、大蓟清热止血。

（2）血热妄行

证候 起病急，皮肤瘀斑、斑色紫红，常密布成片，多伴有鼻衄、齿衄等，甚则可见壮热面赤，烦躁口渴，咽干喜冷饮，大便干结，小便短赤，舌质红绛，苔黄燥，脉弦数或滑数。

辨证 本证多见于急性型，也可见于慢性期急性发作时，以起病较急，出血较重，紫癜及其他出血颜色鲜红，伴热毒内盛、血分郁热证候为辨证要点。

治法 清热解毒，凉血止血。

方药 犀角地黄汤加减。常用药：水牛角清热凉血；生地黄凉血养阴；牡丹皮、赤芍凉血活血；紫草、玄参凉血止血；黄芩、甘草清热解毒。

若出血较重，伴发热口渴之内热明显者，加石膏、知母清阳明经热；齿衄、鼻衄者，加用侧柏叶、仙鹤草、蒲黄炭解毒凉血。

（3）阴虚火旺

证候 皮肤紫癜时发时止，病程较长，可伴鼻衄、齿衄，或有低热，盗汗，心烦不宁，手足心热，口燥咽干，两颧潮红，舌红少津，脉细数。

辨证 本证多见于病程迁延或慢性期，临证以皮肤黏膜散在瘀点瘀斑，时发时止，以及阴虚伴内热证候为特征。在肾上腺皮质激素治疗过程中亦多见此证。

治法 滋阴清热，凉血宁络。

方药 大补阴丸合茜根散加减。常用药：熟地黄、龟甲滋阴潜阳以制虚火；黄柏、知母清泄相火；猪脊髓、蜂蜜填精润燥；茜草凉血活血；阿胶养血止血；栀子清热凉血。

若阴虚明显者，加鳖甲、地骨皮、银柴胡滋阴清热；盗汗明显者，加煅龙骨、煅牡蛎、五味子敛阴止汗；鼻衄、齿衄者，加焦栀子、藕节炭、牡丹皮凉血止血；病情日久不愈，阴损及阳者，可酌用肉苁蓉、淫羊藿、巴戟天温肾助阳。若因长期服用大量激素呈阴虚火旺之象，可用知柏地黄丸合二至丸滋阴降火。

（4）气不摄血

证候 紫癜反复出现，斑色较淡，面色萎黄或苍白少华，神疲乏力，纳少肌瘦，头晕心悸，或大便不实，唇舌淡红，舌苔薄白，脉象细弱。

辨证 本证多见于病程迁延或慢性型者，因反复发作而现虚象。以皮肤、黏膜瘀斑瘀点反复发作，色青紫而暗淡，伴脾气虚弱证候为特征。

治法　益气摄血，健脾养心。

方药　归脾汤加减。常用药：黄芪、当归补气生血；人参（或党参）、白术、甘草益气摄血；远志、酸枣仁、茯神宁心安神；木香醒脾理气；生姜、大枣调和脾胃，以资生化。

兼阴血亏虚者，加黄精、熟地黄、鸡血藤滋阴养血；食欲不振者，加陈皮、焦山楂、炒麦芽理气助运；出血绵延不止者，加云南白药、白及、蒲黄炭和络止血。

（5）脾肾阳虚

证候　皮肤紫癜色暗，以下肢为多，可伴有齿衄、鼻衄，出血色淡，兼见形寒肢冷，面色少华或㿠白，头晕气短，精神困倦，纳少便溏等，舌质淡红或有瘀点瘀斑，苔薄白，脉沉或细弱。

辨证　本证多见于慢性型，病情反复，出血不已，或素体脾肾阳虚，或肾上腺皮质激素治疗血小板计数上升后药量减少又下降，或无效而停药，日久脾肾阳虚诸证日渐显露，气血虚衰，生化乏源，迁延不已。

治法　温补脾肾，养血生髓。

方药　右归丸加减。常用药：制附子、肉桂、鹿角胶培补肾中元阳，温里祛寒；熟地黄、山茱萸、枸杞子、山药滋阴补肾，养肝补脾，填精补髓，取"阴中求阳"之义；菟丝子、杜仲补益肝肾。

气虚者，加黄芪、党参、茯苓、白术补气健脾；阳虚者，加巴戟天、肉苁蓉、鹿茸温补肾阳；血瘀者，佐三七、牡丹皮、赤芍活血化瘀；脾虚纳呆者，加焦山楂、砂仁、陈皮等健脾消食。若因急性大量出血而造成气脱阳亡危候，需救逆回阳固脱，急用参附龙牡救逆汤，并应立即同时采取西医急救措施。

【其他疗法】

1. 中药成药

（1）升血小板胶囊　胶囊剂，每粒 0.45g。每服 < 3 岁 1 粒、3 ～ 6 岁 2 粒、> 6 岁 3 粒，1 日 2 ～ 3 次。用于风热伤络证、血热妄行证。

（2）知柏地黄丸　小蜜丸 30 粒重 6g。每服 3 ～ 6 岁 2g、> 6 岁 3g，1 日 2 ～ 3 次。用于阴虚火旺证。

（3）归脾丸　每瓶 200 丸。每服 1 ～ 3 岁 3 ～ 4 丸（捣碎化开）、4 ～ 7 岁 6 ～ 7 丸、> 7 岁 8 ～ 10 丸，1 日 3 次。用于气不摄血证。

（4）血康口服液　每支 10mL。每服 < 3 岁 1/2 支、3 ～ 6 岁 2/3 支、> 6 岁 1 支，1 日 3 次。用于气不摄血证。

（5）云南白药　每瓶 4g。成人每服 0.25 ～ 0.5g，1 日 4 次。小儿 2 ～ 5 岁按成人量 1/4、6 ～ 12 岁按成人量 1/2 服用。温开水调服。用于瘀血阻络证出血。

2. 针灸疗法　取穴八髎、腰阳关。艾炷隔姜灸。每穴灸 45 分钟，每日 1 次，半个月为 1 个疗程。用于气不摄血证、阴虚火旺证。

3. 食疗方药

（1）花生衣 5g，红枣 20g。水煎服，用于气不摄血之轻证。

（2）旱莲草鱼膘汤　墨旱莲 20 ～ 30g（布包），黄花鱼膘 50g。加水 250mL，文火煮，至鱼膘全部炖化。每日分 2 次热服。用于阴虚火旺证。

（3）羊骨粥　生羊胫骨 1 ～ 2 根，敲碎，加水适量，煮 1 小时，去渣后加糯米适量、红枣 10 ～ 20 枚，煮稀粥。每日分 2 ～ 3 次服。用于脾肾两虚证。

【预防调护】

1. 预防

（1）预防病毒感染（如感冒），以减少病情反复或加重。

（2）忌用对血小板有抑制作用的药物，如阿司匹林等。

2. 调护

（1）急性期出血较严重的小儿应尽量卧床休息，避免外伤。

（2）密切观察病情变化，注意出血的量、色与部位。若出现头痛眩晕者，应及时检查处理，防范颅内出血的发生。

（3）避免饮食过热、过快，忌食干、粗、硬、辛辣食物。

【临证备要】

1. 辨虚证实证　本病首要分清实证、虚证、虚实夹杂证。凡急性发病前有外感史，或有发热，起病急，出血严重，紫癜红紫鲜明，舌红苔黄，脉数有力者多为实证、热证。病程迁延，转为慢性者多属虚证或虚实夹杂证。

2. 辨病期证候　本病的急性期，或迁延期、慢性期的急性发作，多为风热伤络、血热妄行，此两型的主要区别是有无风热表证。血热妄行日久血热伤阴，易转为阴虚火旺证。迁延期或慢性期多见阴虚火旺或气不摄血、脾肾阳虚、瘀血阻络。临床以阴虚火旺、气不摄血较多见。

3. 辨轻症重症　本病以出血量的多少及是否伴有颅内出血等作为判断轻重的依据。凡没有出血症状或出血量少者为轻症；出血量大、频繁反复或有内脏出血者为重症；出血重伴严重头痛、昏迷、抽搐等则为危症。

4. 止血重对因　出血虽应止血，但必须注意治病求本、对因治疗。血热者宜清热泻火凉血止血；阴虚致虚火伤络者宜滋阴降火以止血；气不摄血者宜补气摄血，所谓"气为血之帅，血为气之母"。此外，本病属出血性疾病，在需要采用活血止血的方法时，以养血活血药为宜，剂量不宜过大，一般不使用破血药。

5. 中西需结合　本病必要时需要中西医结合治疗，尤其是急性、出血量大、血小板严重降低时（外周血象血小板计数 $< 30 \times 10^9/L$）应当中西医结合救治，以防因大量出血，气随血脱，亡阳而危。

第二节　过敏性紫癜

过敏性紫癜是一种以小血管炎为主要病变的全身性血管炎综合征，以皮肤紫癜，或伴关节肿痛、腹痛、便血及血尿、蛋白尿等为主要临床表现。古代医籍虽无过敏性紫癜这一名称，但其多属中医学"血证""肌衄""紫癜风""葡萄疫"等范畴。

本病各年龄均可发生，以学龄儿童多见，男孩多于女孩。本病一年四季均可发生，以春季及秋冬季发病较多。本病有一定自限性，多数患儿预后良好。轻症经 7 ～ 10 天痊愈，部分患儿可复发，复发间隔时间数日数周至数月不等，也可反复发作持续 1 年以上。有肾脏损害者轻重差异较大，部分患儿可致病程迁延，甚至发生肾衰竭而预后不良。

《外科正宗·葡萄疫》立"葡萄疫"一名，指出："葡萄疫，其患多生于小儿，感受四时不正之气，郁于皮肤不散，结成大小青紫斑点，色若葡萄，发在遍体头面，乃为腑症，自无表里。邪毒传胃，牙根出血，久则虚人，斑渐方退。"《医宗金鉴·外科心法要诀》云：葡萄疫"此证多因婴儿感受疠疫之气，郁于皮肤，凝结而成，大小青紫斑点，色状若葡萄，发于遍身，唯腿胫居多。"《医林改错·通窍活血汤所治之症目》说："紫癜风，血瘀于肤里。"古代医籍的这些论述，在证候及病因病机方面均与现代过敏性紫癜极为一致，对于该病的辨证论治具有指导意义。

【病因病机】

本病病因有内外两方面，小儿素体禀赋不足，正气亏虚是内因，外因则与外感风热、湿热伤络，或饮食不当有关。内有伏热兼外感时邪是本病发生的主因。

本病病机为风热毒邪浸淫腠理，犯于营血，燔烁营阴；或素体阴虚，血分伏热，复感风邪，与血热相搏，致使脉络受损，血溢脉外。因小儿机体稚嫩，腠理不密，易感风邪，故此病多发于小儿。小儿脾常不足、肾常虚，发病时常见损伤脾肾二脏，出现尿血、便血等症；因风性善变，游走不定，流窜经络关节，可见关节肿痛症状。本病急性期多为阳证、实证，病机重在血热、血瘀；病久者则转为阴证、虚证，病机不离气虚、阴虚，此外，在本病的各个阶段均会伴有不同程度的血瘀证候。

1. 风热伤络 风热之邪从口鼻而入，内伏血分，郁蒸于肌肤，与气血相搏，灼伤脉络，血不循经，渗于脉外，溢于肌肤，积于皮下，则出现紫癜；气血瘀滞肠络，中焦气血阻滞，则见腹痛便血；若风热夹湿，或与内蕴之湿热相搏，下注膀胱，灼伤下焦之络，则见尿血；瘀滞于关节之中，则见关节肿痛。

2. 血热妄行 邪热由表入里，或饮食内生蕴热，热入血分，灼伤脉络，迫血妄行，血液渗于脉络之外，留于肌肤，积于皮下，形成紫癜。内伤胃肠血络，则便血呕血；灼伤肾络，则见尿血。

3. 湿热痹阻 湿热邪毒，浸淫腠理，郁于肌肤，阻滞四肢经络，痹阻关节，致关节肿痛、屈伸不利；湿热邪毒损伤络脉，血溢脉外而成紫癜，以关节周围较多。

4. 阴虚火旺 疾病反复发作，出血伤阴，阴血耗损，易致肝肾阴亏，虚火内生；或者患儿素体阴虚，虚火乘扰则血随火动，以致离经妄行，形成紫癜；虚火灼伤下焦之络，则尿血，并可使之迁延日久。

5. 气不摄血 小儿禀赋不足，脾气素虚，不能统血摄血，血液不循常道而溢于络脉之外，发为紫癜。若久病不愈，反复出血，脏腑进一步虚损，脾气亏虚，血液失摄，气随血损，以致气血两虚。病情反复，气血耗损日久，脏腑内伤，脾胃之气受损，气血生化不足，摄血统血无权，而致紫癜反复出现且色淡。

【临床诊断】

1. 病史 可有上呼吸道感染，或药物、食物过敏等病史。

2. 临床表现

（1）典型皮肤症状 皮肤分批出现对称分布、大小不等、高出皮面、压之不褪色的斑丘疹样紫癜，以双下肢伸侧及臀部为多，关节周围较密。

（2）部分患儿出现消化道症状，以脐周疼痛伴呕吐为主，严重者可发生消化道出血；可伴有关节肿痛、尿异常改变。

3. 辅助检查

（1）血常规检查血小板计数正常或升高。出血、凝血时间正常，血块收缩试验正常。部分患儿血沉轻度增快、免疫学检查 IgA 水平增高。

（2）肾脏受累者尿常规可有镜下血尿、蛋白尿等表现。肾组织活检适用于肾脏病变较重和迁延不愈者。有消化道症状者可见到血便或禁食动物性食品后大便隐血试验阳性。

【病证鉴别】

1. 疾病鉴别

（1）以皮肤紫癜为主要表现的疾病，应与免疫性血小板减少症、紫癜样色素性皮病等鉴别。与免疫性血小板减少症最主要的区别在于其血小板显著降低，而本病血小板计数正常或升高。

（2）关节肿痛的疾病，应与类风湿病及风湿热等鉴别。是否有皮肤紫癜以及风湿免疫相关检查可助鉴别诊断。

（3）皮疹出现前发生的腹痛、便血等症状，需与外科急腹症如肠套叠、肠梗阻、阑尾炎鉴别。过敏性紫癜的腹痛往往症状较重而腹部体征不明显，是与急腹症的鉴别要点。

2. 证候鉴别

（1）温病发斑　温病发斑也可见有皮肤紫癜、肌肤斑疹等，但其发病急骤，传变快，病情重笃，以壮热、精神烦躁甚至昏迷，舌质红绛等为主要证候，其皮肤紫癜发无定处，全身散布，多在病情发生发展或加重过程中出现。过敏性紫癜以下肢多发、两侧对称、关节周围较多，无温病热入营血的全身症状。

（2）疫疹　由疫毒时邪所致的急性外感热病如丹痧、麻疹等均以全身肌肤红疹为主要证候，其皮疹多色红，但均为疹而非斑，并有该病的其他表现。

【辨证论治】

1. 辨证要点　首先辨清急性、慢性，虚实缓急。起病急，病程短，紫癜颜色较鲜明者多属实证；起病缓慢，病情反复，病程迁延，紫癜颜色较淡者多属虚证。其次根据出血程度以及伴随症状辨轻重。一般仅有皮肤紫癜者病情较轻，若伴有尿血、剧烈腹痛、便血，或出血量较大、气随血脱者，病情较重。

2. 治疗原则　本病的治疗不外祛因和消斑两方面，可症因同治。实证以清热凉血为主，随证配以祛风通络、缓急和中；虚证以滋阴降火、益气摄血为主。紫癜为离经之血，皆属瘀血，故活血化瘀贯穿始终。临证需注意证型之间的相互转化或同时并见，治疗时要分清主次，统筹兼顾。

过敏性紫癜的急性期治疗当以祛邪为主，迁延期则当顾护气阴为主，辅以祛邪。本病常反复发作，是邪气留恋或标证虽去而脏腑功能尚未恢复之故。若紫癜消退后有肾脏损害者，则应继续调治，以便获得远期疗效。

3. 证治分类

（1）风热伤络

证候　紫癜布发，尤多见于下肢和臀部，对称分布，颜色鲜红，呈丘疹或红斑，大小形态不一，可融合成片，或有痒感，可伴发热、微恶风寒、咳嗽、咽红，或见关节疼痛、腹痛、便血、尿血等症。舌质红，苔薄黄，脉浮数。

辨证　本证紫癜为急性发作，起病前常有外感风热证候。以紫癜颜色鲜红，或有痒感，常兼外感风热证为辨证要点。

治法　祛风清热，凉血安络。

方药　银翘散加减。常用药：金银花、薄荷、牛蒡子、竹叶疏风散邪；连翘、板蓝根、甘草清热解毒；赤芍、紫草清热凉血。

皮肤瘙痒者，加地肤子、蝉蜕、浮萍祛风止痒；咳嗽者，加桑叶、菊花、前胡宣肺止咳；尿血者，加白茅根、小蓟、茜草凉血止血；关节痛者，加秦艽、防己、牛膝祛风通络；腹痛者，加广木香、延胡索行气止痛。

（2）血热妄行

证候　发病急骤，皮肤瘀斑密集，甚则融合成片，色泽始鲜红，继紫红，或有发热、面赤，咽干而痛，心烦，渴喜冷饮，大便干燥，小便短赤，舌质红绛，苔黄燥，脉弦数。

辨证　本证以起病急骤，皮肤瘀点瘀斑密集成片，色泽鲜红或紫红，多伴血分热盛之象为辨证要点。

治法　清热解毒，凉血消斑。

方药　犀角地黄汤加减。常用药：水牛角清心凉血；生地黄、玄参凉血养阴；牡丹皮、赤芍活血散瘀；紫草、丹参凉血止血；黄芩、甘草清热解毒。

皮肤紫癜多者，加知母、仙鹤草、栀子凉血化斑；尿血者，加小蓟、大蓟凉血止血；腹痛、便血者，加地榆、槐花炭清肠止血；便秘者，加大黄通腑泄热；目赤者，加青黛、菊花清肝泻火。

（3）湿热痹阻

证候　皮肤紫癜急性布发之前或早期，兼见关节肿胀灼痛，尤以膝、踝关节为主，肢体肌肉疼痛，活动不便，舌质红，苔黄腻，脉滑数或弦数。

辨证　本证常见起病的早期，以皮肤紫癜，关节、肌肉肿痛，兼有湿热证候为辨证要点。

治法　清热利湿，通络止痛。

方药　四妙丸加味。常用药：黄柏、苍术清热燥湿；桑枝、牛膝、独活通利关节；薏苡仁、牡丹皮、紫草、甘草清热凉血。

关节或肌肉肿痛、活动受限者，加赤芍、鸡血藤、忍冬藤清热利湿通络；若腹痛较著者，可配以芍药、甘草缓急止痛；伴泄泻者，加葛根、黄连、马鞭草清肠燥湿；尿血者，加小蓟、茜草、生地黄凉血止血。

（4）阴虚火旺

证候　病程后期，皮肤紫癜时发时止，紫癜色暗红，或尿血，可伴见咽红咽干，低热盗汗，心烦少寐，大便干燥，小便黄赤，舌质红，舌苔少，脉细数。

辨证　本证多见于疾病后期。由阴虚火旺，灼伤血络所致。以紫癜时发时止，血色鲜红或暗红，伴阴虚火旺之象为辨证要点。

治法　滋阴降火，凉血止血。

方药　知柏地黄丸加减。常用药：生地黄滋阴补肾，山茱萸补养肝肾，山药补益脾阴兼能固肾，三药配合，肾肝脾三阴并补；泽泻利湿而泄浊，茯苓淡渗脾湿助真阴得复，牡丹皮清泄虚热，并制山茱萸之温涩；配合黄柏、知母清热降火，牛膝养阴凉血润燥。全方以补肾阴为主，补中寓泻。

咽红咽干者，加牛蒡子、玄参清热养阴利咽；低热者，加银柴胡、地骨皮以清虚热；盗汗者，加煅牡蛎、煅龙骨、五味子敛汗止汗。若尿血者，可加黑旱莲、女贞子、小蓟养阴清热止血，另吞三七粉、琥珀粉活血止血。

（5）气不摄血

证候　病程较长，紫癜反复发作，隐约散在，色泽淡紫，腹痛绵绵，神疲倦怠，面白少华，食少纳呆，头晕心悸，舌质淡，苔薄白，脉细无力。

辨证　本证以病程迁延，紫癜反复发作，色泽淡紫，伴见脾气虚弱、心血亏虚证候为辨证要点。

治法　健脾益气，养血摄血。

方药　归脾汤加减。常用药：人参、白术、茯苓、黄芪、甘草益气补脾；当归、白芍、生地黄、龙眼肉养血补心；酸枣仁、茯神宁心安神。

食欲不振者，加砂仁、焦六神曲醒脾消食；腹痛便血者，加防风炭、生地榆和血止痛；出血不止者，加鸡血藤、血余炭、阿胶养血止血。

【其他疗法】

中药成药

（1）云南白药　每瓶 4g。成人每服 0.25 ～ 0.5g，1 日 4 次。小儿 2 ～ 5 岁按成人量 1/4，6 ～ 12 岁按成人量 1/2 服用。温开水调服。用于血热妄行证。

（2）知柏地黄丸　小蜜丸 30 粒重 6g。每服 3 ～ 6 岁 2g、＞ 6 岁 3g，1 日 2 ～ 3 次。用于阴虚火旺证。

（3）归脾丸　每瓶 200 丸。每服 1 ～ 3 岁 3 ～ 4 丸（捣碎化开）、4 ～ 7 岁 6 ～ 7 丸、＞ 7 岁 8 ～ 10 丸，1 日 3 次。用于气不摄血证。

【预防调护】

1.预防

（1）积极防治上呼吸道感染，清除慢性感染灶，驱除体内各种寄生虫。

（2）注意寻找并避免接触过敏原。

2.护理

（1）饮食清淡，忌海鲜、虾蟹及肥甘厚腻辛辣之品。如有消化道出血时，应禁食；如腹痛不重，仅有大便潜血阳性者，可给流质或半流质饮食。

（2）急性期关节肿痛或出血量多时，宜卧床休息，限制患儿活动，消除紧张情绪。

（3）密切观察腹痛、黑便，关节或肌肉痛、肿胀情况及变化。

（4）定期检查尿常规，注意预防、早期发现肾脏损害的发生。

【临证备要】

1.明确病情变化规律　因本病易反复发作，尤其出现肾脏损害时，病程较长，可达数月～1年以上。故临证首先将本病分为急性期、迁延期，其次按虚实、病位、病情轻重辨证。

（1）辨急性期、迁延期

NOTE

急性期：多为实热证，以邪实为主。临床以皮肤紫癜为主，常兼腹痛、关节肿痛等表现，风、热、瘀为主要病机，邪热伤络是主要病理环节，风热伤络、血热妄行为主要证型，常兼见一过性湿热痹阻或热伤胃络。

迁延期：在急性期关节肿痛、腹痛等症状消退后，紫癜或轻度尿血、蛋白尿仍时有起伏，则为迁延期。其病机常为本虚标实。多以阴虚火旺为主、少数可见气不摄血，也可见血热、湿热未清或气阴两虚之证。

（2）辨病情轻重　出血量的多少及是否伴有肾脏损害或肠道出血等作为判断轻重的依据。凡出血量少，无便血、尿血、蛋白尿者为轻症；出血严重伴大量便血、尿血、明显蛋白尿者为重症。

2. 标本同治症因兼顾　本病的治疗不外祛因和消斑两方面，可标本同治、症因兼顾。早期当以祛邪为主，祛邪安络是基本治法，实证以清热凉血为主，随证配用祛风通络、缓急和中；迁延期则多以虚为主或虚实夹杂，故当以滋阴降火、益气摄血为主，必要时需兼清血热、湿热；由于本病易于因外邪侵入而复发，则应扶正祛邪调治；紫癜为离经之血，皆属瘀血，故活血化瘀贯穿始终。临证需注意证型之间的相互转化或同时并见，治疗时要分清主次，统筹兼顾。此外，有肾脏损害者，可参照肾病综合征及尿血进行辨证治疗。

3. 雷公藤的临床应用　雷公藤是我国传统中草药中一种疗效显著、用途较广的药物，其性苦、辛、寒，具有清热解毒、祛风通络、舒筋活血、除湿消肿止痛等功效。该生药临床使用已数百年。近30年来，国内研制了雷公藤总甙片等中成药，对该药从临床到基础，从成人到儿童进行了深入系列研究，研究证实其对多种免疫性疾病尤其类风湿类疾病如过敏性紫癜（紫癜性肾炎）有满意疗效，解决了许多难题。但因其制药工艺不一、毒性强弱不稳定等因素，使该中成药在儿童使用受到限制。目前临床可使用生药的免煎颗粒或饮片入煎剂治疗难治性病例。但因其有毒性，故应对药物的选材、生产工艺、质量标准等严格控制，谨慎把握剂量（原药材一定要剥净外皮、内皮），密切观察不良反应（如血象降低、肝肾功能损害、性腺损害等），疗程一般不超过3个月。

第三节　传染性单核细胞增多症

传染性单核细胞增多症（Infectious mononuculeosis，IM），是由EB病毒（Epstein-Barr virus，EBV）原发感染所致的单核 - 吞噬细胞系统急性增生性传染病，简称"传单"，又称EB病毒相关性传染性单核细胞增多症，发热、咽峡炎、颈淋巴结肿大为典型临床"三联症"，多合并肝脾大、眼睑浮肿及外周血异型淋巴细胞增高等。正常人群普遍易感EBV，主要通过唾液传播，自潜伏期至病后6个月甚至更久皆具传染性。本病多散发，也可呈小流行。本病主要见于儿童和青少年，国内儿童的发病高峰年龄在4～6岁。本病多数预后良好，少数合并如噬血综合征等严重并发症。

中医文献中虽无本病名记载，但有与本病相类似的证候描述。如隋·巢元方《诸病源候论·小儿杂病诸候·马痹候》云："风热毒气客于咽喉、额颊之间，与血气相搏，结聚肿痛。"清·吴鞠通《温病条辨·上焦篇》载："温毒咽痛喉肿，耳前耳后肿……或喉不痛但外肿。"可见本病当属于中医学"温病"范畴，可以按照温病学理论指导认识和治疗。

【病因病机】

病因为外感温热时邪，按温病卫、气、营、血的病机规律传变。温热时邪从口鼻而入，侵犯肺卫；继而传入气营，气营两燔，痰热毒瘀互结；热病后期，气阴两伤，病趋康复。

1.邪犯肺卫 "温邪上受，首先犯肺"。温热时邪首犯肺卫，卫表失和则见畏寒发热，鼻塞流涕，头痛，咽喉肿痛；肺主宣发肃降，为水之上源，肺失宣肃则见胸闷咳嗽，咽喉不利，眼睑浮肿。

2.气营两燔 "卫之后方言气"，卫分时邪不解，传入气营，热毒充斥内外、攻窜脏腑，变证百出。热毒气营两燔则壮热心烦、口渴面赤；上攻咽喉则咽喉肿痛溃烂；下与燥粪相结则腹胀便秘；夹痰内闭肺腑则咳喘鼻扇；夹湿蕴蒸肝胆则发为黄疸；内陷心肝则抽搐昏迷；迫血妄行则出疹发斑，或衄血尿血；炼液成痰，凝血成瘀，痰火瘀结，流注经络则成热毒瘰核，流窜脑络，可致目眼歪斜、失语瘫痪，结聚胁下则胁下痞块（肝脾肿大）。

3.气阴两伤 热病后期，耗气伤阴，余热未清，痰瘀留恋，故见时有低热，自汗或盗汗，五心烦热，口干稍渴，肢倦乏力，胁下积聚、颈部瘰核日久不消。

【临床诊断】

1.临床表现 潜伏期 5～15 天。多数患儿有前驱症状，如乏力、头痛、畏寒、鼻塞、恶心、食欲减退、轻度腹泻等。

（1）发热 绝大多数患儿有发热，体温多在 38℃～40℃，热型不一，可伴汗出、寒战或咽痛。

（2）淋巴结肿大 约 90% 以上患儿出现淋巴结肿大，多见于双侧前后颈部，直径 ≥ 1cm，无压痛，多在病程第 1 周出现，2 周后渐消，消退慢者，可达数月。

（3）咽峡炎 约 80% 以上患儿出现咽峡炎，扁桃体充血、肿大，咽痛，扁桃体上可见白色渗出物，偶可见假膜形成。

（4）脾脏肿大 约半数患儿出现肝脾肿大，少数出现黄疸或肝炎症状，伴肝区/脾区轻压痛及腹胀。脾脏急剧增大伴左上腹胀满疼痛较显著者，触诊时动作一定要轻柔并避免磕碰，警惕脾破裂风险。

（5）眼睑水肿 约 50% 患儿出现眼睑水肿，多同时伴有鼻塞。

（6）皮疹 皮疹出现率约 10%，疹形无特异性，多在病程 4～10 天出现，诊断价值不大。

恢复期全身症状消退，但多伴疲劳感及出汗多，淋巴结及脾肿大消退较慢，持续数周或数月。

2.并发症 本病可伴有血液系统、消化系统、呼吸系统、神经系统等多种并发症，发生率不高，但可导致死亡等严重后果，最严重者为嗜血细胞性淋巴组织细胞增生症，死亡率高。

3.辅助检查

（1）血常规 白细胞总数升高，可达（10～20）×10^9/L 甚至更高，淋巴细胞百分比 50% 以上，其中异形淋巴细胞比例 ≥ 10%，但近半数本病学龄儿童的异形淋巴细胞比例达不到 10%。

（2）血清嗜异凝集反应 本病血液中含有凝集绵羊或马红细胞的抗体，即"嗜异性凝集素"，一般 1∶40 以上为阳性，1∶80 以上更具有诊断价值。

（3）EB 病毒特异性抗体测定 原发性 EB 病毒感染首先产生抗衣壳抗原 IgM 和 IgG（即

NOTE

VCA-IgM 和 VCA-IgG），急性感染晚期抗早期抗原 IgG（即 EA-IgG）出现，恢复期抗核抗原 IgG（NA-IgG）出现，抗 CA-IgG 和抗 NA-IgG 终生存在。

（4）其他　EB 病毒培养有难度且临床诊断价值不大；EB 病毒 DNA 常规定性检测也无诊断价值；EBV 感染不抑制骨髓，一般情况无须骨髓穿刺。

【病证鉴别】

1. 疾病鉴别

（1）类传染性单核细胞增多症　又称传染性单核细胞增多综合征。具备本病的临床症状和体征，但无 EBV 感染证据，主要与巨细胞病毒、鼠弓形体、肺炎支原体、肝炎病毒等感染有关，其中约半数由巨细胞病毒感染引起。

（2）淋巴细胞显著增高时，应与传染性淋巴细胞增多症、登革热相鉴别。重症及肝脾肿大、淋巴结肿大显著者，可行骨髓穿刺、淋巴结活检，以与白血病、淋巴瘤、霍奇金病、恶性组织细胞病等相鉴别。

2. 证候鉴别　本病基本符合温病卫、气、营、血的病机传变规律。早期卫分证及气营两燔证较明显，表现为畏寒发热，鼻塞流涕，头痛，咽喉肿痛、眼睑浮肿等肺卫受邪、肺失宣肃之卫分证；后传入气营，见壮热心烦、口渴面赤、咽喉肿痛溃烂等气营两燔证及攻窜脏腑经络之变证。后期热病耗气伤阴、余热未清，见时有低热，自汗或盗汗，五心烦热，颈部瘰核日久不消等气阴两伤证。

【辨证论治】

1. 辨证要点　首先辨卫、气、营、血之不同证候；其次辨热、毒、痰、瘀、湿、风之病机本质；最后辨虚实，厘清邪实、正虚或虚实夹杂。

2. 治疗原则　清热解毒，化痰祛瘀为基本治则。依据不同病机层次和病机本质及虚实演变，在卫宜辛凉解表，在气则清气泄热，毒入营血宜清营凉血，并配合运用化痰散结、活血化瘀、解毒化湿、清肝息风之法；后期气阴耗伤、邪气留恋，则需益气养阴，兼清余热、化痰通瘀散结以祛留恋之邪。

3. 证治分类

（1）邪犯肺卫

证候　发热，恶风，眼睑浮肿，咽红肿痛，颈部瘰核肿大，鼻塞，咳嗽，口渴，汗出，头痛，舌边尖红，苔薄白或薄黄，脉浮数，指纹浮紫。

辨证　本症见于疾病初起，温热时邪首犯肺卫，卫表失和，肺失宣肃。临床以发热，眼睑浮肿，咽红肿痛，颈部瘰核肿大为特征。

治法　辛凉解表，宣肺利咽。

方药　银翘散加减。常用药：金银花、连翘、薄荷辛凉解表；荆芥、淡豆豉辛散透表；桔梗、牛蒡子、甘草宣肺利咽；芦根、竹叶泄热生津除烦。

咽喉肿痛者加桑白皮、蝉蜕、玄参清肺利咽；颈部瘰核者加浙贝母、夏枯草、蚤休化痰解毒；眼睑浮肿者加防风、浮萍、赤小豆宣肺利水；高热烦渴，加石膏、知母、柴胡清热除烦；咳嗽鼻塞，加前胡、百部、辛夷宣肺利窍。

（2）气营两燔

证候　壮热烦渴，咽喉肿痛，乳蛾肿大溃烂、上覆白膜，颈部瘰核肿大，胁下痞块，面赤心烦，或咳嗽鼻扇，或腹胀便秘，或黄疸，或抽搐、目眼歪斜、失语瘫痪，舌质红，苔黄糙，脉洪数，指纹紫滞。

辨证 邪入气营，热毒充斥内外、攻窜脏腑、经络，因侵犯部位不同，病机有异，而变证百出。或上攻咽喉，或热入阳明，或夹痰内闭肺腑，或湿蕴肝胆，或痰毒窜于经络，或邪毒内陷心肝等。临床以壮热烦渴，咽喉肿痛，乳蛾肿大溃烂，颈部臀核，胁下痞块等为特征。

治法 清气凉营，解毒利咽。

方药 清瘟败毒饮加减。常用药：石膏、知母、连翘、竹叶、甘草清透气分表里之邪热；黄连、黄芩、栀子通泄三焦、气分之热毒；水牛角、生地黄、赤芍、牡丹皮凉血解毒、化瘀滋阴；玄参、桔梗佐连翘解毒利咽。

咽喉肿痛、乳蛾肿大溃烂者合四妙勇安汤清热解毒、活血止痛；湿热黄疸者合茵陈蒿汤清热化瘀、利湿退黄；热结便秘者合承气类方通腑泄热；咳嗽鼻扇者合用麻黄杏仁甘草石膏汤开肺清热；抽搐或瘫痪、口眼歪斜者合用羚角钩藤汤、犀地络饮清肝息风、活血通络；胁下痞块、颈多臀核者合用清肝化痰丸清肝化痰、软坚散结。

（3）正虚邪恋

证候 病程日久，发热渐退，或见低热，臀核、胁下痞块消失或缩小，肢倦乏力，自汗盗汗，口渴少饮，小便短赤，大便干结，舌质淡或红，苔少花剥，脉细弱，指纹淡。

辨证 本症见于后期，热病耗气伤阴，余热痰瘀留恋。临床以发热渐退，或见低热，臀核、胁下痞块消失或缩小，肢倦乏力，舌红少苔为特征。

治法 益气生津，清解余热，通络化瘀。

方药 生脉散合青蒿鳖甲汤加减。常用药：人参（太子参）、麦冬、五味子益气敛汗养阴；生地黄、鳖甲滋阴清热；青蒿、知母、牡丹皮清退虚热。

臀核肿大经久不消者，加牡蛎、浙贝母、夏枯草化痰散结；胁下痞块较大者，加丹参、桃仁、三棱、莪术化瘀消癥。

【其他疗法】

1. 中药成药

（1）儿童清咽解热口服液 每支10mL。每服1～3岁5mL、4～7岁10mL、＞7岁15mL，1日3次。用于邪犯肺卫证。

（2）连花清瘟颗粒 每袋6g。每服3～6岁3g、7～9岁4.5g、10～14岁6g，1日3次。用于气营两燔证。

（3）安宫牛黄丸 水蜜丸每丸3g。每服＜3岁1/4丸、4～6岁1/2丸，1日1次。用于邪陷心肝证高热神昏者。

（4）生脉饮口服液 每支10mL。每服5～10mL，1日2～3次。用于恢复期气阴两虚证。

2. 外治疗法

（1）锡类散或冰硼散 适量，吹咽喉，每日2次。适用于咽喉红肿溃烂者。

（2）如意金黄膏 用茶或醋调敷在局部，每日换敷2次。适用于颈部臀核者。

【预防调护】

1. 预防

（1）近年来，国内外正在积极研制EB病毒疫苗，有望用于本病及EBV感染相关的疾病如儿童恶性淋巴瘤等的预防。

（2）西方称本病为"接吻病"，注意防止此种亲昵行为对儿童的传染性。

（3）对急性期患儿应予隔离，口腔、鼻咽分泌物及其污染物要消毒处理。

2. 调护

（1）急性期患儿应卧床休息 2～3 周，减少体力消耗，进食清淡易消化食物，保证营养及足够热量，高热时注意物理降温及补充维生素。

（2）注意口腔清洁卫生，防止口腔、咽部并发感染。

（3）脾脏肿大者检查操作应轻柔，避免剧烈运动，防止脾破裂。

【临证备要】

1. 急性期、恢复期辨证要点　本病病机大体按温病卫、气、营、血的规律传变，主要病因为热毒，但根据所犯部位之不同，又有夹痰、夹瘀、夹湿、夹风等不同证候。急性期辨证要点为病机和病因辨析相结合。如初起邪犯肺卫，症见发热，眼睑浮肿，咽红肿痛，颈部臖核之证，病情较轻。外邪不解，侵犯气营，热毒充斥内外、攻窜脏腑，因病邪侵犯脏腑不同，变证多端，此时多为重症，应结合病因热毒夹痰、夹瘀、夹湿、夹风之区别，明病因、辨病位、析病机、分证候。恢复期辨证要点为辨虚实和余邪，本病虚实转化较明显，要厘清邪实、正虚或虚实夹杂轻重，随证治之。

2. 中医药、西医药结合应用　本病有自愈性，一般预后良好，但重症患儿常危及生命。轻症可单纯中医中药治疗，重症患儿可配合西药抗病毒及对症支持治疗，同时密切观察病情变化，重视实验室检查，尤其是嗜血细胞性淋巴组织细胞增生症等并发症，以便及早处理。

第四节　皮肤黏膜淋巴结综合征

皮肤黏膜淋巴结综合征又称川崎病（Kawasaki disease，KD），是一种以全身血管炎为主要病变的急性发热出疹性疾病。1976 年日本川崎富作医生首次报道本病。病因及发病机制至今未明，可能与感染因素有关。临床以发热、球结膜充血、颈淋巴结肿大、口唇皲裂及草莓舌、皮疹、手足硬肿等为特征。本病在婴儿及儿童均可发病，发病年龄多在 5 岁以下，6～18 个月婴儿尤其高发，男女比例为 1.8：1。亚裔儿童发病率较高，且有逐年增高的趋势。病程长短不一，绝大多数预后良好，有自限性，重者常有并发症，甚至导致死亡。本病复发率较低且多较首次发病时病情轻。

我国古代中医文献中虽无本病名记载，但唐·孙思邈《备急千金要方·辟温第二》对"温病阴阳毒"的描述与本病略有相似之处，如"治脾腑脏温病阴阳毒，头重颈直，皮肉痹，结核隐起方……"同时提及发热、皮肤病变、淋巴结肿大等症状，与本病的主要症状类似。根据其起病急、传变快及发热、皮疹等临床表现及传变规律，应属中医学"温病"范畴。

【病因病机】

本病病因为外感温热毒邪，按卫气营血病机规律传变。"温邪上受，首先犯肺"，邪入口鼻，首犯肺卫，卫表不宣，邪气迅速入气，肺胃蕴热，而成卫气同病；气分不解，邪气深入，熏灼营血，热灼血瘀，内陷心脉，而致气血两燔；热病后期，耗气伤阴，致气阴两伤。若热毒炽盛，或走窜流注，或炼液为痰，或动血气脱，或引动肝风，又变生诸症。总之，病变脏腑以肺胃心为中心，累及肝肾诸脏；气血两燔、热灼血瘀、瘀阻心脉为本病关键病机。

1.卫气同病 外感温热邪毒，首犯肺卫，蕴于肌腠，卫表不宣，则见发热微恶寒，汗出，流黄涕，咳嗽，口渴及咽红等卫分证候。邪气迅速入里，化热化火，炽于气分，肺胃蕴热，则见高热，汗出，目赤，唇红，口渴，纳差，烦躁或精神欠佳，咽痛，偶咳等肺胃蕴热之气分证候。

2.气血两燔 气分邪热未解，营血分热邪又炽，而成气血两燔之候。气分热盛，则仍高热烦渴、面赤汗出；营分热炽，则发斑出疹、烦躁难安、唇红而干；热灼血分，血液凝滞，内陷心脉，则心悸、胸闷、心痛等；心脉热毒随营血走窜流注指（趾）端则见手足硬肿；热炼痰凝，流注经络则成瘰核（淋巴结肿大）；热盛动风则现惊厥；动血气脱可见脱证；热盛阴伤，致口干、舌红、草莓舌。

3.气阴两伤 热病后期，耗气伤阴，故肢倦乏力，口干唇燥，指（趾）端皮肤蜕皮。血脉瘀滞不畅，则留心悸胸闷之证候。

【临床诊断】

1.临床表现 主要临床表现为持续发热，常达39℃以上，未经治疗平均发热12天，多伴精神差、食欲欠佳。发热同时伴见：双侧球结膜充血、无分泌物；口唇干红皲裂甚或出血、草莓舌；手足呈硬性水肿、手掌或足底潮红，后指端膜状蜕皮；肛周潮红或蜕皮；颈淋巴结肿大；多形皮疹。以上症状出现时间、顺序在不同患儿有别。

2.并发症 本病可伴有多种并发症，如心肌炎、心力衰竭、不典型心肌梗死、无菌性脑膜炎、肺炎、肠炎、噬血细胞综合征、冠状动脉瘤破裂等，严重者可导致死亡。

3.辅助检查

（1）血常规 急性期白细胞总数及中性粒细胞比例增高，核左移，部分可见轻度贫血。

（2）C-反应蛋白（CRP）及血沉（ESR） 多明显增高，CRP可达100mg/L以上，ESR加快。

（3）尿常规 可见白细胞增多或（和）蛋白尿，但尿培养无细菌生长。

（4）心电图及超声心动图 心电图可见窦性心动过速、ST段或T波异常等；超声心动图提示冠状动脉扩张或冠状动脉瘤对诊断和判断预后价值较大。

【病证鉴别】

1.疾病鉴别

（1）丹痧（猩红热） 皮疹多在发热第二天出现，为弥漫性细小丘疹，疹间皮肤潮红，触之有砂纸感，2天左右消退，后期膜状蜕皮，伴口周苍白圈、帕氏线，有A族乙型溶血性链球菌感染证据。

（2）"斯-琼综合征" 又称多形性渗出性红斑（严重型），多有感染病史或用药史，发热，皮疹多呈靶样环形红斑，尼氏征阳性，甚至呈大疱性多形红斑，皮肤黏膜病变广泛，常见口唇及眼睑结膜的溃疡和脓性分泌物。

2.证候鉴别 本病属"温病"范畴，按温病卫、气、营、血辨证。早期属卫气同病，以卫分证短暂，旋即传入气分，或初起即见卫气同病为特征。后很快表现为气血两燔之证，以气血两燔，热炽三焦，或热毒走窜流注，变生他证为特征。后期则现气阴两伤证，以邪热耗气伤阴，气阴两伤为特征。尤其需要注意的是，本病卫气营血病机阶段不是截然分开的，临证要审察。

【辨证论治】

1. 辨证要点　本病以卫气营血辨证为纲。初起卫气同病，初见发热微恶寒、汗出、咽红等短暂的卫分证，很快热炽气分，继见高热、汗出、目赤唇红、口渴等卫气同病。气分邪热未解，营血分热邪又炽，则见高热烦渴、面赤汗出、发斑出疹、手足硬肿、臀核、烦躁难安、唇红而干等气血两燔证，甚者出现热盛动风、动血气脱兼证。后期耗气伤阴，见疲乏多汗，指趾蜕皮等气阴两伤证。

2. 治疗原则　清热解毒、凉血化瘀为基本治则。初期邪在卫气，宜辛凉解表，清气解毒；热毒炽盛，气血两燔，治以清气凉营，凉血化瘀；后期气耗阴伤，则予益气养阴为主，甘凉柔润。本病血瘀证贯穿始终，全病程应注意活血化瘀法的应用。

3. 证治分类

（1）卫气同病

证候　发病急骤，高热，恶风汗出，面赤唇红，颈部臀核轻度肿大，口渴，纳差，烦躁或精神欠佳，或见皮疹隐隐、手掌足跖潮红、肛周潮红，或伴咽痛、咳嗽，轻度泄泻，小便短赤，舌红苔黄，脉浮数，指纹紫滞。

辨证　本症见于川崎病初起，以卫分证短暂，旋即传入气分，或初起即见卫气同病为特征。临床以发病急骤，高热持续，面赤唇红，颈部臀核轻度肿大，皮疹隐隐为特征。尤其需要注意的是，卫气营血病机阶段不是截然分开的，故本证也可见到皮疹隐隐、手掌足跖潮红及肛周潮红等邪初入营之象。

治法　辛凉透表，清气解毒。

方药　银翘散合白虎汤加减。常用药：金银花、连翘疏风清热解毒；薄荷、牛蒡子疏散风热、解毒利咽；荆芥穗、淡豆豉解表散邪；芦根、竹叶清热生津；桔梗利咽止咳；甘草调和药性；石膏、知母直清气分大热；生地黄、牡丹皮凉血化瘀。

颈部臀核肿大者，加浙贝母、夏枯草、黄芩、天花粉清肝化痰散结；关节肿痛者，加白芍、虎杖通经活血；咽痛、咳嗽者加桑白皮、玄参、炙百部利咽止咳；泄泻者加葛根、黄芩燥湿止泻；小便短赤者加通草、琥珀利水通淋。

（2）气血两燔

证候　壮热不已，烦渴汗出，面红目赤，斑疹显现，烦躁难安，唇干红或皲裂，颈部臀核肿痛，手足硬肿，手掌足跖潮红及肛周潮红，或咳嗽、咳痰，或心悸、胸闷，或惊厥，甚则出现脱证，舌质红、草莓舌，脉滑数，指纹紫滞。

辨证　本症见于川崎病极期，以气血两燔，热炽三焦，或热毒走窜流注，变生他证为特点。临床以壮热不已，目赤唇裂，斑疹显现，颈部臀核肿痛，手足硬肿，烦躁为特征。

治法　清气凉营，解毒化瘀。

方药　清瘟败毒饮加减。常用药：石膏、知母、连翘、竹叶、甘草清透气分表里之热毒；黄连、黄芩、栀子通泄三焦、气分之热毒；水牛角、生地黄、赤芍、牡丹皮凉血解毒、化瘀滋阴；玄参、桔梗合连翘解毒利咽。

便秘者合承气类方急下救阴；惊厥者加羚羊角、钩藤平肝息风；热重阴伤者，加麦冬、鲜石斛护阴生津；咳嗽、咳痰者合麻黄杏仁甘草石膏汤清肺止咳；心悸加龙骨、牡蛎、丹参宁心安神；胸闷加枳实、全瓜蒌、薤白宽胸理气。脱证早加参附汤回阳救逆，并配合西医急救。

（3）气阴两伤

证候　身热渐退，或见低热，肢倦乏力，自汗盗汗，口渴咽干，口唇干，颈部臀核渐消，指（趾）端及肛周膜样蜕皮，心悸，纳少，舌质红，舌苔少，脉细数或脉律不整，指纹淡。

辨证　本证见于恢复期，以邪热耗气伤阴，气阴两伤为特点。临床以身热渐退，或见低热，肢倦乏力，指（趾）端及肛周膜样蜕皮为特征。

治法　益气养阴，活血化瘀。

方药　生脉散加味。常用药：人参（太子参）、麦冬、五味子益气养阴；赤芍、牡丹皮、丹参活血化瘀。

夜热早凉者合青蒿鳖甲汤养阴清热；阴伤著者合沙参麦冬汤养阴生津；臀核肿大经久不消者，加牡蛎、浙贝母、夏枯草化痰散结；心悸重者合炙甘草汤益气滋阴通阳复脉；纳少者加白扁豆、砂仁、焦山楂健脾助运；汗出多者加黄芪、浮小麦、煅龙骨、煅牡蛎敛表止汗。

【其他疗法】

1. 中药成药

（1）金莲清热泡腾片　每片 4g。每服 < 1 岁 1 片，1 日 3 次，高热时每日 4 次；每服 1 ～ 15 岁 1 ～ 2 片，1 日 4 次，高热时每 4 小时 1 次，或遵医嘱。用于卫气同病证。

（2）连花清瘟颗粒　每袋 6g。每服 3 ～ 6 岁 3g、7 ～ 9 岁 4.5g、10 ～ 14 岁 6g，1 日 3 次。用于气营两燔证。

（3）生脉饮口服液　每支 10mL。每服 5 ～ 10mL，1 日 2 ～ 3 次。用于气阴两伤证。

（4）复方丹参片　每片重 0.32g（相当于饮片 0.6g）。每服 1 ～ 2 片，1 日 2 ～ 3 次。用于各证型伴血瘀者。

（5）热毒宁注射液　每支 10mL。3 ～ 5 岁 0.5mL/kg·d，每日最高剂量 3 ～ 5 岁 ≤ 10mL、6 ～ 10 岁 10mL、11 ～ 13 岁 15mL、14 ～ 17 岁 20mL，以 5% 葡萄糖注射液或 0.9% 氯化钠注射液 50 ～ 200mL 稀释后静脉滴注，1 日 1 次。用于卫气同病证、气血两燔证。

2. 外治疗法　臀核（颈淋巴结肿大），用如意金黄膏，适量，涂于肿大淋巴结上，外覆盖纱布并固定。1 日 1 ～ 2 次。

3. 针灸疗法

（1）卫气同病　取大椎、曲池、合谷、鱼际、外关穴。针用泻法，不留针。1 日 1 次，3 日为 1 疗程（下同）。

（2）气分证　取大椎、曲池、商阳、内庭、关冲、合谷穴。针用泻法，不留针。

（3）营血分证　取曲泽、委中、中冲、曲池穴。针用泻法，不留针。

（4）阴虚热恋证　取太溪、鱼际、照海、扶突穴。太溪、照海针用补法，鱼际、扶突用泻法。

（5）对症选穴　高热不解，加十宣穴；咽喉肿痛加少商穴；口渴者加尺泽、玉液穴；斑疹多者，加血海、井穴、十宣穴；惊风者加十宣、人中、百会、大椎穴。用三棱针点刺出血。

【预防调护】

1. 预防

（1）避风寒，慎起居，节饮食，强体质。

（2）一旦罹患各种感染性疾病，积极治疗。

2.调护

（1）清淡饮食，多补充水分及维生素。保持口腔清洁，预防感染。

（2）密切观察病情变化，特别是及时发现并发症。

（3）本症患儿需随访至少1年。有冠状动脉扩张者须长期随访，每半年至少作1次超声心动图检查，直到冠状动脉扩张消失为止，甚至终身随访。

【临证备要】

1.按病机传变把握论治　本病病因为外感温热毒邪，遵循卫气营血病机规律传变。初起卫气同病，见发热微恶寒、汗出、咽红等短暂的卫分证，旋即热炽气分，见高热、汗出、目赤唇红等卫气同病之症。气分邪热未解，营血分热邪又炽，则见高热烦渴、面赤汗出、发斑出疹、手足硬肿、臀核、烦躁难安、唇红而干等气血两燔证。后期耗气伤阴，见疲乏多汗，指趾蜕皮等气阴两伤证。在疾病全程皆可伴血瘀证，也是本病的病机特点。基于上述病机规律，辨证论治要把握好三个要领：首先，清热解毒、凉血化瘀为基本治则。其次，分期论治，早期邪气盛，以清解祛邪、凉血化瘀等祛邪为主；后期气耗阴伤，则以益气养阴等扶正当先。此外，活血化瘀之法需贯穿论治始终。

2.中西医结合治疗应用　本病前期发热病程较长，后期亦需要做较长时间随诊观察，中医辨证论治和西医的对症与支持疗法皆值得应用，根据临床证候、症状表现，以中西医结合治疗更好。

第五节　夏季热

夏季热是婴幼儿在夏季发生的特有的时令性疾病，临床以入夏长期发热、口渴、多饮、多尿、少汗或汗闭为特征。多见于3岁以内婴幼儿，6个月以内或5岁以上发病者少见。我国南方，如华东、中南及西南等气候炎热地区多见。发病集中在6、7、8三个月，与气候有密切关系，气温愈高，发病愈多，病情愈重。秋凉以后，症状多能自行消退。本病若无其他并发症，预后良好。随着生活和居住条件的改善，本病的发病率已明显下降，发病程度也逐渐减轻，但不典型病例有所增加。本病有严格的季节性，发病于夏季，以持续发热为主症，故名夏季热。西医也称之为暑热症。

我国古代文献中未见本病的病名。20世纪30年代，上海儿科名医徐小圃对本病的发病特点、临床表现、病情转归和治疗，均有较详细的观察和记载，当时称之为"暑热证"。近代中医文献中对本病的病名不统一，还有"夏季热""暑热消渴症"等不同名称，全国高等医药院校试用教材《中医儿科学》第一版正式确立了"夏季热"的病名。

【病因病机】

本病的病因以小儿体质因素为主，与夏季暑气熏蒸相关。若小儿先天禀赋不足，或后天调护失宜，或因病后体虚致正气虚弱，加之入夏后暑气熏蒸，小儿不能耐受，易患本病。其病变脏腑主要在肺胃，可涉及脾肾。病机关键为小儿正气虚弱，不耐暑气熏蒸，气阴耗伤。

1.暑热熏灼，伤气耗津　暑性炎热，具有伤气、耗津、夹湿等特点。叶天士《临证指南医案·暑》说："大凡暑热伤气。"小儿冒受暑气，蕴于肺胃，先伤气分，再灼肺胃之津，津亏内热炽盛，故发热、口渴、多饮；暑易伤气，气虚下陷，气不化水，则水液下趋膀胱，故尿多清长；肺主清肃，外合皮毛腠理，司开阖，肺津为暑热所伤，津气两亏，水液无以敷布，则腠理闭塞，故见少汗或汗闭；汗与小便，均属阴津，异物而同源，故而汗闭则尿多，尿多则津伤，津伤则必饮水自救，从而形成汗闭、口渴、多饮、多尿的证候。

2.素体亏虚，不耐暑气 小儿先天禀赋不足者常不耐暑气。小儿体禀肺胃不足者，在夏季冒受暑气，重伤气阴，易出现肺胃气阴两伤证；素体脾肾虚弱，或本病迁延日久者，外为暑气熏灼蒸盛心火，内则肾亏于下真阳不足，便易于出现热淫于上、阳虚于下的"上盛下虚"证。

本病虽发生于夏季，但属小儿体质不耐暑气而发，而非暑邪外感，故无一般暑邪致病而入营入血的传变规律，至秋凉后可自愈。缠绵日久者，也会影响小儿体质。随着患儿年龄增长，体质逐渐强健，本病的发病会逐年减轻，逐渐向愈。

【临床诊断】

1.临床表现

（1）发于夏季气候炎热之时。多见于早产儿和体质较差儿童。

（2）发热，渐起于盛夏时节，天气越热，体温越高。体温在38℃～40℃之间。一天之中体温也随气温变化而波动，表现为凌晨低、午后升高，昼夜温差大。发热期可达1～3个月，待入秋气候凉爽后体温自然下降至正常。

（3）虽有高热，但汗出不多，甚或无汗；口渴，随病情进展，气候渐热、体温升高而加剧；多饮、多尿。

（4）病初起时一般情况良好。发热持续不退时可伴食欲减退，面色少华，形体消瘦，倦怠乏力，烦躁不安。

2.实验室检查 血常规检查部分患儿淋巴细胞分类计数增高。其他实验室检查多在正常范围。

【病证鉴别】

1.疾病鉴别

（1）疰夏 疰夏也是夏季季节性疾病，有"春夏剧，秋冬瘥"的发病特点。临床表现除了发热外，可伴有食欲减退，身困乏力，发热不高，多为低热。夏季热，虽然也起于夏季，秋凉后自愈，但是发热较高，食欲减退的症状不显著，兼见有汗闭、口渴多饮、多尿，是两病鉴别要点。

（2）湿温 湿温系感受湿热时邪所致。主要发生于夏秋季节，发热持续不退，与夏季热相似，但口渴不明显，尿不多，这是与夏季热的主要区别之处。

2.证候鉴别 本病证候多属暑热耗伤肺胃气阴，主要表现为发热、口渴、多饮、多尿、少汗或汗闭；少数疾病迁延或素体脾肾亏虚者，则会出现热淫于上、阳虚于下的"上盛下虚"证，主要表现为虚烦不安，下肢清冷，小便清长，频数无度，大便稀溏。两者均属虚实夹杂，前者实多虚少，后者虚多实少。

【辨证论治】

1.辨证要点 本病辨证主要是区别暑气蒸盛损伤肺胃气阴，还是阳虚于下热淫于上。疾病初期，多不显病容，但发热，口渴多饮，纳食如常，舌红，脉数，为暑伤肺胃证；发热持续不退，随之多饮多尿，食欲渐差，面色渐现苍白，身体日渐消瘦，口唇干燥，皮肤灼热，肢端欠温，精神疲乏，舌质淡，脉无力等，则为上盛下虚证。

2. 治疗原则　本病治疗，以清暑泄热，益气生津为基本原则。清暑泄热，着重于清暑气、泄内热，宜用辛凉清暑之品，不宜过用苦寒，以免化燥伤阴；益气生津，着重于养肺胃，助中气，选用甘润之品，不可过于滋腻，以防碍滞，亦不可峻补气阳，以免助热。若病久及肾，肾阳不足，真阴亏损，心火上炎，则宜温下清上，佐以潜阳。在药物治疗的同时可佐以食疗，并注意避暑降温，有助康复。

3. 证治分类

（1）暑伤肺胃

　　证候　时值夏令，发热持续，热势多午后升高，气温愈高，发热亦愈高，昼夜温差大，口渴引饮，皮肤灼热，无汗或少汗，小便频数而清长，心烦不安，口唇干燥，舌质红，苔薄黄，脉数。

　　辨证　本证多见于疾病初期或中期。暑气熏蒸肺胃，耗气伤津。暑伤肺气为主者，症见发热、汗闭、多尿；暑伤胃津为主者，症见口渴、多饮。

　　治法　清暑益气，养阴生津。

　　方药　王氏清暑益气汤加减。常用药：西瓜翠衣、荷梗解暑清热；西洋参（或北沙参）、麦冬、石斛益气生津；黄连、知母、竹叶清热泻火；粳米、甘草益胃和中。

　　壮热烦渴，脉洪大者，加石膏、寒水石清暑泄热；烦躁不安者，加淡豆豉、栀子清心除烦；兼有外感伤暑症状者，方中去黄连、北沙参、麦冬，加香薷、豆卷、紫苏梗疏表清暑；兼有湿邪，舌苔白腻者，方中去麦冬、石斛、知母，加藿香、佩兰、扁豆花清暑化湿；纳呆食少，神倦者，加麦芽、白术健脾助运。

（2）上盛下虚

　　证候　盛夏发热日久不退，朝盛暮轻，精神萎靡或虚烦不安，口渴多饮，少汗或无汗，面色苍白，下肢清冷，小便清长，频数无度，大便稀溏，舌质淡，舌苔薄，脉细数无力。

　　辨证　本症见于病程较长，或脾肾素虚者。以精神萎靡或虚烦不安，下肢清冷，小便清长，频数无度，大便稀溏，脉细数无力为特征。

　　治法　温补肾阳，清心护阴。

　　方药　温下清上汤加减。常用药：制附子下温肾阳；黄连上清心火；龙齿、磁石潜浮越之阳；补骨脂、菟丝子、覆盆子、桑螵蛸、莲子、缩泉丸温肾固涩，收摄小便；石斛、天花粉清热生津止渴。

　　心烦口渴，舌红赤者，加淡竹叶、莲子心、玄参清心火，除烦热。口渴多饮，小便量多色清，频数无度者，可予白虎加人参汤合金匮肾气丸。

【其他疗法】

1. 中药成药

（1）健儿清解液　每支 10mL。每服 < 1 岁 4mL、1～5 岁 8mL，1 日 3 次。用于暑伤肺胃证，偏热重纳差者。

（2）生脉饮口服液　每支 10mL。每服 5mL，1 日 3 次。用于暑伤肺胃证，偏气阴耗伤者。

2. 单方验方

（1）荷叶 10g，西瓜翠衣 10g，地骨皮 3g，生地黄 3g，大枣 3g，五味子 2g。1 日 1 剂，水煎滤取药液，加白糖少量，频频饮服。用于暑伤肺胃证。

（2）蚕茧 10 只，红枣 10 枚，乌梅 3g。1 日 1 剂，煎汤饮服。用于上盛下虚证。

3. 针灸疗法　取足三里、中脘、大椎、风池、合谷等穴，视病情行补泻手法。肾阳不足者加用肾俞，针后加艾条灸，每穴 2～3 分钟。每日针 1 次，7 次为 1 疗程，一般治疗 1～2 个疗程。

【预防调护】

1. 预防

（1）防治各种疾病，特别是肺炎、泄泻、疳证、麻疹等，注重病后调理，恢复健康体质。

（2）炎暑季节，勿带小儿到烈日下玩耍，不到高温公共场所活动。

（3）改善居住环境，调节室内温度，保持居室凉爽，或易地避暑。

2. 调护

（1）调节夏季室内温度，保持在 26℃～28℃为宜。

（2）饮食宜清淡，注意补充营养和水分。适量饮用西瓜汁、绿豆汤、金银花露等。

（3）高热时可适当用物理降温。常洗温水浴，可帮助发汗降温。

【临证备要】

1. 病因以小儿体质因素为主　本病多见于年龄幼小的体质较弱儿，平素气阴不足、不耐气温变化者。现代研究认为小儿夏季热属于功能性发热范畴，其产生发热原因主要是由于小儿的神经系统发育尚未完善，体温调节功能较差，发汗机能不健全，不能很好地维持正常的产热和散热动态平衡，以致排汗不畅、散热缓慢，难以适应夏季的酷热环境，故造成发热持久不退。本病只是小儿不能耐受夏季高温，并非感受时行暑邪而致病。

2. "上盛下虚"证的辨识　在疾病的发生与发展中，本病病机与转归各有不同。疾病初起，为暑热耗伤津气而呈现肺胃气阴两伤证；疾病迁延日久或素体脾肾虚弱，则出现徐小圃谓之"上盛下虚"证。此处的"上盛"乃真阴不足，津亏不能上济于心，水不制火，心火蒸炎于上而见虚烦不宁；"下虚"为暑伤气阴，日久及阳，或脾肾阳虚，真元受损，命门火衰，不能温煦固摄，而见下肢清冷，小便澄清如水，频数无度。此即心火淫于上、肾阳虚于下的"上盛下虚"证。

第六节　奶　癣

奶癣又称婴儿湿疹，是婴儿时期常见的皮肤病。临床以皮肤红斑、粟粒状丘疹、丘疱疹或水疱、疱破后出现点状糜烂、渗液、结痂并伴剧烈瘙痒为特征。又名胎敛疮。本病一般病程长，但在 2 岁左右可自愈。

奶癣的记载最早见于隋代《诸病源候论·小儿杂病诸候·癣候》，指出其病因"由风邪与血气相搏于皮肤之间……谓之奶癣。"明代《外科正宗·奶癣》指出奶癣的发病与先天禀赋密切相关。清代《医宗金鉴》将奶癣分为干、湿两型，并立消风导赤汤为主配合外治的治疗方法，强调饮食起居护理等，至今为临床借鉴。

【病因病机】

本病的发生，多由内蕴湿热，外感风热，风、湿、热邪相互搏结，发于肌肤而成。

1. 特禀体质，胎火湿热　小儿若先天禀赋有异，如父、母即为特禀体质，或孕母喜食辛辣香燥之物，或感受湿热邪毒，胎产之时，母体胎火湿热遗于小儿，蕴阻于小儿肌肤而发为奶癣。《外科正宗·奶癣》指出："奶癣，因儿在胎中，母食五辛，父餐炙煿，遗热与儿，生后头面遍身发为奶癣，流滋成片，睡卧不安，搔痒不绝。"

2. 脾虚湿蕴，风热夹湿　小儿脾常不足，若乳食不当，脾胃受损，运化失司，乳食积滞，郁而聚湿生热，外感风、湿、热邪，相互搏结，发于肌肤，故见皮肤红斑、水疱、糜烂、渗液、瘙痒，缠绵难愈。

3. 脾胃虚弱，血虚风燥　患儿脾胃虚弱，运化失司，气血生化乏源，阴血亏虚，不能濡养肌肤，血虚生风，则外发皮疹，奶癣干燥瘙痒。

总之，本病的发生，内为母体胎火湿热遗于小儿，加之本身脾胃虚弱，外为风、湿、热邪入侵，并因乳食不当，调护失宜而诱发。

【临床诊断】

1. 病史　部分患儿和其家族中有过敏性疾病史。

2. 临床表现

（1）好发于婴儿。皮损多发于颜面，先自两颊开始，继而延及额部、头皮，亦可泛发于全身。常有剧烈瘙痒，因瘙痒使患儿睡卧不安，神情烦躁，且迁延日久。

（2）皮损有湿性、干性之分。湿性者以红斑、水疱、糜烂、渗液为主要表现，多见于 1～3 个月肥胖婴儿；干性者以皮肤潮红、干燥、脱屑为主，无渗液，多见于 1 岁以上消瘦小儿。

（3）皮损时轻时重，时愈时发，常在发热、腹泻时证候突然消失，待热退、腹泻停止后皮损又现。

【病证鉴别】

1. 疾病鉴别　脓疱疮，为暑邪湿热入侵所致，多发于夏季。皮损初为孤立红斑、水疱，水疱较大，可自颜面迅速延及他处，并很快溃破，干燥结痂而愈，具有传染性。

2. 证候鉴别　奶癣为婴幼儿期常见的皮肤病之一。胎火湿热、脾虚湿蕴大多为湿性奶癣，皮损皆以红斑、水疱、糜烂、渗液为主，但前者可伴有瘙痒难忍、或烦躁不安、舌红、苔黄微腻、指纹浮紫等胎毒风热证，后者见奶量减少、大便不调、舌淡红、苔白腻、指纹浮淡等脾虚湿蕴证。而血虚风燥的皮疹病损见皮肤潮红，干燥，烦躁瘙痒，搔之起屑而无渗液。

【辨证论治】

1. 辨证要点　《医宗金鉴·外科心法要诀·婴儿部·胎敛疮》说："此症生婴儿头顶，或生眉端，又名奶癣。流滋成片，睡卧不安，痒起白屑，形如癣疥，由胎中血热，落草受风缠绵，此系干敛；有误用烫洗，皮肤起粟米，瘙痒无度，黄水浸淫，延及遍身，即成湿敛。"首先辨属性，本病为风、湿、热邪搏结，其皮损有干湿之别，应根据皮损特点辨其风、湿、热三证之偏重。湿性皮损以红斑、水疱、糜烂、渗液为主，瘙痒剧烈，风、湿、热三证俱存；干性皮损以皮肤潮红、干燥、脱屑、剧烈瘙痒为主，反复发作，以血虚风燥居多。

2. 治疗原则　本病的治疗原则以祛风除湿为主。并根据证候特点佐以清热、运脾、养血。胎火湿热以疏风清热利湿为主；脾虚湿蕴治以运脾利湿祛风；血虚风燥则当养血祛风润燥。患儿为年幼之体，用药切忌大量苦寒之品，以防损伤脾胃。

3. 证治分类

（1）胎火湿热

证候 形体肥胖，两颊皮肤潮红，红斑水泡、糜烂渗黄液，皮痂黄亮，可延及头皮、颈部、躯干、四肢，瘙痒难忍，或烦躁不安，舌质红，苔黄微腻，指纹浮紫。

辨证 胎毒湿热搏结，蕴阻肌肤，发于颜面而见红斑水泡、糜烂渗液，甚可为脓水，皮痂黄亮色；湿性黏滞，故延及头皮、颈部、躯干及四肢，瘙痒难忍且缠绵难愈。本证以皮疹红斑水泡、糜烂渗液、舌质红为证候特点。

治法 疏风清热利湿。

方药 消风导赤汤加味。常用药：金银花、生地黄、黄连清热解毒，赤茯苓、白鲜皮、薄荷、木通、灯心草祛风利湿。

瘙痒难忍者加蝉蜕、蚕沙、蒺藜以加强祛风止痒之力；渗液甚者加车前子、薏苡仁、苍术加强除湿之力；皮损色红、渗流脓水者加蒲公英、紫花地丁、黄芩清热解毒。若大便不实，去生地黄、薄荷，加炒山药健脾化湿。若小儿素体脾虚，湿甚于热，皮疹色淡不鲜，以水泡、渗液为主，大便稀溏，舌淡苔腻，去黄连、生地黄、金银花、薄荷，加苍术、猪苓、茯苓、山药健脾除湿，或用归脾汤加减，以健脾养血祛风。

（2）脾虚湿蕴

证候 皮疹颜色暗红不鲜，成片水泡、糜烂渗液，结薄痂，头皮、耳后、颈部、躯干及四肢皆有，瘙痒不适，多有奶量减少，大便不调，舌淡红，苔白腻，指纹浮淡。

辨证 本证以皮疹颜色暗红不鲜，成片水泡、糜烂渗液，伴脾虚证候为特点。

治法 运脾利湿祛风。

方药 除湿胃苓汤加减。常用药：白术、茯苓、猪苓、泽泻健脾化湿；苍术、陈皮、滑石、甘草燥湿敛疮；防风祛风胜湿。

渗液量多，舌苔白腻者加厚朴、车前子、地肤子燥湿消风；脾虚加党参、炒山药、炒薏苡仁健脾化湿；奶量减少，大便不调可加鸡内金、焦山楂、炒麦芽运脾消导。

（3）血虚风燥

证候 形体消瘦，病损皮肤潮红，干燥，或见红色丘疹，烦躁瘙痒，搔之起屑而无渗液，反复发作，舌质红，舌苔少，指纹淡紫。

辨证 本证以皮肤潮红、干燥、舌红少苔为证候要点。血虚风燥，风热流连肌肤，故皮肤潮红、干燥。因风胜湿，故瘙痒干燥起屑而无渗液，且反复发作。

治法 养血祛风润燥。

方药 养血定风汤加减。常用药：生地黄、当归、赤芍、川芎养血润燥；麦冬、天冬、牡丹皮养阴清热；僵蚕、桑枝祛风通络。

瘙痒甚者可加白鲜皮、蒺藜祛风止痒；疾病迁延、皮肤干燥起屑加太子参、沙参滋阴润燥。

【其他疗法】

1. 中药成药

五福化毒片 每片重 0.1g。每服 3～6 岁 5 片、7～14 岁 7 片，1 日 3 次。用于胎火湿热证。

2. 外治疗法

（1）二妙散，麻油调敷。用于胎火湿热证、脾虚湿蕴证。

（2）10% 黄连膏，外搽。用于血虚风燥证。

（3）大黄 15g，黄芩 15g，黄柏 10g，苦参 10g。前药共研粗末，纱布包后煎煮，待药液凉后作冷湿敷或浸渍，避开眼睛。用于奶癣皮损红肿，渗液较多，甚至水疱转为脓疱者。

【预防调护】

1. 预防　避免接触异物或食入可能引起小儿过敏生风的食品。

2. 调护

（1）忌用热水及肥皂擦洗患处；结痂厚时，可先用麻油湿润，再轻轻揭去痂盖。

（2）乳母不宜过食辛辣香燥、鱼腥、鸡、鸭、牛、羊肉等食品，忌食可引起患儿奶癣加重的发物。

（3）患儿忌穿毛织、化纤衣服，衣着不宜太厚，避免强烈日光照射。

（4）皮损处防止搔抓和摩擦。

【临证备要】

1. 婴儿奶癣，心脾论治　"诸湿肿满，皆属于脾"，脾主运化水湿，小儿"脾常不足"，脾虚则运化无权，湿浊内生，泛溢肌肤则见水疱、糜烂、渗出之症。运脾化湿是治疗婴儿奶癣的治本之法，薏苡仁、苍术、黄柏是常用之药。"诸痛痒疮，皆属于心"，感邪后风湿之邪易化热化火，心火易炎，常于头面部出现以红斑、丘疹、水疱为主的皮损，临床可增以导赤散，清心火利湿热，属于釜底抽薪之法。

2. 子病母治，调脾化湿　婴儿以乳为主食，服药困难，进药有限，且部分患儿病源于乳母。根据"母病及子""子病治母""药自乳传"的理论，可以辨证采用消风导赤汤、泻青丸、四君子汤、二陈汤之类方剂加减，让乳母服药，使湿热壅积之邪从本而撤，是为"正本清源"之法，同时可使药物通过乳汁进入婴儿体内，另辟了给药途径。

3. 奶癣外治，辨证用药　《医宗金鉴·外科心法要诀》说："干敛、湿敛俱服消风导赤汤，干者抹润肌膏、湿者用嫩黄柏末与滑石等分撒之。脓痂过厚，再以润肌膏润之。又有热极皮肤火热，红晕成片，游走状如火丹，用法不宜收敛，只宜外发，宜服五福化毒丹，亦以润肌膏抹之。痒甚者，俱用乌云膏搽之。"在内服药物同时，配合外治疗法，辨证合理选用外治药，可保护皮肤，促进皮肤修复，起到协同增效的作用。

附录一　儿童生长发育监测图

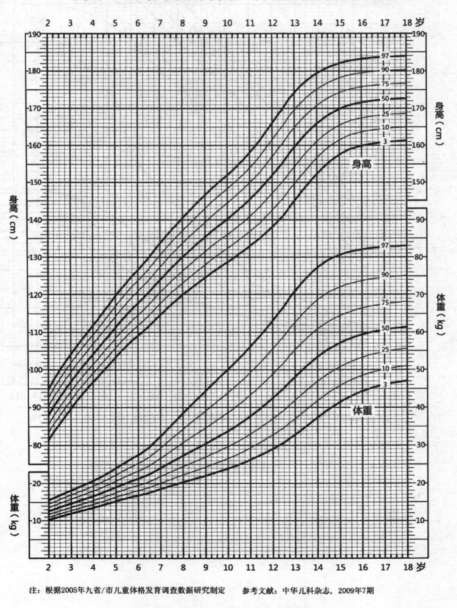

中国2~18岁男童身高、体重百分位曲线图

注：根据2005年九省/市儿童体格发育调查数据研究制定　　参考文献：中华儿科杂志，2009年7期

首都儿科研究所生长发育研究室　制作

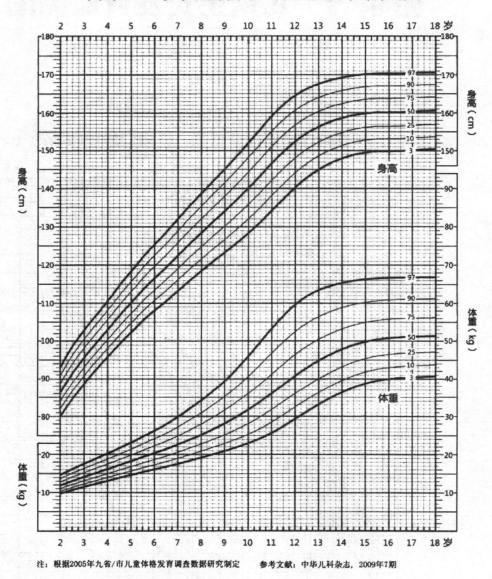

中国2~18岁女童身高、体重百分位曲线图

注：根据2005年九省/市儿童体格发育调查数据研究制定   参考文献：中华儿科杂志，2009年7期

首都儿科研究所生长发育研究室 制作

附录二　儿科常用方剂

一　画

一捻金（《古今医鉴》）　大黄　槟榔　黑丑　白丑　人参

二　画

二至丸（《证治准绳》）　旱莲草　女贞子

二豆散（《医宗金鉴》）　赤小豆　豆豉　天南星　白敛

二陈汤（《太平惠民和剂局方》）　半夏　橘红　白茯苓　炙甘草

二甲复脉汤（《温病条辨》）　炙甘草　干地黄　生白芍　麦冬（不去心）　阿胶　麻仁　生牡蛎　生鳖甲

二妙丸（《医学纲目》）　苍术　黄柏

十枣汤（《伤寒论》）　大戟　甘遂　芫花　大枣

十全大补汤（《太平惠民和剂局方》）　人参　肉桂　黄芪　当归　白芍　川芎　地黄　茯苓　白术　甘草　生姜　枣

十味温胆汤（《世医得效方》）　人参　熟地　枣仁　远志　五味子　茯苓　半夏　枳实　陈皮　甘草

丁萸理中汤（《医宗金鉴》）　丁香　吴茱萸　党参　白术　干姜　炙甘草

人参理中汤（《外台秘要》卷六引《删繁方》）　人参　干姜　甘草（炙）　茯苓　橘皮　桂心　黄芪

人参乌梅汤（《温病条辨》）　人参　乌梅　木瓜　山药　莲子肉　炙甘草

人参五味子汤（《幼幼集成》）　人参　白术　茯苓　五味子　麦冬　炙甘草

八正散（《太平惠民和剂局方》）　车前子　瞿麦　萹蓄　滑石　栀子　甘草　木通　大黄

八珍汤（《正体类要》）　当归　川芎　熟地　白芍　人参　白术　茯苓　甘草

七味白术散（《小儿药证直诀》）　人参　茯苓　白术　甘草　藿香　木香　葛根

九仙散（《卫生宝鉴》）　人参　款冬花　桑白皮　桔梗　五味子　阿胶　乌梅　贝母　罂粟壳

三　画

三妙丸（《医学正传》）　黄柏　苍术　牛膝

三拗汤（《太平惠民和剂局方》）　麻黄　杏仁　甘草

三子养亲汤（《韩氏医通》）　苏子　白芥子　莱菔子

三甲复脉汤（《温病条辨》）　炙甘草　生地　白芍　牡蛎　麦冬　阿胶　麻仁　鳖甲　龟板

干姜理中汤（《伤寒论》）　人参　干姜　炙甘草　白术

下虫丸（《活幼口议》）　鹤虱（炒）　光粉（炒）　腻粉　使君子（炒）　槟榔　龙牙根　贯众　龙胆根　苦楝根皮（酒炙）

大青膏（《小儿药证直诀》）　天麻　白附子　青黛　蝎尾　乌梢蛇肉　朱砂　天竺黄

大补阴丸（《丹溪心法》）　黄柏　知母　熟地黄　龟甲　猪脊髓

大青龙汤（《伤寒论》）　麻黄　桂枝　甘草　杏仁　生姜　大枣　石膏

大定风珠（《温病条辨》）　白芍　阿胶　龟甲　地黄　火麻仁　五味子　牡蛎　麦冬　炙甘草　鳖甲　鸡子黄

大建中汤（《金匮要略》）　蜀椒　干姜　人参

大承气汤（《伤寒论》）　大黄　厚朴　枳实　芒硝

大柴胡汤（《伤寒论》）　柴胡　黄芩　半夏　枳实　芍药　大黄　生姜　大枣

万氏牛黄清心丸（《万氏家传痘疹心法》）　牛黄　朱砂　黄连　黄芩　栀子　郁金

小青龙汤（《伤寒论》）　麻黄　桂枝　芍药　细辛　半夏　干姜　五味子　甘草

小定风珠（《温病条辨》）　鸡子黄　真阿胶　生龟板　童便　淡菜

小建中汤（《伤寒论》）　桂枝　白芍　甘草　生姜　大枣　饴糖

小蓟饮子（《济生方》）　地黄　小蓟根　滑石　木通　炒蒲黄　淡竹叶　藕节　山栀　甘草　当归

己椒苈黄丸（《金匮要略》）　防己　椒目　葶苈　大黄

四　画

王氏清暑益气汤（《温热经纬》）　西洋参　石斛　麦冬　黄连　竹叶　荷梗　知母　甘草　粳米　西瓜翠衣

天麻钩藤饮（《中医内科杂病证治新义》）　天麻　钩藤　生决明　山栀　黄芩　川牛膝　杜仲　益母草　桑寄生　夜交藤　朱茯神

五皮饮（《中藏经》）　生姜皮　桑白皮　陈皮　大腹皮　茯苓皮

五圣丹（《仁斋直指方》）　雄黄　叶子雌黄　朴消　绿矾　明白矾

五苓散（《伤寒论》）　桂枝　茯苓　泽泻　猪苓　白术

五虎汤（《仁斋直指方》）　麻黄　杏仁　石膏　甘草　桑白皮　细茶

五味消毒饮（《医宗金鉴》）　野菊花　银花　蒲公英　紫花地丁　紫背天葵子

不换金正气散（《太平惠民和剂局方》）　苍术　厚朴　陈皮　甘草　藿香　半夏

少腹逐瘀汤（《医林改错》）　小茴香　炒干姜　延胡索　没药　当归　川芎　肉桂　赤芍　蒲黄　五灵脂

牛黄散（《奇效良方》）　牛黄（研）　龙脑（研）　麝香（研）　蝉壳（微炒）　朱砂（研）　雄黄（研）　南星（炮裂）　乌蛇肉（酒浸，去皮骨，炙黄）　白附子（炮裂）　僵蚕（炒）　川芎　防风　紫葛　麻黄（去根节）　细辛　藁本　侧子（炮裂，去皮脐）　天麻　干蝎（炒）　甘菊花　犀角屑　羚羊角屑　天竺黄（研）

牛黄清心丸（《痘疹世医心法》）　牛黄　黄芩　黄连　山栀　郁金　朱砂

牛蒡甘桔汤（《外科正宗》）　牛蒡子　桔梗　陈皮　天花粉　黄连　川芎　赤芍　甘草　苏木

化斑解毒汤（《外科正宗》）　玄参　知母　牛蒡子　人中黄　升麻　连翘　淡竹叶　石膏　黄连　甘草

丹栀逍遥散（《内科摘要》）　柴胡　当归　白芍　白术　茯苓　甘草　薄荷　生姜　丹皮　山栀

匀气散（《医宗金鉴》）　陈皮　桔梗　炮姜　砂仁　木香　炙甘草　红枣

乌药散（《小儿药证直诀》）　乌药　白芍　香附　高良姜

乌梅丸（《伤寒论》）　乌梅　细辛　干姜　川椒　黄连　黄柏　桂枝　附子　人参　当归

六一散（《伤寒标本》）　滑石　生甘草

六君子汤（《世医得效方》）　人参　白术　茯苓　甘草　陈皮　半夏

六味地黄丸（《小儿药证直诀》）　熟地　山茱萸　山药　茯苓　泽泻　丹皮

六磨汤（《证治准绳》）　沉香　木香　槟榔　乌药　枳实　大黄

双解散（《黄帝素问宣明论方》）　益元散　防风通圣散

五　画

玉女煎（《景岳全书》）　石膏　熟地　牛膝　知母　麦冬

玉枢丹（《太平惠民和剂局方》）　山慈菇　红大戟　千金子霜　五倍子　麝香　雄黄　朱砂

玉屏风散（《究原方》）　防风　黄芪　白术

甘草干姜汤（《金匮要略》）　甘草　干姜

甘草小麦大枣汤（《金匮要略》）　甘草　小麦　大枣

甘露消毒丹（《医效秘传》）　滑石　淡芩　茵陈　藿香　连翘　石菖蒲　白蔻　薄荷　木通　射干　川贝母

石斛夜光丸（《原机启微》）　天门冬　人参　茯苓　麦冬　熟地黄　地黄　菟丝子　菊花　草决明　杏仁　干山药　枸杞子　牛膝　五味子　白蒺藜　石斛　肉苁蓉　川芎　炙甘草　枳

壳　青葙子　防风　川黄连　水牛角　羚羊角

生犀散（《小儿药证直诀》）　生犀　地骨皮　赤芍药　柴胡根　干葛　甘草

左归丸（《景岳全书》）　熟地　山药　山茱萸　枸杞子　菟丝子　鹿角胶　龟甲胶　牛膝

右归丸（《景岳全书》）　熟地黄　山药　山茱萸　枸杞子　鹿角胶　菟丝子　杜仲　当归　肉桂　制附子

龙骨散（验方）　龙骨　枯矾

龙胆泻肝汤（《太平惠民和剂局方》）　龙胆草　黄芩　栀子　泽泻　木通　车前子　当归　地黄　柴胡　甘草

归脾汤（《正体类要》）　白术　当归　白茯苓　黄芪　龙眼肉　远志　木通　酸枣仁　木香　甘草　人参

四妙丸（《成方便读》）　苍术　黄柏　牛膝　苡仁

四物汤（《太平惠民和剂局方》）　当归　白芍　川芎　熟地黄

四逆汤（《伤寒论》）　甘草　干姜　附子

四神丸（《内科摘要》）　补骨脂　肉豆蔻　吴茱萸　五味子　生姜　大枣

四君子汤（《太平惠民和剂局方》）　白术　茯苓　人参　甘草

四妙勇安汤（《验方新编》）　金银花　玄参　当归　甘草

四逆加人参汤（《伤寒论》）　甘草　附子　干姜　人参

半夏泻心汤（《伤寒论》）　半夏　黄芩　干姜　人参　甘草　黄连　大枣

半夏白术天麻汤（《医学心悟》）　半夏　白术　天麻　陈皮　茯苓　甘草　生姜　大枣　蔓荆子

生脉散（《医学启源》）　麦冬　五味子　人参

白虎汤（《伤寒论》）　石膏　知母　粳米　甘草

白头翁汤（《伤寒论》）　白头翁　秦皮　黄连　黄柏

白虎加人参汤（《伤寒论》）　人参　石膏　知母　甘草　粳米

加味丹栀汤（《医醇賸义》）　丹皮　山栀　赤芍　龙胆草　夏枯草　当归　生地　柴胡　木通　车前　灯芯

加味导赤散（《麻科活人全书》）　薄荷叶　生地黄（酒洗）　木通　元参　车前子　连翘　淡竹叶　黄连　灯心　石膏

加味泻白散（《外科证治全书》）　桑白皮　地骨皮　生甘草　桔梗　辛夷　黄芩　陈皮　木通

加减复脉汤（《温病条辨》）　炙甘草　生地　白芍　麦冬　阿胶　麻仁

加味六味地黄丸（《医宗金鉴》）　熟地黄　山药　山萸肉　牡丹皮　茯苓　泽泻　鹿茸　五加皮　麝香

加味理中地黄汤（《福幼编》）　熟地　当归　萸肉　枸杞　白术　炮姜　党参　炙甘草　枣

仁 肉桂 故纸 炙芪 生姜 红枣 核桃肉 灶心土

六 画

达原饮（《温疫论》） 槟榔 厚朴 草果 知母 芍药 黄芩 甘草

至宝丹（《苏沈良方》） 犀角（用水牛角代） 朱砂 雄黄 玳瑁 琥珀 麝香 冰片 牛黄 安息香 金箔 银箔

当归六黄汤（《兰室秘藏》） 当归 生地黄 熟地黄 黄连 黄芩 黄柏 黄芪

当归四逆汤（《伤寒论》） 当归 桂枝 芍药 细辛 甘草 通草 大枣

当归补血汤（《内外伤辨惑论》） 黄芪 当归

朱砂安神丸（《兰室秘藏》） 朱砂 黄连 生甘草

竹叶石膏汤（《伤寒论》） 竹叶 石膏 半夏 麦冬 人参 甘草 粳米

华盖散（《太平惠民和剂局方》）麻黄 杏仁 甘草 桑白皮 紫苏子 赤茯苓 陈皮

血府逐瘀汤（《医林改错》） 当归 地黄 牛膝 红花 桃仁 柴胡 枳壳 赤芍 川芎 桔梗 甘草

行军散（《霍乱论》） 姜粉 冰片 硼砂 硝石 雄黄 珍珠 牛黄 麝香

舟车丸（《太平圣惠方》） 牵牛子 甘遂 芫花 大戟 大黄 青皮 陈皮 木香 槟榔 轻粉

交泰丸（《韩氏医通》） 川连 桂心

羊肝丸（《证治准绳》） 羊肝 砂仁 豆蔻

安神定志丸（《医学心悟》） 茯苓 茯神 人参 远志 石菖蒲 龙齿

安宫牛黄丸（《温病条辨》） 牛黄 郁金 犀角（用水牛角代） 黄连 山栀 朱砂 雄黄 冰片 麝香 珍珠 黄芩

异功散（《小儿药证直诀》） 人参 白术 茯苓 陈皮 甘草

导赤散（《小儿药证直诀》） 地黄 竹叶 木通 甘草

阳春白雪膏（《中国益寿食谱》） 白茯苓 炒山药 芡实仁 莲子（去芯） 陈仓米 糯米 白糖

防己黄芪汤（《金匮要略》） 防己 甘草 白术 黄芪 生姜 大枣

防风通圣散（《宣明论方》） 防风 川芎 当归 芍药 大黄 薄荷叶 麻黄 连翘 芒硝 石膏 黄芩 桔梗 滑石 甘草 荆芥 白术 栀子

七 画

麦味地黄丸（《寿世保元》） 地黄 山茱萸 山药 茯苓 牡丹皮 泽泻 五味子 麦门冬

远志丸（《济生方》） 远志 菖蒲 茯神 茯苓 龙齿 人参 朱砂

苏葶丸（《医宗金鉴》） 苦葶苈子 南苏子

苏子降气汤（《丹溪心法》） 苏子 半夏 当归 陈皮 甘草 前胡 厚朴 枳实

苏合香丸（《外台秘要》） 白术 青木香 水牛角 香附子 朱砂 诃黎勒 白檀香 安息香 沉香 麝香 丁香 荜茇 龙脑 苏合香油 薰陆香

杏苏散（《温病条辨》） 杏仁 紫苏叶 橘皮 半夏 生姜 枳壳 桔梗 前胡 茯苓 甘草 大枣

杞菊地黄丸（《医级》） 地黄 山茱萸 茯苓 山药 丹皮 泽泻 枸杞子 菊花

牡蛎散（《太平惠民和剂局方》） 煅牡蛎 黄芪 麻黄根 浮小麦

辛夷清肺饮（《外科正宗》） 辛夷 黄芩 山栀 麦门冬 百合 石膏 知母 甘草 枇杷叶 升麻

沙参麦冬汤（《温病条辨》） 沙参 麦冬 玉竹 桑叶 甘草 天花粉 白扁豆

良附丸（《良方集腋》） 高良姜 香附

补中益气汤（《脾胃论》） 黄芪 人参 白术 甘草 当归 陈皮 升麻 柴胡 生姜 大枣

补阳还五汤（《医林改错》） 黄芪 当归 赤芍 川芎 地龙干 桃仁 红花

补肾地黄丸（《医宗金鉴》） 熟地 泽泻 丹皮 山萸肉 牛膝 山药 鹿茸 茯苓

阿胶鸡子黄汤（《通俗伤寒论》） 阿胶 生白芍 石决明 双钩藤 大生地 清炙草 生牡蛎 络石藤 茯神木 鸡子黄

附子泻心汤（《伤寒论》） 附子 大黄 黄芩 黄连

附子理中丸（《太平惠民和剂局方》） 附子 人参 干姜 甘草 白术

附子理中汤（《三因极一病证方论》） 附子 人参 干姜 甘草 白术

驱虫粉（验方） 使君子 大黄

驱绦汤（验方） 南瓜子 槟榔

驱蛔承气汤（《新急腹症学》） 大黄 芒硝 槟榔 苦楝子 枳实 厚朴 木香 苦参 乌梅 川椒

八　画

青蒿鳖甲汤（《温病条辨》） 青蒿 鳖甲 知母 生地 丹皮

苓桂术甘汤（《金匮要略》） 茯苓 桂枝 白术 甘草

抱龙丸（《小儿药证直诀》） 天竺黄 雄黄 辰砂 麝香 天南星

虎潜丸（《丹溪心法》） 知母 黄柏 龟板 熟地 陈皮 白芍 干姜 锁阳 虎骨

固真汤（《证治准绳》） 人参 白术 茯苓 炙甘草 黄芪 附子 肉桂 山药

知柏地黄丸（汤）（《医宗金鉴》） 干地黄 牡丹皮 山萸肉 山药 泽泻 茯苓 知母 黄柏

使君子散（验方） 使君子肉 甘草 吴茱萸 苦楝子

金沸草散（《博济方》） 荆芥穗 旋覆花 前胡 半夏 赤芍 麻黄 甘草 姜 枣

金匮肾气丸（《金匮要略》） 干地黄 山药 山茱萸 泽泻 茯苓 炮附子 桂枝

肥儿丸（《医宗金鉴》） 麦芽 胡黄连 人参 白术 茯苓 黄连 使君子 神曲 炒山楂 炙甘草 芦荟

炙甘草汤（《伤寒论》） 炙甘草 大枣 阿胶 生姜 人参 生地 桂枝 麦冬 火麻仁

定喘汤（《摄生众妙方》） 白果 麻黄 苏子 甘草 款冬花 杏仁 桑皮 黄芩 法半夏

定痫丸（《医学心悟》） 天麻 川贝 胆星 半夏 陈皮 茯苓 茯神 丹参 麦冬 菖蒲 远志 全蝎 僵蚕 琥珀 辰砂 竹沥 姜汁 甘草

实脾饮（《济生方》） 白术 茯苓 大腹皮 木瓜 厚朴 木香 草果仁 附子 干姜 甘草 生姜 大枣

河车八味丸（《幼幼集成》） 紫河车 地黄 丹皮 大枣 茯苓 泽泻 山药 麦冬 五味子 肉桂 熟附片 鹿茸

河车大造丸（《医方集解》） 紫河车 龟板 熟地 人参 天门冬 麦门冬 牛膝 杜仲 黄柏 砂仁 茯苓

泻心汤（《金匮要略》） 大黄 黄连 黄芩

泻白散（《小儿药证直诀》） 桑白皮 地骨皮 甘草 粳米

泻青丸（《小儿药证直诀》） 当归 龙脑 川芎 山栀子仁 大黄 羌活 防风

泻黄散（《小儿药证直诀》） 藿香叶 山栀子仁 石膏 甘草 防风

泻心导赤散（《医宗金鉴》） 生地 木通 黄连 甘草梢

参附汤（《世医得效方》） 人参 附子

参蛤散（《济生方》） 蛤蚧 人参

参附龙牡救逆汤（验方） 人参 附子 龙骨 牡蛎 白芍 炙甘草

参苓白术散（《太平惠民和剂局方》） 人参 茯苓 白术 桔梗 山药 甘草 白扁豆 莲肉 砂仁 薏苡仁

<h2 style="text-align:center">九　画</h2>

荆防败毒散（《摄生众妙方》） 荆芥 防风 羌活 独活 柴胡 川芎 枳壳 茯苓 甘草 桔梗 前胡 人参 生姜 薄荷

茜根散（《景岳全书》） 茜草根 黄芩 阿胶 侧柏叶 生地 甘草

茵陈蒿汤（《伤寒论》） 茵陈 栀子 大黄

茵陈理中汤（《张氏医通》） 茵陈 党参 干姜 白术 甘草

栀子豉汤（《伤寒论》） 栀子 豆豉

枳术丸（《寿世保元》） 枳实 白术

枳实导滞丸（《内外伤辨惑论》）　大黄　枳实　黄芩　黄连　神曲　白术　茯苓　泽泻

香苏散（《太平惠民和剂局方》）　香附　紫苏茎叶　陈皮　甘草

香薷饮（《仁斋直指方》）　香薷　白扁豆　厚朴

香砂平胃散（《医宗金鉴》）　香附　苍术　陈皮　厚朴　砂仁　山楂肉　神曲　麦芽　枳壳　白芍　甘草

香砂六君子丸（《重订通俗伤寒论》）　党参　白术　茯苓　制香附　姜半夏　广皮　炙甘草　春砂仁

保元汤（《博爱心鉴》）　人参　黄芪　甘草　肉桂

保和丸（《丹溪心法》）　山楂　神曲　半夏　茯苓　陈皮　连翘　莱菔子

追虫丸（《医学心悟》）　大黄　木香　槟榔　芜荑　白雷丸　白术　陈皮　神曲　枳实

钩藤饮（《医宗金鉴》）　人参　全蝎　羚羊角　天麻　甘草（炙）　钩藤钩

独参汤（《十药神书》）　人参

养脏汤（《医宗金鉴》）　当归　沉香　木香　肉桂　川芎　丁香

养血定风汤（《外科证治全书》）　生地　当归　赤芍　川芎　天冬　麦冬　僵蚕　鲜首乌　丹皮

养阴清肺汤（《重楼玉钥》）　生地　麦冬　甘草　玄参　贝母（去心）　丹皮　薄荷　炒白芍

养胃增液汤（验方）　石斛　乌梅　沙参　玉竹　白芍　甘草

济川煎（《景岳全书》）　当归　牛膝　肉苁蓉　泽泻　升麻　枳壳

宣毒发表汤（《痘疹仁端录》）　升麻　葛根　枳壳　防风　荆芥　薄荷　木通　连翘　牛蒡子　竹叶　甘草　前胡　桔梗　杏仁

神犀丹（《医效秘传》）　水牛角　连翘　板蓝根　石菖蒲　银花　淡豆豉　黄芩　紫草　地黄　玄参

除湿胃苓汤（《外科正宗》）　防风　苍术　白术　赤茯苓　陈皮　厚朴　猪苓　山栀　木通　泽泻　滑石　甘草　薄桂

贯众汤（验方）　贯众　苦楝根皮　土荆芥　紫苏

十　画

都气丸（《医宗己任编》）　熟地黄　山药　山茱萸　茯苓　泽泻　丹皮　五味子

桂附理中汤（《产科发蒙》）　人参　炒白术　炒干姜　肉桂　制附子　炙甘草

桂枝附子汤（《伤寒论》）　桂枝　附子　生姜　大枣　甘草

桔梗汤（《金匮要略》）　桔梗　甘草

桃仁承气汤（《伤寒论》）　桃仁　大黄　甘草　桂枝　芒硝

桃红四物汤（《医宗金鉴》）　当归　川芎　桃仁　红花　芍药　地黄

真武汤（《伤寒论》）茯苓　芍药　白术　生姜　附子

真人养脏汤（《太平惠民和剂局方》）白芍　当归　人参　肉桂　白术　肉豆蔻　炙甘草　木香　诃子　罂粟壳

逐寒荡惊汤（《福幼编》）胡椒　炮姜　肉桂　丁香　灶心土

柴胡葛根汤（《外科正宗》）柴胡　天花粉　干葛　黄芩　桔梗　连翘　牛蒡子　石膏　甘草　升麻

柴胡疏肝散（《景岳全书》）陈皮　柴胡　枳壳　芍药　川芎　香附　炙甘草

逍遥散（《太平惠民和剂局方》）柴胡　白术　白芍　当归　茯苓　炙甘草　薄荷　煨姜

透疹凉解汤（验方）桑叶　甘菊　薄荷　连翘　牛蒡子　赤芍　蝉蜕　紫花地丁　黄连　藏红花

秘方万应丸（《赤水玄珠》）槟榔　雷丸　芫荑　鹤虱　使君子　干漆　三棱　莪术　木香　陈皮　橘红　砂仁　高良姜　神曲　胡黄连　麦芽　炙甘草

健脾丸（《医方集解》）人参　白术　陈皮　麦芽　山楂　枳实　神曲

射干麻黄汤（《金匮要略》）射干　麻黄　细辛　五味子　紫菀　款冬花　半夏　大枣　生姜

益胃汤（《温病条辨》）沙参　麦冬　地黄　玉竹　冰糖

益黄散（《小儿药证直诀》）陈皮　丁香　诃子　青皮　甘草

资生健脾丸（《先醒斋医学广笔记》）人参　白术　茯苓　扁豆　陈皮　山药　甘草　莲子肉　苡仁　砂仁　桔梗　藿香　橘红　黄连　泽泻　芡实　山楂　麦芽　白豆蔻

凉惊丸（《小儿药证直诀》）草龙胆　防风　青黛　钩藤　黄连　牛黄　麝香　龙脑

凉膈散（《太平惠民和剂局方》）大黄　芒硝　甘草　栀子　黄芩　薄荷　连翘　竹叶　白蜜

凉营清气汤（《喉痧症治概要》）水牛角　鲜石斛　山栀　丹皮　鲜生地　薄荷　川连　赤芍　玄参　石膏　甘草　连翘　竹叶　茅根　芦根　金汁

消乳丸（《证治准绳》）香附　神曲　麦芽　陈皮　砂仁　炙甘草

消风导赤汤（《医宗金鉴》）生地　赤茯苓　牛蒡子　白鲜皮　金银花　南薄荷　木通　黄连　甘草　灯心草

海藻玉壶汤（《医宗金鉴》）海藻　海带　昆布　半夏　陈皮　青皮　连翘　象贝　当归　川芎　独活　甘草

涤痰汤（《严氏易简归一方》）半夏　陈皮　茯苓　甘草　竹茹　枳实　生姜　胆星　人参　菖蒲

润肠丸（《卫生宝鉴》）麻子仁　大黄　当归　桃仁　白芍　炒枳实　升麻　陈皮　人参　生甘草　槟榔　木香

涵木养荣汤（《医醇賸义》）生地　熟地　当归　白芍　枣仁　木瓜　秦艽　人参　麦冬

五味子　红枣　桑枝

　　调元散（《活幼心书》）　人参　茯苓　茯神　白术　白芍　熟地　当归　黄芪　川芎　甘草　石菖蒲　山药

　　调胃承气汤（《伤寒论》）　大黄　甘草　芒硝

　　通窍活血汤（《医林改错》）　赤芍　川芎　桃仁　红花　红枣　生姜　麝香　大葱

　　桑杏汤（《温病条辨》）　桑叶　豆豉　杏仁　象贝母　南沙参　梨皮　山栀

　　桑菊饮（《温病条辨》）　杏仁　连翘　薄荷　桑叶　菊花　苦桔梗　甘草　苇根

　　桑白皮汤（《古今医统大全》）　桑白皮　半夏　苏子　杏仁　贝母　山栀　黄芩　黄连

　　桑螵蛸散（《本草衍义》）　桑螵蛸　远志　石菖蒲　人参　茯神　当归　龙骨　龟板

<h2 style="text-align:center">十一画</h2>

　　理中丸（《伤寒论》）　人参　干姜　白术　甘草

　　越婢加术汤（《金匮要略》）　麻黄　石膏　甘草　大枣　白术　生姜

　　黄土汤（《金匮要略》）　甘草　干地黄　白术　炮附子　阿胶　黄芩　灶心黄土

　　黄芪汤（《金匮翼》）　黄芪　陈皮　火麻仁　白蜜

　　黄芪建中汤（《金匮要略》）　黄芪　白芍　桂枝　炙甘草　生姜　大枣　饴糖

　　黄芪桂枝五物汤（《金匮要略》）　黄芪　桂枝　芍药　当归　炙甘草　大枣

　　黄连阿胶汤（《伤寒论》）　黄连　黄芩　阿胶　白芍　鸡子黄

　　黄连温胆汤（《六因条辨》）　半夏　陈皮　竹茹　枳实　茯苓　炙甘草　大枣　黄连

　　黄连解毒汤（《肘后备急方》）　黄连　黄柏　黄芩　栀子

　　菖蒲郁金汤（《温病全书》）　石菖蒲　炒栀子　鲜竹叶　牡丹皮　郁金　连翘　灯心　木通　淡竹沥　紫金片

　　菟丝子散（《医宗必读》）　菟丝子　鸡内金　肉苁蓉　牡蛎　附子　五味子

　　银翘散（《温病条辨》）　银花　连翘　竹叶　荆芥　牛蒡子　薄荷　豆豉　甘草　桔梗　芦根

　　银翘马勃散（《温病条辨》）　连翘　牛蒡子　银花　射干　马勃

　　麻黄汤（《伤寒论》）　麻黄　桂枝　杏仁　甘草

　　麻仁丸（《伤寒论》）　麻子仁　芍药　枳实　大黄　厚朴　杏仁

　　麻黄杏仁甘草石膏汤（《伤寒论》）　麻黄　杏仁　石膏　甘草

　　麻黄连翘赤小豆汤（《伤寒论》）　麻黄　连翘　赤小豆　杏仁　生梓白皮　生姜　大枣　炙甘草

　　羚角钩藤汤（《重订通俗伤寒论》）　羚羊角片　霜桑叶　川贝母　鲜生地　钩藤　滁菊花　茯神　白芍　甘草

清宫汤（《温病条辨》）　玄参心　莲子心　竹叶卷心　连翘心　犀角尖（用水牛角代）　连心麦冬

清营汤（《温病条辨》）　犀角（用水牛角代）　生地　玄参　竹叶　银花　连翘　黄连　丹参　麦冬

清心莲子饮（《太平惠民和剂局方》）　黄芩　麦门冬　地骨皮　车前子　炙甘草　石莲肉　白茯苓　黄芪　人参

清心涤痰汤（《医宗金鉴》）　竹茹　橘红　半夏　茯苓　枳实　甘草　麦冬　枣仁　人参　菖蒲　南星　川黄连

清肝化痰丸（《医门补要》）　生地黄　丹皮　海藻　贝母　昆布　柴胡　海带　夏枯草　僵蚕　当归　连翘　栀子

清肝达郁汤（《重订通俗伤寒论》）　焦山栀　白芍　归须　柴胡　丹皮　炙草　橘白　薄荷　菊花　鲜青橘叶

清金化痰汤（《杂病广要》引《统旨方》）　黄芩　山栀　桑白皮　知母　瓜蒌子　贝母　麦冬　桔梗　甘草　橘红　茯苓

清胃解毒汤（《痘疹传心录》）　当归　黄连　地黄　天花粉　连翘　升麻　牡丹皮　赤芍药

清咽下痰汤（验方）　玄参　桔梗　甘草　牛蒡子　贝母　瓜蒌　射干　荆芥　马兜铃

清咽养荣汤（《疫喉浅论》）　西洋参　生地　茯神　麦冬　白芍　花粉　天门冬　玄参　知母　炙甘草

清热泻脾散（《医宗金鉴》）　栀子　石膏　黄连　地黄　黄芩　茯苓　灯心

清解透表汤（验方）　西河柳　蝉蜕　葛根　升麻　紫草根　桑叶　菊花　甘草　牛蒡子　银花　连翘

清瘟败毒饮（《疫疹一得》）　石膏　地黄　犀角（用水牛角代）　黄连　栀子　桔梗　黄芩　知母　赤芍　玄参　连翘　甘草　丹皮　鲜竹叶

清燥救肺汤（《医门法律》）　桑叶　石膏　党参　甘草　胡麻仁　阿胶　麦冬　杏仁　枇杷叶

十二画

琥珀抱龙丸（《活幼心书》）　琥珀　天竺黄　檀香　人参　茯苓　粉草　枳壳　枳实　朱砂　山药　南星　金箔

葛根黄芩黄连汤（《伤寒论》）　葛根　黄芩　黄连

葱豉汤（《肘后备急方》）　葱白　豆豉

葶苈丸（《片玉心书》）　葶苈　黑牵牛　杏仁　汉防己

葶苈大枣泻肺汤（《金匮要略》）　葶苈子　大枣

紫雪丹（《太平惠民和剂局方》）　滑石　石膏　寒水石　磁石　羚羊角　木香　犀角（用水牛角代）　沉香　丁香　升麻　玄参　甘草　朴硝　硝石　辰砂　麝香　金箔

集成肥儿丸（《幼幼集成》）　建莲肉　西砂仁　漂白术　人参　白茯苓　京楂肉　杭白芍
广陈皮　法半夏　正雅连　薏苡仁　六神曲　炙甘草

猴枣散（《古今名方》）　猴枣　羚羊粉　煅青石　伽南香　硼砂　天竺黄　川贝母　麝香

普济消毒饮（《景岳全书》）　黄芩　黄连　橘红　玄参　生甘草　连翘　牛蒡子　板蓝根
马勃　白僵蚕　升麻　柴胡　桔梗

温胆汤（《世医得效方》）　半夏　竹茹　枳实　陈皮　炙甘草　茯苓　人参

温下清上汤（验方）　附子　黄连　磁石　蛤粉　天花粉　补骨脂　覆盆子　菟丝子　桑螵
蛸　白莲须

温肺止流丹（《疡医大全》）　人参　荆芥　细辛　诃子　甘草　桔梗　鱼脑骨

犀地清络饮（《重订通俗伤寒论》）　犀角（用水牛角代）　牡丹皮　连翘　赤芍　生地　桃
仁　竹沥　生姜　菖蒲

犀角地黄汤（《备急千金要方》）　犀角（用水牛角代）　生地　丹皮　芍药

犀角消毒饮（《医宗金鉴》）　防风　牛蒡子　荆芥　犀角（用水牛角代）　金银花　甘草

缓肝理脾汤（《医宗金鉴》）　桂枝　人参　茯苓　白术　白芍　陈皮　山药　扁豆　炙甘草
煨姜　大枣

十三画

槐花散（《普济本事方》）　槐花　柏叶　荆芥穗　枳壳

解肝煎（《景岳全书》）　紫苏叶　白芍　陈皮　半夏　厚朴　茯苓　砂仁　生姜

解肌透痧汤（《喉痧症治概要》）　荆芥　牛蒡子　蝉蜕　浮萍　僵蚕　射干　豆豉　马勃
葛根　甘草　桔梗　前胡　连翘　竹茹

新加香薷饮（《温病条辨》）　香薷　银花　鲜扁豆花　厚朴　连翘

十四画

碧玉散（《伤寒直格》）　滑石　甘草　青黛

槟榔丸（《幼幼集成》）　小槟榔　南木香　鹤虱子　光贯仲　广锡灰　正轻粉　白雷丸　巴
豆霜　苦楝根皮

磁朱丸（《备急千金要方》）　磁石　朱砂　神曲

酸枣仁汤（《金匮要略》）　酸枣仁　知母　川芎　茯苓　甘草

膈下逐瘀汤（《医林改错》）　五灵脂　当归　川芎　桃仁　赤芍　丹皮　乌药　延胡索　香
附　枳壳　红花　甘草

缩泉丸（《校注妇人大全良方》）　益智仁　台乌药　山药

十五画以上

增液汤（《温病条辨》）　生地　玄参　麦冬

橘皮竹茹汤（《金匮要略》）　橘皮　竹茹　大枣　生姜　甘草　人参

礞石滚痰丸（《玉机微义》）　青礞石　沉香　大黄　黄芩　朴硝

藿香正气散（《太平惠民和剂局方》）　藿香　紫苏　白芷　桔梗　白术　厚朴　半夏曲　大腹皮　茯苓　陈皮　甘草

囊虫丸（《全国中成药产品集》）　雷丸　干漆炭　桃仁　水蛭　五灵脂　丹皮　大黄　芫花　白僵蚕　茯苓　橘红　生川乌　黄连

黛蛤散（验方）　青黛　海蛤壳

镇肝息风汤（《医学衷中参西录》）　怀牛膝　生赭石　生龙骨　生牡蛎　生龟板　生杭芍　玄参　天冬　川楝子　生麦芽　茵陈　甘草

镇惊丸（《医宗金鉴》）　茯神　麦冬　朱砂　远志　石菖蒲　枣仁　牛黄　黄连　钩藤　珍珠　胆南星　天竺黄　犀角（用水牛角代）　甘草

附录三　儿科常用中成药

二　画

二冬膏　天门冬　麦门冬

二妙散　黄柏　苍术

二陈丸　陈皮　半夏（制）　茯苓　甘草

十全大补颗粒（丸）　党参　白术（炒）　茯苓　炙甘草　当归　川芎　白芍（酒炒）　熟地黄　炙黄芪　肉桂

八正散颗粒　瞿麦　车前子（炒）　萹蓄　大黄　滑石　川木通　栀子　灯心草　甘草

人参养荣丸　人参　土白术　茯苓　炙甘草　当归　熟地黄　白芍（麸炒）　炙黄芪　陈皮　制远志　肉桂　五味子（酒蒸）　生姜　大枣

儿童清肺口服液　麻黄　桑白皮（蜜炙）　黄芩　苦杏仁（去皮炒）　石膏　甘草　瓜蒌皮　板蓝根　法半夏　浙贝母

儿童清咽解热口服液　柴胡　黄芩苷　紫花地丁　人工牛黄　苣荬菜　鱼腥草　芦根　赤小豆

三　画

三妙丸　黄柏　苍术　川牛膝

大山楂丸　山楂　神曲　麦芽

大补阴丸　熟地黄　知母　黄柏　龟甲　猪脊髓

山麦健脾口服液　山楂　麦芽　砂仁　干姜　陈皮

小儿七星茶　薏苡仁　蝉衣　钩藤　谷芽　淡竹叶等

小儿牛黄散　钩藤　僵蚕（麸炒）　天麻　全蝎　黄连　大黄　胆南星（酒炙）　浙贝母　天竺黄　半夏（制）　橘红　滑石粉　人工牛黄　朱砂　人工麝香　冰片

小儿化毒散　牛黄　珍珠　雄黄　大黄　黄连　甘草　天花粉　川贝母　赤芍　乳香　没药　冰片

小儿生血糖浆　大枣　山药　熟地黄　硫酸亚铁

小儿回春丸（丹）　防风　羌活　雄黄　牛黄　天竺黄　川贝母　胆南星　麝香　冰片　朱砂　蛇含石　天麻　钩藤　全蝎　僵蚕　白附子　甘草

小儿百部止咳糖浆 百部 杏仁 桔梗 桑白皮 知母 黄芩 陈皮 甘草 天南星 枳壳

小儿肺热咳喘口服液 麻黄 苦杏仁 石膏 金银花 甘草 连翘 知母 黄芩 板蓝根 麦冬 鱼腥草

小儿柴桂退热颗粒 柴胡 桂枝 葛根 浮萍 黄芩 白芍 蝉蜕

小儿消食颗粒 鸡内金（炒） 山楂 六神曲（炒） 麦芽（炒） 槟榔 陈皮

小儿黄龙颗粒 熟地黄 白芍 麦冬 知母 五味子 煅龙骨 党参 石菖蒲 远志 桔梗

小儿麻甘颗粒 麻黄 黄芩 紫苏子 甘草 桑白皮 苦杏仁 地骨皮 石膏

小儿羚羊散 羚羊角 水牛角浓缩粉 人工牛黄 黄连 银花 连翘 西河柳 牛蒡子 葛根 浮萍 紫草 赤芍 天竺黄 川贝 朱砂 冰片 甘草

小儿智力糖浆 龟甲 龙骨 远志 石菖蒲 雄鸡

小儿感冒舒颗粒 葛根 荆芥 牛蒡子 桔梗 玄参

小儿遗尿宁颗粒 益智 肉桂 麻黄 鸡内金 菟丝子 白果

小儿宣肺止咳颗粒 麻黄 竹叶 防风 黄芩 桔梗 白芥子 苦杏仁 南葶苈子 马兰 黄芪 山药 山楂 甘草

小儿豉翘清热颗粒 连翘 淡豆豉 薄荷 荆芥 栀子（炒） 大黄 青蒿 赤芍 槟榔 厚朴 黄芩 半夏

小儿清肺化痰口服液 麻黄 前胡 黄芩 炒紫苏子 石膏 苦杏仁（炒） 葶苈子 竹茹

小青龙颗粒 麻黄 细辛 五味子 白芍 甘草

四　画

开喉剑喷雾剂 八爪金龙 山豆根 蝉蜕 薄荷脑

元胡止痛片 醋制延胡索 白芷

云南白药 参三七等

木香槟榔丸 木香 槟榔 枳壳 陈皮 青皮 香附 三棱 莪术 黄连 黄柏 大黄 牵牛子 芒硝

五福化毒丹（片） 连翘 犀角（用水牛角代） 黄连 玄参 生地 赤芍 青黛 桔梗 炒牛蒡子 芒硝

止喘灵口服液 麻黄 苦杏仁（焯） 连翘 洋金花

午时茶颗粒 苍术 柴胡 羌活 防风 白芷 川芎 藿香 前胡 连翘 陈皮 山楂 枳实 炒麦芽 甘草 炒六神曲 桔梗 紫苏叶 厚朴 红茶

升血小板胶囊 青黛 连翘 仙鹤草 牡丹皮 甘草

化虫丸 玄明粉 大黄 雷丸 槟榔 苦楝皮 芜荑 牵牛子 使君子 鹤虱

化积口服液　茯苓　莪术　雷丸　海螵蛸　三棱　红花　鸡内金　槟榔　鹤虱　使君子

丹栀逍遥丸　柴胡　当归　白芍　茯苓　白术　甘草　薄荷　丹皮　栀子

乌云膏　松香　硫黄

六神丸　人工牛黄　蟾酥　珍珠粉　冰片　麝香　雄黄粉　百草霜

六味地黄口服液　熟地黄　山茱萸（制）　牡丹皮　山药　茯苓　泽泻

双料喉风散　珍珠　人工牛黄　冰片　黄连　山豆根　甘草　青黛　人中白（煅）　寒水石

双黄连口服液　黄芩　银花　连翘

五　画

玉枢丹（紫金锭）　麝香　雄黄　山慈姑　千金子霜　红大戟　朱砂　五倍子

玉屏风颗粒　黄芪　白术　防风

石斛夜光丸　石斛　人参　山药　茯苓　甘草　肉苁蓉　枸杞子　菟丝子　地黄　熟地黄　五味子　天冬　麦冬　苦杏仁　防风　川芎　枳壳（麸炒）　黄连　牛膝　菊花　蒺藜（盐炒）　青葙子　决明子　水牛角浓缩粉　羚羊角

龙牡壮骨颗粒　党参　茯苓　白术　龙骨　牡蛎　龟甲　黄芪　山药　五味子　麦冬

归脾丸　党参　白术　黄芪　甘草　茯苓　远志　酸枣仁　龙眼肉　当归　木香　大枣

归芪口服液　黄芪（制）　当归

生脉饮口服液　人参　麦冬　五味子

白金丸　白矾　郁金　薄荷

玄麦甘桔颗粒　玄参　麦冬　甘草　桔梗

六　画

西瓜霜　西瓜　硝石　芒硝　冰片

百咳静糖浆　陈皮　麦冬　前胡　苦杏仁（炒）　清半夏　黄芩　百部（蜜炙）　黄柏　桑白皮　甘草　麻黄（蜜炙）　葶苈子（炒）　紫苏子（炒）　天南星（炒）　瓜蒌仁（炒）　桔梗

如意金黄散（金黄散）　姜黄　大黄　黄柏　苍术　厚朴　陈皮　甘草　生胆南星　白芷　天花粉

至宝丹　犀牛角（用水牛角代）　朱砂　雄黄　玳瑁　琥珀　麝香　龙脑　金箔　银箔　牛黄　安息香

当归龙荟片（九）　当归　龙胆　芦荟　青黛　栀子　黄连　黄芩　黄柏　大黄　木香　麝香

血康口服液　肿节风

血府逐瘀口服液　当归　生地黄　桃仁　红花　枳壳　赤芍　柴胡　川芎　桔梗　甘草　牛膝

冰硼散 冰片 硼砂 朱砂 玄明粉

安宫牛黄丸（散） 牛黄 水牛角浓缩粉 麝香 珍珠 朱砂 雄黄 黄连 黄芩 栀子 郁金 冰片

安神温胆丸 制半夏 陈皮 竹茹 枳实 茯苓 人参 熟地黄 五味子 酸枣仁（炒） 朱砂 远志（制） 大枣 甘草

七 画

连花清瘟颗粒 连翘 金银花 炙麻黄 炒苦杏仁 石膏 板蓝根 绵马贯众 鱼腥草 广藿香 大黄 红景天 薄荷脑 甘草

医痫丸 白附子 天南星 半夏 猪牙皂 僵蚕 乌梢蛇 蜈蚣 全蝎 白矾 雄黄 朱砂

肠炎宁颗粒 地锦草 黄毛耳草 樟树根 香薷 枫树叶

辛芩颗粒 细辛 黄芩 苍耳子 白芷 荆芥 防风 石菖蒲 白术 桂枝 黄芪

良附丸 高良姜 香附

补中益气口服液 黄芪（蜜炙） 党参 甘草（蜜炙） 白术（炒） 当归 升麻 柴胡 陈皮

尿感宁颗粒 海金沙藤 连钱草 凤尾草 萹草 紫花地丁

附子理中丸 附子 党参 白术 干姜 甘草

纯阳正气丸 藿香 半夏 木香 陈皮 丁香 肉桂 苍术 白术 茯苓 朱砂 硝石 硼砂 雄黄 金礞石 麝香 冰片

八 画

青黛散 青黛 硼砂（煅） 人中白（煅） 儿茶 黄连 薄荷 冰片 甘草

板蓝根颗粒 板蓝根

肾炎片 一枝黄花 车前草 马鞭草 葫芦壳 白茅根 白前

肾康宁片 黄芪 锁阳 丹参 茯苓 泽泻 附子 益母草 山药

明目地黄丸 熟地黄 山茱萸（制） 牡丹皮 山药 茯苓 泽泻 枸杞子 菊花 当归 白芍 蒺藜 石决明（煅）

罗汉果止咳糖浆 罗汉果 百部 杏仁 北沙参 白前 桑白皮 枇杷叶 桔梗 薄荷油

知柏地黄丸 知母 黄柏 熟地黄 山茱萸 牡丹皮 山药 茯苓 泽泻

使君子丸 使君子 制南星 槟榔

金莲清热泡腾片 金莲花 大青叶 石膏 知母 地黄 玄参 苦杏仁（炒）

肥儿丸 肉豆蔻 木香 六神曲 炒麦芽 胡黄连 槟榔 使君子仁

泻青丸 龙胆草 栀子 大黄 羌活 防风 当归 川芎

参苓白术颗粒　人参　茯苓　白术（炒）　山药　白扁豆（炒）　莲子　薏苡仁（炒）　砂仁　桔梗　甘草

九　画

茵陈五苓糖浆　茵陈　泽泻　茯苓　猪苓　白术　肉桂

茵栀黄口服液　茵陈　栀子　黄芩苷　金银花

柏子养心丸　柏子仁　党参　黄芪　川芎　当归　茯苓　远志　酸枣仁　肉桂　五味子　半夏曲　炙甘草

哮喘宁颗粒　黄芩　牡丹皮　桂枝　甘草

胃肠安丸　木香　沉香　枳壳　檀香　大黄　厚朴　朱砂　麝香　巴豆霜　大枣　川芎

香砂养胃丸　白术　厚朴　木香　砂仁　陈皮　茯苓　半夏　香附　枳实　藿香　甘草

复方丹参片　丹参浸膏　三七　冰片

保和丸　山楂　神曲　半夏　茯苓　陈皮　连翘　莱菔子

保和片　山楂（焦）　六神曲（炒）　半夏（制）　茯苓　陈皮　连翘　莱菔子（炒）　麦芽（炒）

养阴清肺口服液　地黄　川贝母　甘草

济生肾气丸　熟地黄　山茱萸　牡丹皮　山药　茯苓　泽泻　肉桂　附子　牛膝　车前子

神曲消食口服液　焦神曲　焦山楂　焦麦芽　白芍　党参　茯苓　麸炒白术　木香　砂仁　醋延胡索　炙甘草

十　画

珠黄散　珍珠　牛黄

热毒宁注射液　青蒿　金银花　栀子　聚山梨酯

热淋清颗粒　头花蓼

逍遥颗粒　柴胡　当归　白芍　白术（炒）　茯苓　甘草（蜜炙）　薄荷

健儿清解液　金银花　陈皮　连翘　山楂　菊花　杏仁

健步虎潜丸　龟胶　鹿角胶　虎胫骨　何首乌　川牛膝　杜仲　锁阳　威灵仙　当归　黄柏　人参　羌活　白芍　云白术　熟地　大川附子

健胃消食口服液　太子参　陈皮　山药　麦芽（炒）　山楂

健脾八珍糕　党参（炒）　茯苓　薏仁（炒）　芡实　陈皮　白术（炒）　白扁豆（炒）　山药（炒）　莲子　粳米（炒）

健脾生血颗粒　黄芪　党参　茯苓　白术　鸡内金　大枣　硫酸亚铁等

健脾止泻宁颗粒　党参　莲子　白扁豆　黄连　黄芩　金银花　建曲　山楂　车前子　干姜

益心舒片 人参 麦冬 五味子 黄芪 丹参 川芎 山楂

通宣理肺口服液 紫苏叶 前胡 桔梗 苦杏仁 麻黄 甘草 陈皮 半夏（制） 茯苓 枳壳（炒） 黄芩

十一画

黄龙止咳颗粒 黄芪 地龙 淫羊藿 桔梗 射干 鱼腥草 麻黄（炙） 山楂 葶苈子

黄芪注射液 黄芪

黄栀花口服液 黄芩 金银花 大黄 栀子

银黄口服液 银花 黄芩提取物

黄葵胶囊 黄蜀葵花

虚汗停颗粒 大枣 浮小麦 黄芪 牡蛎 桑叶

蛇胆川贝液 蛇胆汁 平贝母 杏仁水 薄荷脑

康复新液 美洲大蠊干燥虫体提取物

羚珠散 羚羊角粉 珍珠粉 牛黄 僵蚕 朱砂 琥珀 胆南星 冰片 石菖蒲油

清开灵颗粒 胆酸 去氧胆酸 水牛角 珍珠母 黄芩 金银花 栀子 板蓝根

润肌膏 当归身 粉甘草 白芷 血竭 紫草茸

清宣止咳颗粒 桑叶 薄荷 苦杏仁（炒） 桔梗 白芍 枳壳 陈皮 紫菀 甘草

清热化滞颗粒 大黄 大青叶 北寒水石 焦麦芽 焦山楂 焦槟榔 草豆蔻 广藿香 薄荷 化橘红 前胡

清热解毒口服液 银花 连翘 黄芩 栀子 知母 地黄 石膏 玄参 板蓝根 麦冬

十二画

琥珀抱龙丸 琥珀 竹黄 檀香 党参 茯苓 甘草 山药 枳壳 枳实 胆南星 朱砂 牛黄

喜炎平注射液 穿心莲内酯磺化物

紫草油 新疆紫草 优质香油（麻油）

紫雪 石膏 寒水石 滑石 磁石 玄参 木香 沉香 升麻 甘草 丁香 芒硝 水牛角浓缩粉 羚羊角 麝香 朱砂

蛲虫药膏 百部浸膏 甲紫

猴枣散 猴枣 羚羊角 贝母 天竺黄 礞石 伽楠香 月石 麝香

强肾片 鹿茸 人参茎叶皂甙 熟地 山药 山茱萸 茯苓 丹皮 泽泻 补骨脂 杜仲 枸杞子 桑椹子 益母草 丹参

十三画

蒲地蓝消炎口服液　蒲公英　紫地丁　板蓝根　黄芩

槐杞黄颗粒　槐耳菌质　枸杞子　黄精

锡类散　冰片　珍珠　人工牛黄　象牙屑　人指甲

解郁安神颗粒　柴胡　大枣　石菖蒲　姜半夏　炒白术　浮小麦　制远志　炙甘草　炒栀子　百合　胆南星　郁金　龙齿　炒酸枣仁　茯苓　当归

痰热清注射液　黄芩　熊胆粉　山羊角　金银花　连翘

十四画

静灵口服液　熟地　淮山药　山茱萸　丹皮　茯苓　泽泻　石菖蒲　远志　龙齿　知母　黄柏等

稳心颗粒　党参　黄精　三七　琥珀　甘松

鼻渊通窍颗粒　辛夷　苍耳子（炒）　麻黄　白芷　薄荷　藁本　黄芩　连翘　野菊花　天花粉　地黄　丹参　茯苓　甘草

锡类散　象牙屑　青黛　壁钱炭　人指甲（滑石粉制）　珍珠　冰片　人工牛黄

缩泉胶囊（丸）　益智仁　乌药　山药

十五画以上

镇痫片　牛黄　朱砂　石菖浦　广郁金　胆南星　红参　甘草　珍珠母　莲子心　麦冬　酸枣仁　远志（甘草水泡）　茯苓

醒脾养儿颗粒　一点红　毛大丁草　山栀茶　蜘蛛香

藿香正气液　苍术　陈皮　厚朴　白芷　茯苓　大腹皮　生半夏　甘草浸膏　藿香油　苏叶油

藿香正气口服液　苍术　陈皮　厚朴（姜制）　白芷　茯苓　大腹皮　生半夏　甘草浸膏　广藿香油　紫苏叶油

囊虫丸　雷丸　干漆　桃仁　水蛭　五灵脂　牡丹皮　大黄　芫花　僵蚕　茯苓　橘红　生川乌　黄连

黛蛤散　青黛　蛤壳